Die Tibiaschaftfraktur beim Erwachsenen

Herausgegeben von
K. P. Schmit-Neuerburg und K. M. Stürmer

Mit 167 Abbildungen und 43 Tabellen

Springer-Verlag Berlin Heidelberg NewYork
London Paris Tokyo

Prof. Dr. K. P. Schmit-Neuerburg

Universitätsklinikum Essen
Abteilung für Unfallchirurgie
Hufelandstr. 55, 4300 Essen 1

Priv.-Doz. Dr. K. M. Stürmer

Universitätsklinikum Essen
Abteilung für Unfallchirurgie
Hufelandstr. 55, 4300 Essen 1

Symposium anläßlich des 10jährigen Bestehens
der Abteilung für Unfallchirurgie am Universitätsklinikum Essen,
1./2. Februar 1985 in Essen

ISBN-13:978-3-642-71560-0   e-ISBN-13:978-3-642-71559-4
DOI: 10.1007/978-3-642-71559-4

CIP-Kurztitelaufnahme der Deutschen Bibliothek.
Die Tibiaschaftfraktur beim Erwachsenen : [Symposium anlässl. d. 10-jährigen Bestehens d.
Abt. für Unfallchirurgie am Universitätsklinikum Essen, 1./2. Februar 1985 in Essen] / hrsg.
K. P. Schmit-Neuerburg u. K. M. Stürmer. –
Berlin ; Heidelberg ; New York ; London ; Paris ; Tokyo : Springer, 1987.
ISBN-13:978-3-642-71560-0

NE: Schmit-Neuerburg, Klaus-Peter [Hrsg.];
Chirurgische Klinik und Poliklinik (Essen) / Abteilung für Unfallchirurgie

Gesamtherstellung: Appl, Wemding
2124/3020-543210

Vorwort

Das 10jährige Jubiläum des ersten Lehrstuhls für Unfallchirurgie im Bundesland Nordrhein-Westfalen gab 1985 Anlaß zu einer Bestandsaufnahme. Als Schwerpunkt einer wissenschaftlichen Tagung haben wir die Tibiaschaftfraktur beim Erwachsenen gewählt. Die Fraktur der Tibia ist im Vergleich zu anderen Röhrenknochen mit der höchsten Komplikationsrate an Pseudarthrosen, Knocheninfektionen und Amputationen belastet. Neue Erkenntnisse über die Biomechanik, die Vaskularisation und die Heilungsabläufe an der Tibia sowie die Weiterentwicklung konservativ-funktioneller und operativer Behandlungsverfahren sind Ausgangspunkte für eine Neuformulierung der Behandlungsrichtlinien.

Die thematische Gliederung dieses Buches umfaßt zunächst die für eine rationale Behandlung wichtigen Grundlagen der speziellen Anatomie und Biomechanik, Knochenheilung und Vaskularisation sowie der Diagnostik und Erstversorgung. In den Teilen II und III werden dann Indikation, Technik und Ergebnisse der verschiedenen Behandlungsverfahren am Tibiaschaft bei Frakturen *ohne* Weichteilschaden und bei Frakturen *mit* Weichteilschaden dargestellt. Diese Einteilung geht von der praktisch-klinischen Situation aus, mit der wir bei frischen Tibiafrakturen in der Entscheidungsfindung über das weitere Vorgehen immer wieder konfrontiert sind. Im IV. Teil werden die Nachbehandlung und die in der Frühphase auftretenden Komplikationen behandelt. Der Stellenwert einer konsequent standardisierten Nachbehandlung kann für den Erfolg einer Frakturbehandlung nicht hoch genug eingeschätzt werden. Durch sofortige Therapie eventueller Frühkomplikationen können bleibende Schäden in der Regel vermieden werden. Schließlich befaßt sich der V. Teil mit der Problematik von Korrektur und Wiederherstellung und spart auch das heikle Kapitel der Indikation zur Amputation nicht aus.

Die auf der Tagung gehaltenen Vorträge sind von den Autoren für das vorliegende Buch völlig überarbeitet und instruktiv bebildert worden. Einen wesentlichen Teil des Buches stellen auch die lebhaften Diskussionen dar, die grundlegende Aspekte vertieft, aber auch kontroverse Standpunkte zur Sprache gebracht haben. Das ausführliche Sachverzeichnis mit über 1000 Stichworten soll das rasche Auffinden spezieller Gesichtspunkte erleichtern.

Wir danken den Autoren und Diskussionsleitern für ihre tatkräftige Mitarbeit.

Essen, im März 1987   K. P. Schmit-Neuerburg, K. M. Stürmer

Autorenverzeichnis

Börner, M., Dr. med.
Berufsgenossenschaftliche Unfallklinik, Friedberger-Landstr. 430,
6000 Frankfurt 60

Burri, C., Prof. Dr. med.
Universität Ulm, Klinik für Unfallchirurgie, Hand-, Plastische und
Wiederherstellungschirurgie, Steinhoevelstraße 9, 7900 Ulm

Carstensen, G., Prof. Dr. med.
Evangelisches Krankenhaus Mülheim, Chirurgische Klinik, Teinerstraße 62,
4330 Mülheim

Contzen, H., Prof. Dr. med.
Berufsgenossenschaftliche Unfallklinik, Friedberger Landstraße 430,
6000 Frankfurt 60

Fellinger, M., Dr. med.
Chirurgische Universitätsklinik Graz, Department für Unfallchirurgie,
Auenbrugger Platz 5, A-8036 Graz

Flory, P. J., Dr. med.
Chirurgische Universitätsklinik Homburg/Saar, Abteilung für Unfallchirurgie,
6650 Homburg/Saar

Friedrich, B., Prof. Dr. med.
Zentralkrankenhaus Bremen, Klinik für Unfallchirurgie, St.-Jürgen-Straße,
2800 Bremen 1

Gotzen, L., Prof. Dr. med.
Philipps Universität Marburg, Abteilung für Unfallchirurgie,
Baldingerstraße, 3550 Marburg 8

Grosse, A., Dr. med.
Centre de Traumatologie et d'Orthopédie de Strasbourg, 10 Avenue Baumann,
F-67403 Illkirch-Graffenstaden

Haas, N., Priv.-Doz. Dr. med.
Medizinische Hochschule Hannover, Unfallchirurgische Klinik,
Konstanty-Gutschow-Straße 8, 3000 Hannover 61

Hermans, K. G., Dr. med.
Chirurgische Universitätsklinik Homburg/Saar, Abteilung für Unfallchirurgie,
6650 Homburg/Saar

Hierholzer, G., Prof. Dr. med.
Berufsgenossenschaftliche Unfallklinik, Großenbaumer Allee 250,
4100 Duisburg 28

Jungbluth, K. H., Prof. Dr. med.
Chirurgische Universitätsklinik Hamburg-Eppendorf,
Unfallchirurgische Abteilung, Martinistraße 52, 2000 Hamburg 20

Kuner, E. H., Prof. Dr. med.
Chirurgische Universitätsklinik Freiburg, Abteilung für Unfallchirurgie,
Hugstetter Straße 55, 7800 Freiburg/Br.

Lob, G., Prof. Dr. med.
Ludwig-Maximilians-Universität, Klinikum Großhadern,
Abteilung für Unfallchirurgie, Marchioninistr. 15, 8000 München 70

Müller, K. H., Professor Dr. med.
Klinikum Barmen, Chirurgische Klinik, Abteilung für Unfall- und
Wiederherstellungschirurgie, Heusnerstraße 40, 5600 Wuppertal 2

Muhr, G., Prof. Dr. med.
Chirurgische Universitätsklinik „Bergmannsheil", Hunscheidtstraße 1,
4630 Bochum

Oestern, H.-J., Professor Dr. med.
Allgemeines Krankenhaus, Abteilung für Unfallchirurgie, Siemensplatz 4,
3100 Celle

Op den Winkel, R., Priv.-Doz. Dr. med.
Chirurgische Universitätsklinik „Bergmannsheil", Hunscheidtstraße 1,
4630 Bochum

Pannike, A., Prof. Dr. med.
Klinikum der Johann-Wolfgang-Goethe-Universität, Unfallchirurigische Klinik,
Theodor-Stern-Kai 7, 6000 Frankfurt 70

Passler, J., Dr. med.
Chirurgische Universitätsklinik Graz, Department für Unfallchirurgie,
Auenbrugger Platz 5, A-8036 Graz

Probst, J., Prof. Dr. med.
Berufsgenossenschaftliche Unfallklinik, Professor-Küntscher-Straße 8,
8110 Murnau

Rehn, J., Prof. Dr. med.
Mauracher Straße 15, 7809 Denzlingen

Rommens, P., Dr. med.
Universitätsklinikum Essen, Abteilung für Unfallchirurgie, Hufelandstr. 55,
4300 Essen 1

Schlenzka, R., Dr. med.
Philipps Universität Marburg, Unfallchirurgische Universitätsklinik,
Baldingerstraße, 3550 Marburg

Schmit-Neuerburg, K. P., Prof. Dr. med.
Universitätsklinikum Essen, Abteilung für Unfallchirurgie, Hufelandstraße 55,
4300 Essen 1

Siebert, H., Priv.-Doz. Dr. med.
Diakonie-Krankenhaus, Abteilung für Unfall-, Hand- und
Wiederherstellungs-Chirurgie, 7170 Schwäbisch-Hall

Stürmer, K. M., Priv.-Doz. Dr. med.
Universitätsklinikum Essen, Abteilung für Unfallchirurgie, Hufelandstraße 55,
4300 Essen 1

Südkamp, N., Dr. med.
Medizinische Hochschule Hannover, Unfallchirurgische Klinik,
Konstanty-Gutschow-Str. 8, 3000 Hannover

Szyszkowitz, R., Prof. Dr. med.
Chirurgische Universitätsklinik Graz, Department für Unfallchirurgie,
Auenbrugger Platz 5, A-8036 Graz

Trentz, O., Prof. Dr. med.
Chirurgische Universitätsklinik Homburg/Saar, Abteilung für Unfallchirurgie,
6650 Homburg/Saar

Tscherne, H., Prof. Dr. med.
Medizinische Hochschule Hannover, Unfallchirurgische Klinik,
Konstanty-Gutschow-Straße 8, 3000 Hannover

Weise, K., Dr. med.
Berufsgenossenschaftliche Unfallklinik, Rosenauer Weg 95, 7400 Tübingen

Weiss, H., Priv.-Doz. Dr. med.
Kreiskrankenhaus Ebersberg, Unfallchirurgische Abteilung,
Pfarrer-Guggetzer-Straße 3, 8017 Ebersberg

Weller, S., Prof. Dr. med.
Berufsgenossenschaftliche Unfallklinik, Rosenauer Weg 95, 7400 Tübingen

Wissing, H., Priv.-Doz. Dr. med.
Universitätsklinikum Essen, Abteilung für Unfallchirurgie, Hufelandstraße 55,
4300 Essen 1

Inhaltsverzeichnis

Teil II
Geschlossene Frakturen *ohne* Weichteilschaden
Indikation — Technik — Ergebnisse

Teil III
Frakturen *mit* Weichteilschaden
Indikation – Technik – Ergebnisse

Teil IV
Nachbehandlung und Komplikationen

Teil V
Korrektur und Wiederherstellung

Teil I
Grundlagen

Dogmatische Verwerfung z. B. der operativen Frakturbehandlung auch auf Unfallkongressen bedeutet einen Rückschritt (F. König 1936).

In diesem Sinne sollte man bald mehr bestrebt sein, Gespräche über den Unterschenkelschaftbruch auf einem klinisch-wissenschaftlichen Niveau zu führen, um nicht in einer bloßen Kontroverse stecken zu bleiben (H. Willenegger 1980).

1 Problematik der Tibiaschaftfraktur

K. P. Schmit-Neuerburg

1.1 Historisches

In der Geschichte der Knochenbruchbehandlung nimmt die Tibiaschaftfraktur eine Sonderstellung ein: Schon aufgrund ihrer besonderen Exposition war die Tibia stets die häufigste Frakturlokalisation an den langen Röhrenknochen. Die Besonderheiten der Anatomie und Biomechanik, Weichteildeckung und Blutversorgung gestalteten die Therapie zu allen Zeiten schwierig und begünstigten die hohe Rate schwerwiegender Komplikationen und schlechter Behandlungsergebnisse. Schon in vorindustrieller Zeit standen instabile Frakturen, Trümmerbrüche und Weichteilverletzungen im Vordergrund. Im Mittelalter war der offene Unterschenkelschaftbruch ein glattes Todesurteil, wenn die Extremität nicht sofort amputiert wurde. Geschlossene Frakturen waren durch eine hohe Pseudarthrosenrate belastet. Wenn die Ausheilung gelang, war das Ergebnis oft durch groteske Fehlstellungen und Beinverkürzungen bis zu 12 cm getrübt. Der Kriegschirurg Ambroise Paré (1510–1590) wurde u. a. durch die Erfindung eines Schraubenzugapparates zur Einrichtung und Fixation des Unterschenkelschaftbruchs bekannt und praktizierte die geschlossene Osteoklasie zur Korrektur enormer Fehlstellungen (Abb. 1). Bruns, Ordinarius für Chirurgie in Tübingen, hat schon vor 100 Jahren auf die Bedeutung der Begleitverletzungen des Weichteilmantels – auch bei geschlossenen Frakturen – hingewiesen: In seiner 1886 erschienenen Monographie *Die Lehre von den Knochenbrüchen* [2] berichtete er ausführlich über die Häufigkeit direkter Traumen

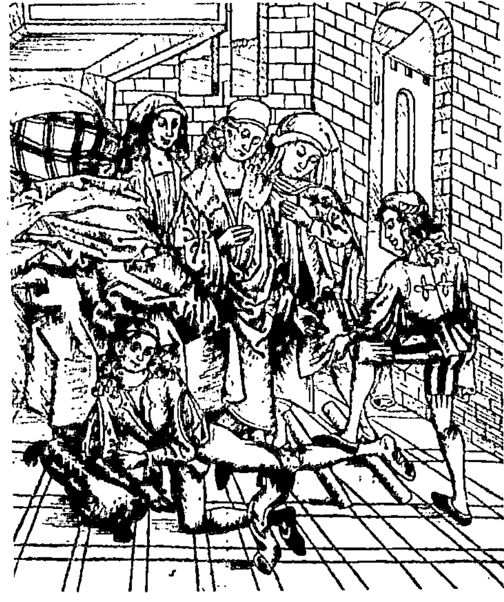

Abb. 1. Geschlossene Osteoklasie einer fehlverheilten Tibiafraktur. (Hieronymus Brunschig: Buch der chirurgia)

Die Tibiaschaftfraktur beim Erwachsenen
Hrsg.: K. P. Schmit-Neuerburg, K. M. Stürmer
© Springer-Verlag Berlin Heidelberg 1987

durch Hufschlag, Wagenrad und Einklemmung zwischen Baumstämmen etc. und betonte, daß

bei den direkten Frakturen die bedeckenden Weichteile an der Bruchstelle konstant mitverletzt sind, durch Quetschung, subcutane Zerreißung und Blutung. Allgemein gilt die Regel, daß die Prognose bezüglich der Erhaltung des Gliedes weit mehr von dem Grade und der Ausdehnung der Verletzung der Weichteile als von dem des Knochens abhängt ... [Für die] complicirten Fracturen der großen Röhrenknochen beträgt die Mortalität in den meisten Hospitälern 30–40%, im einzelnen sogar 70–80% [2].

Bruns empfahl daher auch nach Einführung der Listerschen antiseptischen Wundbehandlung die primäre Amputation für offene Frakturen mit schwerer Weichteilquetschung. Die 1. umfassende Statistik über 40000 Frakturen, die Bruns vorlegte, zeigt bereits die Bedeutung und Problematik der Tibiaschaftfraktur: 15% aller Frakturen entfielen auf den Tibiaschaft, 32% aller Schaftfrakturen langer Röhrenknochen. Im stationären Krankengut betrafen ⅔ aller frischen Frakturen und Pseudarthrosen den Unterschenkel. Der größte Fortschritt bestand in der Senkung der Letalität nach Einführung der antiseptischen Wundbehandlung. Dennoch war bis zum Ende des Zweiten Weltkriegs mit einer hohen Amputationsrate zu rechnen. Selten gelang die Wiederherstellung einer gebrauchsfähigen Extremität. Abzüglich 20% primärer und sekundärer Amputationen bestand in weiteren 20% eine nicht heilbare Pseudarthrose. Nur bei 60% der überlebenden Patienten mit erhaltener Extremität konnte eine knöcherne Konsolidierung erzielt werden. Sehr häufig mußten aber gravierende Fehlstellungen und Beinverkürzungen in Kauf genommen werden. Erst ab 1965, nach Einführung der modernen Frakturbehandlung, konnte das Ziel der „funktionellen Wiederherstellung" zunehmend häufiger erreicht werden.

1.2 Zahlen zur Unterschenkelfraktur

Viele Behandlungsprobleme der Tibiafraktur sind auch heute noch nicht gelöst. In der Statistik der gewerblichen Berufsgenossenschaften über Einzelverletzungen und Verletzungsfolgen bei 50322 im Jahre 1979 erstmals entschädigten Unfällen sind 22,2% der geschlossenen und 62,4% aller offenen Schaftfrakturen langer Röhrenknochen Tibiafrakturen [3]. Von den Unterschenkelverletzungen entfielen 76,4% auf geschlossene und 23,6% auf offene Schaftbrüche, die im Vergleich mit dem Durchschnitt aller geschlossenen bzw. offenen Frakturen wesentlich längere Zeiten für stationäre Behandlung und Arbeitsunfähigkeit verursachten und deutlich höhere Invaliditätsrenten zur Folge hatten (Tabelle 1). Bei 20% der Unterschenkelfrakturen bestanden schwerwiegende Verletzungsfolgen mit erheblicher Gebrauchsminderung der Extremität, überwiegend bedingt durch offene oder geschlossene Begleitverletzungen des Weichteilmantels (Tabelle 2). Die Behandlungsprobleme spiegeln sich auch in den durchschnittlichen Kosten, die nach den Berechnungen von Klemm und Junghanns schon bei infektfreiem Verlauf zwischen DM 75000 und DM 200000 schwanken und im Falle einer oft chronischen Osteomyelitis leicht auf DM 1000000 ansteigen. Diese Zahlen untermauern die volkswirtschaftliche Bedeutung der Unterschenkelbrüche mit schwierigen Frakturformen und Weichteilverletzungen. Diese wird bereits durch die Qualität der Erstversorgung am Unfallort und weiterhin durch die konsequente Anwendung bewährter Richtlinien für die Beurteilung, Indikationsstellung und Operationstech-

Tabelle 1. Berufsgenossenschaftsstatistik über erstmals 1979 entschädigte Unterschenkelfrakturen (die Zahlen in Klammern sind Vergleichszahlen für den Durchschnitt aller geschlossenen bzw. offenen Frakturen)

	n	Stationäre Behandlung (Tage)	Arbeitsunfähigkeits-dauer (Tage)	Minderung der Erwerbsfähigkeit (%)
Geschlossen	746 = 76,4%	63 (29)	233 (137)	20 (17)
Offen	231 = 23,6%	105 (61)	314 (224)	33 (23)
Summe	977	Durchschnitt: 73	Durchschnitt: 247	Durchschnitt: 23

Tabelle 2. Verletzungsfolgen nach 977 Unterschenkelfrakturen (1979)

	n	%
Funktionsstörungen	688	69,4
Spezielle Verletzungsfolgen	232	23,4
Davon (n = 232):		
(Total-) und Teilversteifung der Gelenke	111	47,8
Durchblutungsstörung	33 ⎫	22,8
Dystrophie, Sudeck	20 ⎭	
(Teil-)Amputation	15 ⎫	
Osteomyelitis, Fistel	10 ⎬	12,1
Pseudarthrose	3 ⎭	
Knochenverkürzung	16 ⎫	12,5
Defekt, Fehlstellung	13 ⎭	
Funktionsstörungen, Muskel-, Sehnen-, Nervenverletzung	11	4,8

nik erheblich beeinflußt [15]. Nach Plattenosteosynthesen beträgt die Infektrate geschlossener Frakturen ca. 4%, bei offenen Frakturen muß sogar mit 6–18% gerechnet werden [7, 13, 14]. Die Frakturheilung ist in mindestens 7% der geschlossenen Frakturen und in 11% der offenen Brüche verzögert [7, 10, 11]. Mehr als 30% der Unterschenkelfrakturen mit Weichteilschaden sind durch postoperative Komplikationen gefährdet [8, 17]. Hauptursache ist die Beeinträchtigung der arteriellen Blutversorgung und venösen Drainage des Knochens — insbesondere des distalen Hauptfragments der Tibia bei Mehrfragmentbrüchen und Frakturen am Übergang vom mittleren zum distalen Drittel des Tibiaschafts — infolge raschen Anstiegs des Gewebedrucks in den engen, gefäßführenden Faszienlogen, durch Fragmentdruck, Hämatombildung und Muskelschwellung nach stumpfem, direktem Trauma [15, 17]. In der frühen Beeinträchtigung der Knochendurchblutung liegt das Kernproblem der Tibiafrakturen mit Weichteilschaden, der in der Regel traumatisch bedingt ist, aber auch postoperativ eine Rolle spielt und in jedem Falle in der Behandlungstaktik von Anbeginn berücksichtigt werden muß.

1.3 Fehler der Therapie und Komplikationen

Obwohl direkte Traumen bei Fußgänger- und Zweiradunfällen dominieren und den Verletzungsschweregrad durch Weichteilverletzungen und schwierige Fraktur-formen bestimmen, wird das Behandlungsergebnis nicht ausschließlich durch das Ausmaß der Primärverletzung bestimmt. Fehler bei der Erstversorgung am Unfall-ort, ungenügende klinische Untersuchung ohne Prüfung der Nervenversorgung und Durchblutung in der Peripherie, mangelhafte Röntgendiagnostik ohne Darstel-lung der benachbarten Gelenke, schlechte Qualität der Röntgenbilder, Fehlinter-pretation der Frakturform und Unsicherheit bei der Indikationsstellung und Ver-fahrenswahl sowie die mangelnde Beherrschung der konservativen Behandlung und operationstechnische Fehler sind typische, iatrogene Ursachen schwerwiegen-der Komplikationen, die sich auf das Endergebnis katastrophal auswirken [11]. Schon König [6], als engagierter Verfechter der Osteosynthese, hat anläßlich der 12. Tagung der Deutschen Gesellschaft für Unfallheilkunde 1937 in Würzburg kri-tisch festgestellt:

Die angebliche Indikation, weil der Arzt konservativ nicht zum Ziel kommt, treibt die wunderlich-sten Blüten. Anstatt zu fragen, ob denn die Mittel unblutiger Behandlung schon erschöpft sind, wird einfach operiert. Und nun kommen die bösen Folgen. Sie kommen durch Unkenntnis der fei-nen technischen Vorschriften der Osteosynthese zustande. Der schlimmste Fehler ist, ... (wenn) weder in den Einrichtungen, noch vom Personal, vom Arzt angefangen, die hochpeinliche Asepsis gewährleistet ist, ohne die es eine Osteosynthese gar nicht geben dürfte. Fortdauernde Osteomyeli-tis, Mißlingen, evtl. ausbleibende Heilung, sind die Folge [6].

Die konservative Behandlung nach Böhler, Sarmiento u. Latta [13] ist nach wie vor die wesentliche Grundlage der Therapie des Unterschenkelschaftbruchs und für die Mehrzahl der geschlossenen Frakturen das Verfahren mit der geringsten Komplika-tionsrate, das bei 1009 geschlossenen, konservativ behandelten Frakturen der Wie-ner Schule innerhalb von 11 Wochen in 97% zur achsengerechten Ausheilung mit nur 2% Pseudarthrosen führte [5]. Die Einleitung der konservativen Therapie ist ganz allgemein in allen Fällen indiziert, wenn keine primäre Osteosynthese notwen-dig oder möglich ist. Keinesfalls darf die unblutige Behandlung als nichtchirurgi-sche Methode mit therapeutischem Nihilismus und Nichtstun gleichgesetzt wer-den. Reposition, Extension, Gipstechnik und Schienenlagerung müssen vom Arzt beherrscht, persönlich durchgeführt und überwacht werden. Diese Forderung ist auch dann unverzichtbar, wenn eine sekundäre Osteosynthese im Behandlungsplan vorgesehen ist.

Die operativen Behandlungsverfahren — Marknagel, Verriegelungsnagel, Platten-osteosynthese, Fixateur externe — und der Therapiewechsel vom Fixateur externe auf Platte oder Marknagel sowie die Beurteilung und Behandlung der Weichteilver-hältnisse erfordern angesichts der prekären Anatomie eine sehr differenzierte Indi-kationsstellung auf der Basis fester Grundsätze und technischer Perfektion in der Ausführung, da mit dem operativen Eingriff in der Regel der weitere Verlauf schon unwiderruflich festgelegt ist. Die Ansichten über die Indikationsstellung und Wahl des Behandlungsverfahrens sind für den Unterschenkelbruch längst nicht so ein-heitlich wie für andere Frakturlokalisationen. Unter dem Eindruck schwerwiegen-der Komplikationen nach technisch ungenügender Osteosynthese besteht neuer-dings die Tendenz zur primären Frakturstabilisierung mit dem Fixateur externe anstelle der aufwendigeren Plattenosteosynthese — auch bei geschlossenen Unter-schenkelschaftfrakturen [8, 19]. Zweifellos ist die technisch schwierigere Plattenosteosynthese ein Risiko, das hauptsächlich durch die Erfahrung und das technische Können des Operateurs bestimmt wird und daher eine sehr kritische Beurteilung der eigenen Fähigkeiten voraussetzt [11]. Die erweiterte Indikationsstellung zur Marknagelung, die seit Einführung der Verriegelungsnägel festzustellen ist, wird v.a. bei offenen Frakturen II. und III.Grades sowie bei den frischen Mehrfragment- und Trümmerfrakturen einen Anstieg der Komplikationsrate zur Folge haben [10].

Die häufigsten Frühkomplikationen — Hämatome, Haut- und Muskelnekrosen — bilden den Nährboden für die tiefe Wundinfektion, die das typische Frühstadium der Knocheninfektion bildet und für ¾ posttraumatischer Osteomyelitiden verantwortlich ist. Nur durch sorgfältige Beobachtung, Frühdiagnose und notfallmäßige Operation kann diese Gefahr rechtzeitig abgewendet werden [17]. Dasselbe gilt für Kompartmentsyndrome, die bei jeglichem Verdacht diagnostisch abgeklärt werden müssen, da rasches Handeln erforderlich ist. Bei jeder operativen Wundrevision bzw. Hämatomausräumung muß außerdem nach avitalen Fragmenten gefahndet und die Stabilität überprüft werden, da bei geringster Instabilität das Hämatom rezidiviert und das Übergreifen der Frühinfektion auf den Knochen begünstigt.

Die Auffüllung von Knochendefekten mit autogener Spongiosa, die Weichteildeckung des Knochens und des Osteosynthesematerials mit gut durchbluteter Muskulatur — ggf. durch eine gestielte Muskellappenplastik —, spannungsfreier Hautverschluß durch Sekundärnaht oder Spalthautplastik und der Ersatz großer Weichteildefekte durch vaskulär anastomosierte myokutane Transplantate sowie die Indikationsstellung zur Korrektur von Fehlstellungen sind fester Bestandteil der operativen Behandlung von Unterschenkelfrakturen und verpflichten den Operateur ggf. zur Verlegung in eine Spezialabteilung, wenn er mit diesen speziellen plastisch-chirurgischen Methoden nicht vertraut ist.

1.4 Patientenaufklärung

Der Patient kann genaue Aufklärung über Diagnose und Schweregrad der Verletzung, Möglichkeiten der Therapie, Indikation und Risiken der vorgeschlagenen Operation und über den weiteren Behandlungsplan verlangen, soll aber nicht mit einem breiten Angebot verschiedener Therapiemöglichkeiten verunsichert werden, die er ohne ausführliche Beratung durch den Chirurgen weder beurteilen noch entsprechend auswählen kann. Die Aufklärungspflicht beinhaltet selbstverständlich, daß der Chirurg den Patienten auch dann über die optimale Behandlungsmethode aufklärt und ihn dementsprechend berät, wenn er selbst mit der praktischen Durchführung wenig Erfahrung besitzt oder aus organisatorischen Gründen diese Behandlung in seinem Krankenhaus nur mit erhöhtem Risiko durchführen kann. In diesem Fall muß er den Patienten primär oder sekundär an eine Spezialklinik überweisen.

Durch die Aufklärung soll der Patient in die Lage versetzt werden, sich für oder gegen *eine* bestimmte Behandlung zu entscheiden, die der Chirurg der Verletzung entsprechend ausgewählt hat und so beherrscht, daß seine Aufklärung auch der eigenen ehrlichen Überzeugung und fachlichen Eignung entspricht [4]. Das Können des Operateurs und seine genaue Kenntnis aller modernen Behandlungsverfahren gehört zu den „entscheidungserheblichen Tatsachen", auf die der Patient vertrauen kann, wenn er seine Zustimmung erteilt. Er muß außerdem darauf vertrauen, daß der Chirurg die geeignete Therapie unter Abwägung aller Umstände, Vor- und Nachteile, aber auch des wirtschaftlichen Aufwands, sorgfältig daraufhin geprüft hat, daß für den Patienten kein erhöhtes Risiko entsteht [16]. Das „Verbot der Risikoerhöhung" ist ein wichtiger Grundsatz der ärztlichen Sorgfaltspflicht, der den Ermessensspielraum des Arztes einschränkt [18]. Das ist v. a. bei der Aufklärung über operative Verfahren zu berücksichtigen, gilt aber auch für die konservative Therapie. Der verlängerte Krankenhausaufenthalt und die Immobilisation im Gipsverband können u. U. vom Patienten als schwerwiegende Behinderung mit der Folge wirtschaftlicher Verluste geltend gemacht werden [16]. Aus der Erfahrung des sachverständigen Gutachters muß auch betont werden, daß nicht nur das primäre bzw. präoperative Aufklärungsgespräch, sondern auch weitere Aufklärungsgespräche mit dem Patienten geführt und schriftlich fixiert werden müssen, wenn Veränderungen in der Therapie, im Zeitplan, im klinischen Verlauf oder in der Einschätzung möglicher Komplikationen und Risiken eintreten. Anwesende Zeugen – Arzt, Schwester – müssen in der Niederschrift zumindest namentlich erwähnt werden, weil die Zeugenaussage der Mitpatienten wertlos ist. Die steigende Zahl der gerichtlichen Auseinandersetzungen über angebliche Behandlungsfehler gibt Veranlassung, diesen Gesichtspunkt besonders zu betonen: In einer Vielzahl von Fällen, in denen der Nachweis eines Behandlungsfehlers schwierig ist oder scheitert, weicht der Kläger auf den Vorwurf der fehlenden oder unzureichenden Aufklärung aus. Wenn darüber keine schriftlichen Aufzeichnungen vorliegen, tritt im Zivilrecht Beweisumkehr ein, wobei sich die oft unvollständige schriftliche Dokumentation zum Nachteil des Arztes auswirkt [16].

Die Problematik der Tibiafraktur hat auch einen besonderen forensischen Aspekt. Die kontroversen Standpunkte über Indikationen und Behandlungsmethoden in Fachbüchern und Kongreßberichten werden von den inzwischen auch medizinisch versierten Juristen beider Parteien zur Untermauerung eines Behandlungsfehlervorwurfs verwendet. Dem Sachverständigen fällt dann die nicht immer einfache Aufgabe zu, dem Gericht die Besonderheiten der Unterschenkelfraktur darzulegen und seine Stellungnahme im vorliegenden Streitfall auch gegen die widersprüchlichen Ansichten namhafter Autoren durchzusetzen.

1.5 Zusammenfassung

1. Der Unterschenkelschaftbruch ist ein repräsentatives Beispiel für die Entwicklung der modernen operativen Frakturbehandlung mit allen positiven, aber auch negativen Aspekten [20, 21]. Die Fortschritte, die durch die wissenschaftliche Erforschung der Frakturheilung unter Osteosynthesebedingungen erzielt wurden, haben wesentlich zum Verständnis der konservativen Frakturbehandlung und der pathogenetischen Bedeutung des Weichteilschadens als Ursache schwerwiegender Komplikationen beigetragen [21].
2. Das breite Spektrum der Frakturformen und Begleitverletzungen erfordert eine individuelle Indikationsstellung und die Beherrschung der operativen und konservativen Frakturbehandlung auf der Basis solider Grundkenntnisse. Fehler in der Beurteilung, Operationstechnik und Nachbehandlung sind die häufigste Ursache schlechter Ergebnisse. Jede Abweichung von den Grundsätzen, die für die stabile Osteosynthese der Unterschenkelfrakturen entwickelt worden sind, muß kompromißlos vermieden werden.

3. Die genaue Aufklärung des Patienten über Erfolgsaussichten und Risiken der geplanten Therapie hat nicht nur forensische Bedeutung, sondern schafft die nötige Vertrauensbasis für die Bewältigung möglicher Komplikationen im Behandlungsverlauf.

1.6 Literatur

1. Börner M (1985) Ergebnisse der operativen Knochenbruch-Behandlung am Beispiel der Unterschenkelfraktur nach Verriegelungsnagelung. Hefte Unfallheilkd 174: 627–635
2. Bruns P (1886) Die Lehre von den Knochenbrüchen. Enke, Stuttgart
3. Dassbach A, Hamacher E, Neubert H (1983) Arbeits- und Wegeunfälle der medizinischen Rehabilitation. Schriftenreihe Hauptverband Gewerbl. Berufsgenossenschaften e. V., Bonn
4. Fehse M (1986) Die Aufklärungspflicht über die Person des Operateurs bei der Anfänger-Operation. Arzt Krankenhaus 1: 13–14
5. Jahna H (1977) Die konservative Behandlung des frischen geschlossenen Unterschenkelbruches. Unfallheilkunde 80: 487–498
6. König F (1937) Die Osteosynthese in der berufsgenossenschaftlichen Behandlung. Verh XII.Tg Dt Ges Unfallheilkd, Versich, Versorg Med. Springer, Berlin, S 141–147
7. Matter P (1985) Ergebnisse der operativen Knochenbruch-Behandlung am Beispiel der Unterschenkelfraktur nach Plattenosteosynthese. Hefte Unfallheilkd 174: 619–623
8. Müller KH (1985) Ergebnisse nach Fixateur externe-Osteosynthese am Beispiel der Unterschenkelfraktur. Hefte Unfallheilkd 174: 636–649
9. Pfister U (1985) Ergebnisse der operativen Knochenbruchbehandlung am Beispiel der Unterschenkelfraktur nach Marknagelung. Hefte Unfallheilkd 174: 623–627
10. Ramadier JO (1981) Fractures ouvertes de jambe: Etude de 818 cas. Int Orthop (SICOT) 5: 169–182
11. Rehn J (1985) Bewertung der Ergebnisse im Spiegel der von der AO geleisteten Arbeit. Hefte Unfallheilkd 174: 650–652
12. Rittmann WW, Matter P (1977) Die offene Fraktur. Gruber, Bern Stuttgart Wien
13. Sarmiento A, Latta LL (1981) Closed functional treatment of fractures. Springer, Berlin Heidelberg New York
14. Szyskowitz R, Reschauer R, Seggel W (1981) Gefahren der Plattenosteosynthese und Möglichkeiten des Fixateur externe in der Frakturversorgung. Hefte Unfallheilkd 153: 179
15. Tscherne H, Gotzen L (1983) Fraktur und Weichteilschaden. Hefte Unfallheilkd 162
16. Ulsenheimer K (1984) Aus der Praxis des Arzt-Strafrechts. Medizinrecht 5: 161–167
17. Weiss H, Wissing H, Schmit-Neuerburg KP (1978) Komplikationsrate und Infektionsrisiko offener und geschlossener Unterschenkelbrüche mit Weichteilschaden. Aktuel Traumatol 8: 329
18. Weissauer W (1984) Aufklärung über neue diagnostische und therapeutische Verfahren: Urteil des BGH vom 28. Februar 1984. Informationen Berufsverband Dtsch Chir 23: 98–99
19. Weller S (1982) Der Fixateur externe im Dienst der Prophylaxe und Therapie von Infektionen. Aktuel Traumatol 12: 43
20. Willenegger H (1980) 20 Jahre Arbeitsgemeinschaft für Osteosynthesefragen (AO). Langenbecks Arch Chir 352: 358–364
21. Willenegger H (1985) Bewertung der Ergebnisse im Spiegel der von der AO geleisteten Arbeit. Hefte Unfallheilkd 174: 652–661

2 Chirurgische Anatomie und Biomechanik des Unterschenkels

L. Gotzen

2.1 Anatomie

Das Stütz- und Fortbewegungsorgan Unterschenkel ist als verhältnismäßig einfach gegliederter Extremitätenteil zwischen Kniegelenk und oberem Sprunggelenk eingebaut [10]. Der Skelettrahmen aus Tibia und Fibula mit seiner proximalen Gelenkverbindung und interossären Bandverbindungen aus Membrana interossea und Syndesmose (Abb. 1) entspricht einer Gewölbekonstruktion [4]. Der Gewölbebogen ist der Lage der Fibula entsprechend nach dorsal-lateralwärts gerichtet.

Durch den exzentrisch ventralen Einbau der Tibia in den Unterschenkel sind die Weichteile asymmetrisch um sie verteilt. Das Schienbein grenzt von allen langen Röhrenknochen in größter Ausdehnung an die Haut. Margo anterior und die im diaphysären Bereich leicht medial-konvexe Facies medialis liegen in ganzer Länge direkt unter festhaftender Haut.

Die Muskulatur ist vorwiegend dorsolateral plaziert. An der Tibia dienen nur die laterale und dorsale Fläche als Muskelansatzstellen. Die meisten Muskeln finden

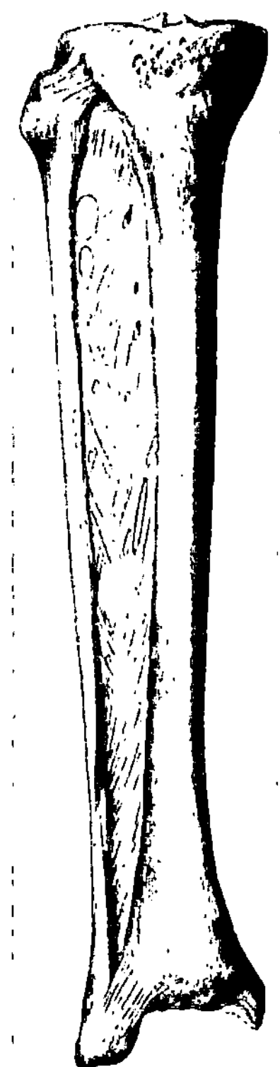

Abb. 1. Tibia und Fibula mit ihren Bandverbindungen

Die Tibiaschaftfraktur beim Erwachsenen
Hrsg.: K. P. Schmit-Neuerburg, K. M. Stürmer
© Springer-Verlag Berlin Heidelberg 1987

ihren Ursprung zirkulär am Wadenbein, beidseits an der Membrana interossea, die gleichsam eine Fortsetzung des Knochens in ein sehniges Skelett darstellt [1] und aponeurotisch am straffen Faszienapparat, in den sie zu Funktionsgruppen gebündelt eingeschaltet sind.

Die derbe, als Hüll- und Haltevorrichtung dienende Fascia cruris bildet zusammen mit den von ihrem oberflächlichen Blatt in die Tiefe zur Fibula ziehenden Septa intermuscularia und der Membrana interossea 4 voneinander fast vollständig getrennte, im klinischen Sprachgebrauch als Kompartments bezeichnete Kammern, durch die die Topographie des Unterschenkels weitgehend bestimmt wird (Abb.2).

Die Fascia cruris superficialis ist dorsalseitig eine Fortsetzung der Fascia poplitea, während sie ventralseitig mit den frei unter der Haut liegenden Knochenflächen und -kanten der Tibia und Fibula fest verbunden ist. Oberhalb der Malleoli verstärkt sie sich zum Retinaculum musculorum extensorum superius (Abb.3).

Die Lamina profunda der Fascia cruris ist zwischen den oberflächlichen und tiefen Plantarflexoren angeordnet. Medialseitig gehen beide Faszienblätter ineinander über und finden einen gemeinsamen Ansatz an der Margo medialis der Tibia. An der lateralen Seite vereinigt sich die Lamina profunda mit dem an der Margo posterior der Fibula angehefteten Septum intermusculare posterius und gewinnt darüber Anschluß an die äußere Faszienhülle (Abb.2).

Der strengen Gliederung der Muskulatur folgend kommt es zu einer Aufteilung des poplitealen Gefäß-Nervenstrangs in einen vorderen Extensorenstrang, bestehend aus den Vasa tibialia anteriora mit dem N.peronaeus profundus, in einen hinteren Flexorenstrang, bestehend aus den Vasa tibialia posteriora mit dem N.tibialis und einem Wadenbeinstrang, bestehend aus den Vasa peronaea mit dem N.peronaeus superficialis.

Am Aufbau des vorderen Kompartments sind Flächen der Tibia und Fibula, die Membrana interossea, das Septum intermusculare anterius und die Fascia cruris beteiligt. Die darin untergebrachte Extensorengruppe, welche die Mm.tibialis anterior, extensor hallucis longus, extensor digitorum longus und peronaeus tertius umfaßt, füllt den osteofibrösen Köcher vollständig aus. In dem Teil der Fascies lateralis, der als Ursprung des M.tibialis anterior dient, weist die Tibia eine leichte Konkavität auf. Diese konkave Einbuchtung muß als eine Folge des starken Drukkes des Muskelbauchs angesehen werden, welcher durch die feste und straffe Fascia cruris an eine wesentliche Vergrößerung seines Umfangs bei der Kontraktion gehindert wird [13]. Distal schwingen sich die Strecker auf die abgerundete Tibiavorderseite und werden durch das Retinaculum superius an das Skelett gefesselt. Die Sehne des M.tibialis anterior geht noch oberhalb des Retinakulums aus dem Muskelbauch hervor und kreuzt, in einer eigenen Sehnenscheide verlaufend, am weitesten nach medial.

Die Vasa tibialia anteriora treten proximal durch eine Lücke der Membrana interossea von der Dorsalseite her in die Loge ein. Der die Extensorengruppe versorgende N.peronaeus profundus gelangt in gleicher Höhe in das vordere Kompartment. Er verläuft um den Halsabschnitt der Fibula herum, zunächst in die Kammer der Mm.peronaei, durchsetzt diese unter Abgabe mehrerer Muskeläste und durchdringt anschließend das Septum intermusculare anterius. Der Gefäß-Nervenstrang zieht an der Ventralseite der Membrana interossea distalwärts. Proximal drängt ihn der M.tibialis anterior von der lateralen Tibiafläche ab. Distal liegt er dieser Fläche unmittelbar an und ist dort besonders verletzungsgefährdet.

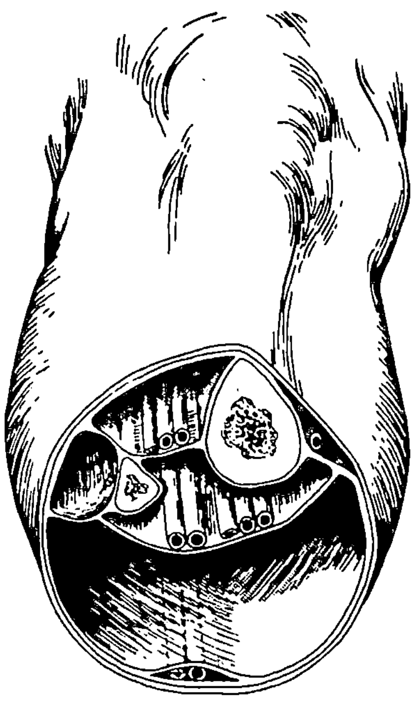

Abb. 2. Schematischer Unterschenkelquerschnitt mit Darstellung der Weichteilanordnung um Fibula und Tibia sowie der einzelnen Kompartments

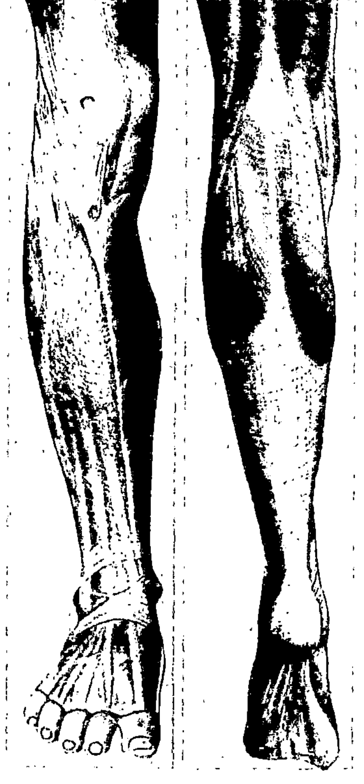

Abb. 3. Äußere Faszienhülle des Unterschenkels ventral- und dorsalseitig. (Nach von Lanz/Wachsmuth [10])

Die Begrenzungen des lateralen Kompartments werden vom Septum intermusculare anterius, der Fascia cruris, dem Septum intermusculare posterius und der lateralen Fibulafläche gebildet. Die Kammer enthält neben den beiden Mm. peronaei, den sie proximal streckenweise quer kreuzenden N. peronaeus profundus und den steil absteigenden, von dorsokranial nach ventrodistal ziehenden N. peronaeus superficialis. In wechselnder Höhe über dem Malleolus lateralis durchbricht er als ganzes oder bereits in seine sensiblen Endäste, die Nn. cutanei dorsalis medialis und intermedius, aufgeteilt die Fascia cruris und zieht auf dieser zum Fußrücken. Ein einheitliches, den osteofibrösen Kanal der Länge nach durchziehendes Gefäß-Nerven-Bündel fehlt. Die Muskeln werden über eine Reihe querverlaufender, kurzer Stichgefäße aus den Vasa tibialia anteriora und den Vasa peronaea versorgt.

Das rein bindegewebige oberflächliche dorsale Kompartment enthält den M. triceps surae. Seine einzelnen Muskeln werden weder einheitlich vaskularisiert noch innerviert. Die Hauptgefäßversorgung des zweigelenkigen und doppelköpfigen M. gastrocnemius erfolgt noch im Bereich der Kniekehle aus den Abzweigungen der Vasa poplitea, den Vasa surales. Aufgrund dieser einstieligen, als Typ I klassifizierten Vaskularisationsform [12] sind beide Anteile des M. gastrocnemius besonders gut zur Muskellappenplastik und zusammen mit den angrenzenden Hautarealen, die von den Muskelgefäßen ernährt werden, zur myokutanen Lappenplastik geeignet (Abb. 4). Der hufeisenförmig von der proximalen Tibia und Fibula sowie dem Arcus tendineus entspringende M. soleus erhält seine wesentliche Gefäßversorgung proximal aus den Vasa poplitea, tibialia posteriora und peronaea. Hinzu kommen kleinere Gefäße distal aus den Vasa tibialia posteriora. Dieses dem Typ II entsprechende Versorgungsmuster [12] erlaubt es, die distalen ⅔ des Muskels als Transpositionslappen zu verwenden.

Das tiefe dorsale Kompartment ist ein unnachgiebiger, allseits gegen die Umgebung abgeschlossener osteofibröser Köcher, dessen Vorderwand aus den beiden dorsalen Flächen der Tibia und Fibula und der zwischen ihnen ausgespannten Membrana interossea besteht. Die dorsale Begrenzung bildet die Lamina profunda der Unterschenkelfaszie, die am Ursprung des M. soleus als zarte Trennschicht beginnt, aber nach distal straffer wird. Infolge seiner Weichteilummantelung ist das tiefe Kompartment direkter Palpation nicht zugänglich. Erst im distalen Unterschenkeldrittel wird es von den Muskelmassen des Triceps surae freigegeben und direkt erreichbar. Außer den 3 gestaffelt angeordneten Muskeln, dem M. tibialis posterior, M. flexor digitorum longus und M. flexor hallucis longus, enthält es 2 große Leitungsstränge, die dem tiefen Faszienblatt anliegenden Vasa tibialia posteriora mit dem N. tibialis und den mehr zur Fibula zwischen den Muskeln verlaufenden Vasa peronaea.

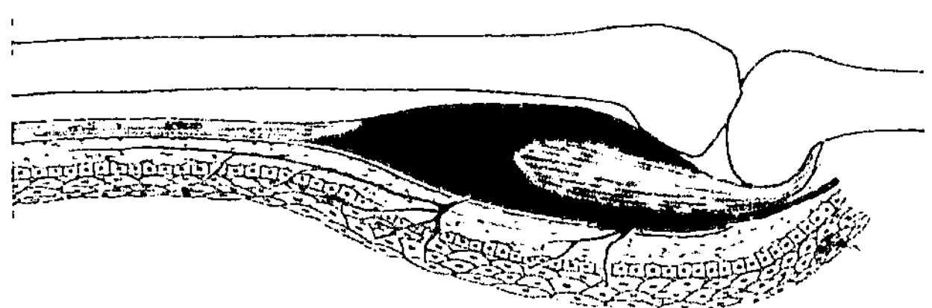

Abb. 4. Schematische Darstellung der proximal einstieligen Gefäßversorgung des M. gastrochemius und der angrenzenden Hautareale aus den Muskelgefäßen. (Nach Mathes u. Nahai [12])

2.2 Vaskularisation

Die Ausführungen zur Vaskularisation der Tibia beziehen sich auf einige grundlegende Arbeiten [2, 3, 11, 15, 18, 20]. Wie alle langen Röhrenknochen wird das Schienbein von 3 Gefäßsystemen versorgt: den medullären, epimetaphysären und periostalen Gefäßen (Abb. 5).

Die Vasa nutritiae entspringen in der Regel aus den Vasa tibialia posteriora und erreichen von posterolateral in Höhe der medialen Soleusansatzstelle, zunächst subperiostal in einer Knochengrube, anschließend in einem schräg absteigenden 4–5 cm langen Knochenkanal verlaufend den Markraum. Auf ihrem subperiostalen und intrakortikalen Weg in den Markraum sind die Gefäße besonders verletzungsgefährdet. Die A. nutritia ist das Haupternährungsgefäß für die Tibiadiaphyse. Sofort nach Erreichen der Markhöhle erfolgt eine Aufteilung in mehrere aszendierende Gefäßäste und einen zentral gelegenen absteigenden Gefäßast, der sich erst metaphysär verzweigt. Von den longitudinal verlaufenden Aufzweigungen gehen radiäre Gefäßäste ab, die die innere Kortikalis zentrifugal durchdringen und unter physiologischen Bedingungen die Kompakta bis in die äußeren Rindenschichten mit Blut versorgen (Abb. 6).

Die zahlreichen epi- und metaphysären Ernährungsgefäße durchdringen radspeichenartig die dünne Kortikalis und sorgen für eine luxuriöse Vaskularisation des spongiösen Knochens. Sowohl im proximalen als auch distalen Metaphysenbereich sind sie über Anastomosen mit dem Gefäßsystem des Markraums verbunden. Bei frakturbedingter Zerreißung der Markraumgefäße tragen die medullometaphysären Anastomosen wesentlich zur Aufrechterhaltung der zentrifugalen Kortikalisdurchblutung bei.

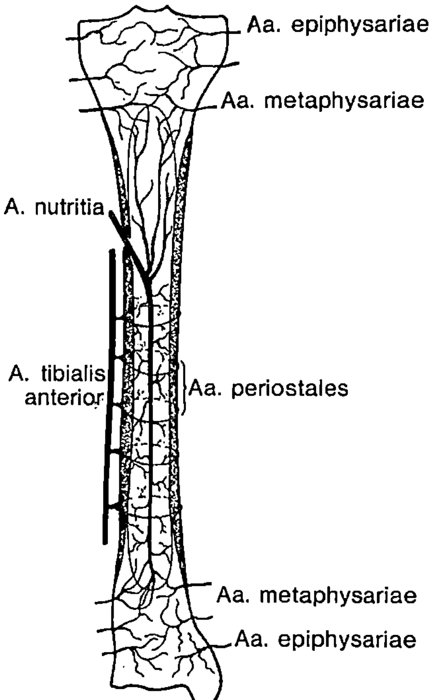

Abb. 5. Schematische Darstellung der arteriellen Vaskularisation der Tibia

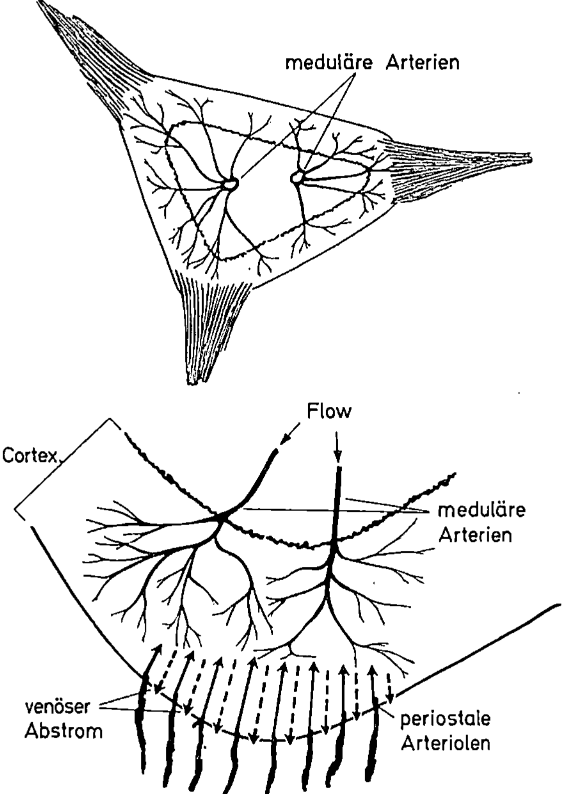

Abb. 6. Schematische Darstellung der Vaskularisation der Tibiadiaphyse im Querschnitt nach Rhinelander [18]. Ersichtlich ist die Dominanz des zentrifugalen transkortikalen Blutstroms aus den Markraumgefäßen. Die Venolen des periostalen Gefäßsystems sind maßgeblich am venösen Rückstrom beteiligt. Tieferreichende zentripetale Durchblutung findet sich nur an den faszialen Insertionsstellen

Das periostale Gefäßsystem entsteht im wesentlichen aus den Vasa tibialia anteriora, von denen horizontal verlaufende Äste abgegeben werden, die sich an der tibialen Ansatzstelle der Membrana interossea aufteilen, das Schienbein dorsal- und lateralseitig leiterartig umfassen und sich auf der medialen Tibiafläche in ein dichtes Anastomosennetz vereinigen. An der intakten Tibia beschränkt sich die arterielle Versorgung aus dem Periost nur auf die Knochenoberfläche. Eine tiefer reichende zentripetale Kortikalisdurchblutung findet sich lediglich dort, wo Faszienblätter an den Knochen angeheftet sind. Maßgeblich ist das Periost am venösen Abstrom beteiligt. Für den heilenden Knochen stellt das periostale Gefäßsystem ein bedeutendes Versorgungsreservoir dar und erfährt durch Hypertrophie eine erhebliche Kapazitätszunahme.

2.3 Biomechanik und Statik

Der anatomische Aufbau des Unterschenkels spiegelt seine Biomechanik und die mechanische Beanspruchung seiner Skelettelemente, insbesondere die Tibia, deutlich wider.

Aufgabe der Tibia ist es v. a., den dynamischen Kräften des bewegten Körpers und dem Zug der Muskulatur Widerstand zu leisten. Pauwels [16] hat dargelegt, daß ein Extremitätenknochen grundsätzlich auf Biegung beansprucht wird und die grobe Richtung der Biegebeanspruchung bei den verschiedenen Bewegungen und

Körperstellungen weitgehend gleichbleibt. Die Richtung der Biegebeanspruchung ergibt sich für die Tibia aus ihrer exponiert ventralen Lage, aus der exzentrisch dorsal einwirkenden Körperlast, mitbedingt durch die Retroversion des Tibiakopfes und besonders ausgeprägt bei angebeugtem Knie, sowie aus der Muskelanordnung. Vor allem die mächtig entwickelte Wadenmuskulatur, deren Kraft die der Dorsalextensoren um das 4- bis 5fache übertrifft [10, 13], übt eine starke ventralkonvex biegende Wirkung auf das proximale und mittlere Schaftdrittel aus.

Nach Pauwels [16] liegt das Maximum der Biegespannung etwa in Höhe der Tuberositas tibiae und fällt von dort gegen das Sprunggelenk auf einen kleinen Wert ab, so daß die Momentenfläche die Form eines Dreiecks hat, dessen Spitze am Sprunggelenk liegt (Abb. 7).

Entsprechend der von proximal nach distal abnehmenden Biegebelastung verringert sich in analoger Weise die Biegefestigkeit des Tibiaschafts von oben nach unten (Abb. 8). Er hat sowohl gegenüber Biegung [5, 6] als auch Rotation [19] dort seine schwächste Stelle, wo die Diaphyse allmählich in die Metaphyse übergeht und der äußere Umfang am kleinsten ist, während die Markhöhle ihre engste Stelle weiter proximalwärts hat [13]. Dieser Bereich stellt gegenüber äußeren Belastungen einen Locus minoris resistentiae dar, was die häufige Lokalisation von Frakturen an dieser Stelle erklärt.

Insgesamt entspricht die Tibia aber einem Körper gleicher Festigkeit, bei dem in jeder Höhe die jeweilige örtliche Festigkeit zu den physiologischen Beanspruchungen korrespondiert und der, was die Querschnittsform und die Massenverteilung im Querschnitt betrifft, mit größter Materialersparnis gebaut ist [16].

Die Festigkeit, insbesondere den Widerstand gegen die einseitig gerichtete Biegung, findet die Tibia v. a. in sich selbst. Sie wird unterstützt durch die mit kräftigen

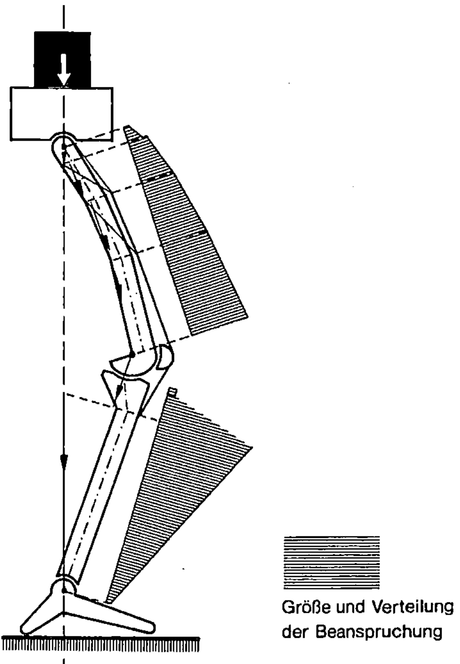

Abb. 7. Biegebeanspruchung der Tibia in der Sagittalebene. (Nach Pauwels [16])

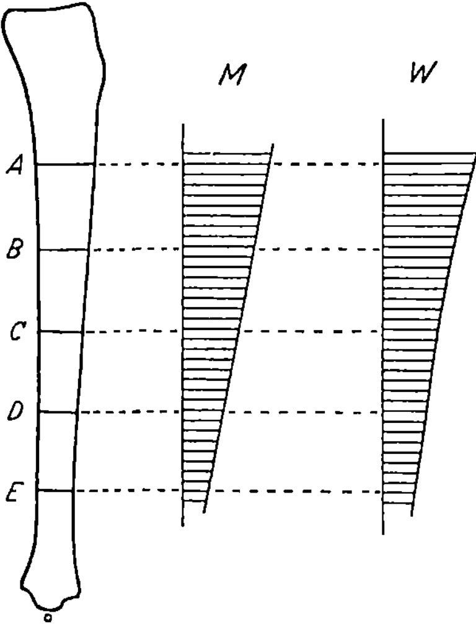

Abb. 8. Größenverteilung der Biegebeanspruchung M und Biegefestigkeit W über die Länge der Tibia. (Nach Pauwels [16])

Bandverbindungen an sie gefesselte Fibula. Die Grundgestalt des Tibiaschafts ist dreieckig mit nach ventral gerichteter Spitze und dorsal liegender Basis. Die Erklärung der Dreiecksform des Schienbeinquerschnitts und der proximalwärts erfolgenden Zunahme des Tiefendurchmessers muß daher in der gegebenen Biegebeanspruchung gesucht werden [5].

Im distalen Drittel handelt es sich um eine fast gleichschenkelige Dreiecksform mit abgerundeten Winkeln (Abb. 9a). Sagittaler und ventraler Durchmesser entsprechen nahezu einander. Die Kortikalis ist verhältnismäßig dünn und in ganzer Zirkumferenz annähernd gleich. Gestaltung und Materialverteilung zeigen an, daß in diesem Bereich eine zentrisch axiale Belastung vorherrscht und die Tibia dort keine besondere Festigkeit gegenüber einseitig gerichteter Biegung haben muß.

Weiter proximal ist der dreieckige Tibiaquerschnitt ausgesprochen an eine Biegebeanspruchung in sagittaler Ebene mit dorsal liegender Biegekraft angepaßt. Der sagittale Durchmesser übertrifft den frontalen. Es kommt deutlich zum Ausdruck, daß die Natur die Tibia in dem biegebeanspruchten Bereich nach Art eines Winkeleisens geformt hat [4], dessen besondere Festigkeit aus der Technik allgemein bekannt ist. Das mittlere Schaftdrittel erhält seine Biegefestigkeit außer durch die spezifische Querschnittsform durch eine Verdickung aller Wandschichten und eine massive, oftmals ⅓ der gesamten Querschnittsfläche einnehmende Kompaktansammlung im vorderen, zu einem kräftigen Sporn ausgebildeten Winkel (Abb. 9b).

Das proximale Drittel ist wiederum dünnwandiger, hat dafür aber eine wesentlich größere Querschnittsfläche und insbesondere einen größeren sagittalen, der Biegungsebene entsprechenden Tiefendurchmesser, der zum Quadrat in die Biegefestigkeit eingeht (Abb. 9c).

Insgesamt ergibt sich über die Länge des Tibiaschafts ein stetiger Wechsel in der Form, der Materialansammlung und den Materialeigenschaften des Knochens. Für das proximale und mittlere Drittel existiert eine definierte ventrale Zugseite und dorsale Druckseite, während sich distal die Zugseite entsprechend dem zum Innenknöchel gerichteten Verlauf der Crista anterior mehr nach medial verlagert [7].

Die biomechanische Bedeutung der Fibula für den Unterschenkel ist weniger an den mechanischen Eigenschaften des isolierten Knochens abzulesen, als vielmehr

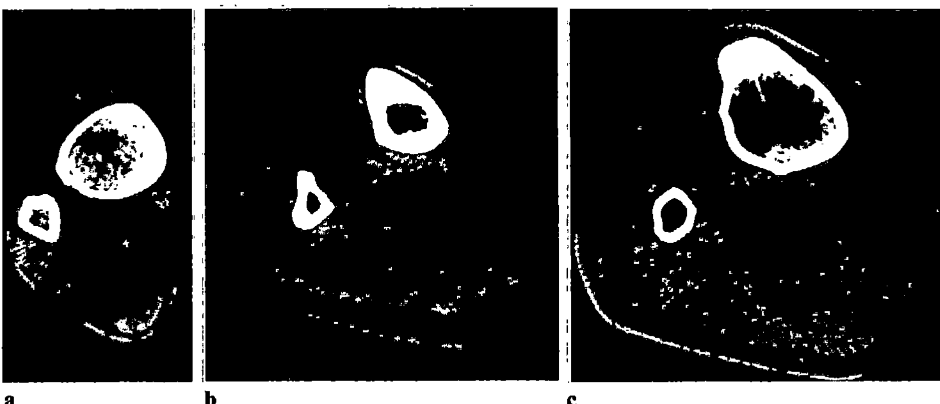

Abb. 9 a–c. Computertomographische Querschnitte durch den Unterschenkel. **a** distales Drittel, **b** mittleres Drittel, **c** proximales Drittel

in ihrem natürlichen Verbund mit der Tibia zu interpretieren. Die Hauptmasse der Muskulatur ist im hinteren und äußeren Gliedmaßenbereich um Fibula und Membrana interossea gruppiert [14], so daß aus dieser Gegend hohe Beanspruchungen an das Tibiofibularsystem herantreten. Wenn die Fibula auch in dem gewölbeartigen Skelettrahmen die wesentlich schwächere Strebe (ca. $\frac{1}{15}$–$\frac{1}{30}$ der Festigkeit der Tibia) darstellt und nach Untersuchungen an Amputationspräparaten nur zu 15% [9] bzw. 6% [8] an der axialen Lastübertragung vom Knie auf den Fuß beteiligt ist, so ist sie jedoch aufgrund ihrer dorsolateralen Lage und der festen, über die ganze Knochenlänge sich erstreckenden Bandverbindungen zur Tibia hin in die Stützfunktion des Unterschenkels integriert [12]. Sie vergrößert gleichsam den sagittalen und frontalen Tibiadurchmesser und trägt wesentlich zur Reduzierung der auf die Tibia wirkenden muskulären Biegebeanspruchung bei [4, 16].

Die stabilisierende Wirkung der Fibula für den Unterschenkel zeigt sich deutlicher, wenn die Tibia als lastaufnehmendes Element nicht mehr oder nur noch eingeschränkt zur Verfügung steht. Das Wadenbein beeinflußt maßgeblich die Biomechanik am Ort der tibialen Knochenläsion und zeigt große Anpassungsfähigkeit an veränderte mechanische Beanspruchung.

Bei frischen Tibiafrakturen ist die Fibula mitbestimmend für das therapeutische Vorgehen sowohl bei der konservativ-funktionellen als auch operativen Behandlung, und bei rekonstruktiven Eingriffen am Unterschenkelskelett läßt sie sich vielfältig nutzen.

2.4 Literatur

1. Benninghoff A, Goerttler K (1964) Lehrbuch der Anatomie des Menschen, Bd 1. Urban & Schwarzenberg, München Berlin
2. Brookes M (1971) The blood supply to bone. Butterworth, London
3. Crock HV (1967) The blood supply of the lower limb bones in man. Livingstone, London Edinburgh
4. Grunewald J (1916) Die Beziehungen zwischen Form und Funktion der Tibia und Fibula des Menschen und einiger Menschenaffen. Z Orthop Chir 35: 675
5. Hirsch HH (1895) Die mechanische Bedeutung der Schienbeinform. Springer, Berlin
6. Kimura T (1974) Mechanical characteristics of human lower leg bones. J Faculty Sci 4

7. Kummer B (1984) Biomechanik der Frakturen der langen Röhrenknochen. Hefte Unfallheilkd 164: 39

8. Kyoichi T, Nakagawa A, Minami H, Kanazawa H, Hirohata K (1985) Role of the fibula in weight-bearing. Clin Orthop 184: 289

9. Lambert KL (1971) The weight-bearing function of the fibula. J Bone Joint Surg [Am] 53: 119

10. Lanz P von, Wachsmuth W (1972) Praktische Anatomie, Bd 4. Bein und Statik. Springer, Berlin Heidelberg New York

11. MacNab J, de Haas WG (1974) The role of periostal blood supply in the healing of fractures of the tibia. Clin Orthop 105: 27

12. Mathes SJ, Nahai F (1981) Classification of the vascular anatomy of muscles: Experimental and clinical correlation. Plast Reconstr Surg 67: 177

13. Mechanik N (1930) Die Verteilung des kompakten Knochengewebes und die Dimension der Markhöhle der Tibia des Menschen und der Haustiere. Z Anat Entwickl Gesch 93: 198

14. Mechanik N (1932) Untersuchung der kompakten Schicht und der Markhöhle der Fibula des Menschen. Z Ges Anat 97: 22

15. Nelson G, Kelly PJ, Peterson LFA, Janes JM (1960) Blood supply of the human tibia. J Bone Joint Surg [Am] 42: 625

16. Pauwels F (1978) Gesammelte Abhandlungen zur funktionellen Anatomie des Bewegungsapparates. Springer, Berlin Heidelberg New York

17. Preuschoft H (1971) Die mechanische Beanspruchung der Fibula bei Primaten. Gegenbaurs Morphol Jahrb 117: 211

18. Rhinelander FW (1974) Tibial blood supply in relation to fracture healing. Clin Orthop 105: 34

19. Sonoda T (1962) Studies on the strength for torsion of the human extremity long bones. J Kyoto Pref Med Univ 71: 710

20. Trueta J (1974) Blood supply and the rate of healing of tibial fractures. Clin Orthop 105: 11

3 Histomorphologie der Frakturheilung im Vergleich der Fixationsverfahren am Tibiaschaft

K. M. Stürmer

3.1 Einleitung

Die histologischen Abläufe der Frakturheilung sind im wesentlichen von zwei Faktoren abhängig:
1. Der Traumatisierung des Knochens in bezug auf die Gefäßversorgung.
2. Der Art der Frakturfixation, d. h. der absoluten Stabilität oder relativen Instabilität im Frakturspalt.

Es wird eine Übersicht des Ablaufs der Frakturheilung im histologischen Bild gegeben, wobei neue tierexperimentelle Erkenntnisse aus unserem Essener Experimentellen Labor einfließen. Zunächst wird die Morphologie der Frakturheilung bei *konservativer Knochenbruchbehandlung* dargestellt, wobei die Stimulationsfaktoren für die Frakturheilung sowie die Zellstrukturen des Knochens mit den histologischen Techniken beschrieben werden. Sodann wird die primäre Knochenheilung anhand der *Plattenosteosynthese* gezeigt, wobei auch die Vorgänge im Plattenlager berücksichtigt werden. Bei der *Marknagelosteosynthese* entspricht der Heilungsvorgang der sekundären Knochenheilung und wird unter dem Aspekt der gestörten Vaskularisation durch das Aufbohren der Markhöhle behandelt. In diesem Zusammenhang wird auch die normale Gefäßversorgung der Tibia beschrieben. Schließlich werden 3 Möglichkeiten der Frakturheilung unter *Fixateur externe* aufgezeigt: die sekundäre Frakturheilung, die primäre Frakturheilung unter dem Bild der hier erstmals beschriebenen „Brückenheilung" und die Entwicklung einer verzögerten Frakturheilung bis hin zur Pseudarthrose. Die histologischen Untersuchungen nach einer Fixateur-externe-Osteosynthese wurden teilweise an menschlichen Knochenpräparaten durchgeführt, die von verstorbenen Patienten stammen. Bei allen Punkten wird der klinische Bezug herausgearbeitet.

3.2 Sekundäre Knochenheilung – im Gipsverband

3.2.1 Stimulierende Faktoren

Bei der konservativen Frakturbehandlung wirkt der Gipsverband als Schiene, bis die Fraktur durch knöchernen Kallus so weit fixiert ist, daß Vollbelastung auch ohne Gips erlaubt werden kann. Dies ist bei der Tibia nach etwa 8–12 Wochen der Fall. Röntgenologisch entsteht zunächst ein kugelförmiger Kallus, der bis zur knöchernen Überbrückung des Frakturspalts zunimmt. Danach reift der Kallus aus, strukturiert sich und bildet sich durch periphere Resorption zu einer Spindelform zurück. Nach etwa 1 Jahr kommt es zu einer weitgehenden Wiederherstellung der kortikalen Kontinuität mit Rückbildung des Kallus und Regeneration der Markhöhle.

Die Tibiaschaftfraktur beim Erwachsenen
Hrsg.: K. P. Schmit-Neuerburg, K. M. Stürmer
© Springer-Verlag Berlin Heidelberg 1987

Über die stimulierenden Faktoren dieser Kallusbildung gibt es nur Theorien. Bei einem Patienten, der an einem Bein eine traumatische Unterschenkelamputation erleidet und am anderen eine geschlossene Unterschenkelfraktur, die konservativ behandelt wird, bildet sich nur dort Kallus, wo beide Fragmente noch vorhanden sind. Dieses Beispiel beleuchtet, wie wenig wir eigentlich über die Steuerungsmechanismen der Frakturheilung wissen, wenn wir nach den Ursachen dieser eigentlich banalen Tatsache fragen. Welches die tatsächlich auslösenden Faktoren der Knochenheilung sind, die offensichtlich unter dem Zusammenspiel der beiden Fragmente entstehen, ist bis heute noch nicht geklärt. Es gibt 4 Theorien:

1. Zellulärer Kontakt [7, 14, 19]: Aus Periost und Bindegewebe differenzieren sich knochenbildende Zellen bei Kontakt der beiden Fragmente oder bei Bestehen einer zellulären Brücke wie Periost.

2. Mechanische Regelmechanismen [3, 13, 21]: Die Differenzierung der osteogenetischen Zellen entsteht in direkter Abhängigkeit von Druck- und Zugkräften. Dies konnte in Zellkulturen nachgewiesen werden.

3. Bioelektrisch [4, 5, 12, 45, 46]: Es konnte experimentell nachgewiesen werden, daß druckbelasteter Knochen über piezoelektrische Effekte eine negative Ladung aufbaut während die unter Zug stehende Seite eines Röhrenknochens positiv geladen ist. In Umkehr konnte gezeigt werden, daß unter Anwendung von elektrischem Gleichstrom am negativen Pol neuer Knochen gebildet wird, am positiven Pol dagegen Knochenresorption stattfindet. In verschiedenen Theorien zur Wirkung elektrischer Potentiale wird sogar ein spezifischer Steuerungsmechanismus postuliert.

4. Humoral [6, 39, 40]: Schon Bier [6] postulierte in den 20iger Jahren ein „Wundhormon", Urist [39, 40] isolierte dann später das von ihm sog. „bonemorphogenetic polypeptide" (BMP), das experimentell die Knochenneubildung stimuliert.

3.2.2 Zelluläre Grundlagen

Aus Untersuchungen mit markiertem Thymidin wissen wir, daß auf allen Knochenoberflächen wie Periost, Endost, Trabekel und Havers-Kanälen *Stammzellen* sitzen, die sich im Falle einer Stimulation zu Chondroblasten oder Osteoblasten differenzieren können [14]. *Chondroblasten* bilden Faserknorpelzellen, die in der Lage sind, Bindegewebe im Frakturspalt zu verfestigen und damit die Steifigkeit dieses Gewebes schrittweise zu erhöhen. *Osteoblasten* sind in der Lage, neuen Knochen zu bilden, indem sie die kollagenen Strukturen der Knochengrundsubstanz (Osteoid) ausschleusen, in welches sich dann Kalziumapatit einlagert. Der Knochen, der im wesentlichen die Kallusbildung trägt, ist Faserknochen. *Faserknochen* hat die wichtige Eigenschaft, daß er Bälkchen bilden kann und daß er sehr schnell entsteht. So können größere Hohlräume und Spalten rasch aufgefüllt werden. Den Zeitpunkt der Kalziumeinlagerung können wir experimentell mit verschiedenen *Fluoreszenzfarbstoffen* markieren, die intravenös gespritzt zusammen mit dem Kalziumapatit fest in den Knochen eingebaut werden (Abb. 1). Dies erlaubt uns in der Fluoreszenzmikroskopie eine exakte zeitliche Rekonstruktion jeglicher Knochenneubildung [23]. Während der Knochenneubildung wird ein Teil der Osteoblasten in den neugebildeten Knochen integriert und wandelt sich in *Osteozyten* um, die dann die Zellen des reifen Knochens darstellen.

Tragfähiger als Faserknochen ist der *lamelläre Knochen* der Kortikalis, der ebenfalls von Osteoblasten gebildet wird. Die ausgeschleuste Grundsubstanz, das mit

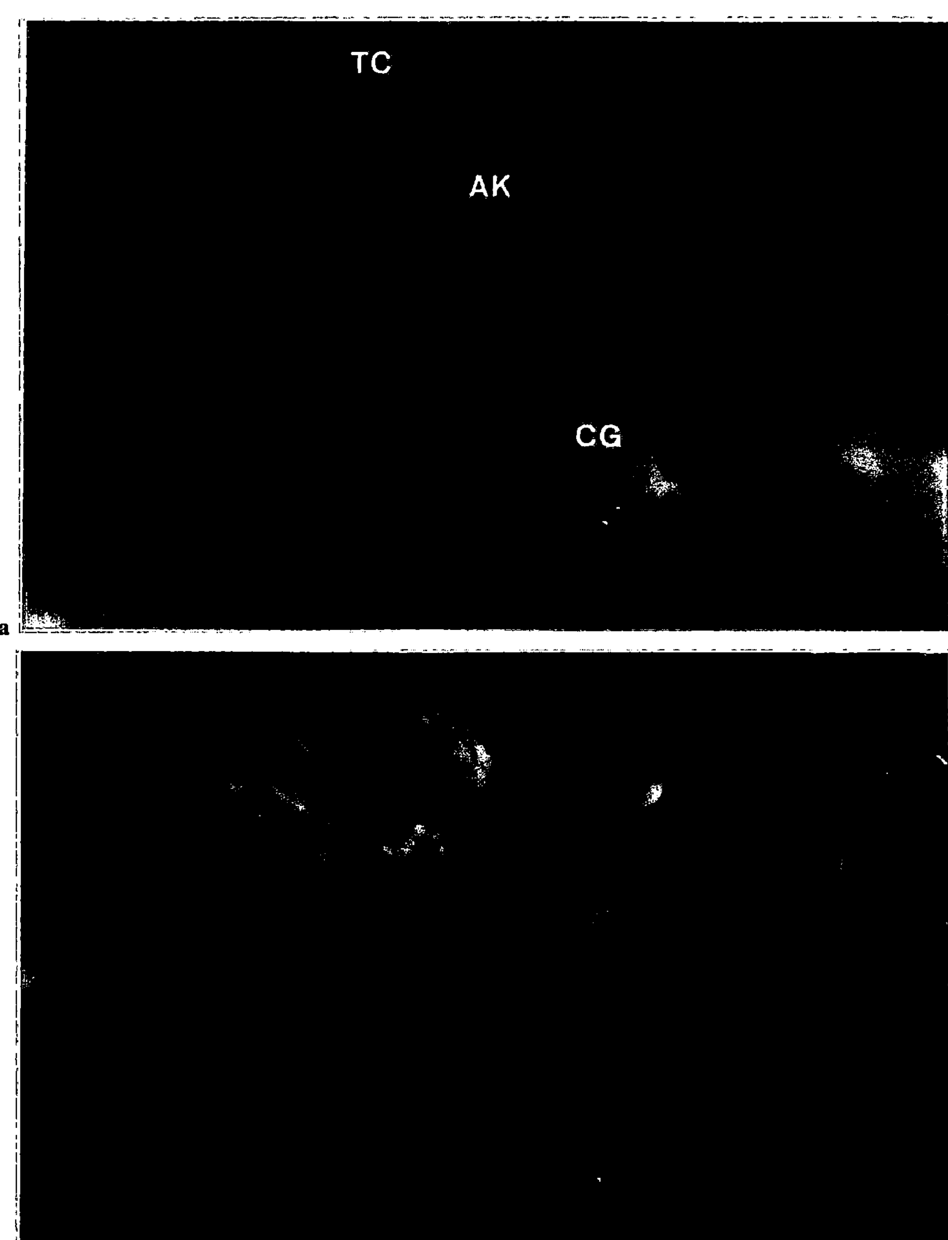

Abb. 1. a Fluoreszenzmikroskopische Darstellung der Faserknochenneubildung. Der Abstand zwischen den einzelnen Farbstoffen beträgt 2 Wochen: Kalzeingrün *(CG)*, Alizarin *(AK)* und Tetrazyklin *(TC)*. b Fluoreszenzdarstellung der Faserknochenentstehung mit Bälkchenbildung. Das Wachstum dieses Bälkchens verlief so rasch, daß sich bei einmaliger Kalzeingrüngabe das gesamte Bälkchen angefärbt hat

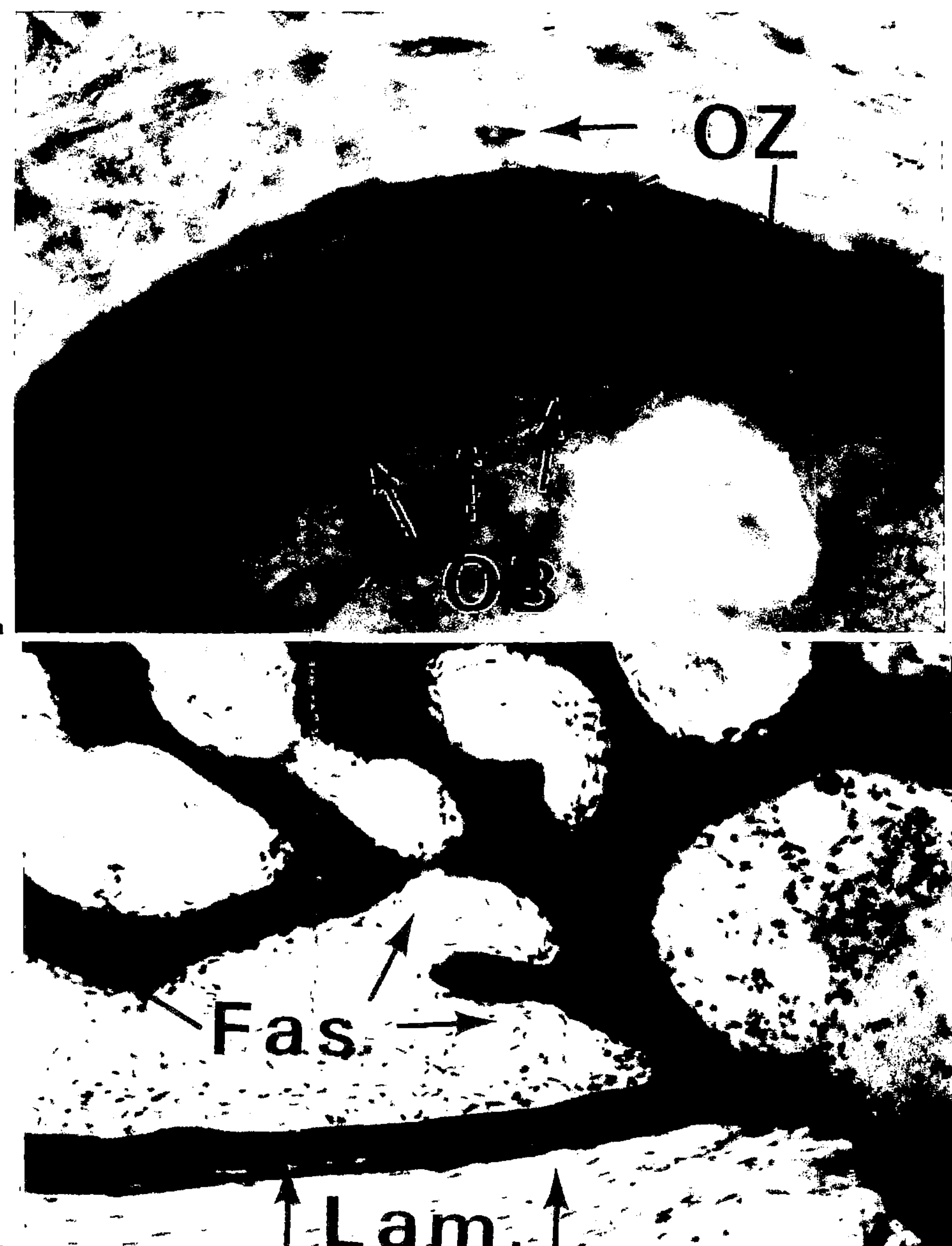

Abb. 2. a Bildung von lamellärem Knochen. Fuchsinanfärbung, Knochenschliff 70 μm. Das unverkalkte Osteoid als Knochengrundsubstanz färbt sich rot an. (*OB* Osteoblasten, *OZ* Osteozyten); **b** Nebeneinander von Faserknochen und lamellärem Knochen im Wachstum. Der Faserknochen bildet rasch Bälkchen, während der lamelläre Knochen langsam Schicht für Schicht abgelagert wird

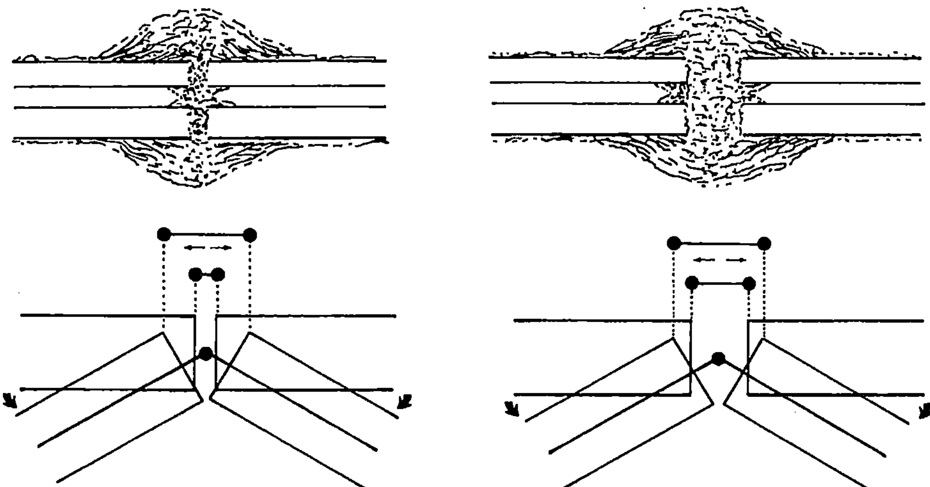

Abb.3. Schematische Darstellung des mechanischen Effekts der Resorption.an den Fragmentenden bei sekundärer Knochenheilung. Bewegt man die beiden Fragmente gegeneinander, so wird mit größer werdendem Abstand zwischen den Fragmenten die Dehnung des im Frakturspalt lie-. genden Bindegewebes vermindert

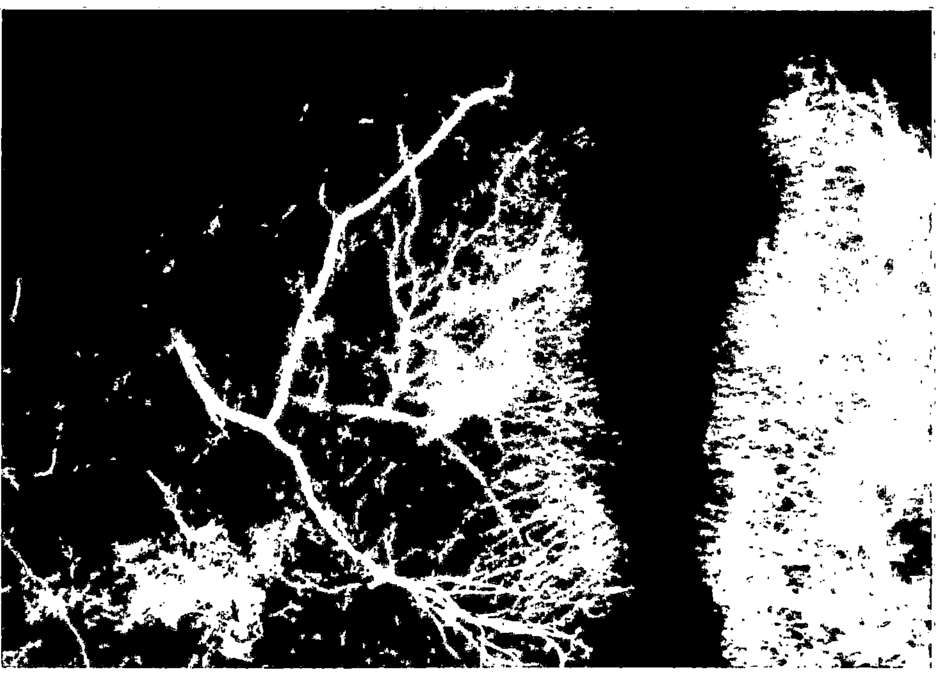

Abb.4. Mikroangiographie des Kallus am Hunderadius nach Entkalkung des Präparates, Schnittdicke 1000 µm. Der unter Bewegung stehende Spalt ist absolut gefäßfrei. Die ständige Unruhe verhindert das Herüberwachsen der Gefäße

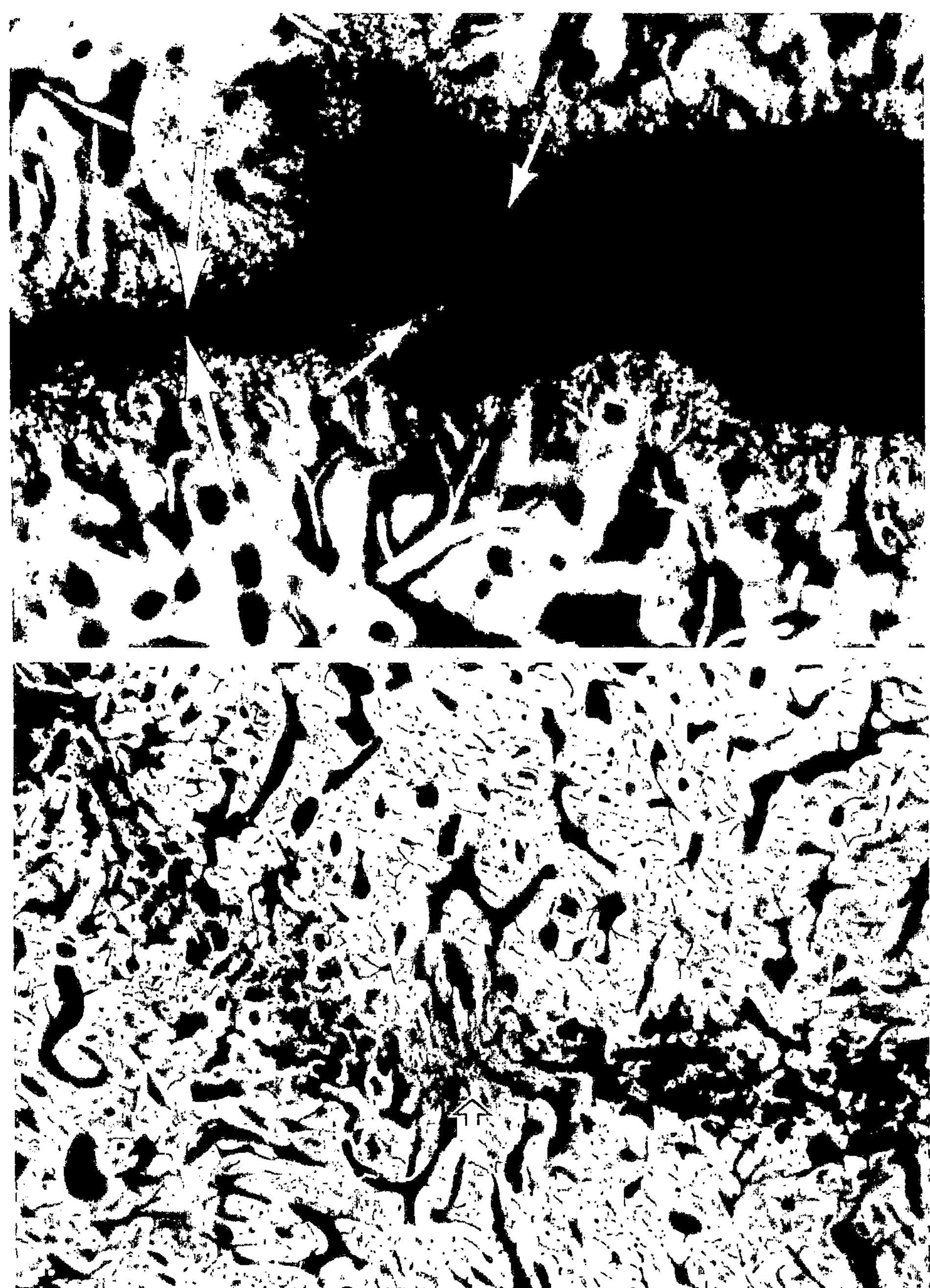

Abb. 5. a Mikroradiographie des unter Bewegung stehenden Spalts im Kallus bei sekundärer Knochenheilung, Schliffdicke 400 µm. Erste Kalkeinlagerungen in den im Spalt befindlichen Faserknorpel *(Pfeile)*. **b** Erste knöcherne Überbrückung des Spalts durch Faserknochen *(Pfeil)*, Schliffdicke 70 µm. Gleichzeitig wird der Kallus durch weitere lamelläre Knocheneinlagerung verfestigt

Fuchsin anfärbbare *Osteoid,* bildet sich deutlich langsamer als beim Faserknochen und benötigt bis zur Verkalkung weitere 10–12 Tage (Abb. 2). Die Anzahl der Osteozyten im lamellären Knochen ist geringer als im Faserknochen. Der lamelläre Knochen entsteht immer als schichtweise Auflagerung auf schon bestehenden Knochen. Im Falle der Kallusbildung lagert er sich in das zunächst aus Faserknochen gebildete Netzwerk ein und führt so zu einer schrittweisen Verfestigung des Kallus, was röntgenologisch als Strukturierung erkennbar ist.

3.2.3 Zeitliche Abfolge und Biomechanik

Kommen wir zurück zum Ablauf der konservativen Frakturbehandlung. Der spindelförmige Kallus führt mechanisch über eine *Querschnittsvergrößerung* und damit einen größeren Hebelarm zu einer Verminderung der Unruhe im Frakturspalt. Von großer mechanischer Bedeutung ist nach Perren u. Cordey [22] die *Resorption* der kortikalen Fragmentenden. Hierdurch kommt es bei gleicher mechanischer Auslenkung der Fragmente gegeneinander zu einer verminderten Dehnung der Gewebe im Frakturspalt (Abb. 3).

Unter diesem mechanischen Schutz verfestigt sich das Bindegewebe durch weitere *Gewebedifferenzierung.* Es lagern sich Faserknorpelstrukturen ein, wobei der eigentlich unter Bewegung stehende Spalt, der sich auch in den Kallus fortsetzt, gefäßfrei bleibt (Abb. 4). Die vorhandene Instabilität erlaubt den Gefäßen vorläufig nicht, den Spalt zu überbrücken. In der Folge kommt es allerdings zum Untergang der *Knorpelzellen* mit Kalkeinlagerungen und damit zu einer weiteren Versteifung des Spaltes, bis dann die ersten Faserknochenbälkchen die Überbrückung vollziehen können (Abb. 5). In das Faserknochennetzwerk baut sich während der gesamten Zeit der Kallusentwicklung lamellärer Knochen ein. Vom Moment der knöchernen Überbrückung an beginnt peripher schon die Resorption der nun mechanisch nicht mehr in diesem Umfang notwendigen Kallusmanschette. Nun erst vollzieht sich der eigentliche Durchbau der kortikalen Hauptfragmente mit lamellärem Knochen.

3.3 Primäre Knochenheilung — bei Plattenosteosynthese

3.3.1 Umbaueinheiten

Man kann die gezeigte sekundäre Frakturheilung mit einem Brückenbau vergleichen, wobei zunächst das tragende Brückengerüst (Kallus) gebaut wird und dann erst der eigentliche Brückenschlag zwischen den kortikalen Hauptfragmenten erfolgt. Dieser Vergleich führt sehr gut zur Plattenosteosynthese über. Hier tun wir als Chirurgen nichts anderes, als daß wir den *Kallus durch eine Platte ersetzen,* so daß der kortikale Knochen „nur noch" durchbauen muß. Eine Kallusbildung ist nicht notwendig und wird auch nicht stimuliert, weil keine Beweglichkeit zwischen den Fragmenten besteht – ein weiterer Beweis für die Bedeutung der Fragmentbeweglichkeit für die Stimulation der Kallusbildung. Im histologischen Bild erkennt man, daß die kortikalen Fragmente unter der Plattenosteosynthese direkt durch Havers-Umbaueinheiten untereinander verzapft werden (Abb. 6). Haben die beiden Fragmente dabei direkten Kontakt, so sprechen wir von *Kontaktheilung.*

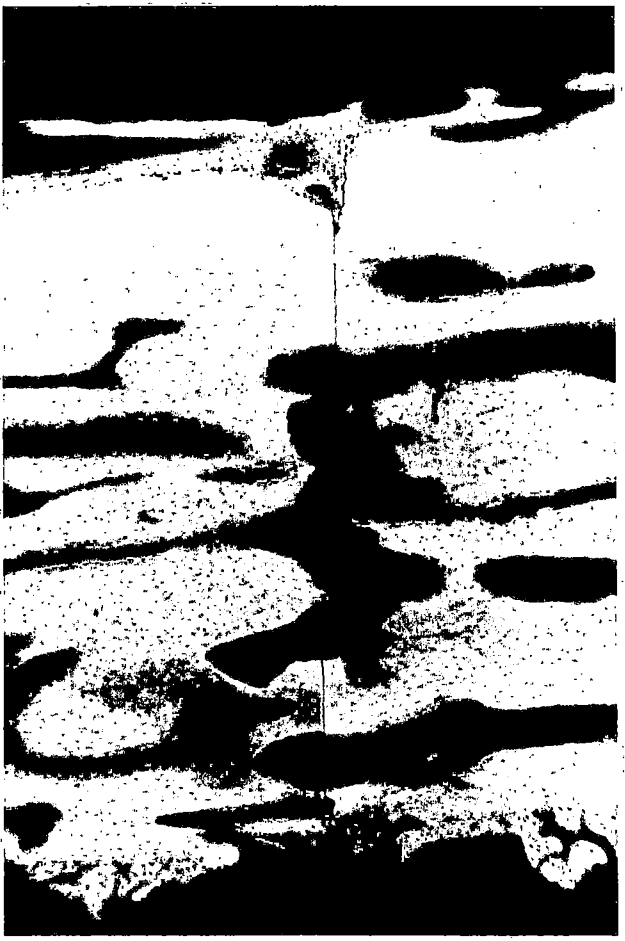

Abb. 6. Mikroradiographie des osteotomierten Hunderadius 8 Wochen nach Plattenosteosynthese, Plattenlage oben, Schliffdicke 70 µm. Der ehemalige Osteotomiespalt wird von Umbaueinheiten in Längsrichtung durchwachsen, und die Fragmente werden so miteinander verzapft (primäre Knochenheilung als Kontaktheilung). An der Osteotomie entsteht zunächst eine vorübergehende Porose

Diese *Umbaueinheiten* sind in der Lage, durch Resorption den Knochen fein zu tunnelieren und die so entstandenen Hohlräume anschließend wieder mit neuem lamellärem Knochen aufzufüllen und gleichzeitig den Knochen mit neuen Gefäßen zu versorgen (Abb. 7). Vorne im Bohrkopf finden sich Osteoklasten, die zunächst den Knochenkanal herstellen. Die Ernährung erfolgt über eine zentrale Gefäßschlinge, wobei der Blutbedarf einer solchen Umbaueinheit außerordentlich hoch ist. Die Wand des Bohrkanals ist tapetenartig mit Osteoblasten ausgekleidet, die schichtweise neuen lamellären Knochen anlagern. Das Ergebnis ist ein reifes, vitales *Osteon,* auch Havers-System genannt. Im Querschnitt stellen sich die neugebildeten Osteone innerhalb der ersten 2–3 Monate in der *Mikroradiographie* dunkler dar als der alte kortikale Knochen (Abb. 8), weil etwa 30% der Kalziumeinlagerung erst später erfolgt. Dies wird im Tierversuch zu quantitativen Aussagen in der Mikroradiographie genutzt [28]. Dasselbe Präparat, das in der Mikroradiographie

Abb. 7. Überbrückung eines Osteotomiespalts durch Umbaueinheiten bei primärer Knochenheilung als Kontaktheilung. Knochenschliff 70 µm mit Fluoreszenzmarkierung und Fuchsinanfärbung. An der Spitze einer Umbaueinheit liegen Osteoklasten, die den Knochenkanal durch Resorption bilden. Die Wand dieses neugeschaffenen Kanals ist tapetenförmig mit Osteozyten ausgekleidet, die dort schrittweise neuen lamellären Knochen ablagern. Die Versorgung erfolgt über eine zentral gelegene Gefäßschlinge

auf hochempfindlichen Filmen als Dünnschliff geröntgt wird, erlaubt in der *Fluoreszenzmikroskopie* mit Hilfe der polychromen *Fluoreszenzmarkierung,* die zeitliche Folge der Knochenneubildung am Abstand der Farbringe exakt zu rekonstruieren und auszumessen.

3.3.2 Kontaktheilung und Spaltheilung

In der klinischen Praxis gelingt selbst bei exaktester Reposition nur auf maximal 10% der Frakturflächen ein direkter, oft nur punktueller Kontakt zwischen den Fragmenten, wie wir an Präparaten verstorbener Patienten ausgemessen haben [37]. Im übrigen Frakturbereich besteht vielmehr ein schmaler *Spalt,* der bei exakter

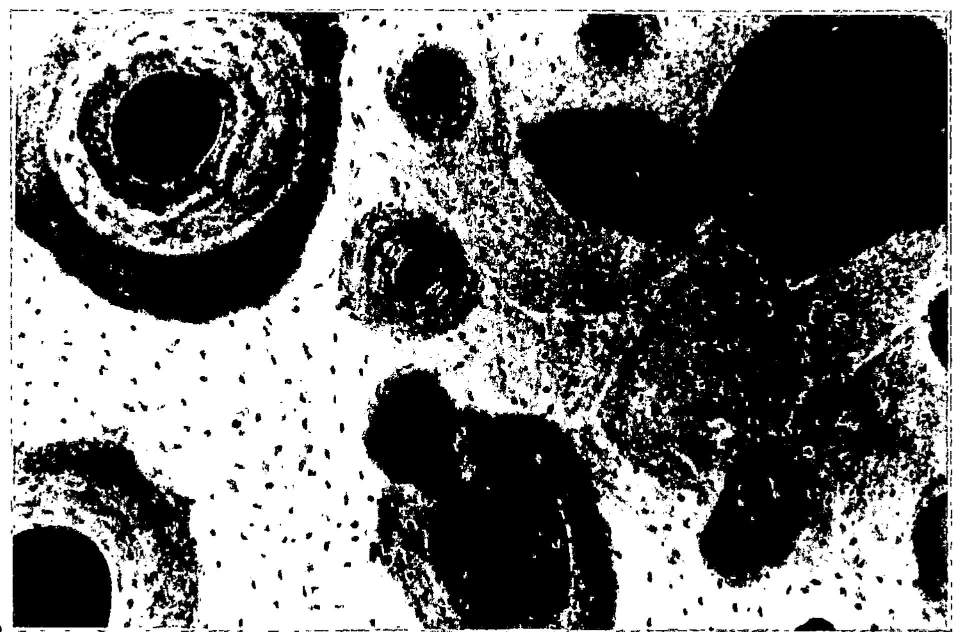

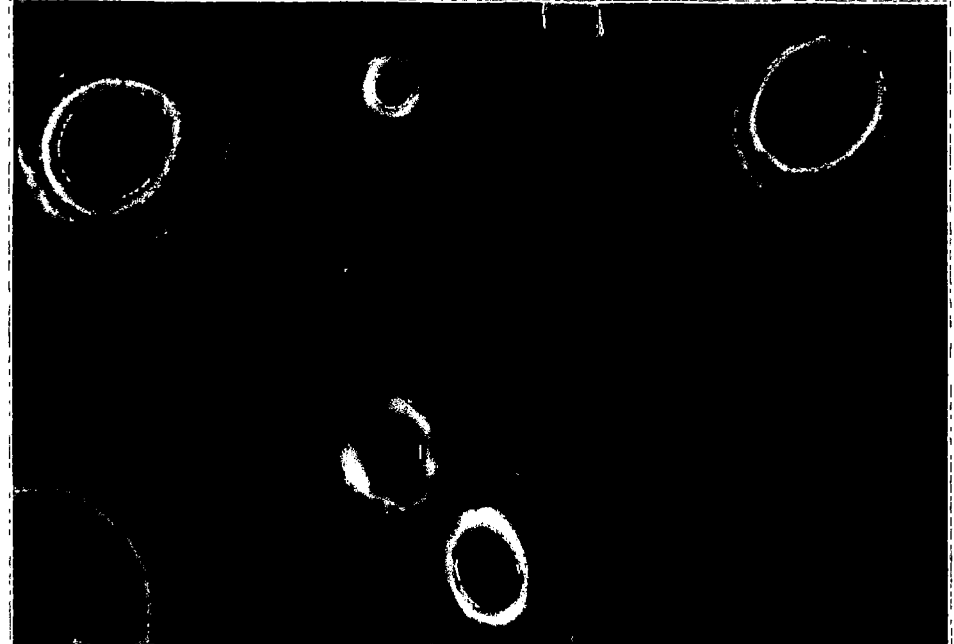

Abb. 8a, b. Mikroradiographie a) und Fluoreszenzmarkierung b) desselben Knochenschliffs, Hunderadius 70 μm. Die neugebildeten Osteone stellen sich in der Mikroradiographie dunkelgrau dar. Die zentralen Gefäße der Haverschen Systeme sind teilweise mit Mikropaque gefüllt *(weiß)*. Die Fluoreszenzmarkierung zeigt die zeitliche Abfolge der Knochenneubildung in den einzelnen Osteonen. Die Abstände der Farbringe entsprechen 2 Wochen, jeweils von außen nach innen: Kalzeingrün, Alizarin *(rot)* und Tetrazyklin *(gelb)*. Die neugebildeten Osteone halten sich nicht an die Grenzen der früher hier vorhandenen Knochenstruktur. Nur einzelne der ganz kleinen Ringe liegen in alten Havers-Systemen, die nur zentral erneuert werden

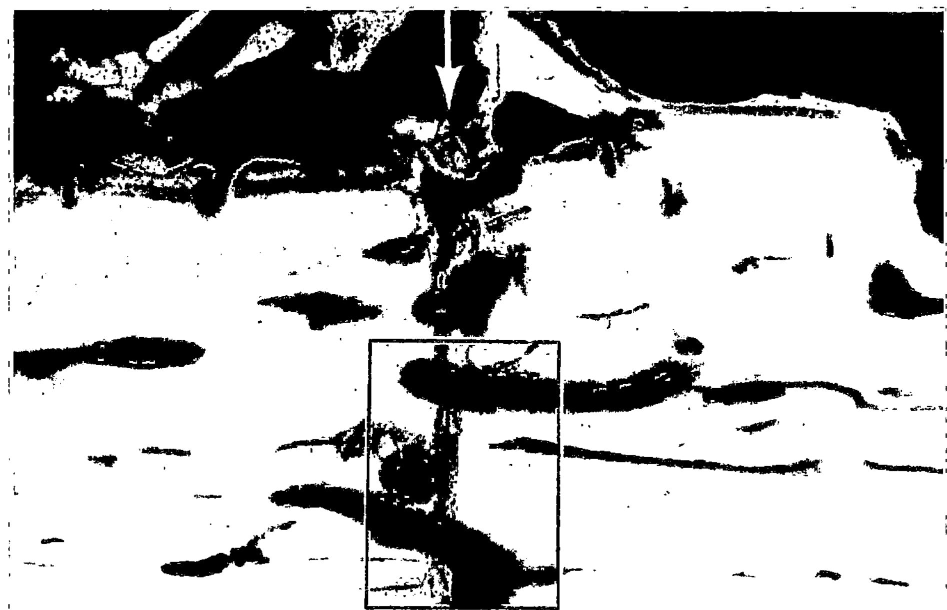

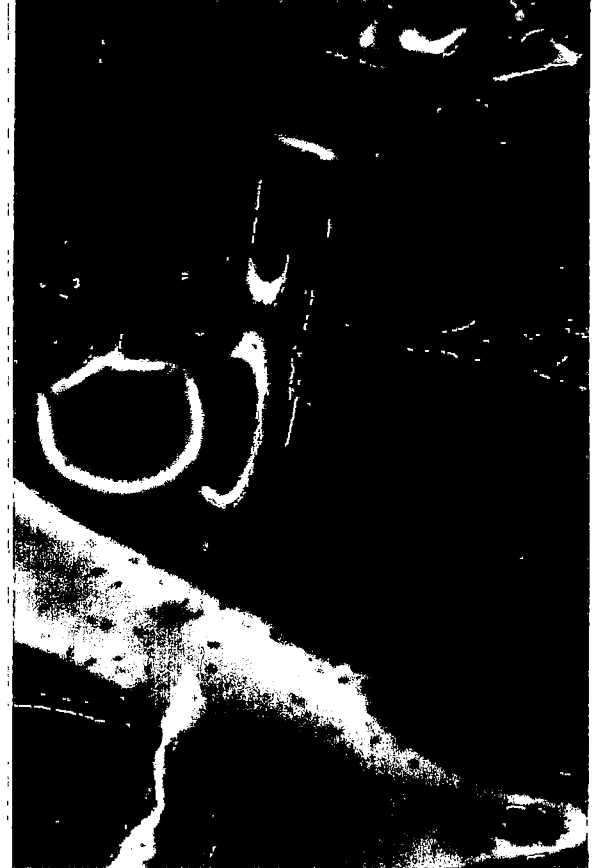

Abb. 9 a, b. Spaltheilung nach Osteotomie und Plattenosteosynthese des Hunderadius: Mikroradiographie **a)** und Ausschnitt aus dem Spaltbereich mit Fluoreszenzmarkierung **b)** von demselben Knochenschliff, 70 μm. Zunächst wächst *quer* zur Knochenachse lamellärer Knochen in den Spalt ein *(Pfeil)*, danach wird der Spalt von Umbaueinheiten *längs* überbrückt

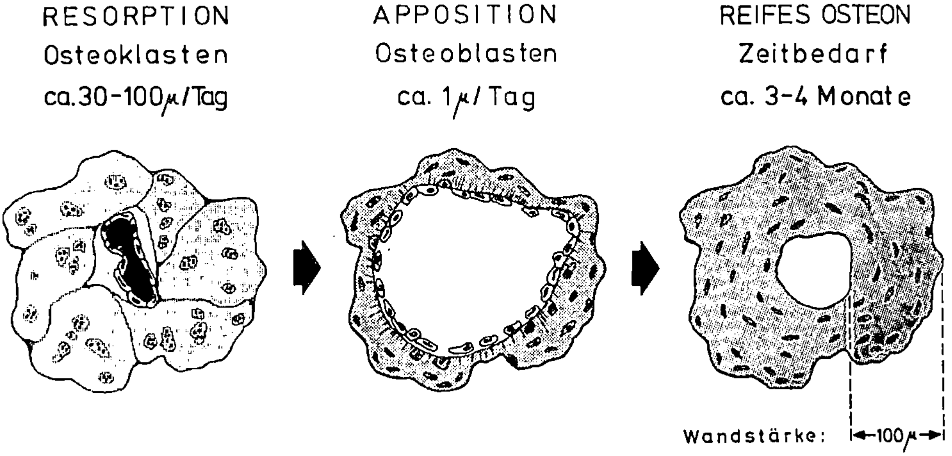

Abb. 10. Zeitbedarf für die kortikale Resorption und den knöchernen Aufbau eines Osteons im Rahmen des Havers-Umbaus, quantitative Angaben nach Schenk [25]

Reposition auf 60–80% der Frakturlinie unter 0,2 mm breit ist. Der restliche Spalt ist zwischen 0,2–0,5 mm breit. Primäre Knochenheilung ist nach Untersuchungen im Tierversuch [27] bis zu einer Spaltbreite von 0,5 mm möglich und ist demnach in der Klinik die überwiegende Form der Knochenheilung nach Plattenosteosynthese.

In einen solchen Frakturspalt wächst zunächst quer zur Knochenachse lamellärer Knochen ein. Anschließend folgt die in Längsrichtung verlaufende knöcherne Überbrückung des Frakturspalts durch Umbaueinheiten, wie wir es von der *Kontaktheilung* kennen (Abb. 9). Diese Art der primären Knochenheilung wird *Spaltheilung* genannt und läuft ebenfalls ohne periostale Kallusbildung ab.

Man muß bei jeder Beurteilung einer primären Knochenheilung immer wieder die notwendigen Zeitabläufe beachten. Es kommt infolge des lang anhaltenden Havers-Umbaus in der Umgebung des Frakturspalts zunächst zu einer *Porosierung* des Knochens durch die zahlreichen Umbaueinheiten. Hierbei erfolgt der Knochenabbau wesentlich rascher als der Knochenneubau. Gemeinsam arbeitende Osteoklasten können pro Tag 30–100 µm Korticalis resorbieren (Abb. 10). Osteoblasten produzieren aber nur etwa 1 µm neuen lamellären Knochen pro Tag [25]. Dies ergibt für ein reifes Osteon mit einer mittleren Wandstärke von 100 µm einen Zeitbedarf von etwa 3–4 Monaten. Weil nicht alle Osteone zum gleichen Zeitpunkt mit der Umbautätigkeit beginnen, ist bei der Plattenosteosynthese bis zu einem Zeitraum von ca. 1 Jahr mit einer erheblichen Schwächung speziell des Frakturbereichs durch die Porosierung des Knochens zu rechnen. Dies ist bei der Festlegung des Zeitpunkts der *Metallentfernung* zu berücksichtigen.

3.3.3 Instabilität bei Plattenosteosynthese — Spongiosaplastik

Voraussetzung für eine primäre Knochenheilung ist *absolute Ruhe im Frakturspalt* und absolute Ruhe kann nur dann erreicht werden, wenn die Osteosynthese absolut stabil durchgeführt wurde. Was passiert aber bei Instabilität und Plattenosteosynthese? Röntgenologisch macht sich jede Instabilität sofort durch eine periostale *Kallusbildung* und Resorption am Frakturspalt bemerkbar. Kallus bei Plattenosteosynthese ist immer ein sicherer Hinweis auf *Mikrobewegungen*. Sind diese Mikrobe-

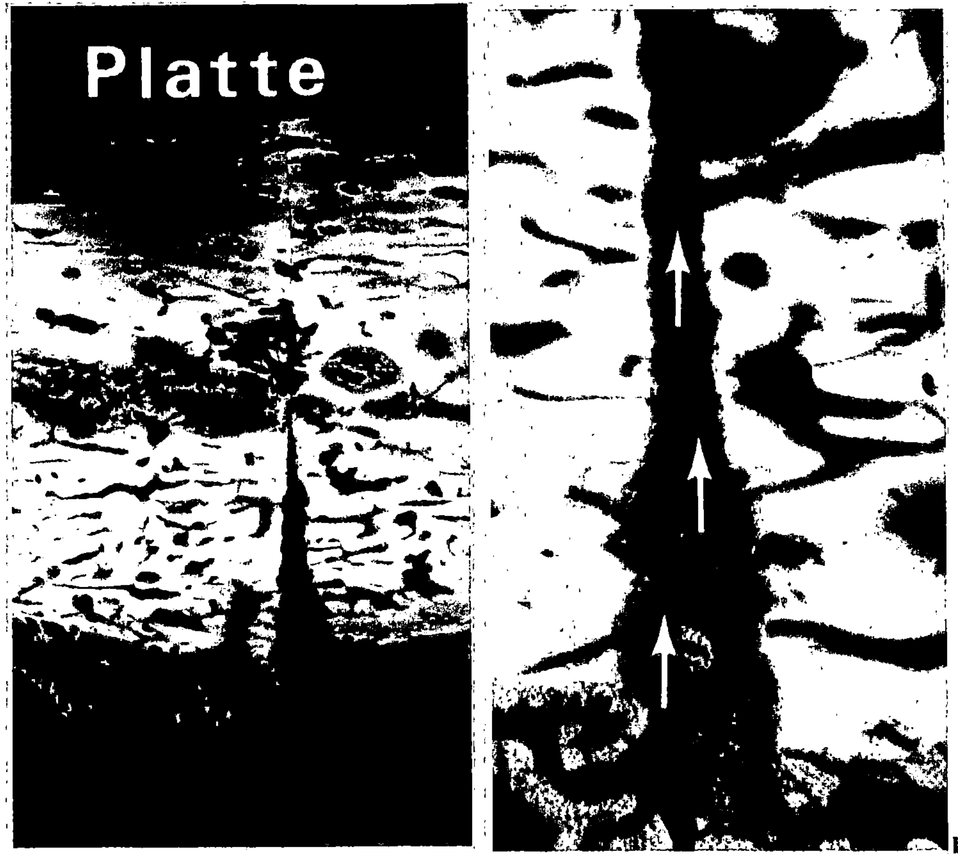

Abb. 11 a, b. Instabilität gegenüber der Platte nach Osteotomie des Hunderadius, Mikroradiographie, Schliffdicke 70 µm. Der Osteotomiespalt klafft bei mangelnder Vorbiegung der Platte typischerweise auf der plattenfernen Seite a); nach oberflächlicher Resorption wächst Faserknochen in den Spalt ein b) *(Pfeile)*. Gleichzeitig bildet sich periostal Kallus, der den Spalt mit einem Faserknochengeflecht stabil überbrückt

wegungen zu groß, so kommt es zur *Plattenlockerung* oder zum *Plattenbruch*. Kann die Instabilität begrenzt werden — in der Klinik durch vorübergehende Ruhigstellung oder Zurücknahme der Belastung —, so gelingt es dem Kallus, die Fraktur biologisch zu überbrücken und auf diese Weise wieder absolute Stabilität herbeizuführen (Abb. 11).

Ist bei einer Plattenosteosynthese auf der plattenfernen Kortikalisseite keine knöcherne Abstützung zu erreichen, meist weil knöcherne Fragmente ausgesprengt sind, so kann eine autologe *Spongiosaplastik* innerhalb von 8–12 Wochen eine solche knöcherne Abstützung schaffen. Andernfalls würde man eine Plattenlockerung oder einen Plattenbruch geradezu programmieren. Autologe Spongiosa hat eine hohe osteogenetische Potenz und in Abhängigkeit von der Vitalität des Transplantatlagers kommt es rasch zum Einsprossen von Gefäßen und Faserknochen, der die transplantierten Spongiosabälkchen miteinander vernetzt. Anschließend kann in dieses Netzwerk aus Spongiosa und neugebildetem Faserknochen lamellärer Knochen zur Verstärkung einwachsen. Man muß aber beachten, daß die Zellen der transplantierten Spongiosa nach unseren eigenen Beobachtungen immer zugrunde gehen und das Transplantat nur ein *Gerüst* darstellt, in welches vitaler Knochen einwächst.

3.3.4 Vaskularisation des Plattenlagers und Periosts

Ein weiteres Problem der Plattenosteosynthese ist die bekannte Porosierung im Plattenlager [10, 18, 38]. Diese Porose wurde lange Zeit mit der Theorie der sog. *„stress protection"* erklärt [1, 15, 18, 44]. In mehreren eigenen Tierversuchen haben wir jedoch nachweisen können, daß diese Porosierung im Plattenlager zumindest in der Frühphase der Frakturheilung *rein vaskulär bedingt* ist (Abb. 12). Es kommt nämlich unter der Platte zu einer mehr oder minder großen aseptischen *Knochennekrose,* die an der Kernfärbbarkeit der Osteozyten nachgewiesen werden kann.

Speziell am jugendlichen Schafsknochen konnte gezeigt werden, daß diese Knochennekrose am größten ist, wenn man das Periost abschiebt. Erhält man das *Periost* unter der Platte, so ist die Nekrosezone minimal [42]. Neuere Untersuchungen an ausgewachsenen Schafen bestätigen diesen Befund. Der direkte Kontakt zwischen Platte und Knochen betrifft nur etwa 30% der Gesamtplattenfläche [17]. So bleiben auf den restlichen 70% des Plattenlagers die speziell für die venöse Drainage wichtigen periostalen Gefäße (s. u.) trotz Anschrauben der Platte erhalten.

Der klinische Beweis für die im Plattenlager auftretenden Knochennekrosen bei Zerstörung des Periosts ist die immer wieder beobachtete *Sequestrierung* dieser

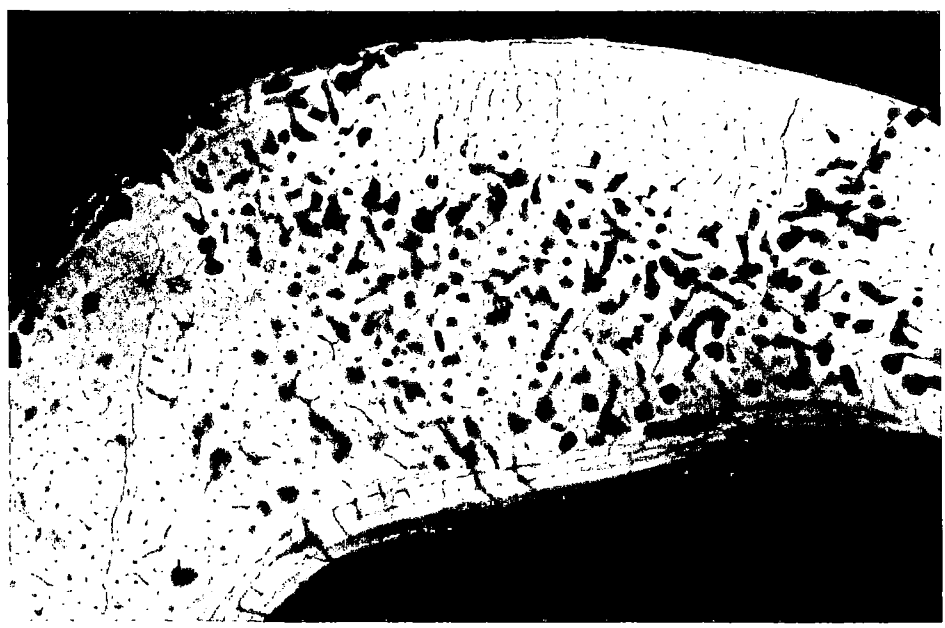

Abb. 12. Kortikales Plattenlager an der Tibia eines mehr als 4–5 Jahre alten Schafes 8 Wochen nach Abschieben des Periosts und Plattenmontage ohne Osteotomie. Mikroradiographie mit Gefäßfüllung *(weiß),* Schliffdicke 70 µm. Die Porose unter der Platte entspricht einem Havers-Umbau, der laut Fluoreszenzmarkierung von zentral *(unten)* nach peripher *(oben)* voranschreitet. Unter der Platte *(oben)* besteht noch ein reaktionsloser Bezirk, der in der Kernanfärbung als Nekrose imponiert. So erklärt sich die Porose als Folge der Regeneration einer Knochennekrose unter der Platte

Schicht des Plattenlagers bei einer Infektion. Als praktische Konsequenz aus diesen Untersuchungen schonen wir in Essen das Periost bei jeder Plattenosteosynthese peinlich genau. Es wird zwischen Periost und Muskulatur präpariert. *Die Platte wird grundsätzlich auf das Periost gelegt.*

3.4 Marknagelosteosynthese

3.4.1 Ablauf der Frakturheilung

Es ist bekannt, daß die Knochenheilung bei der Marknagelosteosynthese über die Ausbildung von periostalem Kallus unter dem Bild der sekundären Knochenbruchheilung erfolgt. Diese periostale Kallusbildung ist gleichzeitig der Beweis, daß die Marknagelosteosynthese nicht absolut stabil ist. Im Frakturspalt ergeben sich immer Bewegungen, seien es auch nur Mikrobewegungen bei guter Verzahnung der Fragmente. Ein weiterer Faktor, welcher die Ausbildung einer periostalen Kallusspindel zumindest in der Frühphase unterstützt, ist das Austreten von Bohrmehl am Frakturspalt beim Aufbohren der Markhöhle. Im Tierversuch konnten wir beim Schaf nachweisen, daß dieses Bohrmehl zwar eine hohe osteogenetische Potenz besitzt und eine rasche Neubildung von Faserknochen induziert [29], daß es aber im Vergleich zum Spongiosatransplantat in biomechanisch ungünstiger Position wesentlich frühzeitiger ersatzlos resorbiert wird. Das ist auch am Frakturspalt nach Marknagelosteosynthese der Fall.

Zur Untersuchung der Marknagelosteosynthese haben sich Schafe besonders bewährt, weil die Größe der Tibia und die Funktion unter Belastung bei Mensch und Schaf recht gut vergleichbar sind und Originalinstrumente wie in der Klinik verwendet werden können [32, 33, 34]. Theoretische Bedenken von Eitel et al. [11] gegen das Schaf als Versuchsmodell und zugunsten von Schäferhundbastarden haben sich nach Überprüfung nicht als stichhaltig erwiesen. In vergleichenden, quantitativ-histometrischen Untersuchungen zwischen ausgewachsenen *Schäferhundbastarden, Schafen und Kaninchen* fand sich nach alternativer Zerstörung der medullären oder der periostalen Gefäßversorgung kein statistisch signifikanter Unterschied im Ausmaß der resultierenden Knochennekrosen und insbesondere auch nicht in der Richtung der späteren Knochenregeneration [43]. Die Regenerationsgeschwindigkeit war allerdings beim Hund größer als beim Schaf, so daß in diesem Punkt das Schaf sogar eher mit der Situation beim Menschen vergleichbar ist, wo uns ja insbesondere *Störungen* der Knochenregeneration interessieren.

Die Frakturheilung erfolgt nach Marknagelung über die Ausbildung eines kräftigen periostalen Kallus. Dieser Kallus muß vorwiegend Rotations- und Distraktionsbewegungen neutralisieren. Auch hier werden wieder die Prinzipien der sekundären Knochenheilung wirksam, nämlich Querschnittsvergrößerung, Gewebedifferenzierung und Resorption der Fragmentenden. Mit Hilfe der Fluoreszenzmarkierung konnte im Tierversuch der Zeitpunkt und die Lokalisation der ersten *knöchernen Überbrückung im Kallus* bestimmt werden: Beim Schaf trat die Überbrückung entweder in der 4.-8. Woche oder dann später — nach Resorption der Fragmentenden — in der 12.-21. Woche ein (Abb. 13). Die Resorption der Fragmentenden stellt somit eine Art „2. Chance" der sekundären Knochenheilung dar. Lokalisiert wurde die erste Überbrückung bei 28 untersuchten Osteotomien fast ausschließlich im kortikalisnahen Kallus, also mechanisch in der Nähe der Rotationsachse (= Nagel), weil dort die Bewegung im Spalt am geringsten ist. Innerhalb

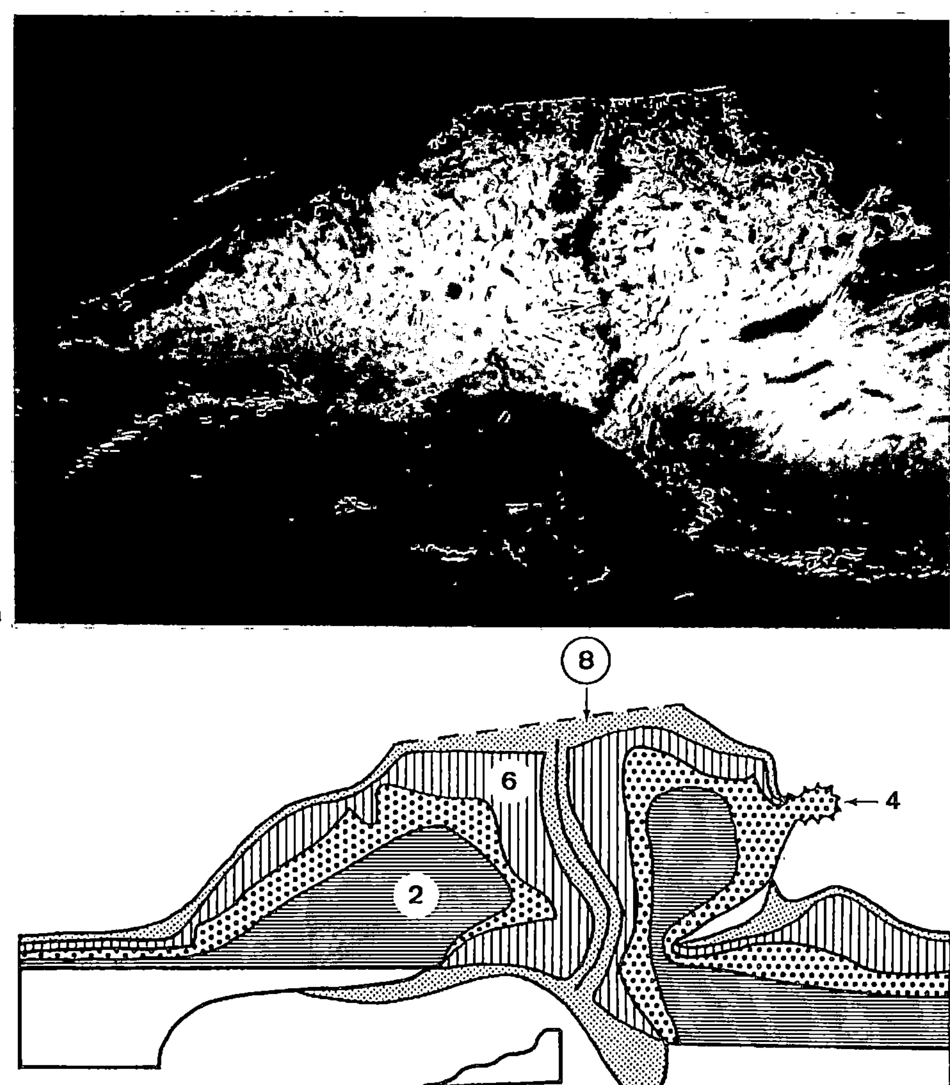

Abb. 13a, b. Heilungsmodus des Kallus 8 Wochen nach Osteotomie und gedeckter Marknagelung der Schafttibia. Fluoreszenzmarkierung a) und Profilzeichnung b) der zeitlichen Folge der knöchernen Kallusentwicklung, Zahlenangaben in Wochen. In der frei aus der Hand angefertigten Profilzeichnung wurde konsequent nur die Markierung der Faserknochenneubildung unter starker Vergrößerung erfaßt, während das Fluoreszenzbild a) durch den internen Umbau des Kallus diese Grenzen in der Übersicht nicht mehr klar erkennen läßt. Die kortikalen Fragmente sind teilweise resorbiert *(unten)*. In den ersten 4 Wochen entstand beidseits der Osteotomie ein Kalluswulst. In den letzten 4 Wochen wurde dieser Wulst dann nicht mehr viel breiter, sondern die Knochenneubildung diente vorwiegend der Verschmälerung des Spaltes, der in Verlängerung der Osteotomie zunächst verblieb. Die Überbrückung trat nach 8 Wochen ein, angefärbt mit Tetrazyklin *(gelb, Pfeil)*

der nächsten 2 Wochen füllt sich dann der restliche Spalt im Kallus auf. Nun erst kommt es auch zur knöchernen Verbindung der eigentlichen kortikalen Fragmentenden. Durch langfristigen weiteren Umbau wird langsam die kortikale Kontinuität wiederhergestellt.

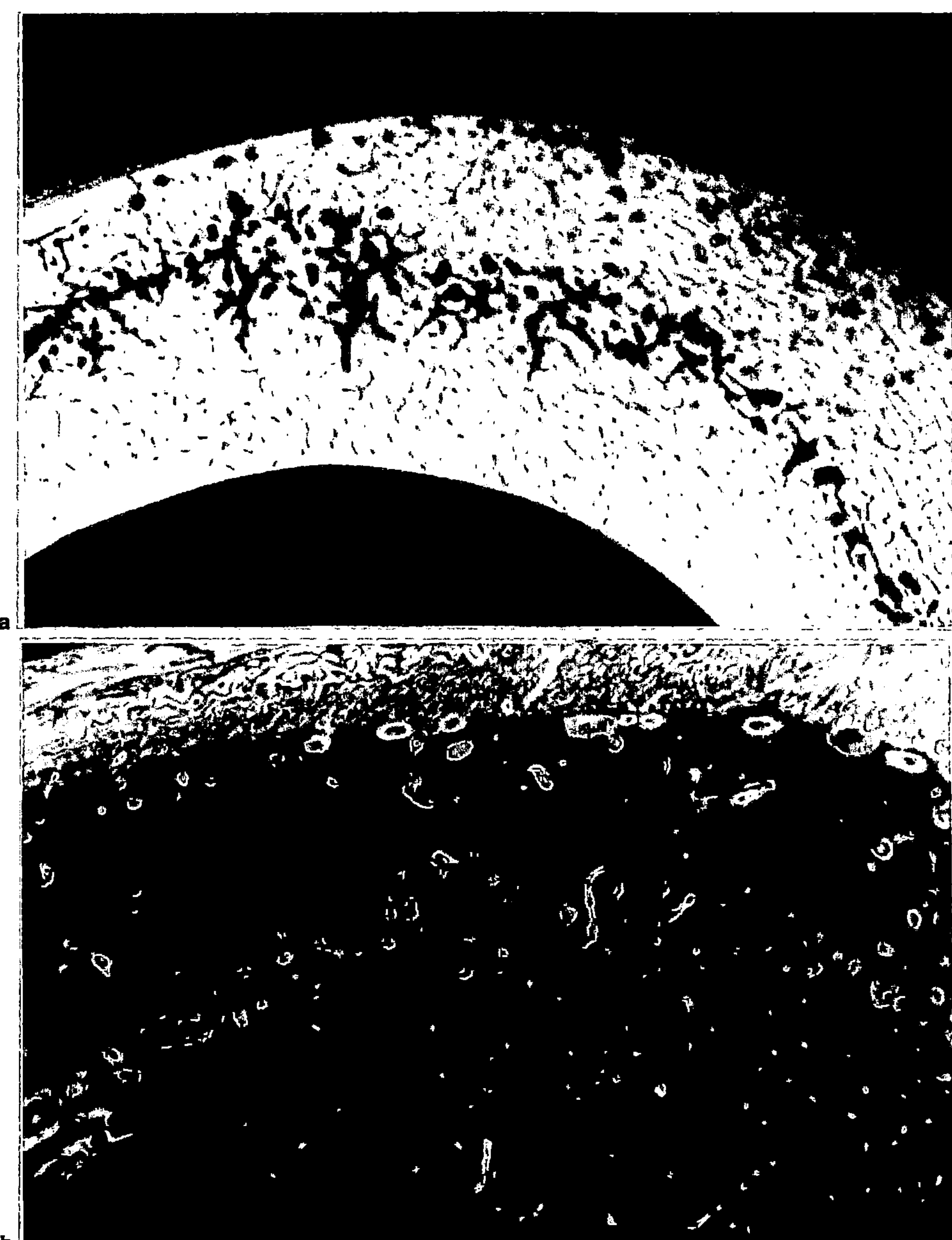

Abb. 14a, b. Querschnitt durch die Schafstibia, 8 Wochen nach Aufbohren der Markhöhle und Marknagelung, Schliffdicke 70 μm. **a** Mikroradiographie mit Darstellung der von periostal *(oben)* nach medullär *(unten)* fortschreitenden Resorptionsfront mit zahlreichen Umbaueinheiten. Nachfolgend werden diese Resorptionshöhlen mit neuem Knochen wieder aufgefüllt. **b** Fluoreszenzaufnahme aus der kortikalen Umbauzone; die Umbaurichtung wird anhand der Fluoreszenzfarbstoffe sichtbar: Kalzeingrün nach 4 Wochen, Alizarin *(rot)* nach 6 Wochen und Tetrazyklin *(gelb)* nach 8 Wochen. Das frühzeitig gegebene Grün findet sich nur peripher, während sich die später gebildeten Osteone rot und gelb anfärben und zunehmend in Richtung Markhöhle *(unten)* liegen. Oben sieht man eine periostale Kallusauflagerung

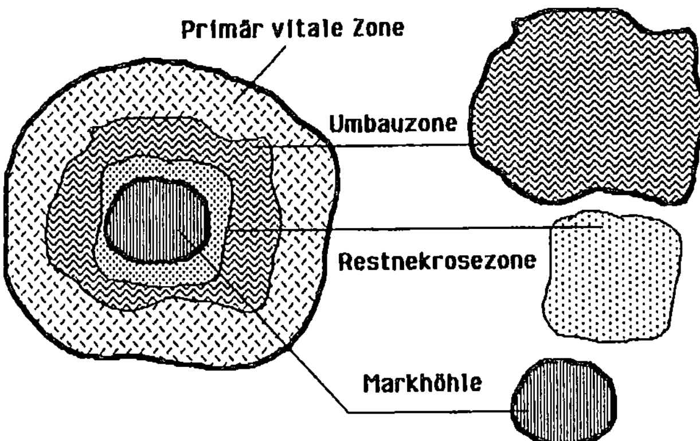

Abb. 15. Planimetrische Auswertung der nach dem Aufbohren der Markhöhle entstehenden Korti-
kalisnekrose und ihrer Regeneration: Primär vitale Zone, die nach dem Aufbohren subperiostal
noch vital bleibt; Umbauzone, die innerhalb von 8 Wochen durch Havers-Umbau wieder revitali-
siert wird; Restnekrosezone, die markraumnah nach 8 Wochen noch besteht. Die Umbauzone ergibt zusammen mit der Restnekrosezone den durch das Aufbohren primär nekrotisch gewordenen
Kortikaliswandanteil. Rechts jeweils die bei der Planimetrie als Rohdaten ausgemessenen Flächen

3.4.2 Kortikalisnekrosen und ihre Regeneration

Die eigentlichen osteotomierten kortikalen Hauptfragmente zeigen bis zur knöchernen Überbrückung des Kallus keinerlei eigene Heilungstendenz. Die Ursache liegt
u. a. darin, daß beim Aufbohren der Markhöhle die *zentrale Gefäßversorgung der
Tibia weitgehend zerstört wird* und es zu ausgedehnten, *aseptischen Nekrosen der
inneren Kortikalisschichten* kommt [31–34]. Planimetrische Messungen an Serien-
schnitten nach Marknagelung des Schafes haben ergeben, daß unmittelbar nach
dem Aufbohren der Markhöhle 72,4% der Kortikaliswanddicke nekrotisch werden
[35]. Diese Nekrosen werden erst langsam von periostal aus über einen intensiven
Havers-Umbau schrittweise revaskularisiert. Mit Hilfe der Fluoreszenzmarkierung
kann die *Umbaurichtung eindeutig vom Periost in Richtung Markhöhle* festgelegt
werden (Abb. 14). Durch den nachfolgenden Haverschen Umbau können innerhalb
von 8 Wochen 45% wieder revaskularisiert werden, so daß nur noch eine Restne-
krose von 28% der Kortikaliswanddicke verbleibt (Abb. 15).

Als klinischer Beweis für die nach Aufbohren der Markhöhle entstehende zentrale Knochennekrose kann wie bei der Nekrose unter der Platte auch hier wieder
der *Knocheninfekt* herangezogen werden. Es kommt nach der Marknagelung beim
Menschen, aber auch im Tierversuch zur Ausbildung ausgedehnter *Ringsequester,*
die exakt den ansonsten aseptischen Nekrosezonen entsprechen.

3.4.3 Die normale Gefäßversorgung der Tibia

Arteriell wird der Tibiaschaft im wesentlichen über die *A. nutritia* versorgt, die etwas
oberhalb der Schaftmitte von dorsolateral in die Tibia eintritt [24]. Kurz nach Verlassen des Kanals der A. nutritia in der Kortikalis teilt sie sich in einen aszendieren-
den und deszendierenden Hauptast auf. Die *venöse Drainage* des Tibiaschafts
erfolgt im wesentlichen über die periostalen Venenplexus, in welche sich auch die
intramedullären Venen entleeren. Mit Isotopen konnte nachgewiesen werden, daß

70% des Gesamtblutvolumens der Tibia den Kortex durchströmen und nur 30% das Knochenmark. Von diesen 70% werden wiederum 90% über den periostalen Venenplexus drainiert [9, 16]. Dies illustriert die außerordentliche Bedeutung des Periosts speziell für die venöse Drainage. Aus der Transplantationschirurgie wissen wir, daß eine Störung des venösen Abflusses in der Regel viel gefährlicher ist als ein verminderter arterieller Zustrom.

Eine venöse Abflußstörung des Knochens ist wahrscheinlich auch von großer Bedeutung beim *Kompartmentsyndrom,* das ja erfahrungsgemäß besonders die knochennahen Kompartments an der Tibia betrifft. Es kommt hier frühzeitig zu einer nahezu kompletten Unterbrechung der venösen Drainage aus dem Knochen, was in der Folge zu ausgedehnten Knochennekrosen führen muß. Dies mag die klinischen Probleme der Knochenheilung und Infektion nach manifestem Kompartmentsyndrom am Unterschenkel erklären, die nicht selten später zur Amputation zwingen.

3.4.4 Probleme des Aufbohrens der Markhöhle

Die hohe Viskosität des Markhöhleninhalts in Verbindung mit Blutkoageln und Bohrmehl führt beim Aufbohren der Markhöhle zu einer erheblichen *intramedullären Druckentwicklung* [31–34]. Hier wirkt der Markraumbohrer wie ein hydraulischer Stempel und es entstehen Druckwerte bis über 250000 Pa (2,5 bar), wie wir experimentell an inzwischen 29 Schafen messen konnten. Infolge dieses hohen Drucks wird *Markfett* in die durch das Aufbohren eröffneten Havers-Kanäle gepreßt. Markfett findet sich nicht nur markraumnah in der Kortikalis, sondern bis in die subkortikalen Schichten. Hierdurch kommt es zu einer zusätzlichen Störung der kortikalen Blutversorgung, die über die unvermeidliche Zerstörung der A. nutritia hinausgeht.

In vergleichenden Untersuchungen an 24 Schafen wurde die Markhöhle während des Aufbohrens kontinuierlich von distal her gespült und gleichzeitig proximal abgesaugt *(Spül-Saug-Technik)* [35]. Bei diesen Tieren konnte der nach dem Aufbohren *nekrotische Knochenanteil signifikant gegenüber der Kontrollgruppe verrringert* werden: 61,5% gegenüber 72,4% der Kortikaliswanddicke; in der statistischen Varianzanalyse ist $p < 0,05$. Für die Praxis multipliziert sich der Anteil der Nekrose an der Wanddicke mit der 3.Potenz, weil man auf das Volumen des Knochens umrechnen muß. Die klinische Anwendbarkeit dieser Methode ist vielversprechend und wird überprüft.

Zwischen Markraumbohrer und Kortikalis kommt es infolge der Reibung zu teilweise nicht unerheblichen Temperatursteigerungen. Hier ist durchaus mit *Hitzenekrosen der Kortikalis* zu rechnen, wobei allerdings exakte Temperaturtoleranzgrenzen der Knochenzellen nicht bekannt sind. Kritisch ist aber in jedem Fall die Eiweißkoagulationsgrenze von 56 °C. Darüberhinaus ist bekannt, daß einzelne Enzyme bereits bei Temperatursteigerungen von mehr als 5° über die Normaltemperatur denaturieren [41]. Bei 25 Schafen wurde die beim Aufbohren entstehende Temperatursteigerung in den markraumnahen Kortikalisschichten über ein tangentiales Bohrloch und eine Temperatursonde gemessen. Die *Spitzenwerte* bei den einzelnen Tieren lagen im Mittel bei 45,8 °C, einzelne Höchstwerte erreichten bis zu 60 °C [36]. Diese Befunde am Schaf sind grenzwertig, aber man muß bei wesentlich dickeren Knochen, wie z. B. dem menschlichen Femur, mit höheren Temperaturen rechnen. Bei Benutzung von stumpfen Bohrern oder bei Bohrern, die sich massiv mit Bohrmehl zugesetzt haben, kommt es sicher zu einer zusätzlichen Hitzeschädigung der Kortikalis. Auch hier schafft die Spül-Saug-Technik beim Aufbohren *Abhilfe:* die intrakortikale Temperatur konnte auf der Temperatur der Spüllösung gehalten werden und es kam in keinem Fall zu einem Zusetzen der Bohrer mit Bohrmehl.

3.5 Fixateur-externe-Osteosynthese

3.5.1 Heilung unter gering dosierter Instabilität

Aus experimentellen mechanischen Messungen wissen wir, daß absolute Stabilität unter Fixateur externe nur unter zusätzlicher Verwendung von interfragmentären Zugschrauben möglich ist [8]. *Alle anderen Fixateur-externe-Konstruktionen erlauben geringe interfragmentäre Bewegungen.*

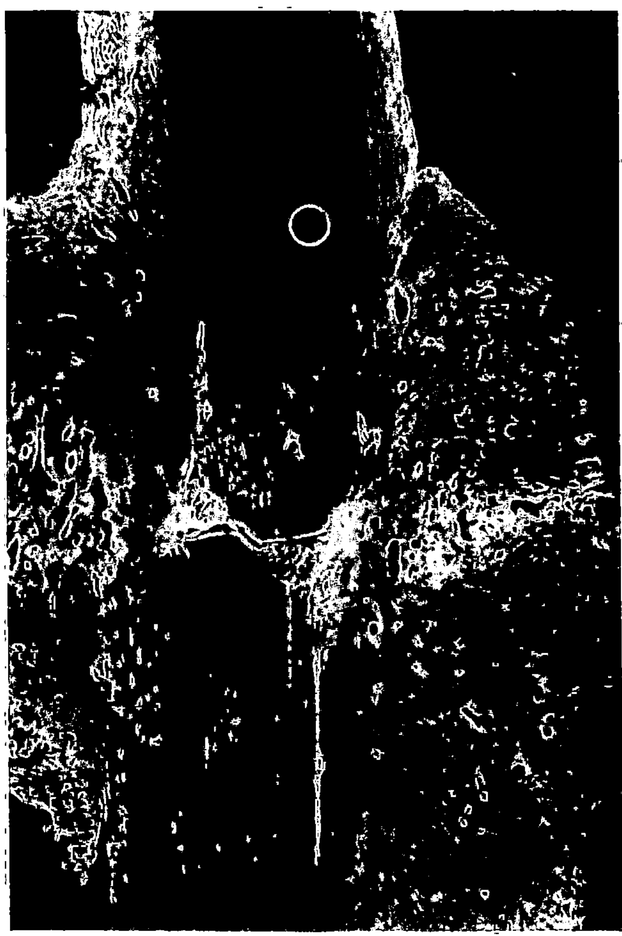

Abb. 16. Längsschliff (70 μm) 8 Wochen nach Osteotomie der Schafttibia und Stabilisierung mit Fixateur externe. Links endostaler, rechts periostaler Kallus. Die Osteotomie ist noch gut erkennbar, und in den kortikalen Fragmenten findet nur minimaler Umbau statt. Die Kallusüberbrückung kann auf 4 Wochen datiert werden *(Kalzeingrün),* später dann Auffüllung des Restspalts und einsetzende Resorption von peripher

An der Schafstibia wurde die Knochenheilung unter den Bedingungen solcher Mikrobewegungen geprüft [30]. Nach Osteotomie und Montage eines ventralen, eindimensionalen AO-Fixateurs bildete sich innerhalb von 4 Wochen eine deutliche *periostale Kallusmanschette,* die nach 4–6 Wochen den Osteotomiespalt knöchern stabil überbrückte. Im histologischen Längsschnitt durch den Osteotomiebereich erkennt man das periostale und endostale Kalluswachstum (Abb. 16). Aus den fluoreszenzmikroskopischen Markierungen des Kallusaufbaus kann man ableiten, daß hier – wie bei der sekundären Knochenbruchheilung üblich – zunächst ein Faserknochennetzwerk entstanden ist, in welches sukzessive lamellärer Knochen zur weiteren Stabilisierung eingewachsen ist. Die erste knöcherne Überbrückung des Bewegungsspalts läßt sich bereits nach 4 Wochen mit Hilfe der Fluoreszenzmarkierung datieren. Erst anschließend füllt sich der restliche Spalt auf und insbesondere erst nach 8 Wochen der eigentliche Frakturspalt zwischen den Hauptfragmenten. Unmittelbar nach knöcherner Überbrückung des Spalts kommt es peripher schon zur Resorption der Kalluskugel.

Etwa zum gleichen Zeitpunkt lockert sich der *endostale Kallus* durch Resorption auf und erlaubt so eine Wiederherstellung des medullären Gefäßnetzes. Die prämortal durchgeführte Angiographie zeigt, daß in einzelnen Fällen sogar die A. nutritia – offenbar durch direkte Anastomosierung – in ihrer vollen Kontinuität wiederhergestellt wurde. Mit Sicherheit ist der Fixateur externe dasjenige Fixationsmittel, welches die *Gefäßversorgung des Knochens am wenigsten tangiert.*

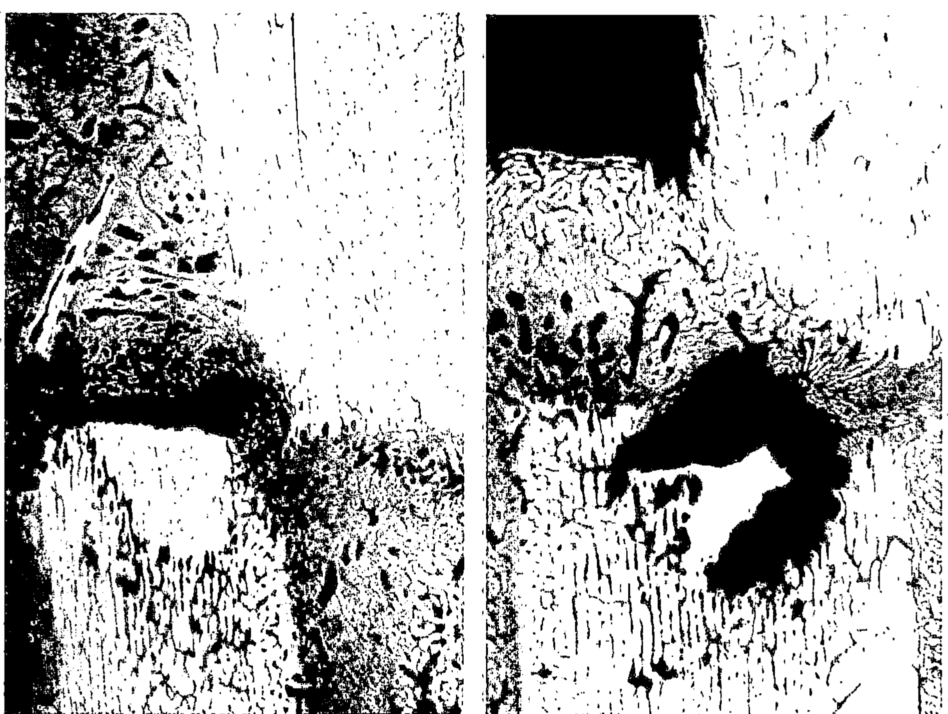

Abb. 17a, b. Havers-Umbau und flächenhafte Resorption an den kortikalen Fragmentenden, 8 Wochen nach Osteotomie und Fixateur-externe-Osteosynthese. Mikroradiographie, Schliffdicke 70 μm. Nekrotische Bezirke desselben Knochens werden entweder durch Umbau regeneriert **a)** oder komplett resorbiert **b)**

Die eigentlichen kortikalen Fragmentenden zeigen nur geringfügige Nekrosezonen von etwa 1–2 mm Dicke. Diese *Nekrosen* werden entweder durch Havers-Umbau regeneriert, oder flächenhaft resorbiert (Abb. 17). Dieser Havers-Umbau und die flächenhafte Resorption finden sich in ein und demselben Knochenpräparat in unmittelbarer Nachbarschaft. Offenbar sind minimale lokale Unterschiede in der Mikrobewegung und in der Belastung für das unterschiedliche Resorptionsverhalten maßgeblich. Im Vergleich zu den aseptischen Knochennekrosen, die wir bei der Marknagel- und Plattenosteosynthese sehen, sind die Nekrosen unter Fixateur externe minimal. Dies ist der wesentliche Grund für die Indikation zur Fixateur-externe-Osteosynthese bei jeder infektgefährdeten Situation. Denn man kann sagen: *Ohne Knochennekrose kein Knocheninfekt.*

3.5.2 Die „Brückenheilung" als dritte Form der primären Knochenheilung

Die primäre Knochenheilung konnte bisher bei 2 Knochenpräparaten nach Fixateur-externe-Osteosynthese histologisch untersucht werden, die von Patienten stammten. In einem Fall handelte es sich um eine drittgradig offene Oberarm- und Ellenbogenmehrfragmentfraktur, die mit eindimensionalem Fixateur externe und interfragmentärer Zugschraube am Oberarm versorgt worden war. 11 Wochen postoperativ wurde auf eine Plattenosteosynthese „umgestiegen", wobei eine Probe aus dem ehemaligen Frakturspalt entnommen werden konnte. Die histologische Untersuchung ergab keine Kallusbildung. Zwischen den Hauptfragmenten hatten sich an mehreren Stellen schmale *Faserknochenbrücken* gebildet, die den 0,42–0,54 mm breiten Frakturspalt fixierten [30]. Die Spaltbreite läßt es in diesem Fall nicht ungewöhnlich erscheinen, daß hier zunächst keine lamelläre Knochenbildung eintritt. Man kann vielmehr aufgrund der Tierversuche zur Plattenosteosynthese an anderen Stellen dieser Fraktur – z. B. im Bereich von direkten Kontaktzonen – lamelläre Knochenbildung im Rahmen der primären Knochenheilung erwarten.

Ungewöhnlich sind jedoch die Befunde bei einem anderen Fall: Bei einer polytraumatisierten Patientin wurde eine drittgradig offene Stückfraktur der Tibia mit ventralem Klammerfixateur und interfragmentären Zugschrauben absolut stabil fixiert. Bei guter, aseptischer Weichteilabheilung kam es röntgenologisch zum Bild der primären Knochenheilung. Nach insgesamt 5monatiger Langzeitbeatmung verstarb die Patientin schließlich an pulmonalen Komplikationen und wir konnten bei der Obduktion einen Teil der Tibia zur histologischen Untersuchung entnehmen (Abb. 18). Im Röntgenbild zeigt sich keinerlei Kallus. Die Frakturspalten sind allerdings noch recht deutlich zu erkennen, wenn auch verwaschen: röntgenologisch das typische Bild einer primären Knochenheilung. Im histologischen Präparat sind die Frakturspalten in Sinne der primären Knochenheilung durch lamellären Knochen überbrückt. Es fällt allerdings auf, daß diese *Überbrückung nur unvollständig und teilweise nur an ganz wenigen Stellen eingetreten ist* (Abb. 19). Der Knochen hat sich offensichtlich bei der Wiederherstellung seiner Kontinuität mit der Ausbildung der zahlreichen lamellären Brücken über die Frakturspalten zufriedengegeben.

Diese *Brückenbildung* betrifft nicht nur Längsrisse, sondern im gleichen Maße auch quer verlaufende Frakturlinien, wobei die *Spaltbreite zwischen 0,03 bis 0,1 mm* ausgemessen wurde. Aufgrund der tierexperimentellen Kenntnisse über die primäre Knochenheilung bei Plattenosteosynthese müßte man eigentlich erwarten, daß in solche Frakturspalten zunächst lamellärer Knochen quer zur Knochenachse einwächst, den Spalt so auffüllt und die Fragmente untereinander verbindet.

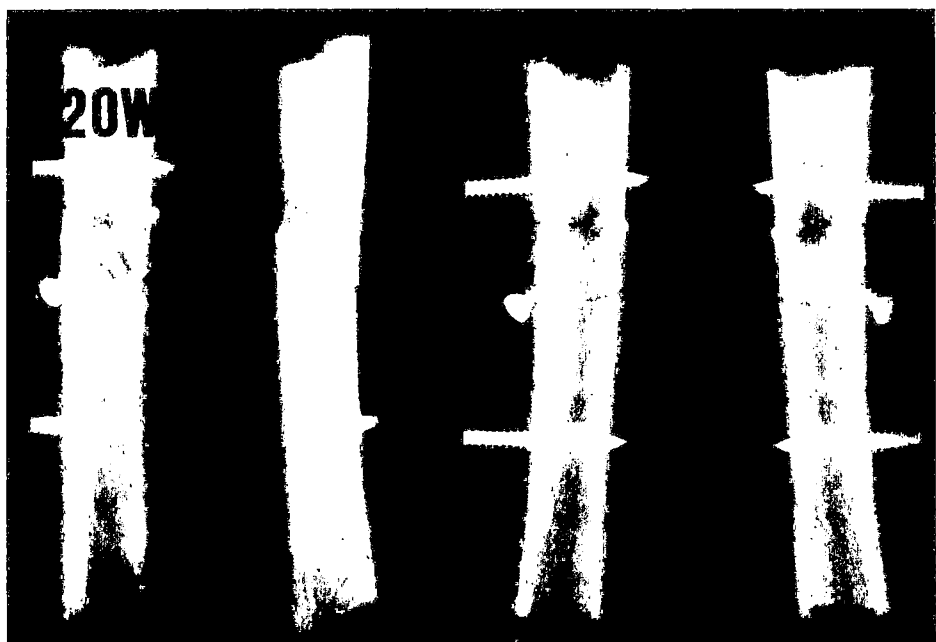

Abb. 18. Tibiapräparat 5 Monate nach drittgradig offener Unterschenkelfraktur und Osteosynthese mit Fixateur externe sowie interfragmentären Zugschrauben. Die ehemaligen Frakturspalten sind im Sinne der primären Knochenheilung verwaschen, aber noch deutlich zu erkennen. Periostaler Kallus fehlt völlig

Anschließend überbrückt Havers-Umbau den bereits aufgefüllten Spalt in Längsrichtung (Spaltheilung). Offensichtlich gibt es aber unter Fixateur externe und interfragmentärer Zugschraube andere Voraussetzungen, als bei der Plattenosteosynthese, so daß die primäre Knochenheilung auch unter dem Bild der hier gezeigten „Brückenheilung" ablaufen kann. Es fehlt die Information, daß der Knochen eigentlich diesen Spalt auffüllen sollte.

Man könnte vermuten, daß die Form der „Brückenheilung" ursächlich in der mangelnden funktionellen Belastung der Tibia bei einer langzeitbeatmeten Patientin begründet ist. Auch könnte die Situation des Polytraumas und die Intensivtherapie den gesamten Regenerationsmechanismus des Knochens verlangsamt haben. Dagegen spricht, daß in der Nähe der Frakturlinien mehr als 50% der Havers-Kanäle Resorption und Umbau zeigen. Dies ist nicht nur ein Zeichen für eine gute Vaskularisation, sondern auch für die *Regenerationsfähigkeit* dieses Knochens. Allein schon die Brückenbildung zeigt, daß der Knochen im Spalt vaskulär ausreichend versorgt ist. Unklar bleibt, warum nur Brücken gebildet wurden und keine komplette Auffüllung des Spaltes erfolgte.

Zur Frage der mangelnden funktionellen Belastung haben wir bei anderen Patienten, die nach Unterschenkelfraktur mit Fixateur externe und interfragmentären Zugschrauben versorgt worden waren, die Röntgenaufnahmen kontrolliert. Auch hier findet man *trotz frühfunktioneller Therapie* und frühzeitiger Teil- und Vollbelastung immer wieder zwar verwaschene, aber röntgenologisch noch deutlich darstellbare Frakturspalten — bis zu 9 Monaten nach der Osteosynthese. So scheint die

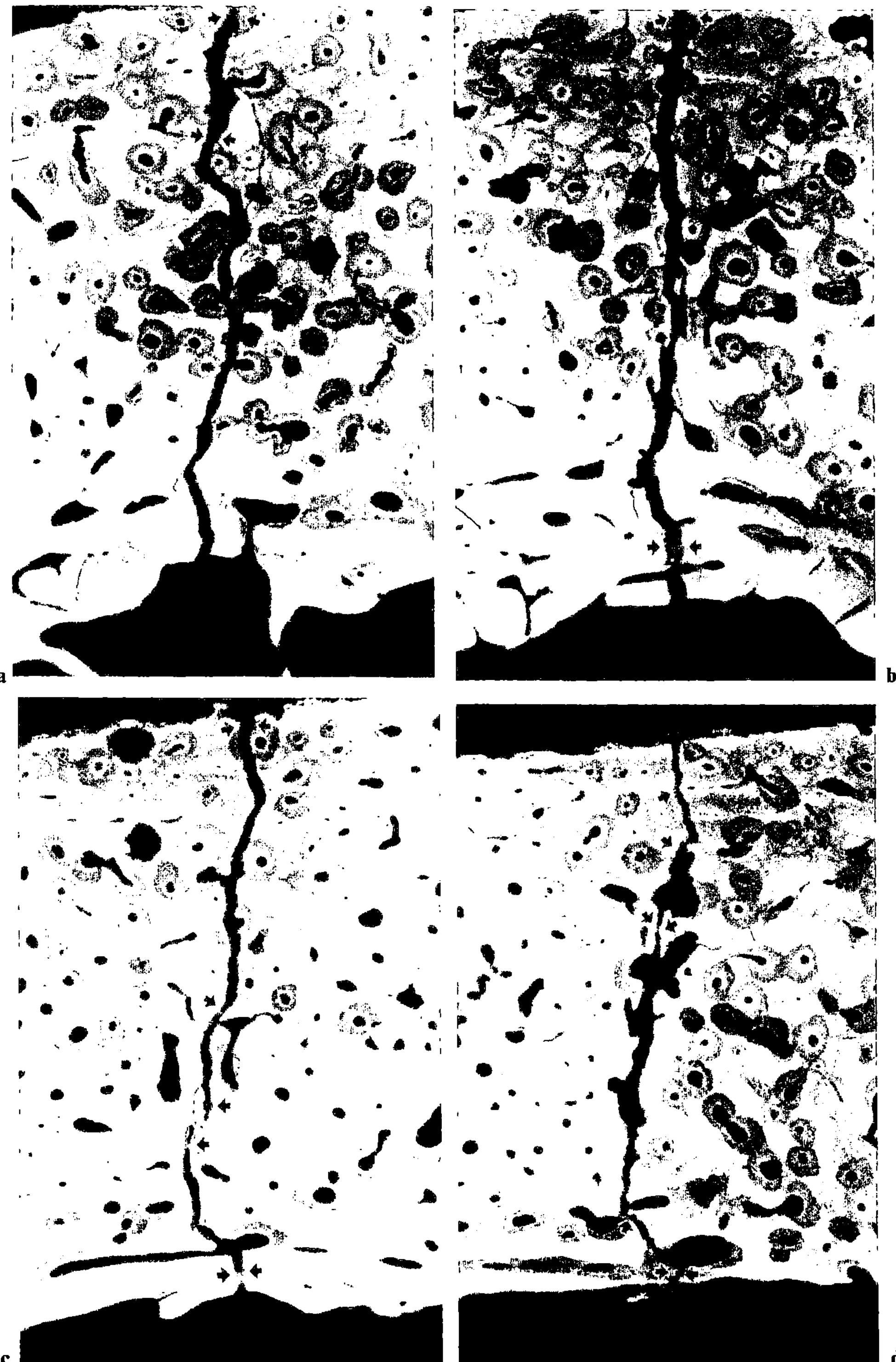

Abb. 19 a–d. Typisches Bild der „Brückenheilung" als dritte Variante der primären Knochenheilung. Mikroradiographie eines in Serienquerschnitten aufgearbeiteten Längsrisses der in Abb. 18 gezeigten menschlichen Tibia (20 Wochen postoperativ). Schliffdicke 70 µm, Abstand der Schliffe **a–d)** untereinander 3 mm, Breite des Längsrisses 0,03 bis 0,14 mm. Man erkennt an zahlreichen Stellen die Brückenbildung durch lamellären Knochen *(Pfeile).* Der größte Teil des Frakturspaltes bleibt jedoch knochenfrei

„Brückenheilung" ein typisches Phänomen der primären Knochenheilung unter Fixateur externe zu sein.

Für die Klinik muß man bei der „Brückenheilung" als 3. Form der primären Knochenheilung beachten, daß offenbar noch lange Zeit nach Fixateur-externe-Osteosynthese und primärer Knochenheilung mit der Gefahr einer *Refraktur* gerechnet werden muß. Hierauf muß sich die Nachbehandlung einstellen. Ein weiterer Gedanke drängt sich auf: Kann es nicht auch gelegentlich bei Plattenosteosynthesen zu primärer Knochenheilung in Form der „Brückenheilung" kommen? Unsere bisherigen Untersuchungen zur Plattenosteosynthese stammen bis auf 2 Humanpräparate, die beschrieben wurden [20, 26], ausschließlich von Tierversuchen mit Osteotomien. Eigene Untersuchungen an klinischen Präparaten sind eingeleitet. Sicherlich könnte man mit dieser Art der primären Knochenheilung eine Anzahl von Refrakturen erklären, die bei zu frühzeitiger Plattenentfernung, aber selbst noch nach 1 Jahr postoperativ aufgetreten sind.

3.5.3 Verzögerte Knochenheilung und Pseudarthrose

Die Fixateur-externe-Osteosynthese kann aus mechanischen Gründen in zwei Situationen zur verzögerten Knochenheilung oder Pseudarthrose führen: Es können *minimale Instabilitäten* auftreten, die groß genug sind, um die primäre Knochenheilung am Spalt zu verhindern, die aber wiederum nicht groß genug sind, um über eine ausreichende Kallusbildung zur sicheren Überbrückung der Bewegungszone zu führen. Andererseits kann selbstverständlich die *Instabilität so groß* sein, daß zwar eine erhebliche Kallusbildung induziert wird, diese jedoch selbst bei größter Ausdehnung nicht in der Lage ist, die Bewegungsausschläge schrittweise zu vermindern. Dies führt zur hypertrophen Pseudarthrose und schließlich zum Auslokkern der Fixateur-externe-Konstruktion.

Von besonderem Interesse ist die zuerst genannte Situation der *minimalen Instabilität*. Dies konnte ebenfalls bei einem menschlichen Knochenpräparat 5 Monate nach dreidimensionaler Fixateurkonstruktion an der distalen Tibia histologisch beobachtet werden [30]. Bei vitalen Hauptfragmenten bestand nach wie vor ein 2,8–3,1 mm breiter Spalt, der im wesentlichen von quer zur Knochenachse angeordnetem Bindegewebe aufgefüllt war. Knorpelzellen als Zeichen einer weiteren Verfestigung ließen sich nicht nachweisen. Die Hauptfragmente waren eindeutig vital, zeigten jedoch an ihrer Grenze zum unmittelbaren Bewegungsspalt deutliche Resorptionszeichen. Periostal ergaben sich bis maximal 7 mm breite Kallusbildungen aus Faserknochen, die jedoch völlig unzureichend waren, um die distale Tibia zu stabilisieren.

3.5.4 Richtige Dosierung der Instabilität

Diese Befunde zeigen, wo die Probleme der Frakturheilung nach Fixateur-externe-Osteosynthese liegen: Die günstigste Heilungsform verläuft über einen kräftigen periostalen und endostalen Kallus, weil wir so schon nach wenigen Monaten in der Lage sind, den Fixateur externe zu entfernen und Vollbelastung auch ohne Metall zu erlauben. Es besteht allerdings die große Schwierigkeit, *die zur Kallusbildung immer notwendige Instabilität richtig zu dosieren*. Man beginnt eine Gratwanderung zwischen zuviel und zuwenig Unruhe im Spalt. Ist die Instabilität zu klein, kommt es weder zur primären noch zur sekundären Knochenheilung, sondern zur Pseudarthrose. Ist die Instabilität aber zu groß, so ist selbst der üppig entstehende Kallus nicht in der Lage, die Fraktur zu stabilisieren — es kommt ebenfalls zur Pseudarthrose. Andererseits kann man zwar unter absoluter Stabilität (mit zusätzlichen Zugschrauben) eine primäre Knochenheilung sicherstellen, man muß aber diese Form der Frakturheilung langfristig gegenüber dem Risiko einer Refraktur absichern, was sinnvollerweise durch frühzeitiges „Umsteigen" auf eine interne Osteosynthese geschieht.

3.7 Literatur

1. Akeson WH, Woo SL, Coutts RD, Mattheswes RV, Gonsalves M, Amiel D (1975) Quantitative histological evaluation of early fracture healing of cortical bones immobilized by stainless steel and composite plates. Calcif Tissue Res 19: 27–37
2. Bassett CAL (1971) Biophysical principles affecting bone structure. In: Bourne GH (ed) The biochemistry and physiology of bone, vol 3. Academic Press, New York San Francisco London, pp 1–76
3. Bassett CAL, Herrman I (1961) Influence of oxygen concentration and mechanical factors on differentiation of connective tissues in vitro. Nature 190: 460–461
4. Becker RO (1974) The basic biological data transmission and control system influenced by electrical forces. Ann NY Acad Sci 238: 236–241
5. Becker RO (1979) The significance of electrically stimulated osteogenesis. Clin Orthop 141: 266–274
6. Bier A (1923) Über Knochenregeneration, über Pseudarthrosen und über Knochentransplantate. Arch Klin Chir 127: 1–136
7. Charnley J (1968) Die konservative Therapie der Extremitätenfrakturen. Springer, Berlin Heidelberg New York
8. Claes L, Burri C, Gerngross H (1981) Vergleichende Stabilitätsuntersuchungen an symmetrischen und einseitig ventromedialen Fixateur-externe Osteosynthesen an der Tibia. Unfallchirurgie 78: 194–197
9. Cofield RH, Bassingthwaighte JB, Kelly PJ (1975) Strontium-85 extraction during transcapillary passage in tibial bone. J Appl Physiol 39: 596–602
10. Diehl K, Mittelmeier H (1974) Biomechanische Untersuchungen zur Erklärung der Spongiosierung bei der Plattenosteosynthese. Z Orthop 112: 235–243
11. Eitel F, Seiler H, Schweiberer L (1981) Vergleichende morphologische Untersuchungen zur Übertragbarkeit tierexperimenteller Ergebnisse auf den Regenerationsprozeß des menschlichen Röhrenknochens. II. Untersuchungsergebnisse. Unfallheilkd 84: 255–264
12. Friedenberg ZB, Brighton CT (1966) Bioelectric potentials in bone. J Bone Joint Surg [Am] 48: 915–923
13. Frost HM (1964) The laws of bone structure. Springfield, Illinois
14. Ham AW, Harris RW (1971) Repair and transplantation of bone. In: Bourne GH (ed) The biochemistry and physiology of bone, vol 3. Academic Press, New York San Francisco London, pp 338–399
15. Kinzl L, Perren SM, Burri C (1974) Veränderungen mechanischer Qualität der unter Druckplatten liegenden Knochencorticalis (Stressprotection). Langenbecks Arch Chir [Suppl] 215–216
16. Lopez-Curto JA, Bassingthwaighte JB, Kelly PJ (1980) Anatomy of the microvasculature of the tibia diaphysis of the adult dog. J Bone Joint Surg [Am] 62: 1362–1369
17. Lüthi U, Rahn BA, Perren SM (1980) Kontaktfläche zwischen Osteosyntheseplatte und Knochen. Aktuel Traumatol 10: 131–136
18. Matter P, Brennwald J, Perren SM (1974) Knochenumbau bei der Druckplattenosteosynthese. Med Orthop Techn 94: 61–65
19. McKibbin B (1978) The biology of fracture healing in long bones. J Bone Joint Surg [Br] 60: 150–162
20. Müller J, Schenk R, Willenegger H (1966) Experimentelle Untersuchungen über die Entstehung reaktiver Pseudarthrosen am Hunderadius. Helv Chir Acta 35: 301–308
21. Pauwels F (1965) Gesammelte Abhandlungen zur funktionellen Anatomie des Bewegungsapparates. Springer, Berlin Heidelberg New York

22. Perren SM, Cordey J (1977) Die Gewebsdifferenzierung in der Frakturheilung. Unfallheilkunde 80: 161–164
23. Rahn BA (1976) Die polychrome Sequenzmarkierung des Knochens. Nova Acta Leopoldina 44: 249–255
24. Rhinelander FW (1974) Tibial blood supply in relation to fracture healing. Clin Orthop 105: 334–81
25. Schenk RK (1978) Die Histologie der primären Knochenheilung im Lichte neuer Konzeptionen über den Knochenumbau. Unfallheilkunde 81: 219–227
26. Schenk RK, Willenegger H (1967) Morphological findings in primary fracture healing. Symp Biol Hung 7: 75–86
27. Schenk RK, Willenegger HR (1977) Zur Histologie der primären Knochenheilung. Unfallheilkunde 80: 155–160
28. Stürmer KM (1980) Mikroradiographie des Knochens. Technik, Aussagekraft und Planimetrie. Hefte Unfallheilkd 48: 247–251
29. Stürmer KM (1983) Die Bedeutung von Bohrmehl und Periost bei der offenen und gedeckten Marknagelung. In: Burri C, Heim U, Poigenfürst J (Hrsg) Experimentelle Traumatologie – Neue klinische Erfahrungen. Springer, Berlin Heidelberg New York Tokyo, S 61–64
30. Stürmer KM (1984) Histologische Befunde der Frakturheilung unter Fixateur externe und ihre klinische Bedeutung. Unfallchirurgie 10: 110–122
31. Stürmer KM, Schuchardt W (1979) Intramedulläre Druckentwicklung und ihre Folgen für die Marknagelosteosynthese. Langenbecks Arch Chir [Suppl] 207–211
32. Stürmer KM, Schuchardt W (1980) Neue Aspekte der gedeckten Marknagelung und des Aufbohrens der Markhöhle im Tierexperiment. Teil I: Die Schafstibia als Tiermodell für die Marknagelung. Unfallheilkunde 83: 341–345
33. Stürmer KM, Schuchardt W (1980) Neue Aspekte der gedeckten Marknagelung und des Aufbohrens der Markhöhle im Tierexperiment. Teil II: Der intramedulläre Druck beim Aufbohren der Markhöhle. Unfallheilkunde 83: 346–352
34. Stürmer KM, Schuchardt W (1980) Neue Aspekte der gedeckten Marknagelung und des Aufbohrens der Markhöhle im Tierexperiment. Teil III: Knochenheilung, Gefäßversorgung und Knochenumbau. Unfallheilkunde 83: 433–445
35. Stürmer KM, Tammen E (1986) Verminderung der corticalen Gefäßschädigung durch kontinuierliches Spülen und Absaugen während des Aufbohrens der Markhöhle. Hefte Unfallheilkd 181: 236–240
36. Stürmer KM, Schuchardt W, Tammen E (1981) Intramedulläre Temperaturentwicklung und ihre Folgen nach Aufbohren der Markhöhle bei Marknagelosteosynthese. Langenbecks Arch Chir [Suppl] 99–103
37. Stürmer KM, Ullrich D, Schmit-Neuerburg KP (1985) Histomorphologie nach Plattenosteosynthese beim Menschen. Teil I. Frakturverhalten, Mikrorisse und Reposition. Unfallchirurgie 88: 335–346
38. Uhthoff HK, Dubuc FL (1971) Bone structure changes in the dog under rigid internal fixation. Clin Orthop 81: 165–170
39. Urist MR (1965) Bone formation by autoinduction. Science 150: 893
40. Urist MR, McLean FC (1952) Osteogenetic potency and new-bone formation by induction in transplants to the anterior chamber of the eye. J Bone Joint Surg [Am] 34: 443–476
41. Webb JL (1963) Enzyme and metabolic inhibitors, vol 1. Academic Press, New York London
42. Wilde CD, Stürmer KM (1979) Corticalisdurchblutung des wachsenden Röhrenknochens nach Plattenosteosynthese. Hefte Unfallheilkd 138: 289–294
43. Wissing H, Stürmer KM (1986) Vergleichende Untersuchungen zur Knochenregeneration nach Unterbrechung der medullären oder periostalen Gefäßversorgung bei verschiedenen Versuchstier-Spezies. Hefte Unfallheilkd 181: 225–229
44. Woo SL, Lothringer KS, Akeson WH, Coutts RD, Woo YK, Simon BR, Gomez MA (1984) Less rigid internal fixation plates: Historical perspectives and new concepts. J Orthop Res 1: 431–449
45. Yasuda I (1974) Mechanical and electrical callus. Ann NY Acad Sci 238: 457–464
46. Yasuda I, Noguchi K, Sata T (1955) Dynamic callus and electric callus. J Bone Joint Surg [Am] 37: 1292

4 Systematik, Diagnostik und Erstbehandlung der Tibiaschaftfraktur

H. J. Oestern

Die Basis für eine korrekte Erstbehandlung und für die weitere Therapie eines Verletzten mit einer Tibiaschaftfraktur ist eine korrekte Klassifizierung des Bruches und eine genaue Diagnostik.

4.1 Systematik der Tibiaschaftfraktur

Die Systematik der Tibiaschaftfraktur hat vor allen Dingen eine erhebliche praktische Bedeutung im Hinblick auf die Behandlung, die Prognose und schließlich auf die Vergleichbarkeit verschiedener Patientengruppen mit Tibiaschaftfrakturen.

Besonders wichtig für die Klassifizierung einer Fraktur ist der Verletzungsmechanismus, der Weichteilschaden, der Grad der Dislokation, der Frakturtyp sowie die Kontamination (Abb. 1).

4.1.1 Bisherige Einteilung

Wenig Information hinsichtlich der weiteren Behandlung gibt die einfache Klassifizierung in stabile oder instabile Frakturen.

Ellis [4] teilte die Frakturen in 3 Schweregradgruppen ein: Leicht, mäßig und schwer. Die prognostisch günstigste Gruppe umfaßt unverschobene Frakturen ohne Achsenabweichung, einfache Frakturformen und Frakturen mit kleinerer Hautwunde. Die Fraktur mäßigen Schweregrades zeigt eine völlige Dislokation oder eine Achsenabweichung, u. U. mit einer kleinen Trümmerzone oder einer kleineren Hautwunde. Die 3. Schweregradgruppe umfaßt Frakturen mit völliger Dislokation der Fragmente, mit größeren Trümmerzonen oder auch weit offenen Wunden. Ellis [4] fand in der 1. Gruppe eine knöcherne Heilung innerhalb von 10 Wochen und eine verzögerte Heilung bei 2%. Bei Frakturen mit einem mäßigen Schweregrad betrug die Heilungszeit etwa 15 Wochen und der Prozentsatz verzögerter Heilungen 11%. In der letzten Gruppe dauerte die Heilung 23 Wochen, der Prozentsatz verzögerter Heilungen betrug sogar 60%.

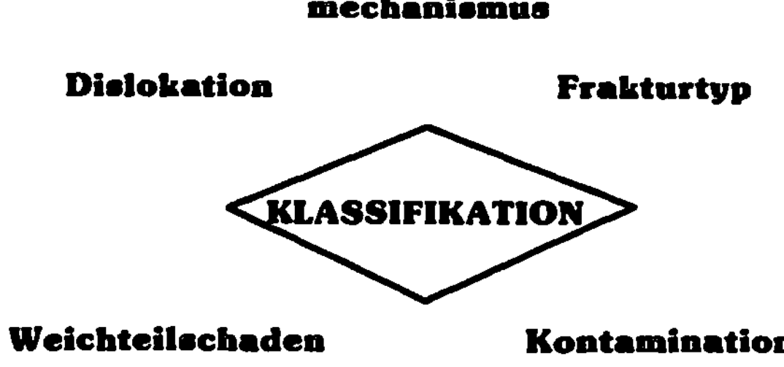

Abb. 1. Klassifikationsprinzipien bei Unterschenkelfrakturen

Die Tibiaschaftfraktur beim Erwachsenen
Hrsg.: K. P. Schmit-Neuerburg, K. M. Stürmer
© Springer-Verlag Berlin Heidelberg 1987

Weissmann et al. [11] legten der Klassifizierung von Tibiafrakturen den anfänglichen Dislokationsgrad zugrunde. Sie glaubten damit den zuverlässigen Anhaltspunkt für die Schwere des Traumas gefunden zu haben und maßen dem Grad der Achsenabweichung weniger Bedeutung zu. Trotz der Bedeutung der Trümmerzone und offener Wunden verwendeten sie beide nicht in ihrer Klassifikation. Als geringe Dislokation wurde eine Abweichung von ⅓ der Schaftbreite definiert, gewöhnlich verbunden mit einer leichten Abwinkelung von weniger als 10°. Eine mäßige Dislokation wurde klassifiziert als ⅓–⅔ der Tibiaschaftbreite mit einer Achsenabweichung von 10–30°. Als mäßiger Schweregrad wurden Frakturen mit einer Dislokation um die halbe Schaftbreite und mehr bezeichnet. Die schwerste Gruppe umfaßte Frakturen ohne Fragmentkontakt.

Nicoll [6] definierte anhand einer größeren Serie von Tibiafrakturen jene charakteristischen Eigenschaften, die den höchsten Einfluß auf die Prognose besaßen. Dies waren der Grad der anfänglichen Dislokation, Frakturtyp und Weichteilverhältnisse. Für jeden Faktor stellte er eine Graduierung von gering bis schwer auf.

Entsprechend dieser Klassifizierung hatten die Frakturen ohne Dislokation, ohne Weichteilzerstörung und ohne Trümmerzonen eine normale Heilungszeit in über 90% der Fälle. Der Anteil verzögerter Heilungen oder Pseudarthrosen betrug 9%. Dagegen war die Heilungszeit bei Frakturen mit starker Dislokation und mit schweren Trümmerzonen sowie bei weit offenen Frakturen nur in weniger als 70% normal und der Anteil verzögerter Heilungen oder Pseudarthrosen betrug 30–55%.

Burkhalter u. Protzmann [3] empfahlen eine Klassifikation auf der Basis des kortikalen Kontaktes des proximalen und distalen Hauptfragments anstelle der Zahl der Fragmente. Als schwerste Gruppe beschrieben sie die Frakturen mit einem Kortikaliskontakt von weniger als ¼. Die größte Pseudarthrosenzahl beobachteten sie in dieser Gruppe.

4.1.2 Jetzige Einteilung

Eine sehr praktikable Klassifikation stammt von Johner [5] (Abb. 2). Diese Einteilung basiert auf morphologischen Kriterien und damit auf dem Verletzungsmechanismus sowie auf der Zahl der Fragmente. Dabei wird jeder Bruch im diaphysären Bereich als Tibiaschaftfraktur bezeichnet, der höchstens mit Fissuren in den radiologisch eindeutig spongiösen Knochen der Metaphysen hineinragt. Durchgehende

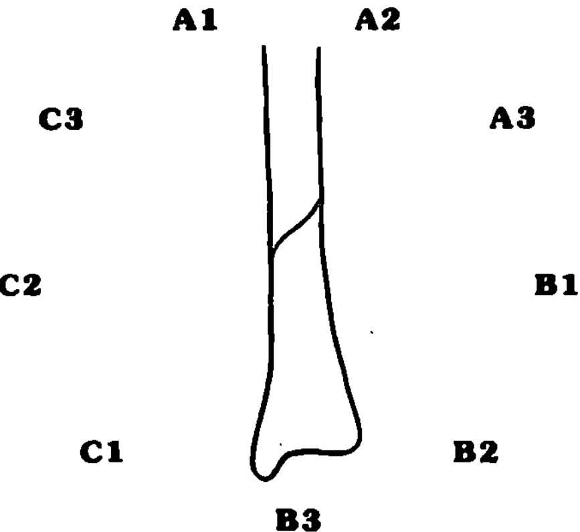

Abb. 2. Einteilung der Unterschenkelschaftfrakturen nach Johner [5]

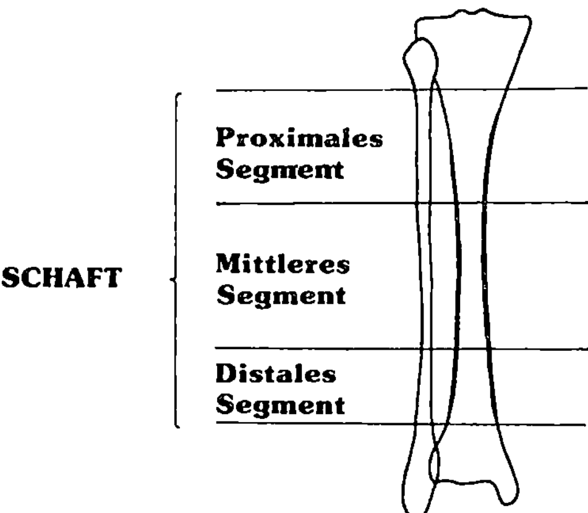

Abb. 3. Aufteilung des Tibiaschafts in proximales, mittleres und distales Segment

Fissuren werden in dieser Einteilung wie Frakturen klassifiziert, da sie speziell bei der operativen Therapie entsprechend mitberücksichtigt werden müssen. Als belanglose Fragmente gelten ein oder mehrere Bruchstücke, die mechanisch und biologisch keine wesentliche Rolle spielen. Sie sind meistens kleiner als 1 cm oder nehmen weniger als die ganze Kortikalisdicke ein (Abb. 3).

Unterschieden werden zunächst 3 große Hauptgruppen (A, B, C). Das Unterscheidungsmerkmal besteht in der Größe des Fragmentkontaktes zwischen dem proximalen und distalen Hauptfragment nach vollständiger anatomischer Reposition.

In der Gruppe A ist der Fragmentkontakt vollständig, in der Gruppe B ist er partiell und in der Gruppe C existiert kein Kontakt zwischen den beiden Hauptfragmenten.

Die Untergruppen 1, 2 und 3 beschreiben nach morphologischen Kriterien den Frakturtyp und geben damit den indirekten oder direkten Verletzungsmechanismus wieder.

Die Gruppe 1 umfaßt alle Spiralfrakturen, welche vorzugsweise durch einen indirekten Verletzungsmechanismus entstehen. Die Gruppen A 1 sind einfache Spiralfrakturen, in der Gruppe B 1 finden wir Spiralfrakturen mit einem Butterflyfragment und in Gruppe C 1 Spiralfrakturen mit mehreren Butterflyfragmenten (Abb. 4).

Morphologie der Spiralfrakturen. Das gemeinsame aller Spiralfrakturen ist ihr Frakturverlauf mit einer Frakturlinie, welche um alle 3 Kanten der Tibia verläuft und einer 2., mehr oder weniger longitudinalen Frakturlinie, die die proximalen und distalen Anteile der Spirale verbindet. Aufgrund ihrer glatten Bruchflächen tendiert die dislozierte Spiralfraktur immer zur Verkürzung mit resultierender Fehlstellung. Die Differenzierung der Spiralfrakturen in die Gruppen A, B und C erfolgt durch die Anzahl der longitudinalen Frakturlinien. Die einfache A 1-Fraktur hat 1, die B 1 2 und die C 1 3 oder mehr longitudinale Frakturlinien.

Morphologie der Biegefrakturen. Die Frakturen, die auf dem Boden eines Biegetraumas entstehen, haben keine Spiralfrakturlinie, aber eine mehr quere Frakturlinie an beiden Hauptfragmenten. Die einfachen Biegefrakturen werden als A 2-Schrägfrakturen klassifiziert, wenn der ansteigende Winkel größer ist als 30° und als

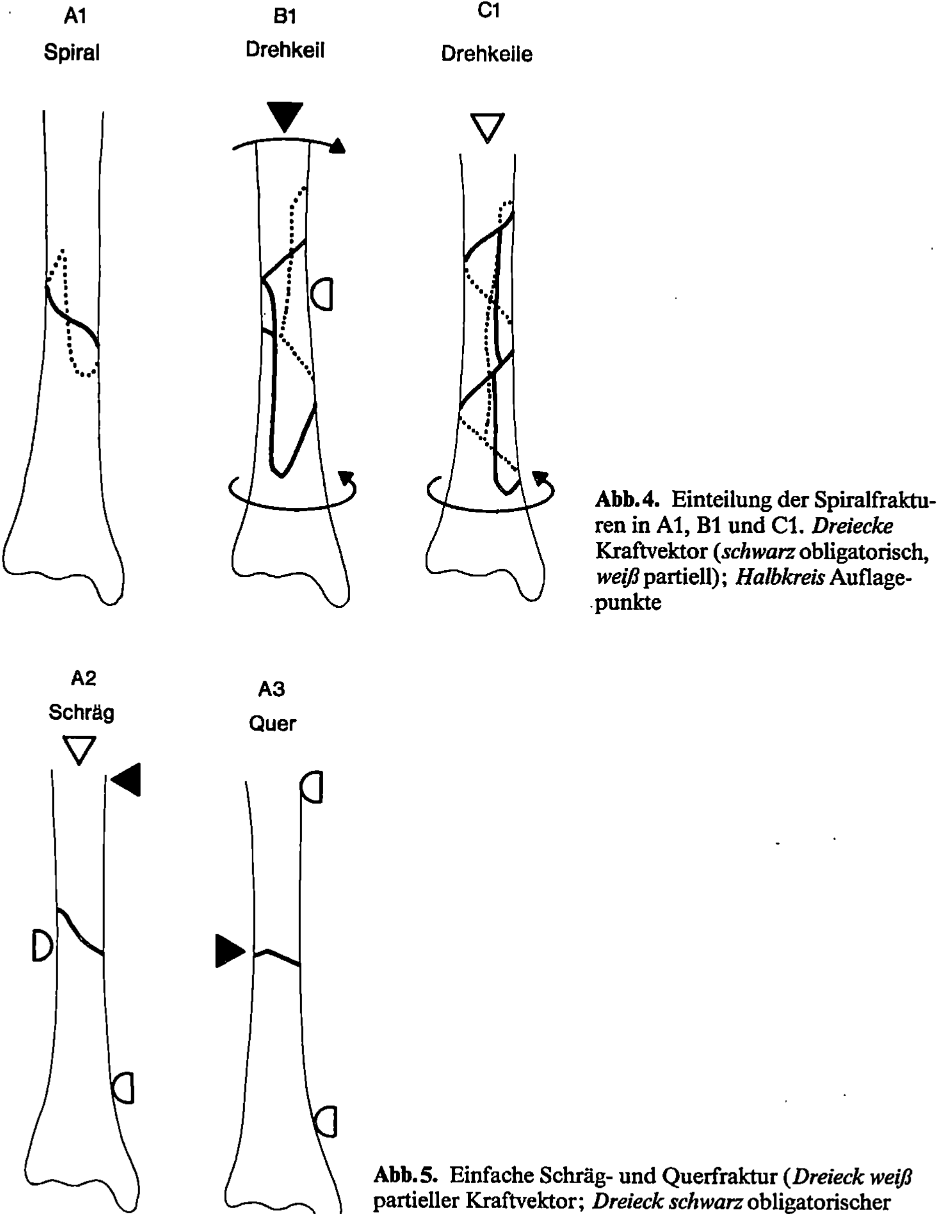

Abb.4. Einteilung der Spiralfrakturen in A1, B1 und C1. *Dreiecke* Kraftvektor (*schwarz* obligatorisch, *weiß* partiell); *Halbkreis* Auflagepunkte

Abb.5. Einfache Schräg- und Querfraktur (*Dreieck weiß* partieller Kraftvektor; *Dreieck schwarz* obligatorischer Kraftvektor; *Halbkreis* Auflagepunkte)

A3-Querfrakturen, wenn dieser Winkel weniger als 30° beträgt (Abb. 5). In dieser Gruppe B der Biegefrakturen mit einem 3. Fragment erfolgt die Klassifizierung nach dessen Unversehrtheit. Ist das 3. Fragment intakt, wird die Fraktur als B2, ist es in mehrere Bruchstücke zerbrochen, in B3 klassifiziert (Abb. 6).

Segmentfrakturen (C2) sind charakterisiert durch 2 Frakturen auf verschiedener Schafthöhe mit einem intermediären intakten Segment. Die Fraktur kann proximal und distal einfach, mit 3. Fragment oder als Trümmerbruch (C3) vorliegen (Abb. 7).

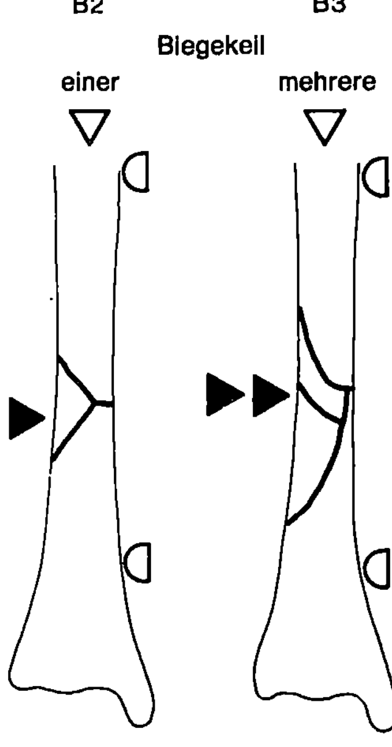

Abb. 6. Biegekeilfrakturen mit partiellem Kontakt zwischen den beiden Hauptfragmenten. B2-Fraktur mit einem Biegekeil, B3-Frakturen mit mehreren Biegekeilen (*Dreieck weiß* partieller Kraftvektor; *Dreieck schwarz* obligatorischer Kraftvektor; *Halbkreis* Auflagepunkte)

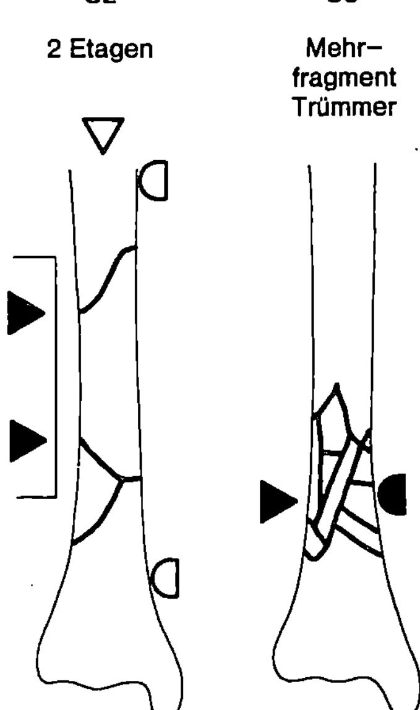

Abb. 7. Frakturen ohne Kontakt zwischen den beiden Hauptfragmenten. C2-Fraktur: Zweietagenbruch, C3-Fraktur: Mehrfragmenttrümmerbruch (*Dreieck weiß* partieller Kraftvektor; *Dreieck schwarz* obligatorischer Kraftvektor; *Halbkreis* Auflagepunkte)

4.2 Klassifizierung des Weichteilschadens

Während in der Einteilung von Johner [5] vorzugsweise morphologische Kriterien einfließen, muß noch eine 2. Einteilung hinzugefügt werden, die sich im wesentlichen auf die Klassifizierung des Weichteilschadens beschränkt [7].

Dabei erweist sich der Weichteilschaden bei den geschlossenen Brüchen als besonders problematisch, da seine Erfassung vielfach schwieriger ist und häufig unterschätzt oder sogar ignoriert wird. Schon die einfache Hautkontusion einer geschlossenen Fraktur kann differenziertere therapeutische und prognostische Probleme aufwerfen als die Hautdurchspießung einer offenen Fraktur.

Die Hauptkomplikation der Hautkontusion ist die Nekrose, die somit einen Infektweg bahnen kann. In gleicher Weise kann die Kontamination einer tiefen Schürfung zur Infektion beitragen. In diesem Fall ist die natürliche Hautbarriere gegenüber einer Infektion erheblich geschwächt.

Bei den offenen Brüchen wird das Ausmaß der Weichteilschädigung noch durch zusätzliche Faktoren bestimmt. Außer dem Schweregrad der knöchernen Verletzungen, dem Verletzungsmechanismus und der Zeit, die vom Unfall bis zur Versorgung der Weichteile und der Fraktur entsteht, entscheidet der Grad der Kontamination über Verlauf und Prognose der offenen Fraktur.

4.2.1 Klassifikation der geschlossenen Frakturen

Geschlossene Fraktur Grad 0 (Fr. G.0). Als eine geschlossene Fraktur G.0 (Abb.8) wird die Unterschenkelfraktur mit fehlender oder nur unbedeutender Weichteilverletzung klassifiziert. Die Fraktur G.0 umfaßt einfache Bruchformen, d.h. Frakturen, die durch indirekten Verletzungsmechanismus entstanden sind. Ein typisches Beispiel ist die Unterschenkeldrehfraktur des Skifahrers.

Geschlossene Fraktur Grad I (Fr. G.I). Bei dieser Fraktur finden wir eine oberflächliche Schürfung oder eine Kontusion durch Fragmentdruck von innen. Es überwiegen einfache bis mittelschwere Bruchformen (Abb.9).

Geschlossene Fraktur Grad II (Fr. G.II). Tiefe kontaminierte Schürfung sowie lokalisierte Haut- oder Muskelkontusion aufgrund eines entsprechenden direkten Traumas (Abb.10). Auch das drohende Kompartmentsyndrom wird unter Fr.G2 eingeordnet. In der Regel liegt ein direktes Trauma mit mittelschweren bis schweren Bruchformen vor. Als typisches Beispiel kann die Zweietagenfraktur der Tibia durch Stoßstangenanprall gelten. Aufgrund des Verletzungsmechanismus muß der Weichteilschaden mindestens Fr.G1, meist aber Fr.G2 sein.

Geschlossene Fraktur Grad III (Fr.G.III). Hier finden wir eine ausgedehnte Hautkontusion und Hautquetschung oder Zerstörung der Muskulatur sowie ein subku-

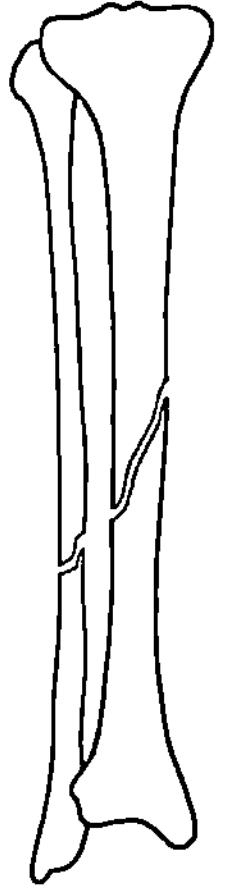
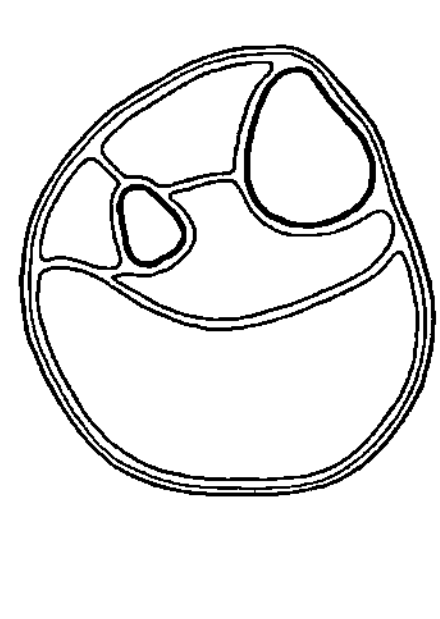

Abb.8. Geschlossene Fraktur G0

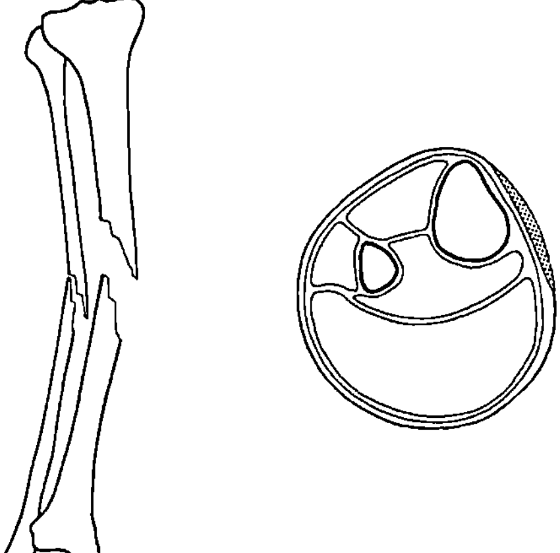

Abb. 9. Geschlossene Fraktur G I

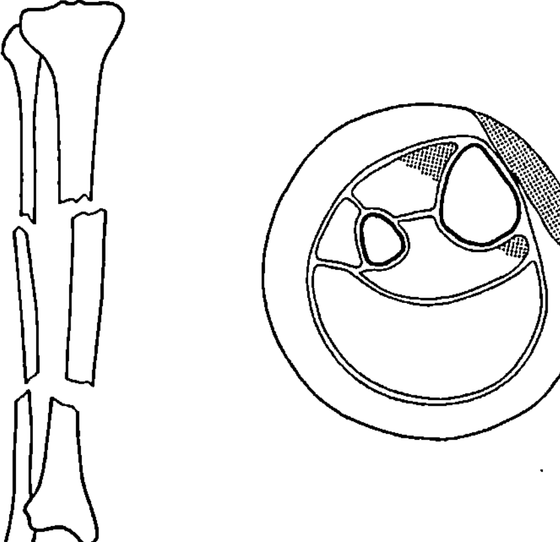

Abb. 10. Geschlossene Fraktur G II

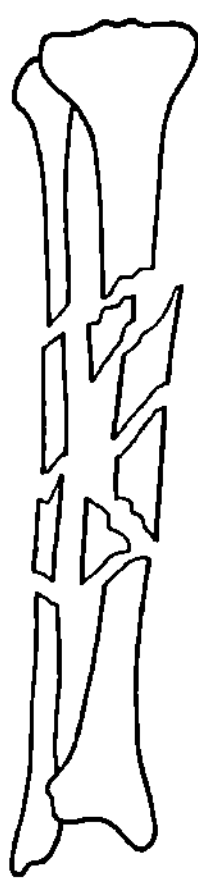
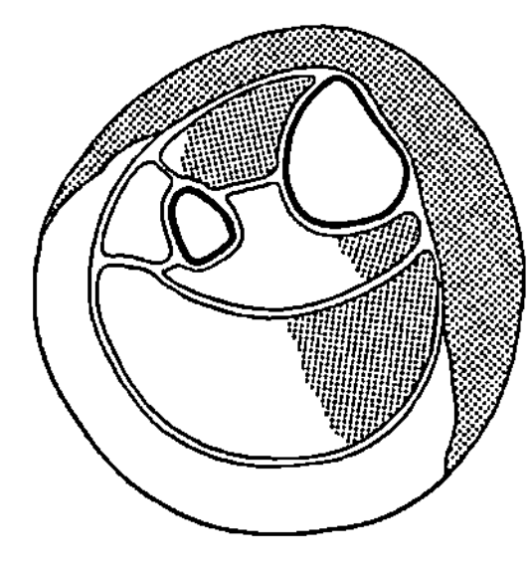

Abb. 11. Geschlossene Fraktur G III

tanes Décollement (Abb.11). Ebenfalls bedeutet jedes dekompensierte Kompartmentsyndrom sowie eine Verletzung eines Hauptgefäßes bei einer geschlossenen
Fraktur die Einordnung unter Grad 3. Diese Gruppe umfaßt schwere Bruchformen
und Knochenzertrümmerungen. Durch die Quetschung der Haut und Weichteile ist
der Weichteilschaden in der Behandlung schwieriger als bei einer offenen Fraktur
Grad III.

4.2.2 Klassifizierung der offenen Frakturen

Die Einschätzung und Behandlung einer offenen Fraktur sollte ebenfalls an der
Größe des Weichteilschadens und darüberhinaus noch an der Schwere der Kontamination ausgerichtet sein. Nicht die Größe der Hautwunde ist entscheidend, sondern der Grad der Weichteilschädigung und der Umfang der Muskelquetschung.
Dies bedeutet aber auch, daß eine definitive Klassifizierung der Fraktur häufig
nicht vor Behandlungsbeginn erfolgen kann. Erst durch die Freilegung der Fraktur
und der Weichteile kann eine endgültige definitive Einteilung vorgenommen werden.

Offene Fraktur Grad I (Fr. 0. I). Eine Durchtrennung der Haut mit fehlender oder
nur geringer Kontusion begleitet von einer unbedeutenden bakteriellen Kontamination. Die Haut ist gewöhnlich nur durch ein Knochenfragment unterschiedlicher
Länge durchspießt. In der Regel handelt es sich um einfache Bruchformen.

Offene Fraktur Grad II (Fr. 0. II). Durchtrennung der Haut, umschriebene Haut-
und Weichteilkontusion sowie eine mittelschwere Kontamination, alle Frakturformen.

Offene Fraktur Grad III (Fr. 0. III). Hautdurchtrennung mit ausgedehnter Weichteildestruktion sowie häufig mit zusätzlichen Gefäß- und Nervenverletzungen,
starke Wundkontamination, jede offene Fraktur mit Ischämie und ausgedehnter
Knochenzertrümmerung; auch Schußbrüche und offene kontaminierte Frakturen
bei landwirtschaftlichen Unfällen werden in diese Kategorie eingereiht. Aufgrund
der hohen Infektgefährdung müssen alle Frakturen mit Verletzung der großen
Extremitätenarterien einer offenen Fraktur Grad III zugeordnet werden.

Offene Fraktur Grad IV (Fr. 0. IV). Totale und subtotale Amputation. Nach dem
vom Replantation Committee der International Society for Reconstructive Microsurgery erarbeiteten Richtlinien [2] ist eine subtotale Amputation definiert als die
Durchtrennung der wichtigsten anatomischen Strukturen, besonders der Hauptgefäßverbindungen, mit totaler Ischämie. Vom Weichteilmantel darf nicht mehr als
maximal ¼ der Zirkumferenz erhalten sein. Bestehen noch wesentliche anatomische Verbindungen und deutliche Zeichen einer Restdurchblutung – sog. Revaskularisation –, so kann man nur von einer offenen Fraktur Grad III sprechen. Auf
eine weitere Unterteilung der offenen Fraktur Grad IV, die für die Replantations-
chirurgie notwendig ist (Mikro-, Makroreplantation, Zustand des Amputats, Ischämiezeit, Begleitverletzungen etc.), sowie auf die differenzierteren Unterteilungen
der subtotalen und totalen Amputation wurde aus Gründen der Übersichtlichkeit
in unserer Klassifizierung des Weichteilschadens verzichtet.

4.3 Diagnostik

Die klinische Diagnostik einer Unterschenkelfraktur ist unproblematisch. Die Röntgenuntersuchung erstreckt sich nicht nur auf den Unterschenkel selbst, sondern zusätzlich sind Röntgenaufnahmen der angrenzenden Gelenke unbedingt erforderlich. Nicht selten finden sich Fissuren, die bis in das Tibiaplateau bzw. in den gelenktragenden Anteil der Tibia reichen. Die Diagnostik der Begleitverletzungen konzentriert sich insbesondere auf zusätzliche Gefäß- und Nervenverletzungen.

Dabei reichen hinsichtlich der Durchblutung zuweilen die einfachen klinischen Parameter wie Hautfarbe, Puls und Temperatur nicht aus. Dies trifft insbesondere zu für den schwerverletzten Patienten mit einer peripheren Vasokonstriktion. Hier sind u. U. andere Untersuchungsverfahren wie Ultraschall, Sonographie, Angiographie oder die digitale Subtraktionsangiographie erforderlich.

Differentialdiagnostisch abzugrenzen von arteriellen Verletzungen sind Kompartmentsyndrome, die sich verhältnismäßig rasch je nach Verletzungsmechanismus entwicklen können. Folgende Punkte sind in der Primärdiagnostik und Differentialdiagnose zur Gefäßverletzung zu beachten:

Indiz für die Entwicklung eines Kompartmentsyndroms kann u. U. der Verletzungsmechanismus sein. Direkte Traumen sind in einem hohen Prozentsatz von einem Kompartmentsyndrom begleitet [9]. Dies gilt z. B. für den direkten Stoßstangenanprall oder die Verletzung durch ein direktes Trauma, wie etwa beim Fußball. Auch die offenen Frakturen bergen in sich die Gefahr eines Kompartmentsyndroms. Die eigenen Untersuchungen zeigen, daß der Prozentsatz der Kompartmentsyndrome bei offenen Frakturen höher liegt als bei geschlossenen Brüchen [8]. Ein weiterer wichtiger Punkt in der Erstdiagnostik betrifft das Kompartmentsyndrom durch zu stark aufgeblasene Luftkammerschienen. So reichen z. B. nach Ashton [1] bereits Druckwerte von 40 mmHg aus, um einen erheblichen Druckanstieg innerhalb der Kompartments und damit eine arterielle Minderversorgung zu bewirken.

4.4 Erstbehandlung

Diese hat im wesentlichen 3 Ziele: 1. die Reposition, 2. die Blutstillung und 3. die Retention.

Die Reposition bedeutet v. a. eine Minderung der Weichteilschädigung. Denn neben der Quetschung der Weichteile durch die dislozierten Fragmente und damit einer weiteren Hypoxie und Azidose findet sich rein verletzungsbedingt durch die Freisetzung von Katecholaminen, Glukokortikoiden und vasoaktiven Aminen aus den Thrombozyten eine Vasokonstriktion im Frakturgebiet [9]. Ziel aller Maßnahmen muß es daher sein, die Hypoxie und Azidose im Bereich der verletzten Weichteile durch Reposition und damit Druckentlastung der Weichteile zu vermeiden.

Der 2. wichtige Punkt in der Erstbehandlung ist die Retention der Fraktur. Auch die Retention führt einmal zu einer weiteren Verminderung der Weichteilschädigung im Frakturgebiet, darüberhinaus beseitigt sie den Schmerz, der zu Vasokonstriktion und ebenfalls zu schockbedingten Veränderungen, insbesondere auch im Bereich der Lunge, führen kann. Das Ziel muß daher sein, diesen Mechanismus entsprechend zu durchbrechen. Blutungen aus der offenen Wunde werden am besten durch einen sterilen Kompressionsverband gestillt. Äußerst selten ist es notwendig, eine arterielle Blutung durch Abklemmen mit einer sterilen Klemme zu stillen. Eine Blutsperre wird nur bei unstillbarer Blutung und bei Amputation angelegt, denn auch ein richtig angelegter Abschnürverband oder eine pneumatische Blutsperre erzeugt auf jeden Fall eine Ischämie der peripheren Gewebe, die wiederum eine Wundinfektion begünstigt. Der Erfolg einer sachgemäßen Behandlung an der Unfallstelle läßt sich auch statistisch dokumentieren. So beträgt die Infektrate bei Erstbehandlung durch die Besatzung des Rettungshubschrauber 3,5% gegenüber 12,2% bei Erstbehandlung durch das Personal des Rettungswagens und 22,2%, wenn die Patienten zuvor in ein anderes Krankenhaus gebracht wurden [10].

4.5 Literatur

1. Ashton H (1975) The effect of increased tissue pressure. Clin Orthop 113: 15–26
2. Biemer E, Duspiva W (1980) Rekonstruktive Gefäßchirurgie. Springer, Berlin Heidelberg New York
3. Burkhalter WE, Protzmann R (1975) The tibial shaft fracture. J Trauma 15: 785
4. Ellis H (1958) The speed of healing after fracture of the tibial shaft. J Bone Joint Surg [Br] 40: 42–46
5. Johner R (1982) Die Unterschenkelschaftfrakturen. Unfallmechanismus, Morphologie und Klassifikation. Helv Chir Acta 49: 237
6. Nicoll EA (1974) Closed and open management of tibial fractures, Clin Orthop 105: 144–153
7. Oestern HJ (1983) Pathophysiologie und Klassifizierung des Weichteilschadens bei Frakturen. Orthopäde 12: 2–8
8. Oestern HJ, Echtermeyer V (im Druck) Kompartment-Syndrom an der unteren Extremität Schriftenreihe: Unfallmed. Tagg. d. Landesverbände d. gewerbl. Berufsgen.
9. Oestern HJ, Echtermeyer V, Tscherne H (1983) Das Kompartment-Syndrom. Orthopäde 12: 34–36
10. Rojczyk M, Tscherne H (1982) Bedeutung der präklinischen Versorgung bei offenen Frakturen. Unfallheilkunde 85: 72
11. Weissmann SL, Herold HZ, Engelberg M (1966) Fractures of the middle two-thirds of the tibial shaft. J Bone Joint Surg [Am] 48: 257–267

Teil II
Geschlossene Frakturen *ohne* Weichteilschaden
Indikation — Technik — Ergebnisse

5 Konservativ-funktionelle Behandlungsverfahren

G. Muhr

Der vor 20 Jahren entstandene Trend, Knochenbrüche operativ zu behandeln, um bessere Funktionsergebnisse zu erzielen, hat auch vor dem Unterschenkelschaft nicht Halt gemacht. So befriedigend viele Einzelergebnisse nach Frakturbehandlung auch sind, diese Eindrücke werden durch Komplikationen wesentlich gestört. In der Literatur wird von Osteitisraten zwischen 1–4% berichtet, nach Verplattungen frischer Unterschenkelschaftbrüche zeigen sich in bis zu 25% aseptische und septische Komplikationen. In einer Statistik der Berufsgenossenschaften wurden die Gesamtkosten pro postoperativer Osteitisbehandlung am Unterschenkelschaft mit ca. DM 275000 geschätzt (Klemm). Dem gegenüber stehen die Ergebnisse von über 1000 konservativ behandelten Unterschenkelschaftbrüchen (Ender, Jahna) mit einer Gesamtkomplikationsrate von 3,5% (0,2% Infekte, 3,2% Pseudarthrosen).

5.1 Indikation

Der frische, geschlossene Unterschenkelschaftbruch ist eine relative Indikation sowohl für das konservative wie operative Vorgehen. Bei korrekter Anwendung, individueller Indikationsstellung und rechtzeitigem Verfahrenswechsel lassen sich mit beiden Verfahren hervorragende Ergebnisse erzielen. Bedrückend ist jedoch festzustellen, daß immer noch in vielen Fällen die Indikation zum operativen Vorgehen durch das Nichtbeherrschen konventioneller Maßnahmen bedingt ist.

Für die Indikationsstellung ist folgendes wichtig: Etwa ⅓ der Unterschenkelschaftbrüche sind primär kaum oder nur gering verschoben. Aufgabe der Behandlung muß es daher sein, diese gute Stellung bis zur knöchernen Ausheilung zu erhalten. Frakturen mit primär starker Seitverschiebung, Brüche von Schien- und Wadenbein auf gleicher Höhe (Zeichen für direktes Trauma), eine absolute oder relative (fragmentbedingte) Diastase der Fraktur und Unterschenkelschaftbrüche mit Fasziotomien nach einem Kompartmentsyndrom sollten von der konservativen Behandlung ausgeschlossen werden. Sie sind als hochgradig instabil anzusehen, die Bruchheilung erfolgt verzögert oder bleibt häufig ganz aus.

5.2 Techniken der klassischen und der funktionellen Verfahren

5.2.1 Klassische Technik

Die *klassische Technik* hat Böhler beschrieben. Die Regeln sind einfach. Einrichten des Bruches in Bruchspaltanästhesie, Streckverband für 3–4 Wochen, anschließend Oberschenkelgehgipsverband bis zur knöchernen Heilung.

Die Tibiaschaftfraktur beim Erwachsenen
Hrsg.: K. P. Schmit-Neuerburg, K. M. Stürmer
© Springer-Verlag Berlin Heidelberg 1987

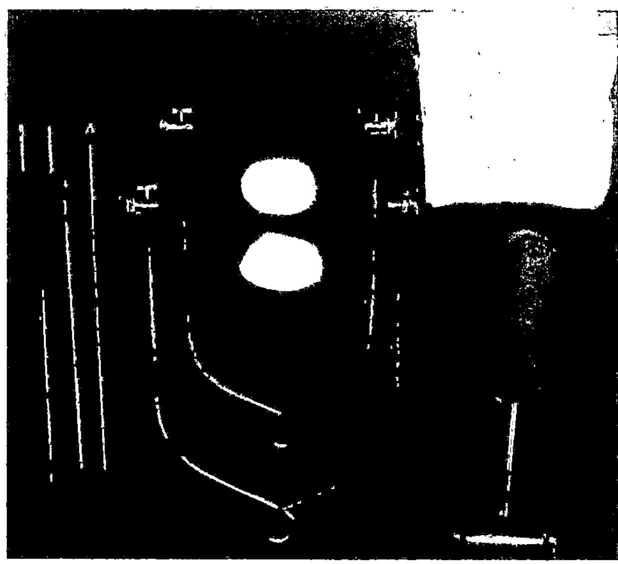

Abb. 1. Extensionsbesteck für Steinmann-Nägel an der unteren Extremität

Nach Einlieferung in das Krankenhaus wird die Extremität klinisch untersucht; Durchblutung, Sensibilität und Motorik der Peripherie werden kontrolliert. Nach Anfertigung von Röntgenaufnahmen in 2 Ebenen wird der Patient in das Gipszimmer gebracht. Dort kann je nach Notwendigkeit in Bruchspaltanästhesie, Peridural- oder Vollnarkose das weitere Vorgehen erfolgen. Für das Anlegen des Streckverbandes werden fertige Sets bereitgehalten. Darauf liegen 3 unterschiedlichlange, 3,5 mm starke Steinmann-Nägel, ein großer und ein kleiner drehbarer Bügel, sterile Kompressen, ein steriler Hammer, 4 gelochte Filzplättchen und Schutzkappen für die Steinmann-Nagelenden (Abb. 1). Nach Lagerung des Patienten auf dem Gipstisch mit Polstern unter der Extremität oder auf einer Braunschiene, wird die Haut medial und lateral über der Mitte des Fersenbeinkörpers anästhesiert. Danach wird von medial etwa 2 Querfinger distal und dorsal der Innenknöchelspitze senkrecht auf die Unterschenkelachse ein Steinmann-Nagel durchgeschlagen. Da er auch senkrecht zum medialen Fußrand verlaufen soll, muß eine Assistenz den Fuß fixieren und gegen die Fersenbeinaußenkante drücken. Nach Einschlagen des Nagels von innen nach außen werden die vorher gelochten Filzblättchen über den Nagel geschoben und auf die Haut gedrückt. Danach wird der drehbare Bügel an den Nagel angebracht.

Zur Reposition wird nun ein Längszug ausgeübt, der entweder am Extensionstisch instrumentell oder am Gipstisch von einer sitzenden Assistenz (Rekurvationsstellung beim Stehen!) in Längszug gehalten wird. Eine 2. Assistenz hält das Kniegelenk bei 10–15° Flexion, so daß der Operateur die Reposition vornehmen und einen oberschenkellangen Gipsverband anlegen kann. Dazu ist ein Bildwandler hilfreich (Abb. 2). Das Repositionsmanöver kann auch auf dem Extensionstisch erfolgen.

Dieses Vorgehen ist sehr wichtig, da Frakturen, die sich primär nicht reponieren lassen oder sofort wieder dislozieren, von der konservativen Behandlung ausgeschlossen werden sollten.

Nach Anlegen des Oberschenkelgipsverbandes, der das Repositionsergebnis während der Extensionszeit halten soll, wird ein Röntgenbild in beiden Ebenen angefertigt. Danach wird der Gipsverband längsgespalten, aufgebogen und locker mit Mullbinden zugewickelt. Der Patient wird in das vorbereitete Bett gehoben, gelagert und in Längsrichtung der Schienbeinachse werden je nach Muskelkraft und Verkürzung 2–4 kg an Extensionsgewichten angebracht (Abb. 3).

Durch dieses Vorgehen ist es nicht notwendig, stärkere Abknickungen oder Verdrehungen zu befürchten, wie beim gipsfreien Verfahren. Wesentlich ist, daß, wenn

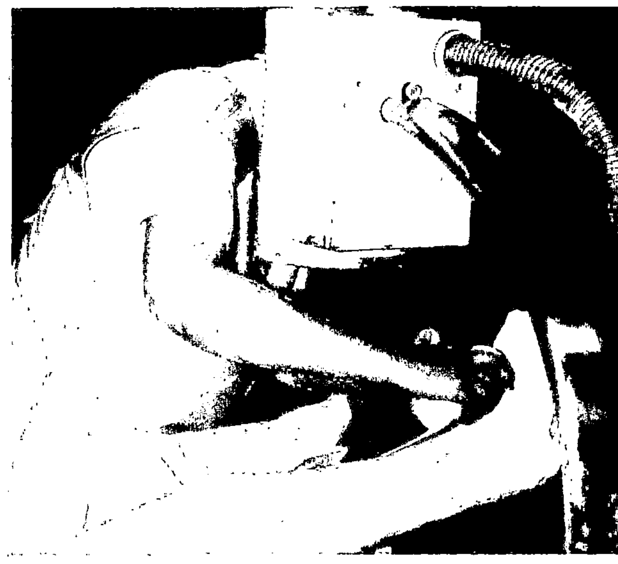

Abb. 2. Nach Reposition unter Längszug und Bildwandlerkontrolle Anlegen des Unterschenkelgipsverbandes, der nach Fertigstellen sofort bis auf den letzten Faden gespalten wird

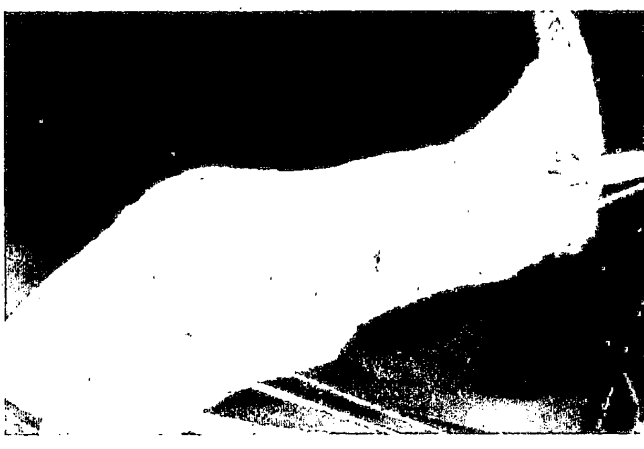

Abb. 3. Lagerung des Unterschenkels im Streck- und Spaltgipsverband bis zur fibrösen Fixation

der Patient mit dem reponierten Bein im Gipsverband im Bett liegt, dieselbe Stellung und Rotation vorliegen wie am gesunden Bein.

Es folgen nun wöchentliche Röntgenkontrollen, aufgetretene Valgus- oder Varusstellungen können durch exzentrischen Zug am Extensionsbügel kontrolliert werden. Ab der 2. Woche kann das Extensionsgewicht schrittweise um 1 kg reduziert werden.

Je nach Bruchform, bei langen Drehbrüchen früher, bei Querbrüchen später, ist ab der 3. Woche mit einer fibrös-kallösen Fixation zu rechnen. Dies wird geprüft, indem nach Abhängen des Extensionsgewichtes der Patient das Bein auch im Gipsverband schmerzfrei bewegen kann. Danach wird der Verband abgenommen und der Patient sollte das Bein gestreckt hochheben können.

Nun wird ein Oberschenkelgehgipsverband angelegt, indem der Patient sofort bis zur Schmerzgrenze belasten soll. Meist ist dies am Ende der 1. Woche möglich. Unter ambulanter Behandlung folgen Röntgenaufnahmen in Abständen von

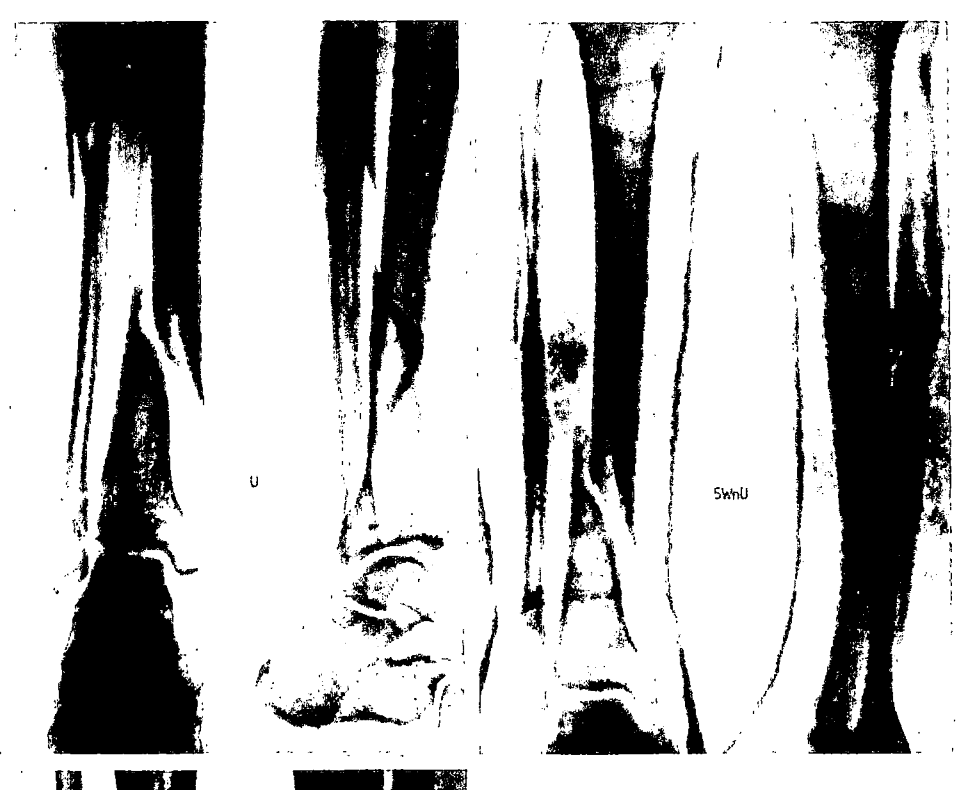

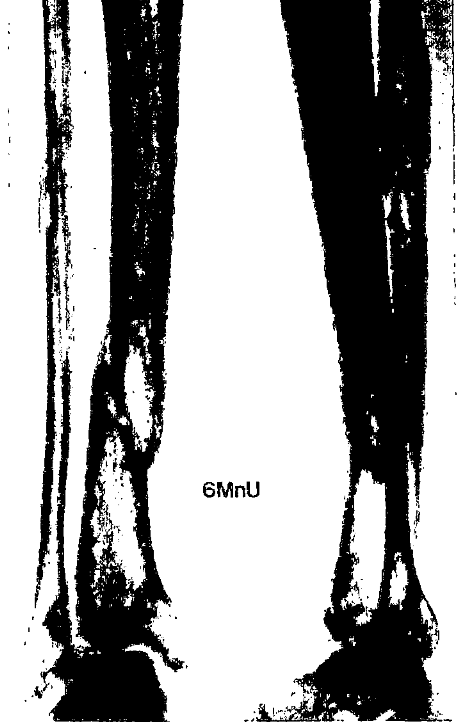

Abb. 4a–c. Unterschenkeldrehbruch a), nach Streck- und Gipsverband in achsengerechter Stellung b) knöchern fest verheilt c)

2 Wochen, bis die Kallusbildung die knöcherne Konsolidierung zeigt. Wesentliches Kriterium dabei ist die vollständige Belastung des verletzten Beins. Frakturen mit langen Bruchflächen, wenig Verschiebung und indirektem Trauma sind in der Regel nach 10 Wochen, Mehrfragmentbrüche nach 12 Wochen, Querbrüche mit primärer Dislokation nach 12–14 Wochen knöchern fest verheilt (Abb. 4).

Was sind die *Gefahren* des konventionellen Verfahrens im Gips- und Streckverband?

Bei der Indikationsstellung sollen instabile Frakturen ausgeschieden werden. Zu hohe Zuggewichte führen zu Distraktion und Pseudarthrose, ebenso wie häufiges Korrigieren und Umgipsen. Wichtig ist, daß nach Anlegen des Gehgipsverbandes so früh wie möglich voll belastet wird.

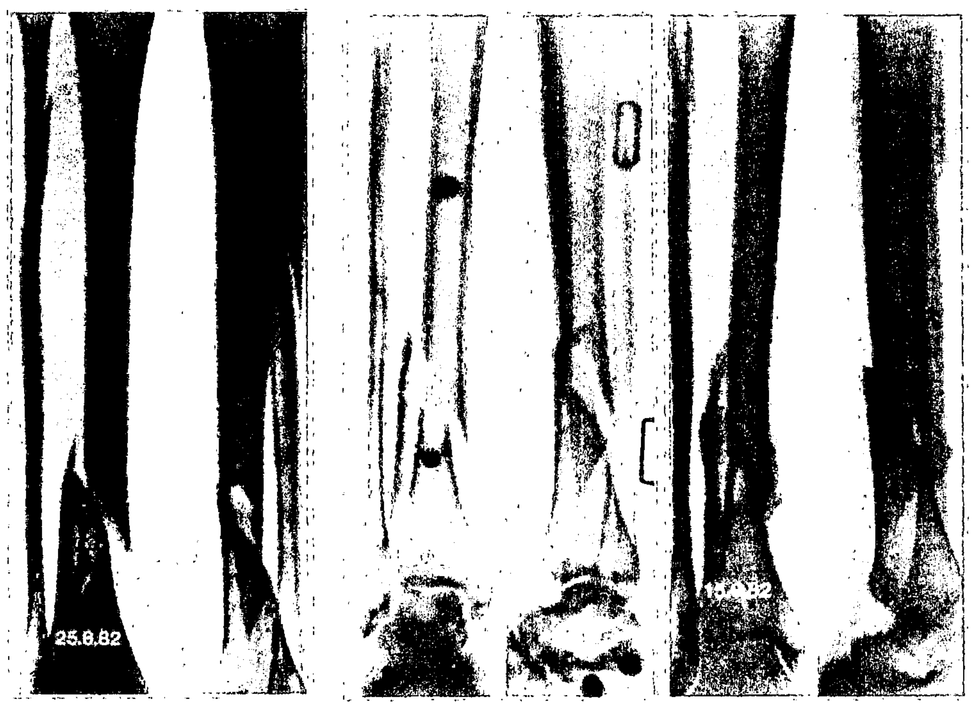

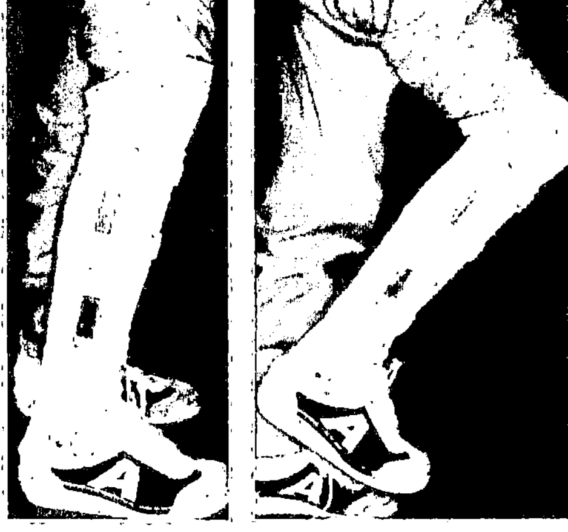

Abb. 5. Distaler Unterschenkeldrehbruch mit 3. Fragment nach Streckverband im „Brace" funktionell unter zunehmender Vollbelastung ideal zur Ausheilung gebracht

5.2.2 Funktionelle Therapie

Eine Weiterentwicklung des konservativen Verfahrens ist die funktionelle Therapie (Dehne, Sarmiento, Latta). Das Prinzip beruht auf der Vorstellung, den periossären Weichteilmantel der Extremität als nichtkomprimierbaren, viskoelastischen Flüssigkeitszylinder anzusehen. Durch eine straff sitzende, zirkuläre Schiene kann bei Belastung der Weichteildruck nur in Richtung Knochen wirken, wodurch die Reposition gehalten wird. Allerdings muß bei dislozierten Frakturen entweder für 3 Wochen ein Streckverband oder ein Transfixationsgips angelegt werden, bis der Faserkallus ein Abrutschen des Repositionsergebnisses verhindert. Bei stabilen Frakturen nach 1 Woche, bei eingerichteten nach 3–4 Wochen, wird eine Konfektionsschiene angepaßt. Bei freiem Knie- und beweglichem Sprunggelenk trägt der Patient Sportschuhe und darf ab sofort mit 2 Stöcken bis zur Schmerzgrenze belasten. Zunächst unter Anleitung, später selbständig, kann er 1- bis 2mal wöchentlich am hängenden Bein die Schiene entfernen und die Extremität säubern. Wesentlich ist auch hier die ständige Belastung bis zur Schmerzgrenze. Damit ist in der Regel die ungestörte Ausheilung zu erreichen (Abb. 5).
Nicht geeignet für diese Form der Behandlung sind isolierte Schienbeinbrüche, Unterschenkelfrakturen mit schweren Weichteilschäden und mangelnde Kooperationsbereitschaft des Patienten.

5.3 Ergebnisse

Von 1974–1978 wurden an den Berufsgenossenschaftlichen Krankenanstalten „Bergmannsheil Bochum" bei 253 Patienten 265 Unterschenkelschaftbrüche behandelt. In 202 Fällen wurde primär konservativ vorgegangen (76,2%). Dazu mußte in 69,8% ein Streckverband angelegt werden. 126 dieser 202 Frakturen (62,3% der konventionell eingeleiteten) wurden konservativ ausbehandelt, das waren 47,5% aller Unterschenkelschaftbrüche.

76mal war also ein Verfahrenswechsel von konservativ zu operativ erforderlich. Gründe dafür waren Redislokationen in 69,7%, verzögerte Heilung in 21,1% und Weichteilschäden in 9,2%. In 55% wurden diese Maßnahmen innerhalb der ersten 2 Wochen nach dem Unfall durchgeführt.

Von den 126 konservativ ausbehandelten Frakturen mußten in 32,5% korrigierende Manipulationen (Umgipsen, Achsenkorrekturen etc.) und in 19% Gipskeilungen vorgenommen werden.

Bei 76 offenen Frakturen des Gesamtkollektivs wurde nur 18mal (6,7%) konservativ vorgegangen, praktisch nur bei erst- und zweitgradig offenen Brüchen.

Die durchschnittliche Ruhigstellungsdauer betrug 10,6 Wochen, ab der 14. Woche waren 85,7% aller konservativ behandelten Patienten gipsfrei.

An lokalen *Komplikationen* durch den fixierenden Verband fanden sich in 4,7% Druckstellen, in 2,3% ein Druckgeschwür und in 0,7% Nervenschäden. In 1,5% entstanden Pseudarthrosen, in 1,5% eine Verkürzung von über 1 cm, Knocheninfektionen traten nie auf.

Innerhalb von 7 Monaten waren 77,6% dieser Patienten wieder arbeitsfähig.

Bei der Beurteilung des *Gesamtergebnisses* hinsichtlich objektiver und subjektiver Erscheinungen nach Verletzung und Behandlung zeigte es sich, daß bei 64,2% der Patienten das Ergebnis als sehr gut oder gut klassifiziert werden konnte. In

28,3% lagen mäßige Beschwerden mit gewissen Funktionseinschränkungen im Bereich des Sprunggelenks und Schmerzangaben mit Besserungstendenzen vor. Nur in 7,5% aller Fälle mußte das Gesamtergebnis als schlecht beurteilt werden. Bei 35 Verletzungen im Rahmen der gesetzlichen Unfallversicherung mußte nur in 3 Fällen eine Dauerrente gewährt werden, davon einmal nicht entschädigungspflichtig.

5.4 Empfehlungen zur konservativen Therapie

Stabile oder unverschobene Brüche werden nach dem Unfall für 1 Woche im Oberschenkelspaltgipsverband ruhiggestellt, danach wird für 1–2 Wochen ein Oberschenkelgehgips angelegt, der nach diesem Zeitraum bis zur Ausheilung durch eine Schiene zur funktionellen Behandlung abgelöst wird.

Dislozierte Frakturen mit Verkürzungstendenz werden primär eingerichtet und im Streckverband ruhiggestellt (Alternative ist die externe, dynamische Fixation). Gleichzeitig wird ein Oberschenkelspaltgipsverband angelegt. Etwa in der 3. Woche werden Streck- und Spaltgips durch einen Oberschenkelgehgipsverband ersetzt. Dieser wird 1–2 Wochen später, wenn schmerzfreie Vollbelastung möglich ist und der Patient die notwendige Kooperation zeigt, durch einen funktionellen Schienenverband ersetzt. Anderenfalls erfolgt die Weiterbehandlung im Oberschenkelgehgips.

Primär operativ behandeln soll man stark dislozierte oder instabile Brüche. Zeigen sich nach der Reposition während der Streckbehandlung häufige Redislokationen oder Diastasen, soll ebenfalls operativ weiterbehandelt werden.

Das konservative Verfahren hat immer noch einen wesentlichen Stellenwert in der Behandlung frischer, geschlossener Unterschenkelschaftbrüche. Immerhin wurden von 602 frischen, geschlossenen Unterschenkelschaftbrüchen der Chirurgischen Klinik des „Bergmannsheil" der Jahre 1974–1983 246 Frakturen (41%) konservativ mit gutem Erfolg behandelt.

5.5 Literatur

Böhler L (1957) Die Technik der Knochenbruchbehandlung, B II/2. Maudrich, Wien
Dehne E (1969) Treatment of fractures of the tibial shaft. Clin Orthop 66: 159
Ender I, Krotscheck H, Jahna H (1957) Behandlung und Behandlungsergebnisse von 1130 frischen geschlossenen Unterschenkelbrüchen. In: Rehn J, Schweiberer L (Hrsg) Hefte zur Unfallheilkunde, Bd 54. Springer, Berlin Göttingen Heidelberg, S 14
Jahna H (1974) Die konservative Behandlung des geschlossenen Unterschenkelbruches. In: Rehn J, Schweiberer L (Hrsg) Hefte zur Unfallheilkunde, Bd 119. Springer, Berlin Heidelberg New York, S 35
Klemm K, Junghanns H (1976) Behandlung- und Folgekosten bei posttraumatischer Osteomyelitis nach Oberschenkel- und Unterschenkelbrüchen. Berufsgenossenschaft 6: 3
Sarmiento A, Latta LL (1981) Closed functional treatment of fractures. Springer, New York
Trojan E (1984) Die konservative Behandlung des frischen geschlossenen Unterschenkelbruches nach Lorenz Böhler. Orthopäde 13: 256

6 Marknagelung

E. H. Kuner

6.1 Indikation

Die Marknagelung der Tibiaschaftfraktur ist ein exzellentes Osteosyntheseverfahren, wenn sowohl Indikation als auch technische Durchführung perfekt beherrscht werden. Diese Feststellung erscheint wichtig, weil die Diskussion um die Verfahrenswahl beim Unterschenkelbruch noch keineswegs beendet ist und viele namhafte Autoren für die konservative Behandlung als Standardverfahren eintreten [13, 19, 23], da sie als komplikationsarm und leistungsfähig angesehen werden kann. Diese Einstellung ist m. E. auch richtig, wenn die Grenzen auch hier genauso beachtet werden, wie dies für alle anderen Verfahren gilt. Wir selbst berücksichtigen eine ganze Reihe von Gesichtspunkten (Alter, Zusatzverletzungen, Begleiterkrankungen, lokale Schäden etc.) bei der Wahl des Verfahrens und stellten anläßlich einer Nachuntersuchung der Unterschenkelfrakturen fest, daß 38% konservativ und 62% operativ behandelt werden konnten. Unter den Osteosynthesen ist die Marknagelung mit 30% vertreten [7]. In 90% dieser Fälle sind es Frakturen im mittleren Drittel, 10% sind als Ausnahmeindikation anzusehen. Hauptindikation sind die geschlossenen Frakturen in dieser Höhenlokalisation mit den Übergängen zum proximalen und distalen Drittel hin, wo sich durch Aufbohren der Markhöhle die notwendige elastische Verklemmung nach dem Rohr-im-Rohr-Prinzip realisieren läßt und damit mechanische Stabilität erzielt werden kann, ohne die eine knöcherne Heilung nicht möglich ist. Böhler erkannte sehr früh die Bedeutung der Marknagelosteosynthese von Küntscher und bezeichnete sie als „derzeit bestes Verfahren" [1].

Für die erfolgreiche Behandlung der Tibiaschaftfraktur ist nicht nur die Höhenlokalisation von Bedeutung, sondern die Bruchform und der Zustand der Weichteile.

Von seiten der Bruchform kommen folgende Frakturen für eine klassische Marknagelung in Frage:
- Quer- und kurzer Schrägbruch mit und ohne 3. Fragment,
- Zweietagenfraktur

Unter dem auf die Weichteile gerichteten Aspekt eignen sich:
- geschlossene Fraktur Grad 0–II
- offene Fraktur Grad I
- Frakturen mit abgeheiltem Weichteilschaden (z. B. nach Fixateur externe)

Eine wesentliche Erweiterung des Indikationsbereichs hat die Marknagelung durch die Einführung der statischen und dynamischen Verriegelung erfahren, so daß es möglich wurde, auch Trümmerfrakturen zu behandeln und solche, die außerhalb des mittleren Schaftdrittels liegen ([4, 5, 21] u.a.). Entscheidender Punkt ist hierbei die Möglichkeit zur Rotationsstabilisierung und Distanzhaltung.

Neben den frakturspezifischen lokalen Gesichtspunkten haben ganz besonders die zusätzlichen Verletzungen auf die Wahl des Osteosyntheseverfahrens und den Operationszeitpunkt Einfluß. Der Marknagel wird immer dann in Frage kommen,

Die Tibiaschaftfraktur beim Erwachsenen
Hrsg.: K. P. Schmit-Neuerburg, K. M. Stürmer
© Springer-Verlag Berlin Heidelberg 1987

wenn erhöhte Stabilität und rasche knöcherne Heilung gefragt sind, vorausgesetzt natürlich, daß sich die Fraktur für die Nagelung eignet. Unter diesem Gesichtspunkt sind folgende Zustände zu nennen:

— Patienten mit Schädel-Hirn-Trauma bzw. Geisteskranke mit starker motorischer Unruhe,
— Sucht- und Alkoholkranke mit fehlender Kooperation.

In den letzten Jahren hat sich eine ganze Reihe von Autoren mit der Pathophysiologie der Schaftfraktur und ihrer Heilung unter verschiedenen Osteosynthesebedingungen befaßt [2, 9, 11, 17, 18]. So ist davon auszugehen, daß der unverletzte Tibiaschaft zu einem wesentlichen Teil von der A. nutritia versorgt wird, die im Falle einer Fraktur außerordentlich gefährdet ist und gar völlig zerstört wird, wenn eine Marknagelung mit Aufbohren der Markhöhle erfolgt. Nach neueren Untersuchungen entsteht an der innersten Kortexschicht eine aspetische Zylindernekrose, die über mehrere Zentimeter nach proximal und distal der Osteotomie reicht. Unter stabilen Verhältnissen kommt es allmählich zu einer Stromumkehr der physiologischerweise zentrifugal gerichteten Durchblutung, die jetzt von periostal her, also zentripedal erfolgt [9, 18]. Diese Stromumkehr ist aber nur möglich, wenn die den Knochen umgebenden Weichteile nicht zu sehr in Mitleidenschaft gezogen sind und nicht zusätzlich von außen noch eine Deperiostierung besteht. In diesem Falle tritt eine komplette Ischämie ein, die den ganzen Kortikalisquerschnitt betrifft [9].

Diese an der Hunde- und Schafstibia gewonnenen Erkenntnisse entsprechen ganz der klinischen Erfahrung, nämlich, daß mit einer biologischen Katastrophe gerechnet werden muß, wenn nach mißglückter Marknagelung in gleicher Sitzung eine Plattenosteosynthese mit Deperiostierung des Knochens durchgeführt wird. Andererseits aber kann mit rascher, periostaler Heilung gerechnet werden, wenn die Marknagelung komplikationslos verläuft und ausreichende Stabilität erzielt wird. Küntscher [8] hat ausdrücklich und wiederholt auf die periostale Durchblutung hingewiesen und deshalb die gedeckte Marknagelung propagiert.

Die Knocheninfektion nach operativer Therapie ist als schwere lokale Komplikation anzusehen und belastet Patient und Operateur. Im Falle der Marknagelung haben Schweiberer u. Lindemann [16] auf die erhöhte Infektionsgefahr aufgrund der anfänglich ungünstigen Ernährungssituation hingewiesen und treten eher für die verzögerte Marknagelung ein, wenn lokale Hypoxie, Azidose und Permeabilitätsstörungen abgeklungen sind und damit günstigere biologische Voraussetzungen bestehen (Abb. 1).

In den ersten Stunden nach Frakturereignis läßt sich das Ausmaß des vorhandenen Weichteilschadens nur schwer und unvollständig abschätzen. Die von Tscherne u. Oestern [20] aufgestellte Klassifikation der geschlossenen Fraktur in 4 Grade ermöglicht eine bessere Erfassung der Weichteilmitbeteiligung und hat somit auch Einfluß auf die Wahl des Operationszeitpunktes.

Klassifikation des Weichteilschadens nach Tscherne u. Oestern [20]:

— Geschlossene Fraktur Grad 0: Keine oder nur unbedeutende Weichteilverletzung. Bruchform: einfach (indirekte Entstehung). Beispiel: Tibia-Spiralfraktur des Skiläufers.
— Geschlossene Fraktur Grad I: Oberflächliche Hautabschürfung oder umschriebene Kontusion durch Fragmentdruck von innen. Bruchform: einfach bis mittelschwer. Beispiel: Biegungsfraktur mit Keil und starker Dislokation.
— Geschlossene Fraktur Grad II: Tiefe, kontaminierte Schürfung mit lokaler Haut- und Muskelkontusion nach stärkerem Direkttrauma.

a　　　　　　　　　b　　　　　　　　　c

Abb. 1. **a** 43jährige Patientin; Stoßstangenverletzung des linken Unterschenkels: geschlossene Fraktur Grad II. Primär konservative Therapie für 10 Tage. **b** Nach 10 Tagen gedeckte Marknagelung und Ausklinkdrähte. Zusätzlich dorsale Oberschenkelgipsloguette für 3 Wochen, jedoch funktionelle Nachbehandlung möglich. **c** Nach 14 Monaten Nagelentfernung. Fraktur seit 11 Monaten knöchern verheilt und belastungsfähig; Funktion vollständig

     Bruchform: mittel bis schwer.
     Beispiel: Zweietagenbruch nach Stoßstangenanpralltrauma.
— Geschlossene Fraktur Grad III: Ausgedehnte Hautkontusion; Zerstörung von größeren Muskelpartien, subkutanes Décollement. Verletzung größerer Gefäße; manifestes Kompartmentsyndrom.
     Bruchform: schwer bis zur Zertrümmerung.
     Beispiel: Überfahrungsverletzung.

Aus dieser Einteilung ergeben sich zwangsläufig Konsequenzen für die Indikation zur Marknagelung und den Operationszeitpunkt. Aufgrund der eigenen Erfahrung mit dem AO-Marknagel und der Auswertung der Komplikationen und Ergebnisse einer AO-Sammelstudie mit insgesamt 1072 Tibianagelungen [6] können folgende Empfehlungen ausgesprochen werden:

— Für eine Sofortversorgung der geschlossenen Unterschenkelfraktur durch Marknagelosteosynthese besteht m. E. keine zwingende Indikation. Die nagelgerechte Fraktur wird aber notfallmäßig nach den Richtlinien der konservativen Knochenbruchbehandlung reponiert und immobilisiert. Dadurch ergeben sich folgende Vorteile:

— Ein sich anbahnendes Kompartmentsyndrom kann durch Beobachtung frühzeitig in der Entstehung erkannt und durch Entlastung zusammen mit der Frakturstabilisierung mittels Platte bzw. Fixateur externe entsprechend behandelt werden. Die Marknagelung kommt bei bestehendem Kompartmentsyndrom nicht in Frage.

— Die zeitliche Verzögerung der Marknagelung um 6–8 Tage und die eingeleitete konservative Behandlung führen zu einer Besserung der Gewebehypoxie und der Azidose. Außerdem kann im Verlauf der bestehende Weichteilschaden beurteilt werden.

— Die primär erzielte Reposition erlaubt, die Nagelung gedeckt durchzuführen und den sich hieraus ergebenden biologischen Vorteil voll zu nutzen.

- Die operationstechnisch aufwendige Marknagelosteosynthese kann im regulären Operationsprogramm und somit unter optimalen personellen und technischen Bedingungen durchgeführt werden.

Der Nachteil dieser Taktik liegt einzig in der längeren präoperativen Exposition des Verletzten im Krankenhaus, so daß die Gefahr des Hospitalismus nicht unterschätzt werden darf. Aus diesem Grund sind an die Unterbringung dieses Patienten auf einer wirklich aseptischen Station, an die Operationsvorbereitung und die Asepsis im Operationssaal größte Ansprüche zu stellen.

6.2 Operationstechnik

Wie die AO-Sammelstudie zeigt, wird die Marknagelung der Tibia in 92% der Fälle sekundär durchgeführt. In 96% kann sie gedeckt erfolgen, also ohne den Frakturbereich zu eröffnen [6]. Dies ist ein wichtiger biologischer Aspekt, da sich ausgebohrtes Knochenmaterial mit dem Frakturhämatom vermischt und so zu einer raschen Kallusbildung beiträgt. Rudzki et al. [12] konnten im Tierexperiment zeigen, daß Kompaktamehltransplantat bereits zwischen der 4.-6. Woche die höchste Umbaurate erreicht, während z. B. bei autogener Spongiosa die Höchstwerte erst nach 7-12 Wochen festzustellen sind. Auch Schöttle et al. [15] kommen zu diesem Ergebnis. Sie untersuchten das durch Aufbohren des Markraumes gewonnene Knochenmaterial auf seine osteogenetische Aktivität. Die Ergebnisse lassen annehmen, daß die Ossifikation im Frakturbereich durch Bohrmaterial zumindest begünstigt wird (Abb. 2, 3).

Für einen komplikationsfreien Operationsverlauf hat sich das AO-Marknagelinstrumentarium und die Verwendung des AO-Nagels bestens bewährt [14]. Entscheidend dabei ist aber die schulmäßige Durchführung der Operation [22]. Im einzelnen ergeben sich folgende Schwerpunkte:

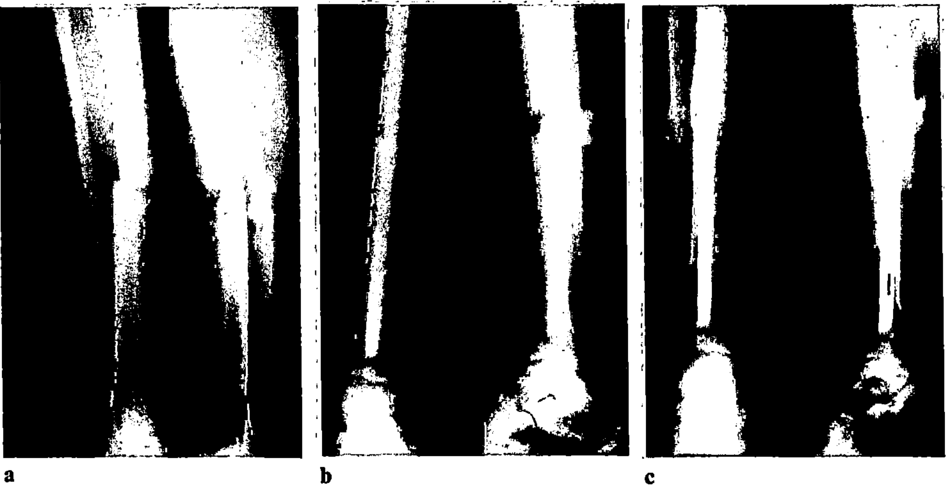

a   b   c

Abb. 2. a 24jähriger Profifußballspieler. Unterschenkelquerfraktur mit weit abgesprengtem 3. Fragment. b Nach 5 Tagen gedeckte Tibiamarknagelung. Großer ventraler Kompaktdefekt. Keine zusätzlichen Maßnahmen zur Defektauffüllung. c Bereits nach 5 Monaten völlige knöcherne Auffüllung und Frakturheilung. Trainingsbeginn 4 Monate nach Fraktur

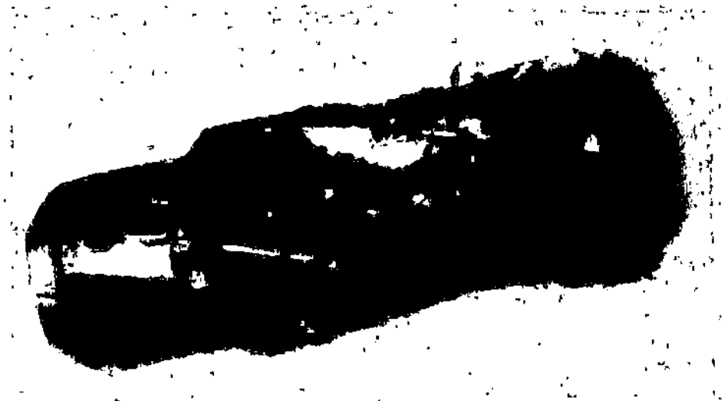

Abb.3. Bohrkopf mit Knochenmaterial aus Markhöhle

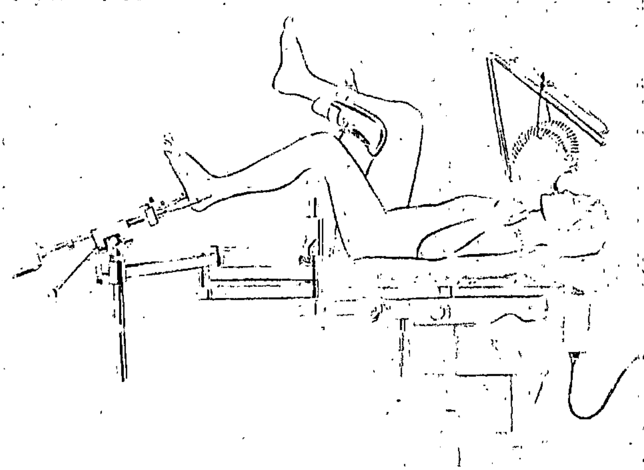

Abb.4. Die Lagerung zur gedeckten Tibiamarknagelung erfolgt auf dem Extensionstisch, wobei ganz besonders sorgfältig die korrekte Rotationsstellung überprüft werden muß *(Pfeile).* 96% der Nagelungen können gedeckt durchgeführt werden. (Aus Kuner [5 a])

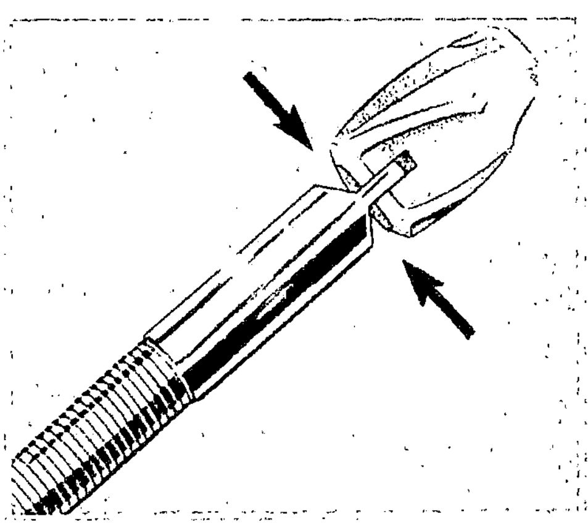

Abb.5. Wird über 12,5 mm aufgebohrt, muß die stärkere Bohrwelle verwendet werden, da sonst Komplikationen auftreten. (Aus Kuner [5 a])

- Lagerung auf dem Extensionstisch (Fersenbeindraht oder Fußmanschette) und Reposition der Fraktur durch den Operateur selbst. Besondere Aufmerksamkeit ist auf die richtige Rotationsstellung zu richten (Abb. 4).
- Gewissenhafte Desinfektion und sterile Abdeckung des Patienten und des Röntgenbildverstärkers.
- Schonung der Weichteile an der Nageleinschlagstelle.
- Konsequentes schrittweises Aufbohren der Markhöhle um jeweils 0,5 mm und niemals eine Bohrkopfstärke überspringen.
- Ab 12,5 mm muß eine stärkere Bohrwelle verwendet werden (Abb. 5).

— Exzessives Aufbohren vermeiden. In der Regel wird die Tibia bis 12 oder 13 mm aufgebohrt. Bei jüngeren Patienten mit harter Kompakta proximales Fragment und die ersten 2 cm des distalen Fragments um 0,5 mm mehr als die gewählte Nagelstärke aufbohren. Dadurch wird beim Eintreiben des Nagels eine mögliche Sprengung des Schaftes oder zusätzliche Frakturierung vermieden.
— Exakte Längenbestimmung des Nagels.
— Nagel niemals über den zum Aufbohren verwendeten Bohrdorn (3 mm stark) einschlagen, sondern immer über den 4 mm starken Führungsstab.
— Dünne Redonsaugdrainage durch kleine Stichinzision auf Frakturhöhe einlegen.

6.3 Ergebnisse

Es hat sich gezeigt, daß sich bei einem schulmäßigen und präzisen Vorgehen die intraoperativen Komplikationen auf ein Minimum reduzieren lassen. Treten sie auf, so zeigt die Analyse dieser Fälle, daß sie nicht selten der Ausgangspunkt für eine Knocheninfektion waren.

Die Osteitisrate dieses Kollektivs, das Teil der AO-Sammelstudie ist [6], liegt unter den Bedingungen eines konventionellen Operationssaals bei 4,1%. Diese schwerwiegende Komplikation konnte nach 1973 mit der Möglichkeit, die Nagelung unter laminar-airflow-Bedingungen durchzuführen, auf 1,8% gesenkt werden [7] (Tabelle 1).

Mit dem dargestellten Konzept der gedeckten Tibiamarknagelung konnte in fast 80% ein normales Gangbild, in 73% eine vollständige Funktion in den Nachbargelenken und in 81% eine klinisch und röntgenologisch korrekte Achsenstellung erzielt werden. Diese Ergebnisse fallen in die Kategorien sehr gut und gut (Tabelle 2).

Insgesamt fallen ca. 25% der Ergebnisse unter die Kategorien mäßig und schlecht, wobei die schlechten Ergebnisse bezüglich des Gangbildes im einzelnen

Tabelle 1. *Komplikationen* bei Marknagelung an der Tibia 1966–1973 (n = 127)

	%
Posttraumatische Osteitis im konventionellen OP	4,1
(Nach Einführen des laminar-air-flow 1974–1976; n = 155)	(1,8)
Pseudarthrosen	1,6
Implantatbruch	0,7

Tabelle 2. *Ergebnisse* bei Marknagelung an der Tibia 1966–1973 (Kategorie sehr gut und gut; n = 127)

	%
Normales Gangbild	79,5
Vollständige Gelenkfunktion	73,2
Klinisch und röntgenologisch korrekte Achsen	81,1
Seitengleiche Beinlänge	76,4
Normale Muskulatur	76,0

Tabelle 3. *Ergebnisse* bei Marknagelung an der Tibia 1966-1973 (Kategorie mäßig und schlecht; n = 127)

	%
Gangbild:	
Leicht behindert	8,6
Stärker behindert	12,6
Beweglichkeit: Knie bzw. OSG	
Endgradig eingeschränkt	6,3
über 10°	14,2
Beinlänge:	
Verkürzt bis 1 cm	14,2
Verkürzt bis 2 cm	9,4
Muskelminderung bis 1 cm	24,4
Achsen- und Rotationsfehler:	
Weniger als 10°	14,2
Mehr als 10°	4,7

12,6%, der Bewegungseinschränkung in den Nachbargelenken von mehr als 10° bei 14,2%, eine Verkürzung bis 2 cm bei 9,4% sowie Achsen- und Rotationsfehler von mehr als 10° bei 4,7% liegen. Eine Minderung der Muskelmasse bis zu 1 cm Umfang findet sich bei fast 25% der Fälle noch nach 4 Jahren (Tabelle 3).

6.4 Nachbehandlung

Die Nachbehandlung einfacher Frakturen im mittleren Schaftdrittel der Tibia ist einfach. Nach Abschluß der Wundheilung kann der Patient bereits mit ca. 20 kg teilbelasten und schon nach etwa 3 Wochen bis zur vollen Belastung gehen. Schwierigere Frakturformen, v. a. wenn die Rotationsstabilität nicht durch Verzahnung der Fragmente gesichert ist, können erst nach sichtbarer Kallusbildung die Belastung aufnehmen. Dies ist aber in der Regel bereits nach 4–5 Wochen möglich. Entscheidend ist m. E. aber weniger der Belastungsbeginn, sondern vielmehr die funktionelle Nachbehandlung, die der Muskelatrophie und der Bewegungseinschränkung in den Nachbargelenken entgegenwirkt. Der stationäre Aufenthalt beträgt in unserem Krankengut für Solitärfrakturen der Tibia mit komplikationslosem postoperativem Verlauf durchschnittlich 13 Tage unter Einbeziehung der präoperativen konservativen Behandlung.

Die Metallentfernung erfolgte durchschnittlich nach 18 Monaten. Diese könnte jedoch ohne Nachteil schon nach 10–12 Monaten erfolgen, da sich regelmäßig eine Kallusspindel gebildet hat.

Insgesamt betrachtet stellt die Marknagelung der Tibiafraktur in der Hand des erfahrenen Chirurgen ein sicheres operatives Verfahren dar, dessen Ergebnisse sich durchaus noch verbessern lassen.

6.5 Zusammenfassung

Zusammenfassend wird festgestellt, daß die gedeckte Marknagelosteosynthese der Tibia bei geschlossener oder erstgradig offener Fraktur indiziert ist, wenn Frakturlokalisation und Frakturform dafür geeignet sind. Sie stellt ebenfalls das Verfahren der Wahl dar, wenn eine Tibiapseudarthrose besteht oder eine Heilungsverzögerung bei Fixateur-externe-Osteosynthese vorliegt. Durch die zeitliche Verzögerung der Operation nach primär korrekter konservativer Behandlung werden Vorteile sichtbar, die ganz besonders der Weichteilschädigung zugute kommen. Der Einsatz klimatechnischer Maßnahmen (z. B. laminar airflow) zusammen mit lückenloser Asepsis ermöglichen es, die Infektionsrate eindeutig zu senken. Eine ausgefeilte Operationstechnik und die Verwendung des AO-Marknagelinstrumentariums machen intraoperative Komplikationen zur Seltenheit. Wegen der erzielbaren hohen Stabilität eignet sich das Verfahren v. a. auch für Unterschenkelfrakturen bei gleichzeitigem Schädel-Hirn-Trauma mit motorischer Unruhe sowie für Sucht- und Alkoholkranke mit fehlender Kooperation. Bei Solitärverletzung ist der stationäre Aufenthalt kurz, trotz der empfehlenswerten Verzögerung der Operation. Die Belastbarkeit dagegen kann frühzeitig erfolgen.

6.6 Literatur

1. Böhler L (1944) Die Technik der Knochenbruchbehandlung im Frieden und im Kriege, Bd III. Die Marknagelung nach Küntscher. Maudrich, Wien
2. Eitel F (1981) Indikation zur operativen Frakturenbehandlung. Springer, Berlin Heidelberg New York (Hefte zur Unfallheilkunde, Bd 154)
3. Herzog K (1953) Nagelung der Tibiaschaftbrüche mit einem starren Nagel. Dtsch Z Chir 276: 227
4. Kempf I, Grosse A, Lafforgue D (1976) Lènclouage avec blocage de la rotation ou „clou bloqué". Principes, technique, indications et premiers résultats. Communication à la journée d'Hiver 1976 de la SOFCOT
5. Klemm K, Schellmann WD (1972) Dynamische und statische Verriegelung des Marknagels. Monatsschr Unfallheilkd 568
5a. Kuner EH (1980) In: Baumgartl, Kremer, Schreiber (Hrsg) Spezielle Chirurgie für die Praxis. Thieme, Stuttgart
6. Kuner EH, Schweikert C-H, Weller S, Ullrich K, Kirschner P, Knapp U, Kurock W (1976) Die Marknagelung von Femur und Tibia mit dem AO-Nagel. Erfahrungen und Resultate bei 1591 Fällen. Unfallchirurgie 2: 155
7. Kuner EH, Terbrüggen D, Baumann U (1977) 447 operativ und konservativ behandelte geschlossene und offene Unterschenkelfrakturen und deren Ergebnisse. Hefte Unfallheilkd 129: 121
8. Küntscher G (1962) Praxis der Marknagelung. Schattauer, Stuttgart
9. Pfister U, Rahn BA, Perren SM, Weller S (1979) Vascularität und Knochenumbau nach Marknagelung langer Röhrenknochen. Aktuel Traumatol 9: 191
10. Rehn J, Willenegger H (1983) Die Frage der Indikation. Langenbecks Arch Chir 361: 423
11. Rhinelander FW (1973) Effects of medullary nailing on the normal blood supply of diaphyseal cortex. In: Instructional course lectures. Am Acad Orthop Surg 22: 161
12. Rudzki M, Burri C, Hutzschenreuter P (1976) Der Ein- und Umbau von autologer Spongiosa und Compacta im ersatzschwachen Knochenlager. Langenbecks Arch Chir [Suppl] 263
13. Sarmiento A (1970) A functional below-the-knee brace for tibial fractures. A report on its use in one hundred thirty-five cases. J Bone Joint Surg [Am] 52: 295
14. Schneider R (1961) Die Marknagelung der Tibia. Helv Chir Acta 28: 1
15. Schöttle H, Jungbluth KH, Sauer HD, Schöntag H (1978) Weichteilverknöcherungen nach stabiler Osteosynthese durch Knochenmehl. Chirurg 49: 49

17. Schweiberer L, van den Berg PA, Dambe L (1970) Das Verhalten der intraossären Gefäße nach Osteosynthese der frakturierten Tibia des Hundes. Therapiewoche 20: 1330

16. Schweiberer L, Lindemann M (1973) Infektion nach Marknagelung. Chirurg 44: 542

18. Stürmer KM, Schuchardt W (1980) Neue Aspekte der gedeckten Marknagelung und des Aufbohrens der Markhöhle im Tierexperiment. Unfallheilkunde 83: 433

19. Trojan E (1983) Die Technik der konservativen Frakturbehandlung Langenbecks Arch Chir 361: 419

20. Tscherne H, Oestern HJ (1982) Die Klassifizierung des Weichteilschadens bei offenen und geschlossenen Frakturen. Unfallheilkunde 85: 111

21. Vescei V (1978) Verriegelungsnagelung. Maudrich, Wien

22. Weller S, Renné J (1973) Grundsätzliche Fehler und Komplikationsmöglichkeiten der Marknagelung. Chirurg 44: 533

23. Zifko B (1982) Die Indikation und die Technik der konservativen Behandlung frischer geschlossener Unterschenkelschaftbrüche. Allg Unfallvers Anstalt, Wien

7 Verriegelungsnagelung

H. Contzen und M. Börner

7.1 Entwicklung

Der von Küntscher 1968 [3] zur Versorgung von Trümmerbrüchen inaugurierte Detensionsnagel ist von Klemm u. Schellmann [2] zum *Verriegelungsnagel* weiterentwickelt und von ihnen 1972 erstmals vorgestellt worden. Der Verriegelungsnagel vereinigt in sich das Prinzip des intramedullären Kraftträgers mit dem der Schraubenfixation des Kraftträgers am Knochen. Dadurch läßt sich sowohl eine Fragmentstabilisierung in allen Ebenen als auch die Neutralisation aller auf den Frakturbereich einwirkenden Kräfte, bei geeigneter Indikation somit eine übungsstabile Osteosynthese selbst bei den Bruchformen erreichen, die mit dem konventionellen Marknagel nicht optimal versorgt werden können.

Diese Aussage gilt insbesondere für Mehrfragment-, Trümmer- und Etagenbrüche, für die wir auch an der Tibia in der Verriegelungsnagelung die Behandlungsmethode der ersten Wahl sehen. Bei diesen Bruchformen ist mit einem konventionellen Marknagel keine Übungsstabilität zu erwarten, weil die Fragmente im mittleren Schaftsegment nicht formschlüssig in den Knochenimplantatverbund einbezogen werden können und für den Küntscher-Nagel weder eine elastische Querverklemmung noch insbesondere eine Längsverkeilung möglich ist; eine Plattenosteosynthese würde dabei die Denudation mancher Fragmente bedeuten.

7.2 Indikation

Somit ist nach unserer Erfahrung bei geschlossenen Tibiafrakturen die Anwendung des Verriegelungsnagels bei Mehrfragmentbrüchen, Trümmerbrüchen und Etagenbrüchen als *optimale Indikation* anzusehen.

Dazu einige klinische Beispiele:
- *Mehrfragmentbrüche,* hier v.a. die häufigen Biegungsbrüche mit ausgesprengtem großem Biegungskeil.
- *Trümmerbrüche,* hier mit dem primären Ziel der Distanzerhaltung und Spontanreposition der Fragmente durch die konzentrische Muskelarbeit bei frühfunktioneller Behandlung.
- *Etagenbrüche* (Abb.1) mit der Notwendigkeit der absoluten Stabilisierung beider Frakturbereiche, um die sonst drohende Pseudarthrose, meist an der proximalen Fraktur, zu vermeiden.

7.3 Operationstechnik

Die *Operationstechnik* entspricht zunächst der für die gedeckte konventionelle Küntscher-Nagelung, für die u.a. die korrekte Wahl der Nageleinschlagstelle entscheidend ist. Hinsichtlich der Aufbohrung der Markhöhle bestehen insofern

Die Tibiaschaftfraktur beim Erwachsenen
Hrsg.: K.P.Schmit-Neuerburg, K.M.Stürmer
© Springer-Verlag Berlin Heidelberg 1987

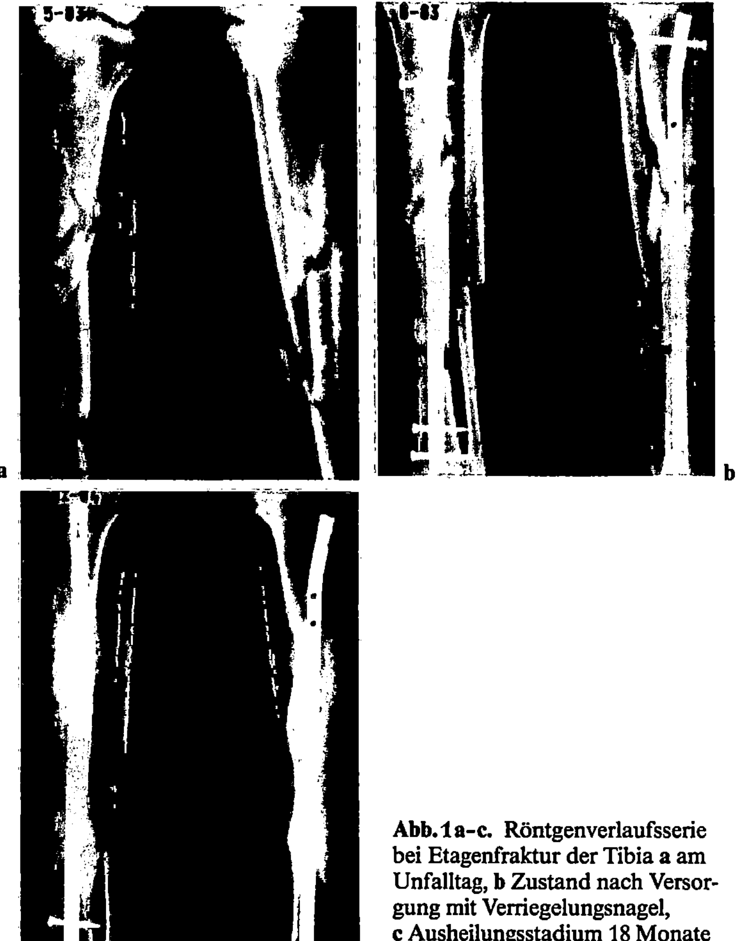

Abb. 1 a-c. Röntgenverlaufsserie
bei Etagenfraktur der Tibia a am
Unfalltag, b Zustand nach Versorgung mit Verriegelungsnagel,
c Ausheilungsstadium 18 Monate
postoperativ

Unterschiede, als damit keine Erweiterung der Nagelindikation per se, sondern lediglich die Einbringung mindestens des dünnsten Verriegelungsnagels für die Tibia mit 12 mm Außendurchmesser erreicht werden soll.

Unbedingt ist zu beachten, daß bei instabilen Frakturen mit freien Fragmenten der Bohrkopf in der Markhöhle nur *ruhend* über den Frakturbereich in das periphere Fragment vorgeschoben werden darf, um solche Einzelfragmente nicht aus dem Gewebeverbund herauszureißen.

Bei der gedeckten Marknagelung ist die röntgenologische Kontrolle des gesamten Operationsablaufs — von der Reposition und dem Einführen der Führungssonde über das Vorschlagen des Marknagels bis zur korrekten Plazierung der Verriegelungsbolzen — unerläßlich. Um einmal die Strahlenbelastung des Operationsteams, zum andern eine Gefährdung der Asepsis so gering als möglich zu halten, muß der zur Kontrolle dienende Röntgenbildverstärker unbehindert eingesetzt werden können; dafür ist die Lagerung des Patienten auf einem speziellen Extensionstisch mit verstrebungsfreien Beinholmen Voraussetzung (Abb. 2). Wir haben die berechtigte Hoffnung, daß eine subjektive Schwachstelle des Verfahrens, nämlich die Einbringung der Verriegelungsbolzen unter Röntgendurchleuchtung, bald beseitigt sein wird.

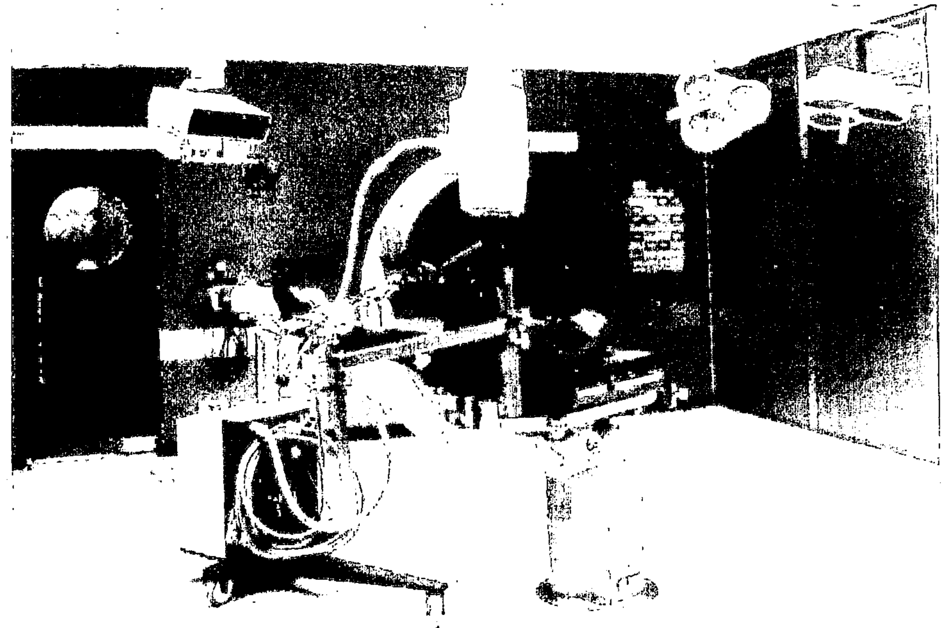

a

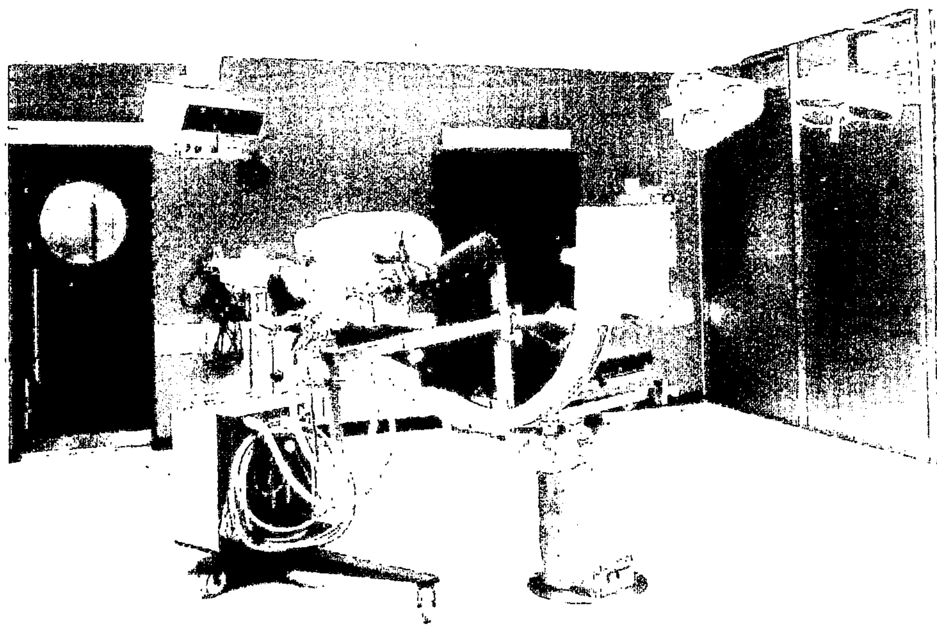

b

Abb. 2a, b. Autarke Extensionstischplatte mit Zusatz für Verriegelungsnagelung am Unterschenkel für Maquet-Operationssäule 1120. **a** Röntgenbildverstärker im a.-p.-Strahlengang, **b** Röntgenbildverstärker im seitlichen Strahlengang

7.4 Ergebnisse

Börner hat über die Ergebnisse während der 48.Jahrestagung der Deutschen Gesellschaft für Unfallheilkunde 1984 in Berlin ausführlich berichtet. Ich trage sie hier noch einmal vor.

In der Zeit vom 1.Januar 1975 bis 31.Dezember 1983 sind in der BG-Unfallklinik Frankfurt am Main insgesamt 1279 Unterschenkelbrüche behandelt worden. Bei 837 lag eine geschlossene, bei 442 eine offene Unterschenkelfraktur vor.

Während zweit- und drittgradig offene Frakturen nach den allgemein geltenden Richtlinien früher überwiegend mit Plattenosteosynthese, in den letzten Jahren ausschließlich mit dem Fixateur externe erstversorgt worden sind, kam bei 308 geschlossenen (=76,8%) und bei 93 erstgradig offenen (=23,2%) Unterschenkelfrakturen, also in diesem Zeitraum bei 401 Unterschenkelfrakturen der Verriegelungsnagel zur Anwendung.

Diese 401 mit Verriegelungsnagel versorgten Unterschenkelfrakturen konnten lückenlos aufgeschlüsselt, der Verlauf anhand der Krankenblätter und Rentenakten konnte kontrolliert und das funktionelle Behandlungsergebnis schließlich durch Nachuntersuchung von 267 Patienten nachgeprüft werden.

Wie aus der Tabelle 1 zu ersehen ist, überwiegt in diesem Kollektiv hinsichtlich der Unfallursachen der Verkehrsunfall mit insgesamt 47,9%, wobei es sich v.a. um berufsgenossenschaftlich versicherte Wegunfälle handelt. Die Rekonstruktion des Unfallhergangs am Arbeitsplatz ergab hier ausnahmslos eine direkte Gewalteinwirkung.

Entsprechend dem Krankengut einer berufsgenossenschaftlichen Unfallklinik waren nur 75 Patienten (=18,0%) älter als 50 Jahre, während die Altersgruppe zwischen 20-40 Jahren hier mit insgesamt 48,2% vertreten ist.

Tabelle 1. Unfallursachen (n=401)

	n	%
Sport	89	22,2
PKW	52	13,1
Motor-/Zweirad	59	14,9
Fahrrad	13	3,2
Fußgänger	67	16,7
Häuslicher Unfall	27	6,8
Arbeitsplatz	94	23,1
	401	100

Tabelle 2. Frakturformen und Weichteilzustand (n=401)

	Geschlossen	1° offen	Gesamt	
	n	n	n	%
Trümmerfraktur	49	13	62	15,5
Etagenfraktur	32	9	41	10,2
Querfraktur	53	21	74	18,5
Biegungsfraktur+Keil	39	17	56	13,9
Spiralfraktur	114	28	142	35,4
Mehrfragmentfraktur	21	5	26	6,5
	308 (76,8%)	93 (23,2%)	401	100

Tabelle 3. Operationszeitpunkt (n = 401)

	n	%
Unfalltag	314	79,1
Bis zu 1 Woche	46	11,6
Bis zu 2 Wochen	27	6,7
Über 2 Wochen	14	2,6
	401	100

Die Aufschlüsselung des Kollektivs nach der Bruchform (Tabelle 2) läßt das Überwiegen indirekter Verletzungsmechanismen erkennen, ohne daß daraus aber eine Beziehung zum Weichteilzustand abzuleiten wäre. Mehrfragment-, Trümmer- und Etagenfrakturen der Tibia sind in diesem Kollektiv mit insgesamt 46,1% aufgelistet.

Die operative Versorgung der geschlossenen und erstgradig offenen Unterschenkelfrakturen wurde bei 79,1% noch am Unfalltag, bei 11,6% innerhalb der 1. Woche nach dem Unfall durchgeführt. Die verzögerte Primär- bzw. Spätversorgung war durch die Verlegung der Patienten aus anderen Kliniken bedingt (Tabelle 3).

Entsprechend der jeweiligen Bruchform und Frakturlokalisation erfolgte in 309 Fällen (= 77,2%) die statische, bei 92 Fällen (= 22,8%) die primäre dynamische Verriegelung. Die primär statisch verriegelten Tibiafrakturen konnten — in Abhängigkeit vom röntgenologisch dokumentierten Verlauf der Heilungsvorgänge — im Durchschnitt nach 8 Wochen durch Entfernung der bruchfernen Verriegelungsbolzen dynamisiert werden. Bei den Spiral-, Quer- und Biegungsbrüchen war im Durchschnitt nach 1 Woche Teilbelastung gestattet worden, während bei den Patienten mit Trümmer-, Etagen- und Mehrfragmentbrüchen nach durchschnittlich 16 Tagen eine Teilbelastung bis zu 20 kg, die zunehmende Teilbelastung nach durchschnittlich 4 Wochen möglich war.

Bei 98,2% der Fälle war die in jedem Fall anzustrebende gedeckte Marknagelung möglich, nur bei 1,8% lag ein Repositionshindernis vor, das zunächst durch Eröffnung des Frakturbereichs beseitigt werden mußte.

7.4.1 Komplikationen

Als Frühkomplikation trat in 12 Fällen ein postoperatives Hämatom auf, das ausgeräumt werden mußte.

Von den 308 geschlossenen Unterschenkelfrakturen hat sich bei 3 Patienten (= 0,9%), von den 93 erstgradig offenen Unterschenkelfrakturen bei 6 Patienten (= 6,4%) eine posttraumatische Osteomyelitis entwickelt. Diese erhebliche Diskrepanz ist uns erst durch diese Nachuntersuchung bewußt geworden und hat sofortige Konsequenzen nach sich gezogen; es werden jetzt erstgradig offene Unterschenkelfrakturen nach Wundversorgung zunächst im Gipsschienenverband immobilisiert und erst nach Wundheilung sekundär stabilisiert.

Von den 9 Patienten mit posttraumatischer Osteomyelitis war durch Sofortintervention in 5 Fällen baldige Infektsanierung möglich, bei 4 Patienten mußte der Verriegelungsnagel entfernt und die Stabilisierung mit einem Fixateur externe erreicht werden; inzwischen ist auch bei diesen 4 Patienten die Knochenkonsolidierung und Infektionssanierung eingetreten.

Tabelle 4. Komplikationen nach Verriegelungsnagelung der
Tibia (n = 401)

	n	%
Primäre Instabilität	2	0,5
Kompartment	1	0,2
Peronaeusschaden	3	0,7
Verzögerte Knochenheilung	3	0,7
(Spongiosaplastik)		
Hämatom	12	2,9
Posttraumatische Osteomyelitis	9	2,2
Reosteosynthese		0,7
— Fehlstellung	1	
— Nagelbruch	2	
	33	7,9

Tabelle 5. Funktionelle Behandlungsergebnisse nach Verriegelungsnagelung
der Tibia (n = 267)

	n	%
Sehr gut	167	62,5
Gut	85	31,8
Mäßig	12	4,5
Schlecht	3	1,2
	267	100

Sämtliche Komplikationen im Zusammenhang mit der Versorgung der Unterschenkelfrakturen mit einem Verriegelungsnagel sind in Tabelle 4 aufgeführt.

Die bei 2 Patienten nachgewiesene primäre Instabilität der Osteosynthese ist offensichtlich auf eine ungeeignete Indikation zurückzuführen. Ein klinisch manifestes Kompartmentsyndrom konnte durch sofortige Faszienspaltung behoben werden. Offensichtlich lagerungsbedingte Paresen des N. peronaeus traten bei 3 Patienten auf, waren jedoch innerhalb eines Jahres vollständig zurückgebildet.

Bei einem Patienten wurde wegen extremer Valgusfehlstellung eine Reosteosynthese in der 1. Woche erforderlich; natürlich ist dafür eine fehlerhafte Technik verantwortlich zu machen. Bei 2 Patienten trat ein Nagelbruch auf, einmal 12 Wochen nach der Versorgung, hier bedingt durch ein erneutes, geeignetes Unfallereignis, und bei dem anderen Patienten offensichtlich durch zu frühe Belastung des Beines bei einer statisch versorgten Trümmerfraktur der Tibia.

267 Patienten konnten unter vorgegebenen Beurteilungskriterien nachuntersucht werden:

Sehr gut = freie Beweglichkeit, kein Muskelminus, achsengerechte Stellung.

Gut   = Beweglichkeit bis 10° eingeschränkt, Muskelminus bis 1 cm, Bruch in Achsenfehlstellung bis 10° ausgeheilt.

Mäßig   = Beweglichkeit bis 20° eingeschränkt, Muskelminus bis 2 cm, Bruch in Achsenfehlstellung bis 10° ausgeheilt.

Schlecht = Beweglichkeit über 20° eingeschränkt, Muskelminus über 2 cm, Bruch in Achsenfehlstellung über 10° ausgeheilt.

Das Intervall zwischen Unfallereignis und Nachuntersuchungstermin betrug im Mittel 20 Monate. Die Auswertung entsprechend dieser Kriterien ergab, daß bei 252 Patienten (=94,3%) ein sehr gutes bis gutes Ergebnis erzielt werden konnte (Tabelle 5).

7.5 Zusammenfassung

Bei geschlossenen Unterschenkelfrakturen ist die sog. Verriegelungsnagelung als Behandlungsmethode der ersten Wahl, v. a. bei Mehrfragment-, Trümmer- und Etagenbrüchen anzusehen. Schilderung des Verlaufes anhand von Krankenblatt- und Rentenaktenunterlagen bei 401 Patienten, des funktionellen Behandlungsergebnisses aufgrund der Nachuntersuchung von 267 Patienten. Überraschend war die Diskrepanz in der Infektionsquote, die bei 318 geschlossenen Unterschenkelfrakturen 0,9%, bei 93 erstgradig offenen Unterschenkelfrakturen dagegen 6,4% betrug. Als Konsequenz wird herausgestellt, daß erstgradig offene Unterschenkelfrakturen erst nach erfolgter Wundheilung operativ stabilisiert werden sollten.

7.6 Literatur

1. Börner M (im Druck) Ergebnisse der operativen Knochenbruchbehandlung am Beispiel der Unterschenkelfraktur – nach Verriegelungsnagelung. Vortrag 48. Jahrestagg Dtsch Ges Unfallheilkunde, 14.-17. 11. 1984, Berlin
2. Klemm K, Schellmann WD (1972) Dynamische und statische Verriegelung des Marknagels. Monatsschr Unfallheilkd 75: 568
3. Küntscher G (1968) Die Marknagelung des Trümmerbruches. Langenbecks Arch Chir 322: 1063
4. Mockwitz J, Contzen H (1983) Die Verriegelungsnagelung. Springer, Berlin Heidelberg New York (Hefte zur Unfallheilkunde, Bd 161)
5. Vécsei V (1978) Verriegelungsnagelung. Maudrich, Wien München Bern

8 Plattenosteosynthese

N. Haas und L. Gotzen

Die Plattenosteosynthese ist von den Stabilisierungsverfahren an der Tibia das
schwierigste. Stabile Fragmentfixation erfordert in hohem Maße biomechanische
Kenntnisse und operationstechnische Erfahrung. Mikroinstabilitäten führen bereits
zu erheblicher Beeinträchtigung der Ossifikationsvorgänge [20]. Angesichts der speziellen Situation an der Tibia, die durch wechselnde Form und Knochenfestigkeit
in den einzelnen Abschnitten, fehlende konstante Zugseite und schwierige Bruchformen gekennzeichnet ist, ergibt sich zur Erlangung einer stabilen Fragmentfixation die Notwendigkeit eines biomechanisch optimalen Einsatzes der Implantate.

8.1 Implantate

Als Implantat hat sich die schmale DC-Platte bewährt. Von Vorteil ist, daß sie
sowohl mit Schrauben als auch mit separatem Gerät gespannt werden kann, so daß
es beim Einsetzen der Schrauben nicht zu unkontrollierten Kompressionsverlusten
kommt, und daß die Lochbohrung eine variable Schraubenlage ermöglicht [2].

Breite Platten sind bei der Osteosynthese am Tibiaschaft nicht indiziert, da sie
eine zu ausgedehnte Weichteilverdrängung verursachen, wegen ihrer großen Aufla-
gefläche die Knochendurchblutung beeinträchtigen, den Knochen zu sehr entlasten
und aufgrund ihrer hohen Steifigkeit nicht verschränkbar sind und dadurch leichter
zu Rotationsfehlern führen.

Für eine realistische Beurteilung der mechanischen Leistungsfähigkeit der
schmalen DC-Platte ist zu berücksichtigen, daß durch die Lochbohrung die Querschnittsfläche um 52% reduziert wird und das Widerstandsmoment, die maßgebliche Größe für die Biegefestigkeit, neben der Lochbohrung nur noch 37% von dem
im mittleren Plattensegment beträgt. Daraus läßt sich ableiten, daß die Platte nie als
alleiniger Kraftträger fungieren kann und sich Stabilität nur im Verbund mit dem
abstützenden Knochen oder mittels weiterer Fixationsmaßnahmen erzielen läßt.
Erst durch die Frakturheilung kommt es dann zu einer zunehmenden Entlastung
der Platte.

8.2 Mechanik und Operationstechnik

Die Fragmentfixation unter Anwendung interfragmentärer Kompression ist die
effektivste Art der Stabilisierung [4, 16]. Die Stabilitätswirkung der interfragmentären Kompression gegenüber der Biegebelastung beruht auf der Vorspannung
gegenüber der Torsionsbelastung auf der Haftreibung an den Fragmentflächen [17].
Sie ist nur dann gegeben, wenn die ganzen Frakturflächen unter Druck gesetzt werden.

Die Tibiaschaftfraktur beim Erwachsenen
Hrsg.: K. P. Schmit-Neuerburg, K. M. Stürmer
© Springer-Verlag Berlin Heidelberg 1987

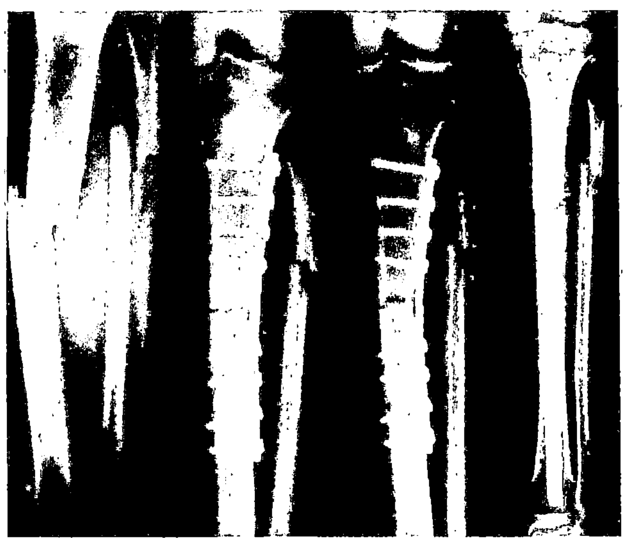

Abb. 1. Instabilität und progrediente Valgusfehlstellung nach Tibiaschaftplattenosteosynthese infolge fehlender Vorbiegung und fehlender schräger Plattenzugschraube; Reosteosynthese mit Marknagelung

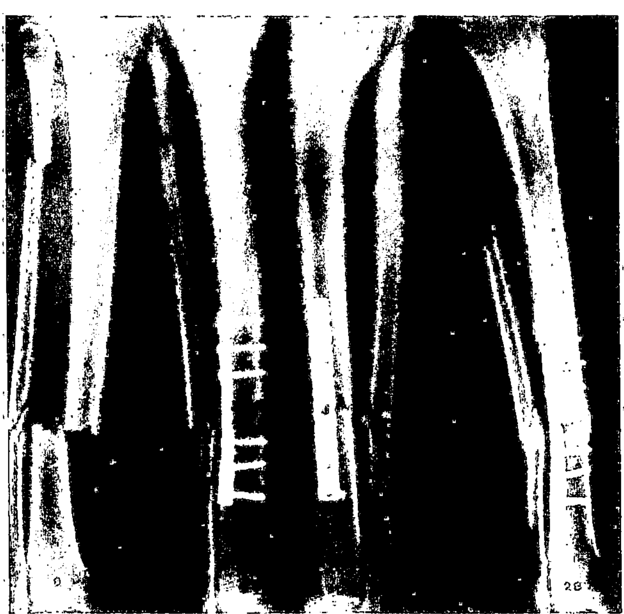

Abb. 2. Fehlende Plattenvorbiegung bei der Osteosynthese einer Tibiaschaftfraktur mit zunehmender Valgusfehlstellung. Zusätzlich ungünstige Plazierung der Platte mit Schraubenloch in Frakturhöhe

8.2.1 Vorspannung

Alleiniges Spannen der Platte erbringt jedoch keine stabilitätsgünstige axiale Kompression [1, 9, 10, 17]. Durch den exzentrischen Kraftangriff kommt es zum Überbiegen der Platte und zum Fragmentklaffen. Die Belastungen, die eine solche Osteosynthese toleriert, ohne daß interfragmentäre Bewegungen auftreten, sind gering. Reosteosynthese (Abb. 1) oder Fehlstellungen (Abb. 2) sind die Folge.

8.2.2 Vorbiegung

Um Kompression über der gesamten Fraktur und damit effektive Vorspannung und Haftreibung an den Fragmentflächen zu erzeugen, muß die Platte winklig vorgebogen werden [3, 7, 8, 17]. Der Spannvorgang einer vorgebogenen Platte läßt sich in 3 Phasen einteilen [7–10] (Abb. 3). In der Phase I sind Fragmentkontakt und Kompressionsschwerpunkt plattenfern lokalisiert. Das Plattenrückbiegemoment steigt proportional zur Vorspannkraft an. Sobald die Vorbiegung ausgeglichen ist und

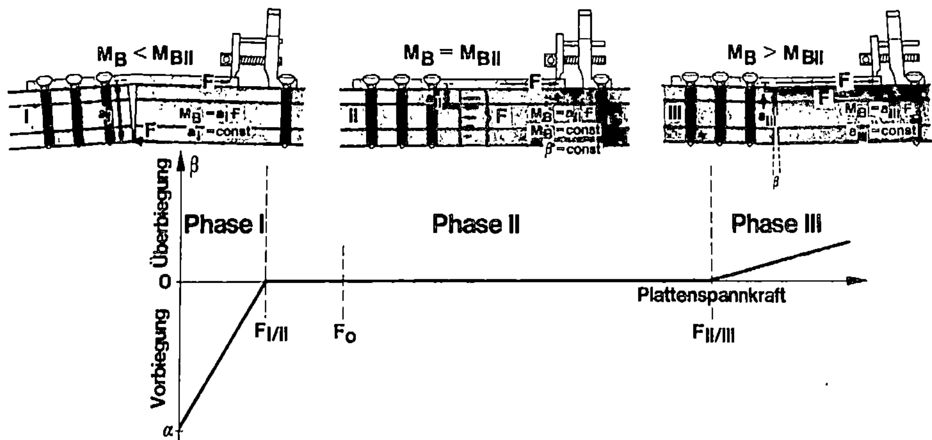

Abb. 3. Einteilung des Spannvorgangs an der vorgebogenen Platte in 3 Phasen (M_B Plattenbiegemoment, F Vorspannkraft bzw. resultierende interfragmentäre Kompressionskraft, a effektiver Hebelarm, $M_B II$ Plattenrückbiegemoment in der Phase II; β Aufklaffwinkel in der Phase III)

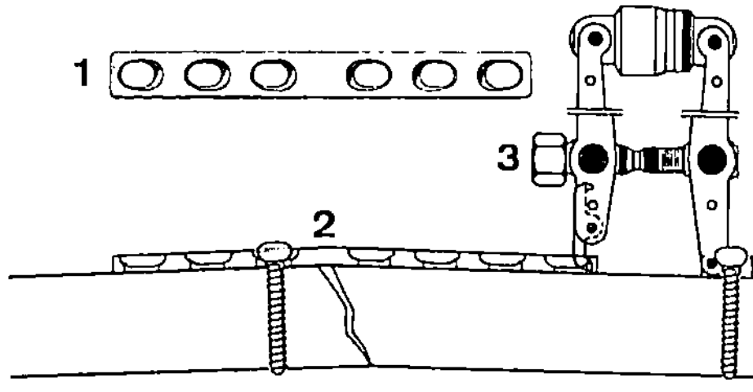

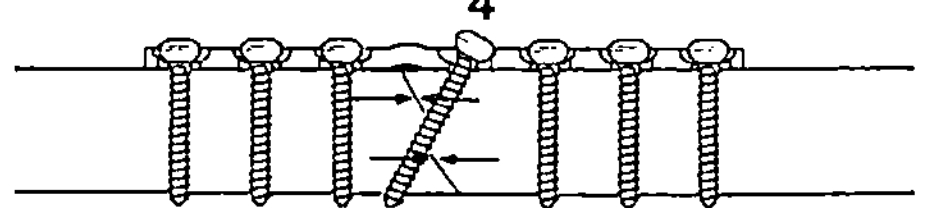

Abb. 4. Optimale Plattenosteosynthese am Tibiaschaft: *1* schmale DC-Platte, *2* Vorbiegung, *3* dosierte Vorspannung mit Spanngerät, *4* schräge Zugschraube

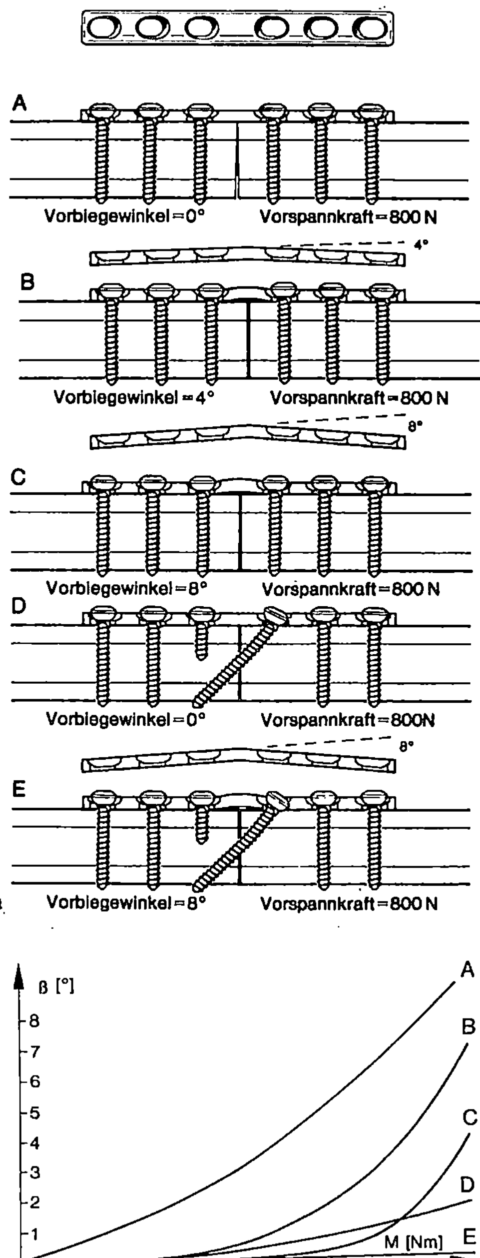

Abb.5. a Unterschiedliche Montageformen mit der schmalen DC-Platte an queren Tibiaschaftosteotomien; b entsprechendes Biegebelastungsdiagramm

vollständiger Fragmentkontakt besteht, beginnt die II. Phase. Der Kompressionsschwerpunkt verlagert sich zur Platte hin, das Plattenrückbiegemoment bleibt konstant. Erst bei sehr hohen, in der klinischen Praxis nicht erreichbaren Vorspannkräften erfolgt der Übergang in Phase III mit plattenfernem Klaffen.

Für Stabilität und Knochenheilung ist die II. Phase am günstigsten. Experimentell wurde von uns nachgewiesen, daß die Osteosynthesestabilität mit steigender Vorbiegung zunimmt, während die Erhöhung der Vorspannkraft in der II. Phase keine wesentliche Stabilitätszunahme bewirkt [7–10]. Vorbiegewinkel von 4°–8° sind je nach Qualität der knöchernen Abstützung angezeigt für eine effektive Stabilisierung. Bei Anwendung der Vorbiegetechnik sollte die Platte nach Möglichkeit mit dem Spanngerät gespannt werden. Es ist damit ein dosiertes, individuelles und korrigierbares Spannen möglich. Dies ist mit dem DC-Prinzip nicht erreichbar; dort beträgt der Spannweg je Loch immer nur 1 mm und die Kraft ca. 80 kp [19]. Die für den Spanner zusätzlich benötigte Weichteilfreilegung muß nicht so ausgeprägt sein, wie es immer als Gegenargument hervorgebracht wird.

8.2.3 Schräge Zugschraube

Eine weitere wesentliche Stabilisierungsmaßnahme stellt die Applikation einer schrägen Zugschraube durch die Platte dar [9, 10, 16]. Dabei erhöht sich die durch

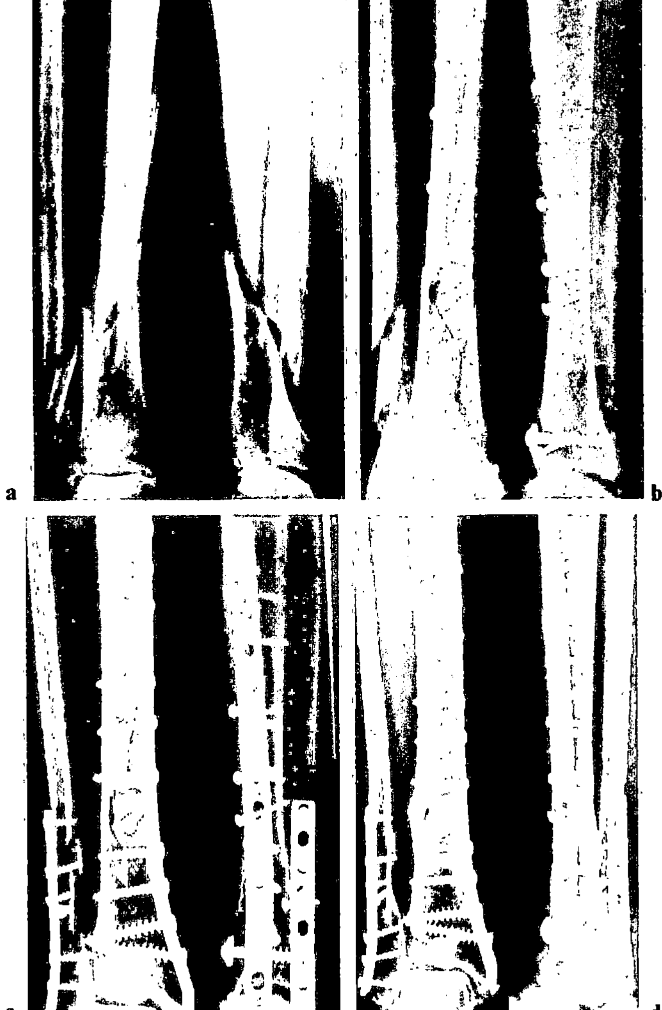

Abb. 6. a Distale Unterschenkeltrümmerfraktur mit Gelenkbeteiligung. **b** Zunächst Aufbau des Knochenrohres durch Zugschraubenosteosynthese. **c** Anschließend Anbringen der Neutralisationsplatte bei gleichzeitiger Fibulaverplattung. **d** Komplikationslose Ausheilung

die Vorbiegung herbeigeführte Fragmentflächenpressung um den Betrag der senkrecht auf die Frakturflächen wirkenden Zugschraubenkraft (Abb. 4).

Die Bedeutung der Vorbiegung und der schrägen Zugschraube läßt sich anhand einer experimentellen Studie aufzeigen (Abb. 5). Alleinige Vorspannung ohne Vorbiegung (Situation A in Abb. 5a) erbringt eine schlechte Ausgangssituation. Anordnung B zeigt den Stabilitätsgewinn, wenn die Platte um 4° vorgebogen wird. Montageform C demonstriert den Effekt einer um 8° vorgebogenen Platte bei gleicher Vorspannkraft. Bei identischer Vorspannkraft wird durch eine Erhöhung des Vorbiegewinkels die Stabilität deutlich verbessert. Anordnung D zeigt die immense Bedeutung der schrägen Zugschraube und Montageform E spiegelt die optimale Situation wieder, nämlich Vorbiegung, Vorspannung und schräge Zugschraube.

8.2.4 Neutralisationsplatte

In der Regel ist jedoch je nach Frakturtyp eine Kombinationsosteosynthese aus Verschraubung und Verplattung erforderlich, wobei die Platte — hier als sog. Neutralisationsplatte bezeichnet — ebenfalls unter Vorbiegung und Vorspannung appliziert werden sollte.

Bei der Zugschraubenlage ist zu berücksichtigen, daß die Schraube die zu fixierenden Fragmente in der Mitte fassen muß, um seitliche Verschiebungen gegeneinander auszuschalten. Um durch die anschließende Platte keine großen Scherkräfte zu induzieren, empfiehlt es sich, bei einem Frakturwinkel unter 45° die Schraube senkrecht zur Knochenachse einzubringen und die Platte dosiert, je nach Größe des Frakturwinkels, mit 300–600 N zu spannen, dies ist mit dem neuen AO-Spanngerät in guter Näherung möglich.

Ein klinisches Beispiel (Abb. 6) zeigt die zunächst erfolgte Rekonstruktion des Schaftes mit Zugschrauben und anschließend die Anlage der schützenden Neutralisationsplatte. Als freie Zugschraube hat sich die neue 3,5-mm-AO-Kortikalisschraube an Stelle der bisherigen 4,5-mm-AO-Kortikalisschraube bestens bewährt.

8.2.5 Spongiosaanlagerung

Verbleiben nach der Reposition Defekte in der knöchernen Abstützung oder fehlen aufgrund von Trümmerzonen feste Druckaufnahmeflächen, dann ist die Stabilität

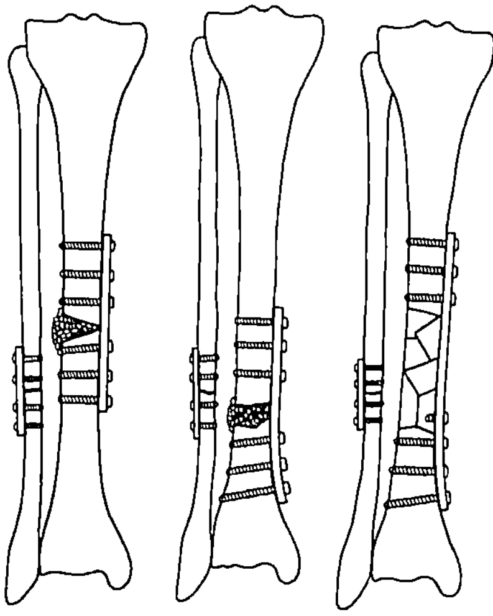

Abb. 7a–c. Darstellung von Plattenosteosynthesen am Tibiaschaft, bei denen sich eine zusätzliche Fibulaverplattung empfiehlt: a Defektsituation mit Spongiosaplastik; b Querfraktur mit kurzer Trümmerzone; c Überbrückungsosteosynthese bei ausgedehnter Trümmerfraktur

der Osteosynthese erheblich reduziert und die Platte hohen Biegebelastungen ausgesetzt. Zur Sicherstellung der biologischen Stabilisierung ist bei diesen Situationen unbedingt eine Spongiosaplastik angezeigt. Bis das Knochentransplantat strukturell integriert und belastungsfähig ist, muß durch geeignete operationstechnische Maßnahmen die Belastung der Platte, zur Vermeidung eines Ermüdungsbruches oder einer Verbiegung, gering gehalten werden.

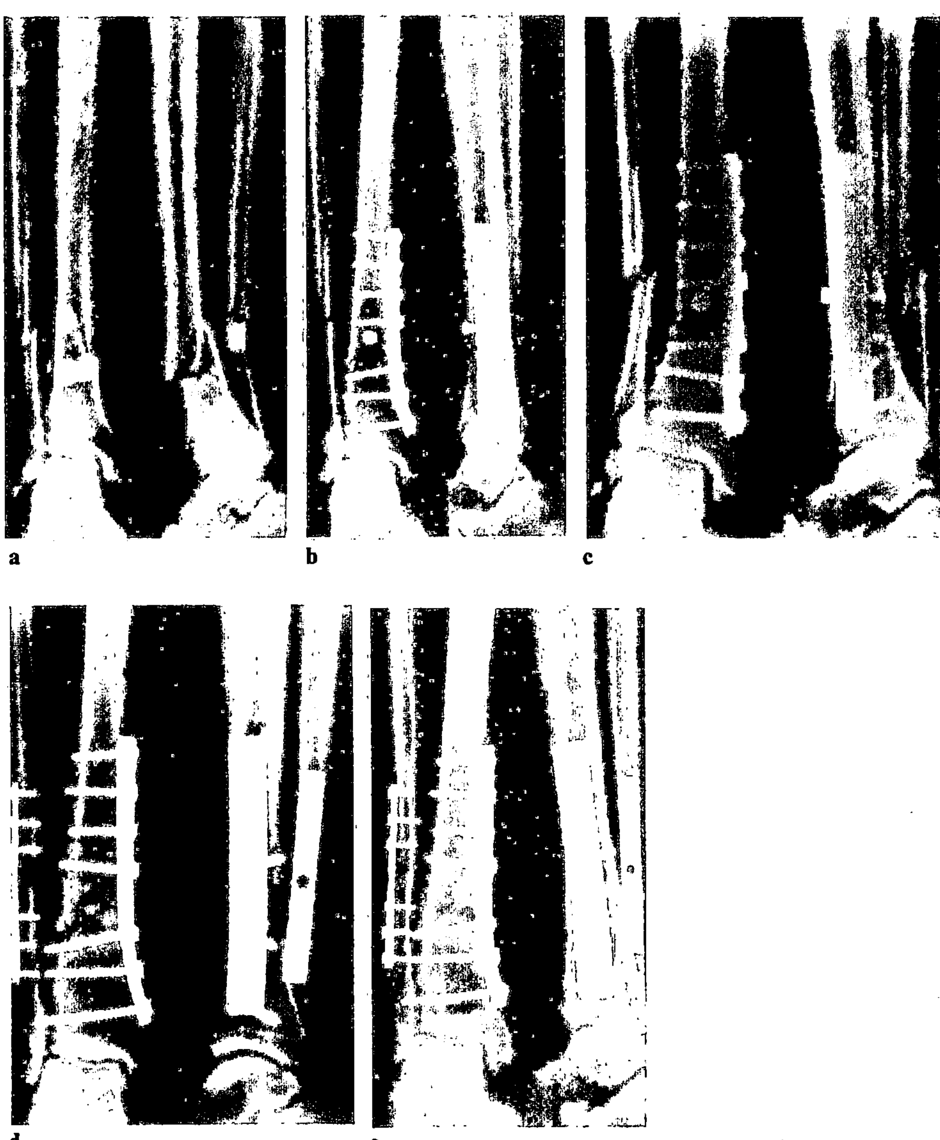

Abb. 8a–e. Distale Unterschenkelmehrfragmentfraktur a). Auswärtige Versorgung mit breiter Platte. Plattengegenseitige Kortikalis kein vollständiger Kontakt b). Plattenbruch nach 4 Monaten c). Wegen mechanischer Unruhe fehlende Konsolidierung der Fibula. Bei der Reosteosynthese zusätzliche laterale Abstützung durch Fibulaverplattung d). Komplikationslose Ausheilung e)

8.2.6 Kombinationsosteosynthesen

Bei medialer Plattenlage im mittleren oder distalen Drittel der Tibia ergibt die zusätzliche Verplattung der Fibula einen großen Stabilitätsgewinn, besonders bei Defektsituationen, bei Querfrakturen mit kurzer Trümmerzone, bei Überbrükkungsosteosynthesen sowie bei Reosteosynthesen nach Plattenbruch (Abb. 7, 8). Durch die als zusätzliche abstützende Säule wirkende Fibula gehen die Biegebeanspruchungen der Platte und die interfragmentären Bewegungen an der Tibia auf 39% zurück [6]. Bei lateraler Plattenlage sowie hohen Tibiafrakturen mit medial applizierter Platte gewährleistet ein plattengegenseitiger Klammerfixateur, der unter einem Winkel von 45° zur Frontalebene angebracht wird, die für die Konsolidierung erforderliche Stabilität (Abb. 9). Der Fixateur externe wird dann entfernt, wenn die Bruchheilung so weit fortgeschritten ist, daß keine Instabilität und kein Plattenbruch mehr drohen. Zur Sicherung von Überbrückungsosteosynthesen bei langstreckigen Trümmerbrüchen bietet sich dieses Vorgehen ebenfalls an (Abb. 10).

8.2.7 Distale Tibia

An der konkaven Knochenoberfläche der distalen Tibia gelten für eine stabile Fragmentfixation die gleichen mechanischen Gesetzmäßigkeiten wie am geraden Schaftanteil. Aufgrund der geometrischen Verhältnisse wird die Vorbiegungswirkung dadurch erreicht, daß die Platte zunächst über der Fraktur absteht und beim Spannen und Anschrauben an die Knochenoberfläche überbogen wird.

Mit einer nur im erweiterten Mittelsegment, d. h. unter Einschluß der beiden ersten Lochbohrungen, gerade belassenen und peripher davon dem Knochen anmodellierten Platte (Abb. 11, 12) lassen sich hohe Belastungsstabilitäten erreichen, im Gegensatz zu der Methode mit einem Plattenabstand von 2 mm und Einbringen der Schrauben von peripher nach zentral [12].

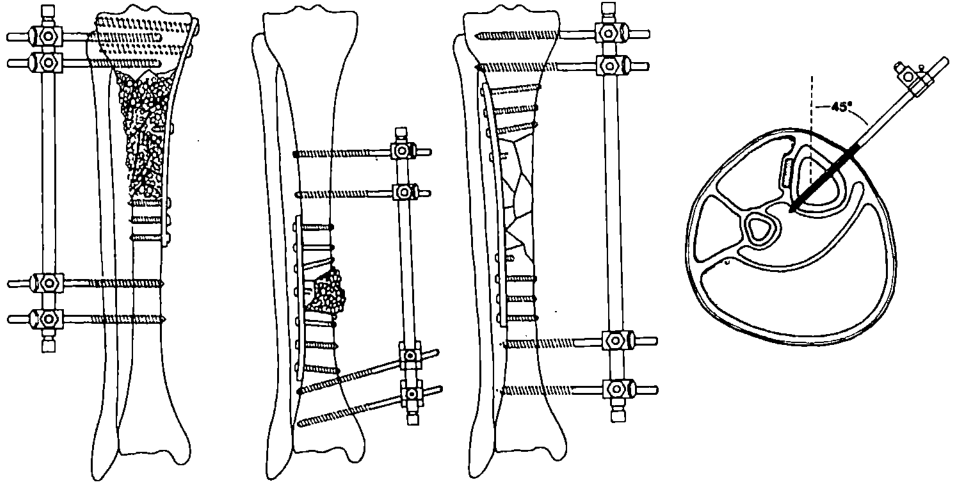

Abb. 9. Darstellung von Plattenosteosynthesen am Tibiaschaft, bei denen sich eine ergänzende temporäre Stabilisierung mit einem ventrolateralen oder ventromedialen Klammerfixateur empfiehlt

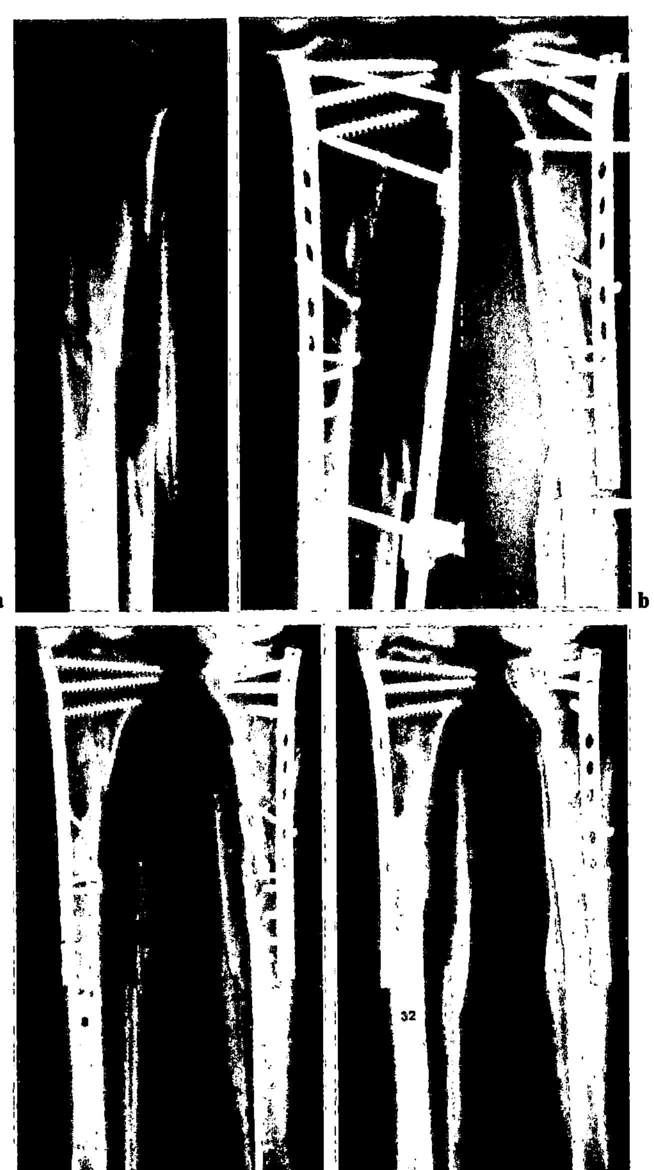

Abb.10a–c. Proximale Tibiatrümmerfraktur mit vollständig intakten Weichteilverhältnissen. Überbrückungsosteosynthese mit medial liegender Platte. Zusätzliche laterale Abstützung durch äußere Fixation a). Abnahme des Spanners nach 8 Wochen bei zunehmender knöcherner Konsolidierung b). Röntgenbilder bei einer Nachuntersuchung 32 Wochen nach dem Unfall c)

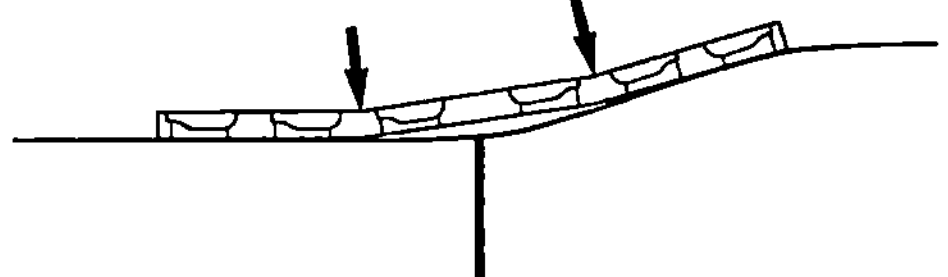

Abb. 11. Montage einer schmalen DC-Platte am Modell der konkaven Oberfläche der distalen Tibia. Platte im erweiterten Mittelsegment, welches das Mittelstück und die beiden angrenzenden Lochbohrungen umfaßt, gerade und peripher davon der Oberfläche anliegend *(Pfeile)*

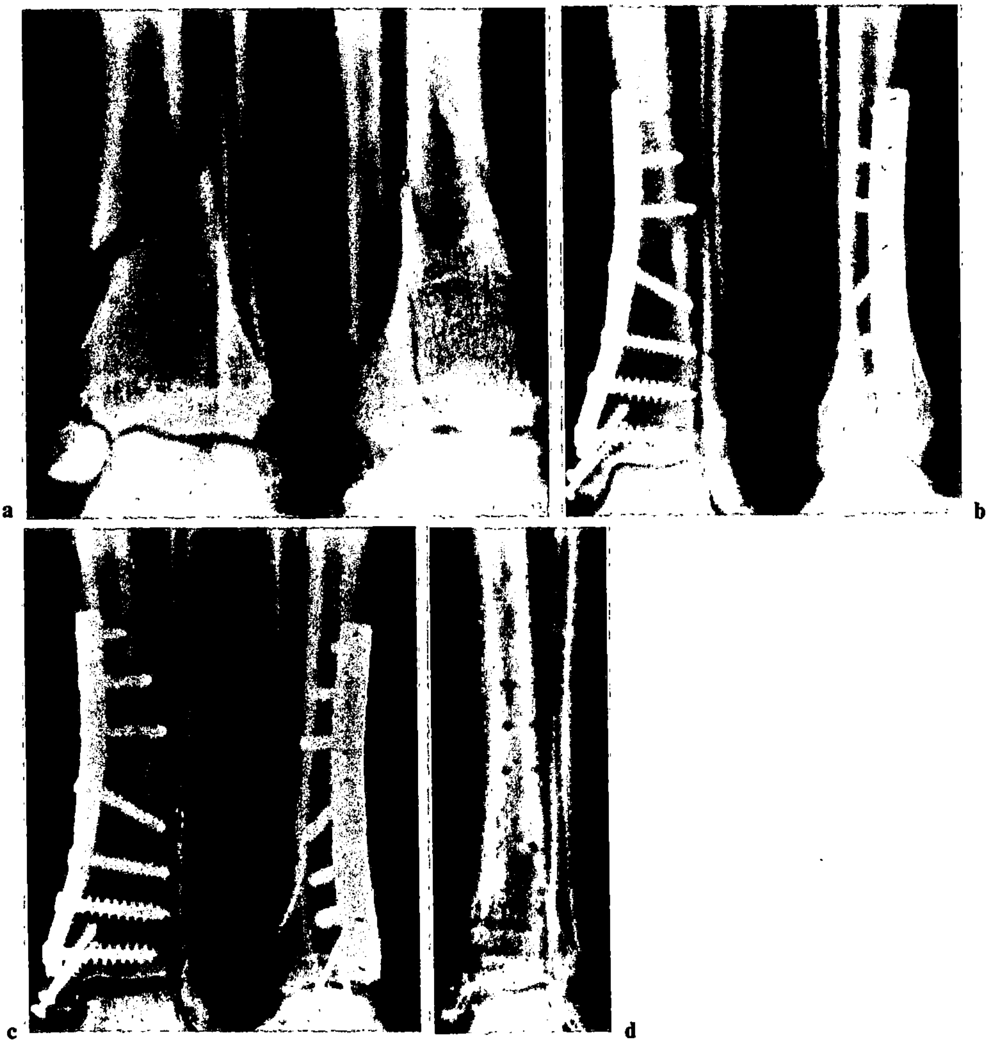

Abb. 12. a Distale Tibiaschrägfraktur mit mehreren kleinen Fragmenten; zusätzlich Innenknöchelfraktur. Versorgung nach folgendem Prinzip: Platte im erweiterten Mittelsegment über der Fraktur gerade belassen, peripher davon anmodelliert, gespannt mit Spannschrauben. b Zusätzlich wurde noch eine schräge Plattenzugschraube eingebracht. c Komplikationslose Frakturausheilung ohne Zeichen einer Unruhekallusbildung. d Röntgenbild nach Metallentfernung

Nr.	Plattenlänge Schraubenanordnung	Biegung A		Biegung B		Torsion T	
		$F\alpha$	Fr	$F\alpha$	Fr	$F\alpha_2$	$F\alpha_1$
1		0.34	0.35	0.74	0.86	0.47	0.59
2		0.80	0.80	0.92	0.94	0.83	0.81
3		1.00	1.00	1.00	1.00	1.00	1.00
4		0.26	0.23	0.33	0.50	0.24	0.48
5		0.65	0.65	0.52	0.64	0.76	0.90
6		0.30	0.32	0.43	0.59	0.32	0.59

Abb. 13. Montageformen mit unterschiedlicher Schraubenanzahl und Anordnung an der Tibia mit den zugehörigen Stabilitätsergebnissen. Bei Biegung *A* erfolgte die Krafteinwirkung parallel zur Plattenebene, bei Biegung *B* senkrecht zur Plattenebene. Aus den Absolutwerten sind die Relationen von Biegewinkel α und Fragmentversetzung *r* untereinander errechnet worden. Die Werte für die stabilste Montageform wurden = 1 gesetzt und die Werte der anderen Anordnungen dazu relativiert

8.2.8 Plattenlänge und Schraubenlage

Bei der Plattenosteosynthese am Tibiaschaft müssen die beiden Hauptfragmente mit mindestens je 3 Schrauben gefaßt werden. 4 Schrauben je Hauptfragment bringen keine wesentliche Stabilitätssteigerung mehr.

Die Abb. 13 zeigt die Ergebnisse einer eigenen experimentellen Untersuchung. Um den Einfluß unterschiedlicher Schraubenzahl und -anordnung auf die Plattenfixation zu analysieren, wurden schmale AO-DC-Platten an quer durchtrennten Leichentibiae mittels Distanzosteosynthesen angebracht, dabei wurde immer ein Fragment mit 4 Schrauben gefaßt, während das andere eine unterschiedliche Montageform aufwies. Bei den Belastungsuntersuchungen wurde die Montageform mit je 4 Schrauben in jedem Hauptfragment als stabilste Situation gemessen. Ihre Werte wurden relativiert und gleich 1 gesetzt. Die relative Stabilität der anderen Montagen ist um so geringer zu bewerten, je niedriger ihr Wert unter 1 liegt. 3 Schrauben bringen danach eine ausreichend gute Stabilität, während dagegen nur 2 Schrauben eine deutliche Stabilitätseinbuße bedeuten. Beachtlich ist der Stabilitätsverlust durch das Weglassen einer frakturnahen Schraube. Das Schraubenfeld sollte daher immer möglichst nahe der Fraktur beginnen.

8.3 Ergebnisse

In der Unfallchirurgischen Klinik der Medizinischen Hochschule Hannover wurden von 1976–1984 511 Unterschenkelschaftfrakturen operativ versorgt, davon 220 durch Plattenosteosynthese. Es überwiegen dabei die offenen Frakturen, nur in 24% waren die Frakturen geschlossen (Tabelle 1).

Hinsichtlich des Frakturtyps (Tabelle 2) handelte es sich bei den geschlossenen Frakturen überwiegend um Brüche der Gruppe B und C nach der Klassifikation von Johner mit der Hauptlokalisation im mittleren Schaftsegment (Abb. 14a). Bevorzugte Plattenlage bei der Versorgung war medial (Abb. 14b).

Bei einer Nachuntersuchung konnten von insgesamt 188 Plattenosteosynthesen am Tibiaschaft aus den Jahren 1976–1981 159 vollständig überprüft und ausgewertet werden. Bei der Analyse dieses Gesamtkollektivs betrug die Infektionsrate

Tabelle 1. Operativ versorgte Tibiaschaftfrakturen vom 1.1. 1976-31.12. 1984 (n = 511)

	Geschlossene Frakturen	Offene Frakturen			Insgesamt
		I°	II°	III°	
Marknagelung	73	31	9	–	113
Verschraubung	5	–	2	1	8
Plattenosteosynthese	53	19	97	51	220
Fixateur externe	44	10	48	68	170
	175	60	156	120	511
			336		

Tabelle 2. Plattenosteosynthese bei geschlossenen Unterschenkelfrakturen von 1976-1982 (n = 45)

Frakturtyp	
A Einfache Fraktur	11
B Fraktur mit Fragment	15
C Mehrfragment-Trümmer- und Etagenfraktur	19

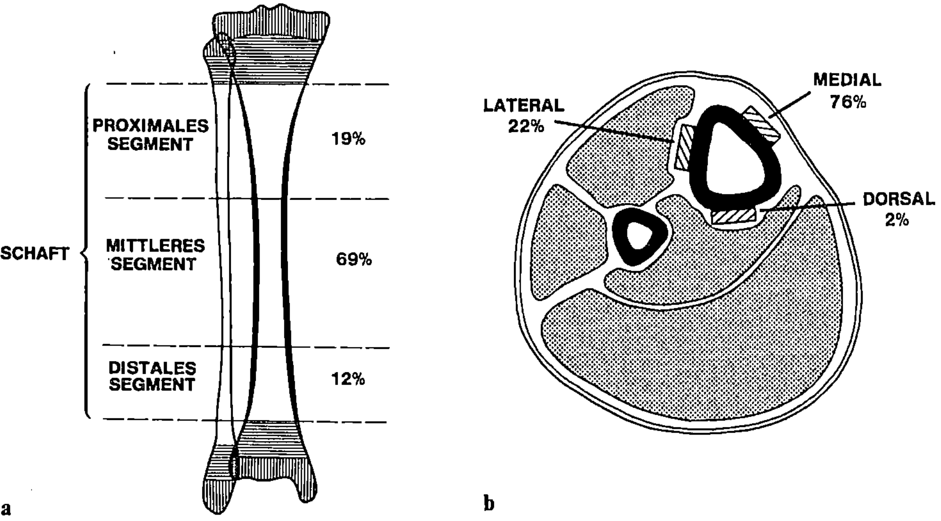

Abb. 14a, b. Übersicht über die geschlossenen Unterschenkelfrakturen, die mit Plattenosteosynthese im Zeitraum vom 1.1. 1976 bis 31.12. 1982 versorgt wurden: a Frakturlokalisation, b Plattenlage

10,1%, wobei alle Infektionen bei den offenen Frakturen auftraten. Bei den geschlossenen Brüchen war es nur zu 2 leichteren, oberflächlichen Wundheilungsstörungen gekommen.

Aseptische Heilungsstörungen mit verzögerter Heilung, Pseudarthrosenbildung oder Fehlstellung wurden in 15,1% der Fälle festgestellt. Hier bestand kein signifikanter Unterschied zwischen offenen und geschlossenen Brüchen. Sie waren jedoch alle ausnahmslos Folge von mangelhaft durchgeführten Osteosynthesen, die mit einer Häufigkeit von 23% auftraten.

Bei der Analyse dieser Osteosynthesen mit biomechanischen Mängeln stellt sich eindrücklich die Bedeutung der Vorbiegung für die klinische Praxis dar (Tabelle 3).

Tabelle 3. Osteosynthesen mit biomechanischen Mängeln (n = 36)

Inadäquate Plattenfixation an die Hauptfragmente	12
Fehlende oder unzureichende ⟨ Vorbiegung	24
⟨ Vorspannung	9
⟨ Zugschraubenfixation	12
Fehlende Fibulastabilisierung	1

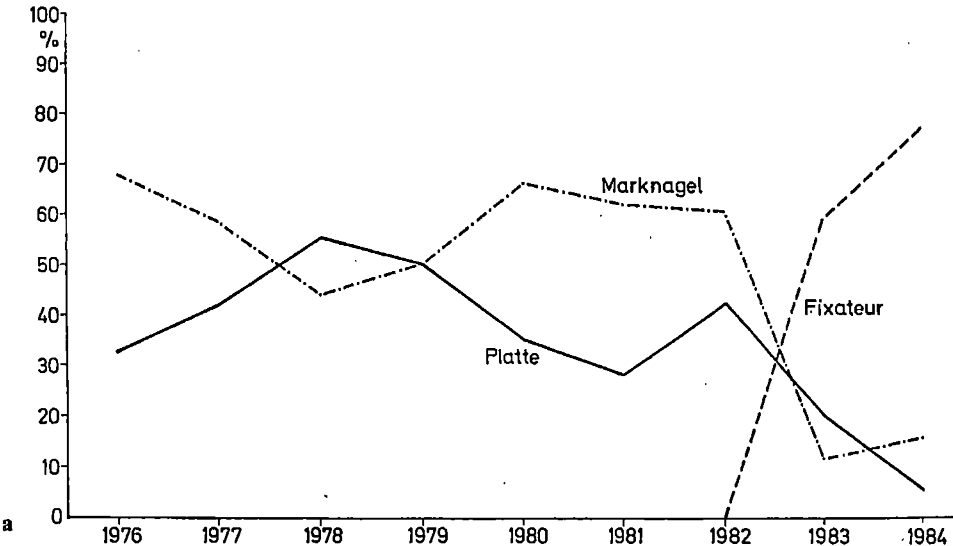

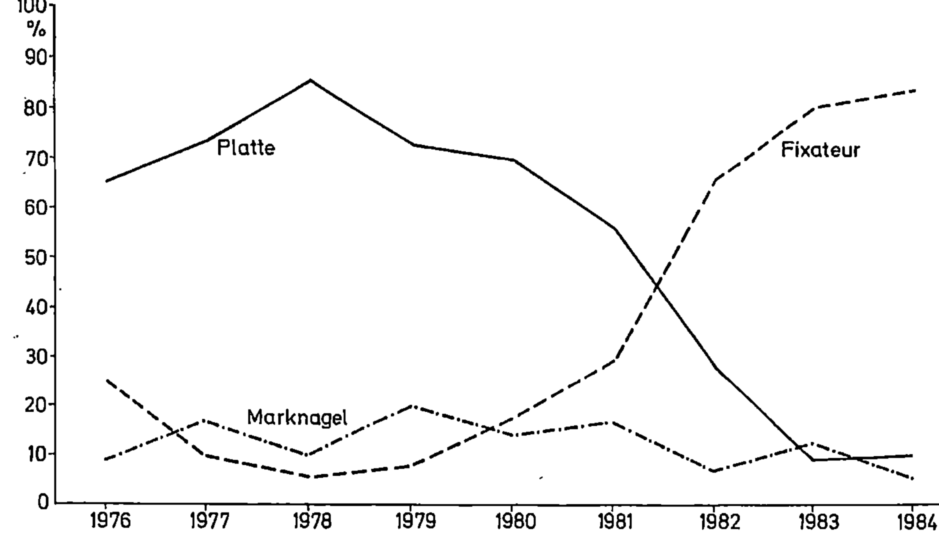

Abb. 15a, b. Darstellung der Entwicklung in der Behandlung geschlossener **a)** und offener **b)** Unterschenkelschaftbrüche

In 24 Fällen war die fehlende oder unzureichende Vorbiegung Haupt- oder wesentliche Teilursache für die instabilitätsbedingten Komplikationen.

Inadäquate Plattenfixation an die Hauptfragmente, wobei insbesondere die stabilitätswichtigen frakturnahen Schrauben fehlten, oder fehlende Zugschraubenfixation sind weitere wesentliche Komplikationsursachen.

Dies bestätigt die anfangs gestellte Forderung, daß bei der Plattenosteosynthese am Tibiaschaft eine biomechanisch korrekte und stabile Fragmentfixation absolut notwendig ist für eine ungestörte Knochenbruchheilung sowie zur Infektprophylaxe.

In allen Fällen der oben aufgeführten Komplikationen konnte die Ausheilung erreicht werden, wobei jedoch insgesamt 23 Reosteosynthesen erforderlich waren.

Die Konsolidierungszeiten der stabilen Osteosynthesen betrugen bei den geschlossenen Frakturen durchschnittlich 12,5 Wochen, bei den offenen Frakturen 14,3 Wochen. Bei den Osteosynthesen mit stabilitätsbedingten Komplikationen verlängerte sich die Konsolidierungszeit auf durchschnittlich 25,9 Wochen.

Unter dem Einfluß dieser Analysen und bei etwa gleichzeitiger Entwicklung eines neuen externen Festhalters vollzog sich in unserer Klinik ein deutlicher Wandel im Therapieschema von Unterschenkelschaftfrakturen [11].

Sowohl bei den geschlossenen (Abb. 15a) wie auch bei den offenen Unterschenkelfrakturen (Abb. 15b) büßte die Platte ihre Vormachtstellung zugunsten des Fixateur externe ein.

8.4 Zusammenfassung

Anhand der aufgezeigten Verlaufskurven (Abb. 14) ist deutlich zu erkennen, welchen Stellenwert die Plattenosteosynthese z. Z. bei der Versorgung von Unterschenkelschaftfrakturen in der Unfallchirurgischen Klinik der Medizinischen Hochschule Hannover hat.

Es kann sein, daß dies, wie bei den Schwankungen der Sinuskurve, ein konträres Extrem „weg von der Platte" darstellt. Aber unabhängig davon ist und bleibt die Plattenosteosnythese ein zwar gutes, aber aufwendiges und anspruchvolles Verfahren mit vielen Gefahren und Komplikationsmöglichkeiten. Sie sollte daher nur vom Geübten angewendet werden. Ihre Indikation besteht z. Z. bei geschlossenen oder erstgradig offenen Brüchen, die bei konservativem Vorgehen eine stark verzögerte Heilung oder Pseudarthrose erwarten lassen und die vom Frakturtyp her nicht nagelungsfähig sind, sofern nicht auch diese Frakturen alternativ mit dem perkutan angelegten Monofixateur stabilisiert werden.

8.5 Literatur

1. Aeberhard J (1973) Einfluß der Plattenüberbiegung auf die Torsionsstabilität der Osteosynthese. Dissertation, Universität Bern
2. Allgöwer M, Kinzl L, Matter P, Perren SM, Rüedi T (1973) Die dynamische Kompressionsplatte. Springer, Berlin Heidelberg New York
3. Bagby GW, Janes JM (1958) The effect of compression on the rate of fracture healing using a special plate. Am J Surg 95:761
4. Danis R (1949) Theorie et practique de l'ostéosynthèse. Masson, Paris
5. Gotzen L, Haas N (1984) The operative treatment of tibial shaft fractures with soft tissue in-

juries. In: Tscherne H, Gotzen L (eds) Fractures with soft tissue injuries. Springer, Berlin Heidelberg New York Tokyo
6. Gotzen L, Haas N, Hütter J, Köller W (1978) Die Bedeutung der Fibula für die Stabilität der Plattenosteosynthese an der Tibia. Unfallheilkunde 81: 409
7. Gotzen L, Hütter J, Haas N (1980) Die Kompressionsosteosynthese am Knochenschaft — Biomechanische Untersuchungen zur Plattenvorbiegung und Vorspannung. Unfallchirurgie 6: 14
8. Gotzen L, Strohfeld J, Haas N (1980) Die Wertigkeit von Plattenvorbiegung und Vorspannung sowie schräger Plattenzugschraube für die Osteosynthesestabilität. Langenbecks Arch Chir [Suppl]
9. Gotzen L, Haas N, Strohfeld G (1981) Zur Biomechanik der Plattenosteosynthese. Schräge Platten-Zugschraube — Plattenvorbiegung. Unfallheilkunde 84: 439
10. Gotzen L, Haas N, Strohfeld G (1981) Experimentelle und praktische Grundlagen zur Vorbiegung der schmalen und breiten AO-Platte (DCP). Unfallheilkunde 84: 121
11. Gotzen L, Haas N, Schlenzka R (1984) Der Einsatz des Monofixateurs bei geschlossenen Unterschenkelfrakturen. Orthopäde 13: 287
12. Haas N, Gotzen L (1981) Experimentelle Untersuchungen zur Biomechanik der Plattenosteosynthese an der konkaven Oberfläche der distalen Tibia. Unfallheilkunde 84: 33
13. Haas N, Gotzen L, Otte D (1984) Unterschenkelschaftfrakturen. Anatomische, biomechanische und pathophysiologische Aspekte. Orthopäde 13: 250
14. Johner R (1982) Die Unterschenkelschaftfraktur. Helv Chir Acta 49: 237
15. Johner R, Wruhs O (1983) Classification of tibial shaft fractures and correlation with results after rigid internal fixation. Clin Orthop 178: 7
16. Müller ME, Allgöwer M, Schneider R, Willenegger H (1977) Manual der Osteosynthese. Springer, Berlin Heidelberg New York
17. Perren SM, Hayes WC (1974) Biomechanik der Plattenosteosynthese. Med Orthop Techn 2: 56
18. Schmit-Neuerburg KP (1984) Die Plattenosteosynthese geschlossener Tibia-Schaftfrakturen. Orthopäde 13: 271
19. Séquin F, Texhammar R (1980) Das AO-Instrumentarium. Springer, Berlin Heidelberg New York
20. Willenegger H, Perren SM, Schenk R (1971) Primäre und sekundäre Knochenbruchheilung. Chirurg 42: 241

9 Fixateur externe

K. Weise und S. Weller

9.1 Einleitung

Die Erfahrungen der vergangenen Jahrzehnte in der Behandlung der geschlossenen Unterschenkelfraktur haben gezeigt, daß diese Verletzung einer individuellen Beurteilung und Behandlung bedarf, insbesondere unter Berücksichtigung von Art und Ausmaß des begleitenden Weichteilschadens. Hierin hat sich die differenzierte Einteilung offener und geschlossener Frakturen von Tscherne als vorteilhaft erwiesen. Während lange Zeit der geschlossene Unterschenkelbruch als Domäne konservativer Therapie galt, hat sich in den letzten Jahren ein der jeweiligen Ausgangssituation angepaßtes, individuell auf den Einzelfall zugeschnittenes Therapieschema herauskristallisiert, in welchem auch der Fixateur externe in unterschiedlicher Montageanordnung seinen festen Platz hat.

9.2 Indikation

Die Stadien Fr. G II und III der genannten Einteilung sind in der Regel für ein internes Osteosyntheseverfahren an der Tibia nicht geeignet, um die bereits vorgeschädigten Weichteile nicht noch mehr zu kompromittieren. In solchen Fällen liegt häufig ein drohendes oder gar manifestes Kompartmentsyndrom vor, welches neben der notwendigen Faszienspaltung allenfalls eine interne Stabilisierung der Fibula zuläßt, wohingegen an der Tibia die Osteosynthese mit dem Fixateur externe vorgenommen werden muß. Es ist darauf hinzuweisen, daß auch Unterschenkelfrakturen ohne wesentlichen Weichteilschaden mit einem Fixateur externe versorgt werden können, wenn aufgrund der Bruchform primär keine gute Indikation für die intramedulläre Stabilisierung gegeben ist (Abb. 1 a–c). Diese ist in einem späteren Stadium bei nicht vollständigem knöchernem Durchbau, jedoch deutlicher knöcherner Reaktion, im Rahmen eines „Umsteigens" in der Regel das Osteosyntheseverfahren der Wahl. Auch beim Polytrauma kann der geschlossene Unterschenkelbruch mit Vorteil mittels externer Fixation behandelt werden, da eine solche Osteosynthese ausreichend stabil und ohne großen Zeitaufwand durchführbar ist. Die Überlegenheit externer Osteosyntheseverfahren liegt bei den genannten Indikationen in der vergleichsweise einfachen Montage und der Möglichkeit, unter stabilen Verhältnissen mit einer sofortigen krankengymnastischen Begleitbehandlung unter früher Belastung beginnen zu können, was zuverlässig die Entstehung der sog. Frakturkrankheit verhindert und die Möglichkeit des sekundären Verfahrenswechsels offen läßt. Zusammengefaßt sehen wir die Indikation zur Osteosynthese mit dem Fixateur externe beim geschlossenen Unterschenkelbruch unter nachstehenden Bedingungen:
— Frakturen ohne wesentlichen Weichteilschaden, z. B. beim Polytrauma, sowie in Fällen, die keine primäre Marknagelindikation darstellen.

Die Tibiaschaftfraktur beim Erwachsenen
Hrsg.: K. P. Schmit-Neuerburg, K. M. Stürmer
© Springer-Verlag Berlin Heidelberg 1987

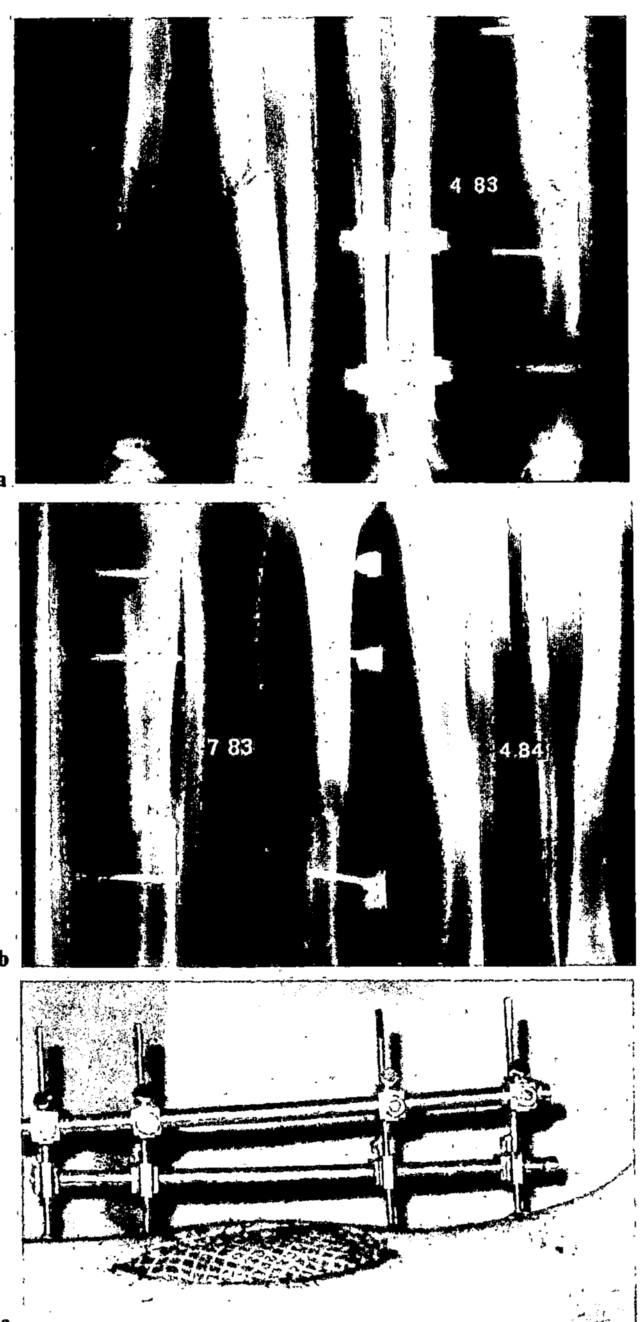

Abb. 1. a Geschlossene Tibiaschaftquerfraktur mit direkter Kontusion und beginnendem Kompartmentsyndrom, stabilisiert mit unilateralem Fixateur sowie Faszienspaltung. **b** Beginnender knöcherner Durchbau nach 4 Monaten; nach Abnahme des Fixateurs kurzfristige Behandlung im Oberschenkelgehgips bis zum knöchernen Durchbau; Kontrollaufnahme nach 1 Jahr. **c** Weichteilsituation nach Sekundärnaht und Meshgrafttransplantation

- Frakturen mit Weichteilschaden der Stadien Fr. G. II und III nach Tscherne.
- Als Alternative zur konservativen Behandlung mit dem Vorteil sofortiger Übungstherapie sowie der Vermeidung einer Dystrophie.

Aus dem Gesagten folgt, daß die Verwendung des Fixateur externe bei der Primärversorgung geschlossener Unterschenkelfrakturen nicht einem „Modetrend" entspringt, weil dieses Osteosyntheseverfahren gerade en vogue ist, sondern vielmehr für Einzelfälle eine angepaßte Behandlung erlaubt. Außerdem erfüllt ein derartiges Management eine Reihe von wichtigen Anforderungen an eine erfolgreiche Therapie:

- Die *Reposition ist im Akutstadium am einfachsten,* die *Retention,* z. B. mit dem unilateralen Fixateur, in der Regel sicher, *Korrekturen* können *leicht* nachgeholt werden.
- *Korrekte Reposition* und *sichere Retention verbessern die Zirkulation* und den venösen Rückfluß, wodurch günstige Auswirkungen auf die begleitende Weichteilschwellung erwartet und die Ausbildung von *Sekundärschäden vermieden* werden können. Die Reduzierung des Fragmentdrucks von innen ist in dieser Hinsicht ein wichtiger Faktor.
- Die *Stabilität* der Montage entbindet von weiterer Gipsruhigstellung, sieht man von einer Lagerungsschiene für das obere Sprunggelenk ab. Dies ermöglicht eine sofortige krankengymnastische Begleitbehandlung zur Unterstützung der Abschwellung sowie rascher Rückgewinnung der Beweglichkeit unter *Vermeidung* einer Dystrophie.
- Die *Stabilität* des Systems erlaubt in geeigneten Fällen *frühe Belastung* des verletzten Beins, was ebenfalls zur *Verhinderung der „Frakturkrankheit"* dient.
- Der Fixateur externe ist ein besonders *geeignetes Verfahren bei notwendigen Kompartmentspaltungen,* wobei die parafibulare Dekompression nach Matsen die gleichzeitige Stabilisierung einer begleitenden Fibulafraktur mittels Plattenosteosynthese nahelegt.
- Die primäre äußere Fixation läßt in der Regel das *sekundäre „Umsteigen"* auf eine interne Osteosynthese zu, wobei sich der Verfahrenswechsel zur *intramedullären Stabilisierung* mit oder ohne Plattenosteosynthese der Fibula als besonders hilfreich erwiesen hat.

9.3 Osteosynthesetechnik

Die Stabilisierung der geschlossenen Tibiafrakturen mit einem Fixateur in unilateraler oder v-förmiger Anordnung ist einfach, bedarf jedoch der Einhaltung gewisser Grundregeln:

Im Falle einer Kompartmentspaltung mittels parafibularer Dekompression ist es in der Regel möglich, die Fibula zu stabilisieren, was die geschlossene Reposition der Tibiafraktur wesentlich erleichtert und die Stabilität der Osteosynthese insgesamt erheblich verbessert. Bei distalen Unterschenkelfrakturen sollte die Osteosynthese der Fibula, bei vorausgesetzt guten Weichteilverhältnissen, im Interesse der Stabilität obligatorisch durchgeführt werden. Die Montage des unilateralen Fixateurs beginnt mit den jeweils frakturfernen Schanz-Schrauben, welche typischerweise von vorn, allenfalls in einer leichten Neigung von medial her eingebracht werden. Stabilitätsuntersuchungen mit dem ventralen Klammerfixateur u. a. von

Gotzen [5] haben gezeigt, daß die sagittale Montageebene bei geringer freier Weite
die bestmögliche Stabilität gewährleistet und derjenigen einer dreidimensionalen
Anordnung nur wenig nachsteht. Bei der Montage des unilateralen ventralen Fixateurs müssen daher folgende Punkte Beachtung finden:
— Möglichst frakturnahes Einbringen der mittleren Schanz-Schrauben,
— größtmöglicher Abstand der jeweils 2 Schrauben pro Fragment,
— geringe freie Weite zwischen Knochen und Rohrstangen.

Nach endgültiger Reposition werden die frakturnahen Schrauben montiert und
die Montage komplettiert. Bei geeigneten Frakturen wird mit dem aufsetzbaren
Spanner interfragmentäre Kompression ausgeübt, während bei Defektfrakturen die
proximalen und distalen Schrauben jeweils gegeneinander verspannt werden sollen. Diese Maßnahmen sind notwendig, um eine sekundäre Auslockerung der
Schrauben möglichst zu vermeiden. Eine interfragmentäre Zugschraube bei
Schräg- oder Torsionsfrakturen ist mit einem wesentlichen Zugewinn an Stabilität
verbunden. Ist durch den unilateralen Fixateur alleine keine ausreichende Retention und Stabilität zu erreichen, dann muß das System zur v-förmigen Montage
erweitert werden, indem von medial vorn zusätzliche Schrauben eingebracht werden und deren verbindendes Rohr mit dem ventralen Klammerfixateur verstrebt
wird. Der zeltförmige Fixateur in dreidimensionaler Anordnung soll wegen der
Transfixation der Muskulatur nach Möglichkeit vermieden werden.

In letzter Zeit haben wir statt des unilateralen Rohrfixateurs den Prototyp eines
kolbenförmigen Klammerfixateurs der Arbeitsgemeinschaft für Osteosynthesefragen verwendet, welcher aufgrund seiner Ausrüstung mit Kugelgelenken sekundäre
Stellungskorrekturen erleichtert, wobei die Gestaltung der Schraubengewinde eine
sichere Verankerung im Knochen gewährleisten soll. Diesbezüglich gesammelte
Erfahrungen sind bisher ermutigend, so daß zu gegebener Zeit über Management
und Behandlungsergebnisse zu berichten sein wird.

Die Verwendung des Fixateur externe in diversen Montageanordnungen kann
bei zahlreichen Frakturen nicht als definitive Versorgung angesehen werden. Bei
ausbleibendem knöchernem Durchbau in angemessener Zeit sollte rechtzeitig die
Möglichkeit des „Umsteigens" auf eine interne Osteosynthese erwogen werden,
zumal bei langer Liegedauer des Fixateur externe die Zahl möglicher Komplikationen wie Bohrkanalinfekte und Lockerung der Schanz-Schrauben deutlich ansteigt.
In der Regel handelt es sich bei der Zweitosteosynthese um die intramedulläre Stabilisierung im Sinne der gedeckten Marknagelung, wobei, wie bereits erwähnt, aus
anfänglich relativen Indikationen infolge teilweiser knöcherner Verbindung der
Fragmente jetzt eine gute Indikation geworden ist (Abb. 2 a, b). Bei Anwendung dieses Verfahrens sind einige Vorsichtsmaßnahmen zu treffen, um die Komplikationsrate nicht unnötig ansteigen zu lassen. Hier sind neben sparsamem Aufbohren der
Markhöhle die präoperative Blutsenkungskontrolle, der ausreichende Abstand der
Osteosynthese zur Abnahme des Fixateurs, die Entnahme eines intraoperativen
Abstrichs aus der Markhöhle und das vorsorgliche Einlegen von 2 Drainagen in
den Markraum für eine evtl. erforderliche Spül-Saug-Drainage zu nennen. Gegebe-
nenfalls muß bei erhöhtem Risiko eine Antibiotikaprophylaxe verabreicht, bei posi-
tivem bakteriologischem Befund dieselbe zur antibiotischen Therapie verlängert
werden. Zwischen Abnahme des Fixateur externe und Marknagelung wartet man
bei ungestörter Abheilung der Spannerlöcher ca. 1 Woche. Während dieser Zeit
erfolgt die Ruhigstellung im Oberschenkelgipsverband mit entsprechendem Gips-
fenster für die erforderlichen Verbandswechsel. Der Verfahrenswechsel zur intra-

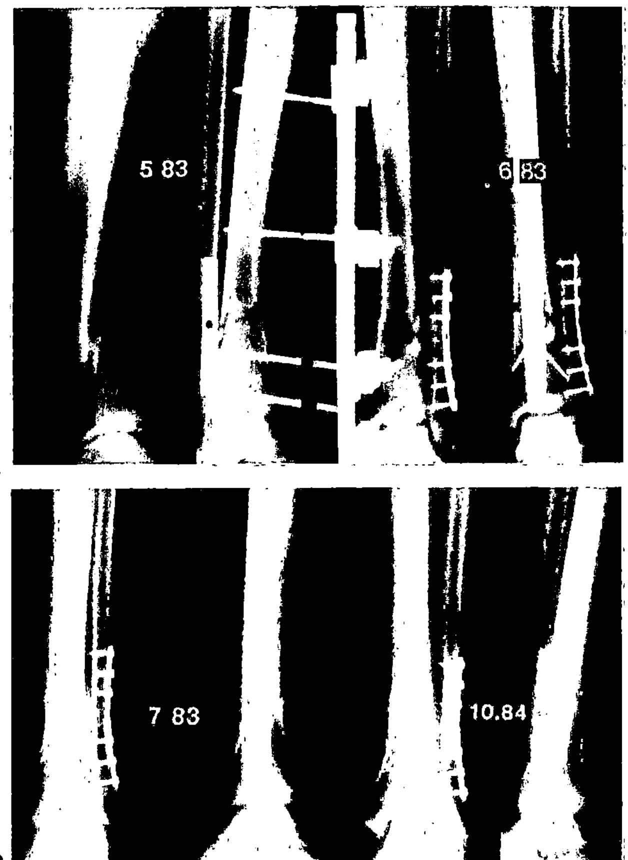

Abb.2. a Distale Unterschenkelfraktur mit Hautkontusion; Stabilisierung der Fibula mit Drittel-
rohrplatte, unilateraler Fixateur externe; frühsekundäre intramedulläre Stabilisierung. **b** Nach
2 Monaten beginnende knöcherne Überbrückung bei voller Belastbarkeit; Ausheilungsbild nach
1½ Jahren

medullären Stabilisierung kann bereits in einer Frühphase der Behandlung nach
Rückgang der akuten Symptomatik vorgenommen werden, wobei zu erwägen ist,
ob eine zusätzliche Stabilisierung der Fibula sinnvoll und notwendig erscheint. Bei
beginnendem knöchernem Durchbau und noch liegendem Fixateur wird zunehmende Belastung erlaubt, was ebenfalls zur Vermeidung einer Dystrophie beiträgt.
Ist die Knochenbruchheilung allein durch externe Stabilisierung bis zum soliden
knöchernen Durchbau erreicht, kann der Fixateur externe entfernt und abschließend im Oberschenkelgehgips zu Ende behandelt werden. Voraussetzung dafür ist
eine gute Knie- und Sprunggelenksbeweglichkeit.

Das „Umsteigen" auf eine Plattenosteosynthese ist eher selten und erstreckt sich
fast ausschließlich auf metaphysäre Frakturtypen, welche für eine Marknagelung
nur bedingt geeignet sind (Abb.3 a, b). In solchen Fällen ist die gleichzeitige Anlagerung autologer Spongiosa zu erwägen, um die Voraussetzungen für die knöcherne Heilung zu verbessern.

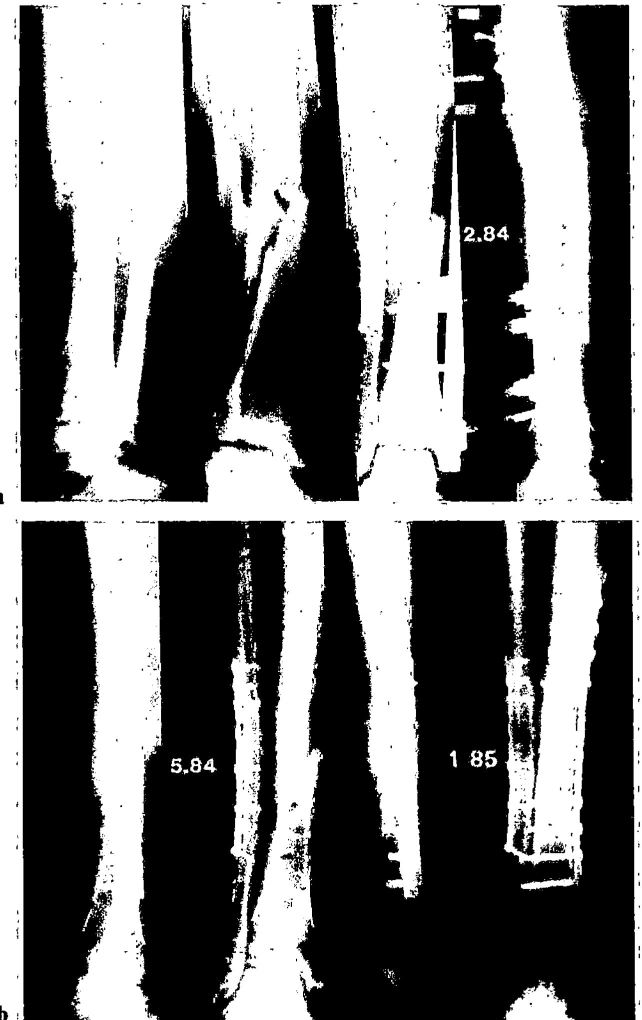

Abb. 3. a Unterschenkelfraktur mit Biegungskeil und Kompartmentsyndrom, Faszienspaltung und unilateraler Fixateur externe, frühsekundäre Fibulastabilisierung und v-förmige Montage. **b** Vorübergehend Behandlung im Oberschenkelgehgipsverband; wegen unzureichender knöcherner Überbrückung Plattenosteosynthese Tibia mediodorsal; knöcherne Ausheilung

9.4 Ergebnisse

Von April 1983–September 1984 sind in der Berufsgenossenschaftlichen Unfallklinik Tübingen insgesamt 32 Patienten mit geschlossenen oder erstgradig offenen Unterschenkelfrakturen primär einer Osteosynthese mit dem Fixateur externe zugeführt worden. Es handelte sich um 10 geschlossene und 22 erstgradig offene Unterschenkelbrüche. Von den ersteren wurden 8 Patienten mit dem unilateralen, 2 mit dem v-förmigen Fixateur behandelt. 4mal wurde zusätzlich eine Fibulaverplattung vorgenommen. Das „Umsteigen" auf die intramedulläre Stabilisierung erfolgte in 2 Fällen, in einem Fall ist bei noch nicht ausreichender knöcherner Durchbauung die intramedulläre Stabilisierung vorgesehen. Insgesamt handelte es sich vorwiegend um Patienten mit Weichteilschäden bzw. solche im Rahmen von Polytraumen. An Komplikationen waren 1mal ein beginnender Infekt im Bereich der Durchtrittstelle einer Schanz-Schraube zu verzeichnen, 1mal kam es zu einem lokalen oberflächlichen Infekt bei Sehnensequester. 7 Patienten wurden nach Abnahme des Fixateur externe im Gips zu Ende behandelt.

9.5 Diskussion

Die Möglichkeit externer Stabilisierung beim geschlossenen Unterschenkelbruch stellt eine Bereicherung der Palette leistungsfähiger Behandlungsverfahren dar. Die Kombination des unilateralen ventralen Fixateurs mit der Plattenosteosynthese der Fibula bietet beim begleitenden Weichteilschaden oder dem Kompressionssyndrom ideale Voraussetzungen für sichere Stabilität und die Vermeidung zusätzlicher iatrogener Läsionen. Die Möglichkeit sofortiger Übungstherapie sowie frühzeitiger Mobilisierung unter zunehmender Belastung verhindert die Ausbildung von dystrophischen Veränderungen, dauerhaften funktionellen Beeinträchtigungen oder Zirkulationsstörungen. Fachgerechte Montage und regelmäßige Pflege des Fixateurs sowie die Beachtung gewisser Sicherheitsmaßregeln beim Verfahrenswechsel zur intramedullären Stabilisierung verhelfen zu einer vergleichsweise niedrigen Komplikationsrate, so daß diese Art der Versorgung auch beim geschlossenen Unterschenkelbruch in geeigneter Indikationsstellung empfohlen werden kann.

9.6 Zusammenfassung

In der Behandlung des geschlossenen Unterschenkelbruchs hat auch der Fixateur externe in unilateraler bzw. v-förmiger Montageanordnung einen festen Platz. Insbesondere beim Polytrauma, bei drohendem oder manifestem Kompartmentsyndrom sowie bei relativer Nagelindikation kann mittels äußerer Stabilisierung behandelt und bei nicht zeitgerechtem knöchernem Durchbau später ein Verfahrenswechsel zur intramedullären Stabilisierung bzw. der Plattenosteosynthese vollzogen werden. Einfache Montage, geringer iatrogener Weichteilschaden und das Offenlassen weiterer Therapiemöglichkeiten sind Vorteile dieser Osteosynthese, welche die Palette der möglichen Behandlungsverfahren beim geschlossenen Unterschenkelbruch bereichert.

9.7 Literatur

1. Ahlers J, Ritter G, Weigand H (1983) Die Marknagelung als Sekundäreingriff nach vorausgegangener Anwendung des Fixateur externe. Unfallchirurgie 9/2: 83–91
2. AO-Workshop Externe Fixation Frankfurt 28. u. 29. X. 1983 (Symposiumsband)
3. Burri C, Claes L (1981) Indikation und Formen der Anwendung des Fixateur externe am Unterschenkel. Unfallheilkunde 84: 177–185
4. Claes L, Burri C, Gerngroß H (1982) Biomechanische Untersuchungen zur Stabilität verschiedener Fixateur-externe-Osteosynthesen. Springer, Berlin Heidelberg New York (Hefte zur Unfallheilkunde, Bd 158)
5. Gotzen L, Haas N, Schlenzka R (1984) Der Einsatz des Monofixateurs bei geschlossenen Unterschenkelfrakturen. Orthopäde 13: 287–292

6. Hierholzer G, Kleining R, Hörster G (1977) Osteosynthese mit dem Fixateur externe. Unfall-chirurgie 3: 209–219
7. Hofmann D, Burger H, Hild P (1980) Festigkeitsuntersuchungen am Fixateur externe unter Bie-gebeanspruchung. Unfallchirurgie 6/1: 1–6
8. Müller KH, Rahn BA (1983) Knochenheilung nach stabiler externer Osteosynthese. Unfallheil-kunde 86: 341–348
9. Oestern H-J, Tscherne H (1983) Pathophysiologie und Klassifizierung des Weichteilschadens bei Frakturen. In: Tscherne H, Gotzen L (Hrsg) Hefte zur Unfallheilkunde, Heft 162. Springer, Berlin Heidelberg New York Tokyo
10. Schmidt HGK, Exner G, Leffringhausen W, Johne B, Zimmer W (1982) Klinische Anwendung und Ergebnisse mit dem Fixateur externe bei septischen und aseptischen Osteosynthesen an der unteren Extremität. Akt Traumatol 12: 69–77
11. Steiner A, Hofmann D, Burger H, Blömer W, Wever W (1983) Fixateur externe und Minimal-osteosynthese — Der Einfluß verschiedener Montageformen auf die Stabilität der Gesamt-osteosynthese. Unfallchirurgie 9/1: 1–5
12. Warmbold M, Gotzen L, Schlenzka R (1983) Stabilitätsuntersuchungen an einem ventralen Klammerfixateur der Tibia. Unfallheilkunde 86: 182–186
13. Weller S (1983) Was bedeutet Stabilität einer Osteosynthese? Unfallheilkunde 86: 131–135

10 Externe Stabilisierung mit dem Monofixateur

L. Gotzen, R. Schlenzka und N. Haas

10.1 Einleitung

Die Diskussion über die zweckmäßigste Behandlungsmethode beim Tibiaschaftbruch des Erwachsenen ohne wesentliche Weichteiltraumatisierung ist nach wie vor aktuell und kontrovers, wie das Essener Symposium nachhaltig gezeigt hat. Wenn auch der Meinungsstreit längst nicht mehr in der Schärfe wie in der Vergangenheit geführt wird, konservative und operative Verfahren ihren allgemein akzeptierten Stellenwert für die Wiederherstellung der verletzten Extremität gefunden haben, so bleibt die Gültigkeit der grundsätzlichen Argumente für und wider die konservative Behandlung auf der einen Seite und für und wider die Osteosynthese auf der anderen Seite bestehen.

Bei der Mehrzahl der Frakturen liegt die Indikationsstellung zur konservativen oder operativen Therapie im persönlichen Ermessen des behandelnden Arztes. Da eine Reihe unterschiedlicher Behandlungsverfahren zur Verfügung steht, ist weiterhin zu entscheiden, welcher Art das konservative und operative Vorgehen sein soll.

Um diese indikatorische und behandlungstechnische Vielfalt mit dem Ziel einer größeren therapeutischen Sicherheit einzuengen und der generellen, von Rehn u. Willenegger [4] formulierten Zielsetzung der Frakturbehandlung, bestmögliche anatomische und funktionelle Wiederherstellung mit den einfachsten Mitteln, zu entsprechen, wurde die externe Osteosynthese mit dem Monofixateur in das Therapierepertoire eingeführt.

10.2 Fixationselemente und Funktionsweise des Monofixateurs

Der Monofixateur setzt sich aus folgenden Grundelementen zusammen: Trägerstangen, Fixationsbacken, Klemmschellen und Schanz-Schrauben. Die Fixationsbacken sind auf den Vierkantträgerstangen längsverschieblich, aber verdrehsicher geführt und mit den Klemmschellen arretierbar. Neben den Standardbacken, die nur eine Verschiebung entlang der Schanz-Schrauben und Trägerstange zulassen, gibt es diverse Schwenkbacken, Schwenkverschiebebacken und Brückenbacken. Sie vergrößern in Kombination mit den verschiedenen Tellerpaaren die Anwendungsvielfalt des Systems beträchtlich und ermöglichen auch außerhalb der Tibiadiaphyse eine stabile und weichteilschonende Fixation.

Die Schanz-Schrauben liegen als Kortikalis- und Spongiosaschrauben vor. Sie haben abgestufte Gewindelängen. Nach Bohren der Schraubenlöcher mit dem 3,6-mm-Spiralbohrer werden die Gewindelängen mit der Tiefenmeßlehre gemessen, um passende Schrauben eindrehen zu können. Die Schrauben für den kortikalen Knochen weisen einen Schaftdurchmesser von 6 mm und einen Gewindedurchmesser von 5 mm auf. Indem die Schrauben bis zum Schaftansatz vollständig eingedreht und fest angezogen werden, ergibt sich eine ausgezeichnete Verbundfe-

Die Tibiaschaftfraktur beim Erwachsenen
Hrsg.: K. P. Schmit-Neuerburg, K. M. Stürmer
© Springer-Verlag Berlin Heidelberg 1987

stigkeit von Implantat und Knochen, und die hohe Festigkeit des verstärkten Schaftes kommt optimal zur Wirkung.

Die Spongiosaschrauben sind für die epimetaphysären Tibiaabschnitte bestimmt. Ihr Durchmesser beträgt im Schaft- und Gewindeteil 6 mm, wobei das Gewinde weiträumiger ist als bei den Kortikalisschrauben. Mit dem Spanngerät lassen sich die Fixationsbacken entlang der Trägerstange gegeneinander verschieben. Je nach Frakturform kann durch entsprechendes Vorspannen des Systems eine Kompressions- oder Neutralisationsosteosynthese erstellt werden.

Darüber hinaus bietet der Monofixateur den Vorteil, daß er sowohl für eine statische als auch gleitende äußere Schienung einsetzbar und ein Wechsel von der einen in die andere Funktion jederzeit ohne großen Aufwand möglich ist. Das System ist dynamisiert, wenn die Fixationsbacken zu einem Hauptfragment nicht arretiert sind, so daß sie entlang der Trägerstange frei gleiten können. Durch Muskelzug und Belastung wird funktionelle axiale Kompression auf die Frakturfläche erzeugt, während Biege- und Rotationsbewegungen nicht zur Einwirkung gelangen. Nach dem Feststellen der Fixationsbacken auf der Trägerstange mit den Spannschrauben ist der Gleitvorgang blockiert und das System in eine statische Schienungsfunktion überführt.

10.3 Montageformen

Die Montageformen an der Tibia basieren auf den anatomischen und biomechanischen Gegebenheiten des Unterschenkels sowie auf den Ergebnissen umfangreicher Stabilitätsuntersuchungen [5, 6].

Das Schienbein liegt mit seiner Vorderkante zwischen Tuberositas tibiae und distaler Metaphyse sowie in ganzer Länge mit seiner medialen Tibiafläche direkt unter fest haftender Haut. Auch die anterolaterale Tibiakopfseite ist frei von Muskeln und Sehnen. In diesen Bereichen können die Schanz-Schrauben ohne wesentliche Weichteiltraumatisierung in den Knochen eingebracht werden.

Im Schaftbereich ist die Tibia aufgrund ihres exzentrisch ventralen Einbaus in den Unterschenkel und der überwiegend dorsal angeordneten Muskulatur v. a. in anterokonvexer Richtung auf Biegung beansprucht [1, 3]. Indem der Monofixateur von vorne und in der Sagittalebene an die Tibia montiert wird, ist er in der Hauptbelastungsebene des Unterschenkels plaziert und erbringt schon allein aufgrund seiner biomechanisch günstigen Lage hohe Stabilität. Die Trägerstange läßt sich dicht an den Knochen heranführen. Dadurch ergibt sich eine kurze Stützweite für die Schanz-Schrauben, wodurch die Stabilität gegenüber allen Belastungsarten verbessert wird.

Bei Osteosynthesen im Diaphysenbereich, bei denen die Schanz-Schrauben zwischen Tuberositas und distaler Metaphyse plaziert werden können, kommt die einfache ventrale Klammermontage zur Anwendung. Es genügt, jeweils 2 Schanz-Schrauben über die Schienbeinvorderkante in die Hauptfragmente einzubringen. Sie finden in der kräftigen ventralen und dorsalen Tibiakortikalis eine feste Verankerung. Den Ergebnissen aus den Stabilitätsuntersuchungen folgend sollen die zentralen Schrauben nahe an die Fragmentenden und die beiden peripheren Schrauben in einem Abstand von 6–8 cm von diesen plaziert werden. Die Verspannung des Systems richtet sich nach der Frakturform. Ist knöcherne Abstützung vorhanden, wird im Sinne der Kompressionsosteosynthese verspannt (Abb. 1 a), bei fehlender Abstützung im Sinne der Neutralisationsosteosynthese (Abb. 1 b).

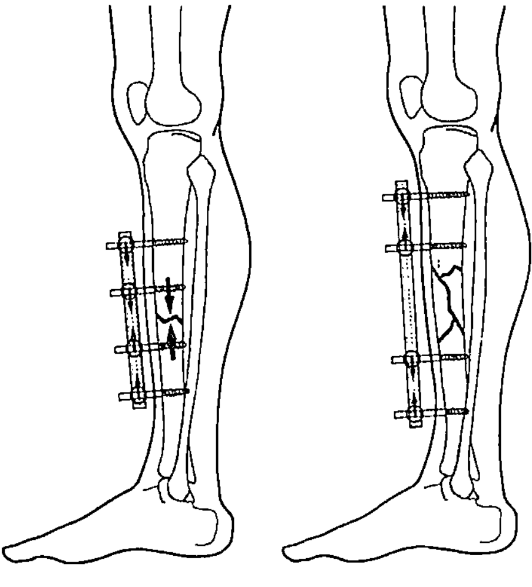

Abb. 1. a Kompressionsosteosynthese durch Verspannen der Schrauben des einen Hauptfragmentes gegen die anderen Hauptfragmente. **b** Neutralisationsosteosynthese durch Verspannen der Schrauben in einem Hauptfragment gegeneinander

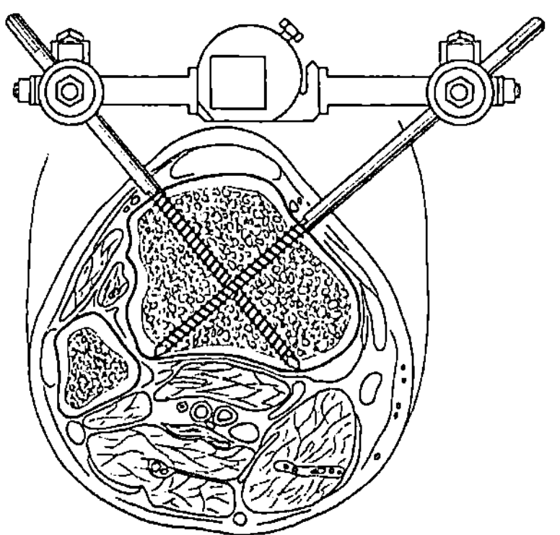

Abb. 2. Querschnitt durch den Unterschenkel oberhalb der Tuberositas tibiae mit Brückenbacke und beidseits des Lig. patellae schräg eingebrachten Schanz-Schrauben

Im proximalen und distalen Tibiabereich erfordern die anatomischen Verhältnisse ein Abweichen von der streng ventralen Klammermontage. Die Brückenbacke gestattet es, die Schanz-Schrauben unter Aussparung des Lig. patellae von ventromedial und von ventrolateral bis dicht an die Gelenkflächen in den Schienbeinkopf einzubringen (Abb. 2). Alternativ können die beiden kniegelenknahen Schrauben auch einseitig mittels einer Schwenkverschiebebacke über ein Tellerpaar mit doppelter Bohrung schräg in den Tibiakopf appliziert werden. Vervollständigt wird die Montage für das kurze, metaphysär beginnende Hauptfragment durch eine in die Tuberositas tibiae sagittal eingesetzte Schraube. Man kann die Schraube durch eine Standardbacke führen oder, wenn sie schräg nach kraniodorsal eingebracht werden soll, mit einer Einfachschwenkbacke die Verbindung zur Trägerstange herstellen.

Um an der distalen Tibia eine Verletzung der sich auf die Schienbeinvorderfläche schwingenden Streckersehnen mit ihren Sehnenscheiden, insbesondere des M. tibialis anterior, zu vermeiden, was Funktionseinschränkungen und lokale Infektionen zur Folge haben kann, werden die Schrauben dort anteromedial plaziert. Diese Anordnung ist auch in biomechanischer Hinsicht günstiger, da sich die Hauptbelastung der Tibia distal aus der Sagittalebene mehr in die Frontalebene verlagert [2]. Bereits handbreit oberhalb des Sprunggelenks beginnend sollen die

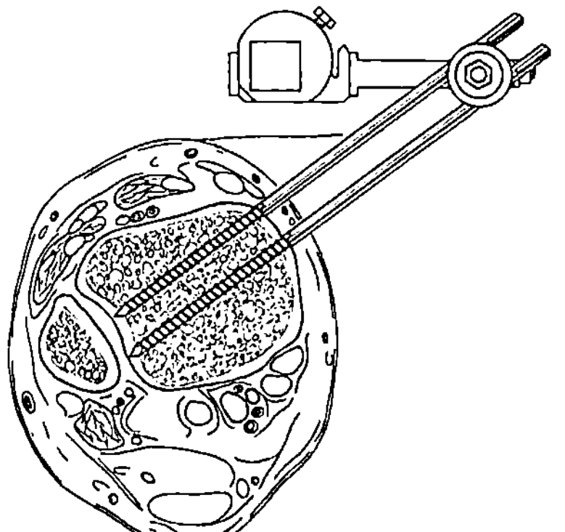

Abb. 3. Querschnitt durch den distalen Unterschenkel dicht oberhalb des Sprunggelenks mit Schwenkverschiebebacke und 2 von ventromedial in den Pilon tibiale eingebrachten Schanz-Schrauben

Schrauben über die mediale Tibiafläche in den Knochen eingedreht werden. Die Trägerstange ist zu diesem Zweck mit Schwenkbacken oder Schwenkverschiebebacken zu bestücken. Wenn das distale Fragment sehr kurz ist, kann es auch mit 2 durch ein doppelt aufgebohrtes Tellerpaar in den Pilon tibial geführte Schrauben von ventromedial stabil gefaßt werden (Abb. 3).

10.4 Praktisches Vorgehen

Die geschlossene Frakturreposition unter Bildwandlerkontrolle ist die Regel, wobei v. a. auf eine korrekte Rotationsstellung zu achten ist. Danach werden die Schraubenpositionen festgelegt und mit einem Stift auf der Haut markiert. Eine Trägerstange adäquater Länge wird mit den erforderlichen Fixationsbacken bestückt. Bevor die Schraubenlöcher gebohrt werden, ist es zweckmäßig, mit dem Perforationsstab an den vorgesehenen Stellen die Tibiavorderkante abzutasten und etwas medial davon die Löcher zu plazieren, um ein Durchbohren der lateralen Tibiafläche zu vermeiden. Die Bohrvorgänge erfolgen bei aufgesetztem Gerät mit zunächst in den endständigen Fixationsbacken eingespannten Bohrbüchsen. Dies erleichtert die korrekte Plazierung und Einjustierung des Fixateurs. Abbildung 4 zeigt den Montagevorgang für die diaphysäre Osteosynthese.

Bei proximaler und distaler Frakturlokalisation mit der Notwendigkeit, die gelenknahen Schrauben mit Hilfe der Schwenkverschiebebacken zur Weichteilschonung schräg in den Knochen einzubringen, ist es vorteilhaft, in das kürzere Hauptfragment zuerst die frakturnahe sagittale Schraube zu applizieren. Wenn in jedem Hauptfragment eine Schraube eingedreht ist, kann man durch Distrahieren der Fraktur mit dem Spanngerät sehr leicht Verkürzungen, Seitverschiebungen und Varus-Valgus-Fehlstellungen ausgleichen.

Alle Schrauben müssen sicher beide Kortizes erfassen und sind im kompakten Knochen fest anzuziehen. Durch Verschieben der Trägerstange entlang der Schrauben kann die gewünschte freie Weite eingestellt werden.

Ante- und Rekurvationsfehlstellungen lassen sich auch nach Fertigstellung der Montage ohne Schwierigkeiten korrigieren, indem an die zentralen Schrauben der Klemmring fixiert wird und mit dem Spanngerät je nach Richtung der Fehlstellung entweder die Schrauben ventralwärts gezogen oder dorsalwärts gedrückt werden. Zeigt die intraoperative Röntgenkontrolle verbliebene Varus- oder Valgusfehlstel-

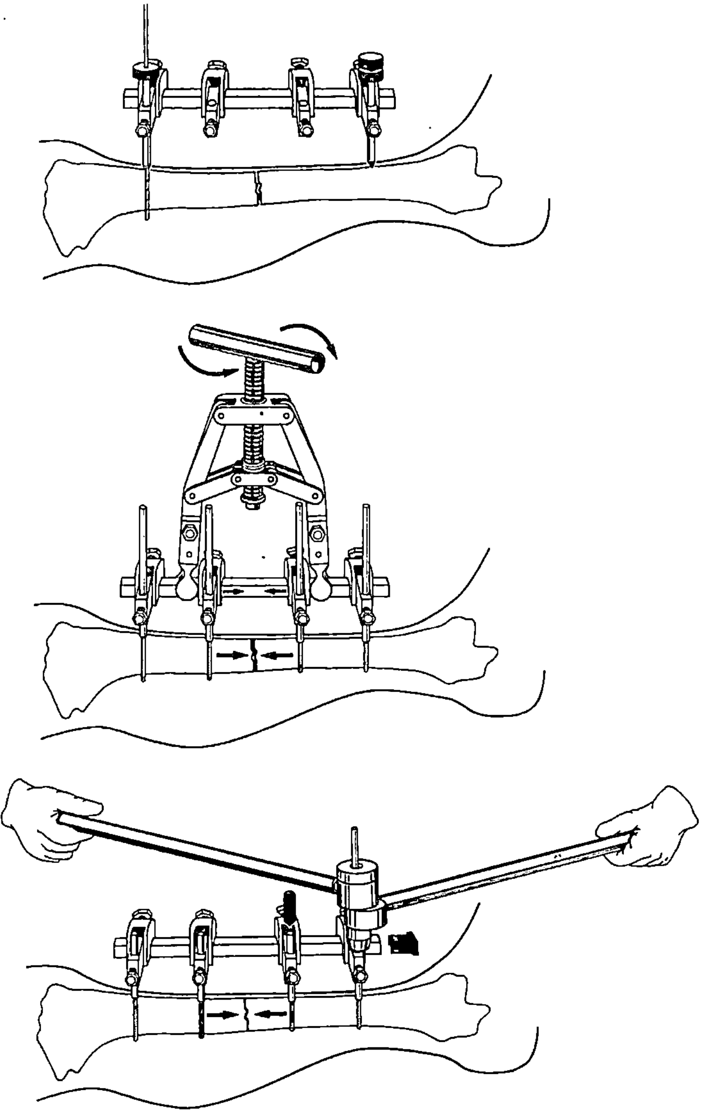

Abb. 4. Montagevorgang des Monofixateurs am Tibiaschaft. Bestücken einer Trägerstange adäquater Länge mit 4 Standardbacken, Bohrbüchsen in die endständigen Backen, Aufsetzen des Systems auf die Tibiavorderkante, Wahl der günstigsten Schraubenposition durch ein entsprechendes Einjustieren der Backen auf der Trägerstange, Bohren des proximalen Schraubenkanals, Messen der Gewindelänge und Eindrehen der 1. Kortikalisschraube, Applikation der 2. Schraube durch die distale Backe und anschließend der 3. und 4. Schraube in gleicher Weise, festes Anziehen der Schrauben bis zum Auflaufen des breiten Schaftes auf die Knochenoberfläche. Dichtes Heranbringen der Trägerstange an den Unterschenkel, Feststellen der Schrauben in den Backen, Ansetzen des Spanngerätes, Arretierung der Backen mit den Spannschrauben in den Klemmschellen. Kürzen der überstehenden Schraubenschäfte mit dem Bolzenschneider, Abschlußkappen auf die Schrauben und Rohrenden

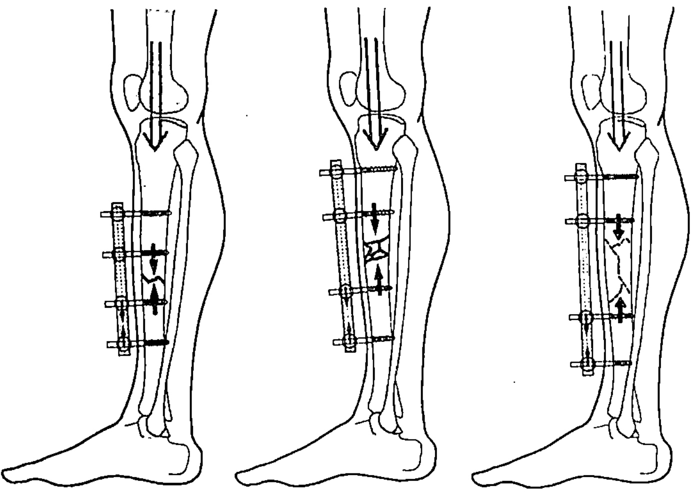

Abb. 5a–c. Funktionelle axiale Kompression durch Dynamisierung. Sie ist bei primär vorhandener knöcherner Abstützung frühzeitig anwendbar, z. B. Querfraktur a), Fraktur mit kurzer Trümmerzone b); bei Frakturen mit Verkürzungstendenz erst nach beginnender knöcherner Konsolidierung, z. B. Mehrfragmentbruch c)

lungen, erfolgt die Korrektur mit den Schwenkverschiebebacken, evtl. unter Seitenwechsel der Trägerstange.

Die Patienten können sofort mobilisiert und von Anfang an unabhängig von der Frakturform eine Teilbelastung von 20–25 kg durchführen. Bei tragfähiger knöcherner Abstützung kann ohne Gefährdung der Osteosynthese nach wenigen Wochen volle Belastung erlaubt werden.

Frühzeitige Dynamisierung ist bei Brüchen vorzunehmen, die knöcherne Abstützung, aber keinen schlüssigen Fragmentkontakt haben, um die Konsolidierung zu fördern. Hierzu gehören auch die häufigen Quer- und Schrägfrakturen mit kurzer Trümmerzone. Bei Mehrfragment- oder Trümmerbrüchen ohne knöcherne Abstützung kann die Dynamisierung in der Regel erst nach 4–6 Wochen erfolgen, wenn sich im Röntgenbild eine beginnende Durchbauung zeigt und eine wesentliche Verkürzung nicht mehr zu erwarten ist.

Für die Dynamisierung sind die Fixationsbacken zu dem Hauptfragment zu lösen, in dem die Schrauben die stabilste Verankerung haben (Abb. 5). Nach Stabilisierung von Zweietagenbrüchen läßt sich das System für die Einzelfrakturen getrennt dynamisieren.

10.5 Ergebnisse

An den Unfallchirurgischen Universitätskliniken Hannover und Marburg wurde 1983 und 1984 bei 45 geschlossenen Tibiaschaftfrakturen der Monofixateur verwendet. Das Durchschnittsalter der Patienten betrug 35 Jahre, 9 waren polytraumatisiert, 4 davon verstarben frühzeitig an ihren schweren Begleitverletzungen. In Tabelle 1 sind die Brüche nach der Frakturart aufgeschlüsselt, wobei Quer-, Schräg-, Torsionsfrakturen und Frakturen mit Biegungskeil als einfache, Quer- und Schrägfrakturen mit kurzer Trümmerzone, Mehrfragment- und Trümmerbrüche sowie Zweietagenfrakturen als schwierige Frakturen zusammengefaßt sind.

Tabelle 1. Aufschlüsselung nach Frakturart (n = 45)

Einfache Frakturen	(n = 24)	Schwierige Frakturen	(n = 21)
Querfrakturen	9	Quer-, Schrägfrakturen mit kurzer	
Schrägfrakturen	6	Trümmerzone	8
Torsionsfrakturen	3	Mehrfragment-, Trümmerbrüche	7
Frakturen mit Drehbiegungskeil	6	Zweietagenfrakturen	6

Tabelle 2. Ergebnisse

Gesamtergebnisse	
Verstorben	4
Nachuntersucht	37
Durchschnittliche Heilungsdauer	12,7 Wochen
Einfache Frakturen	10,3 Wochen
Schwierige Frakturen	15,7 Wochen
Ergebnisse der Nachuntersuchung (n = 37)	
Eingeschränkte Kniegelenksfunktion	0
Sprunggelenksfunktion	0
Achsenfehler bis 5°	3
Rotationsfehler	0
Verkürzung bis zu 1 cm	2
Verzögerte Frakturheilung	0
Hypertrophe Pseudarthrose	1
Aseptische Schraubenlockerung	3
Implantatkanalinfekt	2

5 Frakturen wurden über eine kurzstreckige Standardinzision offen reponiert, bei 3 Frakturen erfolgte die Stabilisierung in Kombination mit einer Zugschraube.

Bei 5 Frakturen kam es zu einer Schraubenlockerung, 3mal als aseptische Lockerung, 2mal mit einem Implantatkanalinfekt. Wegen dieser Komplikation mußte in keinen Fall der Fixateur vorzeitig abgenommen werden. In 3 Fällen wurden die gelockerten Schrauben entfernt und durch neue, an anderer Stelle in Lokalanästhesie eingebrachte Schrauben ersetzt. Bei einem Patienten entwickelte sich eine hypertrophe Pseudarthrose mit Achsenfehlstellung, die eine Restabilisierung erforderlich machte. Bei einer Zweietagenfraktur zeigte sich nach Abnahme des Fixateurs, daß der proximale Bruch noch nicht voll belastungsfähig konsolidiert war, so daß eine erneute vorübergehende Stabilisierung erforderlich wurde.

Bei 37 Patienten konnte das Behandlungsergebnis klinisch und radiologisch nachkontrolliert werden. Die durchschnittliche Frakturheilungsdauer betrug 12,7 Wochen, bei den einfachen Frakturen (21 von 37) lag sie bei durchschnittlich 10,3 Wochen, während sie bei schwierigen Frakturen (16 von 37) durchschnittlich 15,7 Wochen dauerte. Das Ergebnis der Nachuntersuchungen ist aus Tabelle 2 ersichtlich.

10.6 Diskussion

Die externe Osteosynthese hat sich bei Problemfrakturen am Unterschenkel bestens bewährt. So war es nur folgerichtig, sie auch auf den Tibiaschaftbruch ohne wesentliche Weichteiltraumatisierung auszudehnen, nachdem im Monofixateur ein hier-

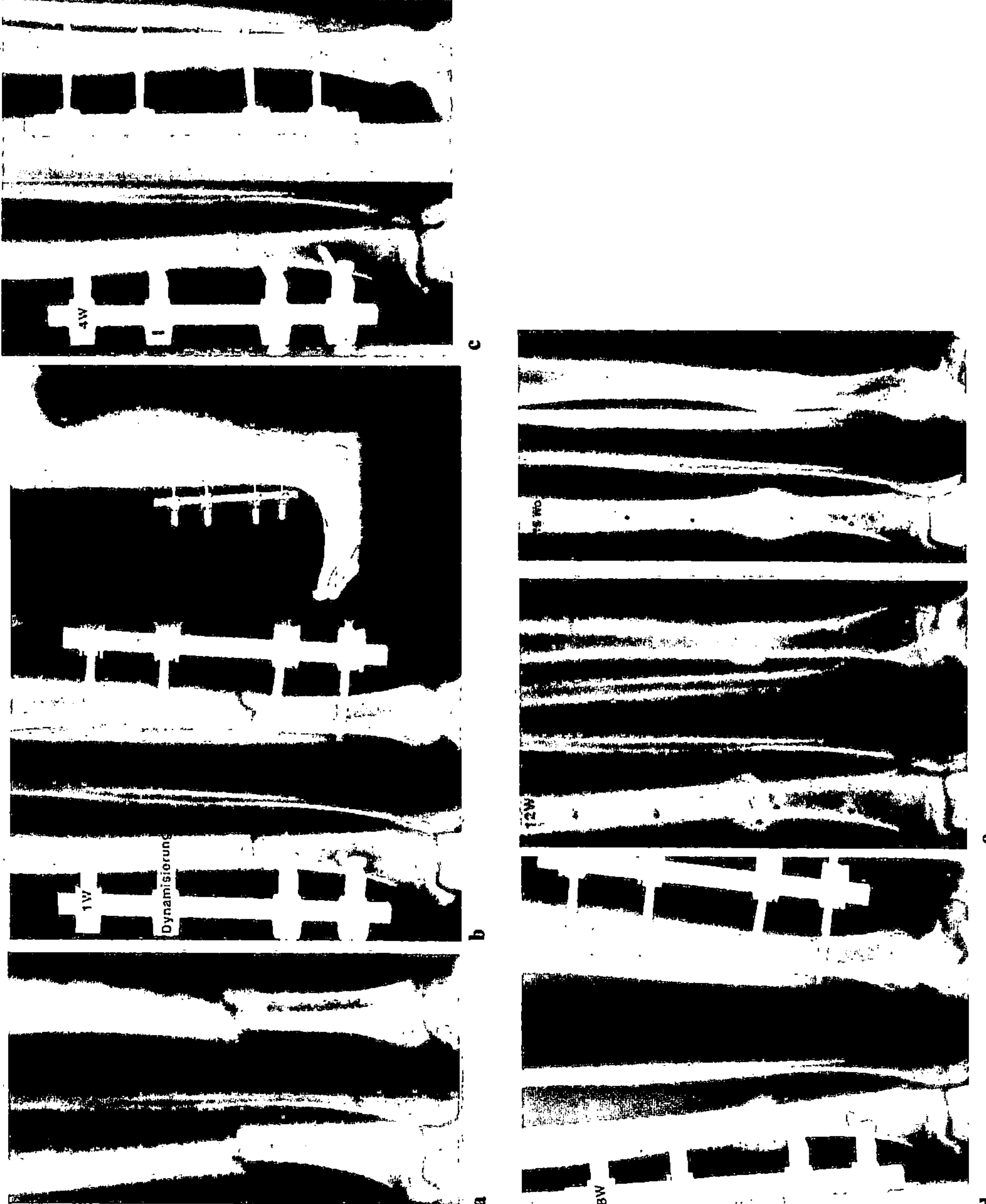

Abb. 6a–e. Distale Tibiaschaftquerfraktur mit mehreren kleinen, ausgesprengten Kortikalisfragmenten. **b** Stabilisierung mit dem Monofixateur, Dynamisierung und Vollbelastung wenige Tage nach der operativen Versorgung. **c** Im Kontrollröntgenbild nach 4 Wochen deutlich erkennbare Fragmentimpaktation durch die dynamische axiale Frakturkompression und beginnende Kallusbildung. **d** Gute knöcherne Konsolidierung bereits nach 8 Wochen mit deutlich erkennbarer, den Frakturspalt überbrückender Kallusmanschette. **e** Röntgenologische Verlaufskontrolle 12 und 16 Wochen nach der Stabilisierung

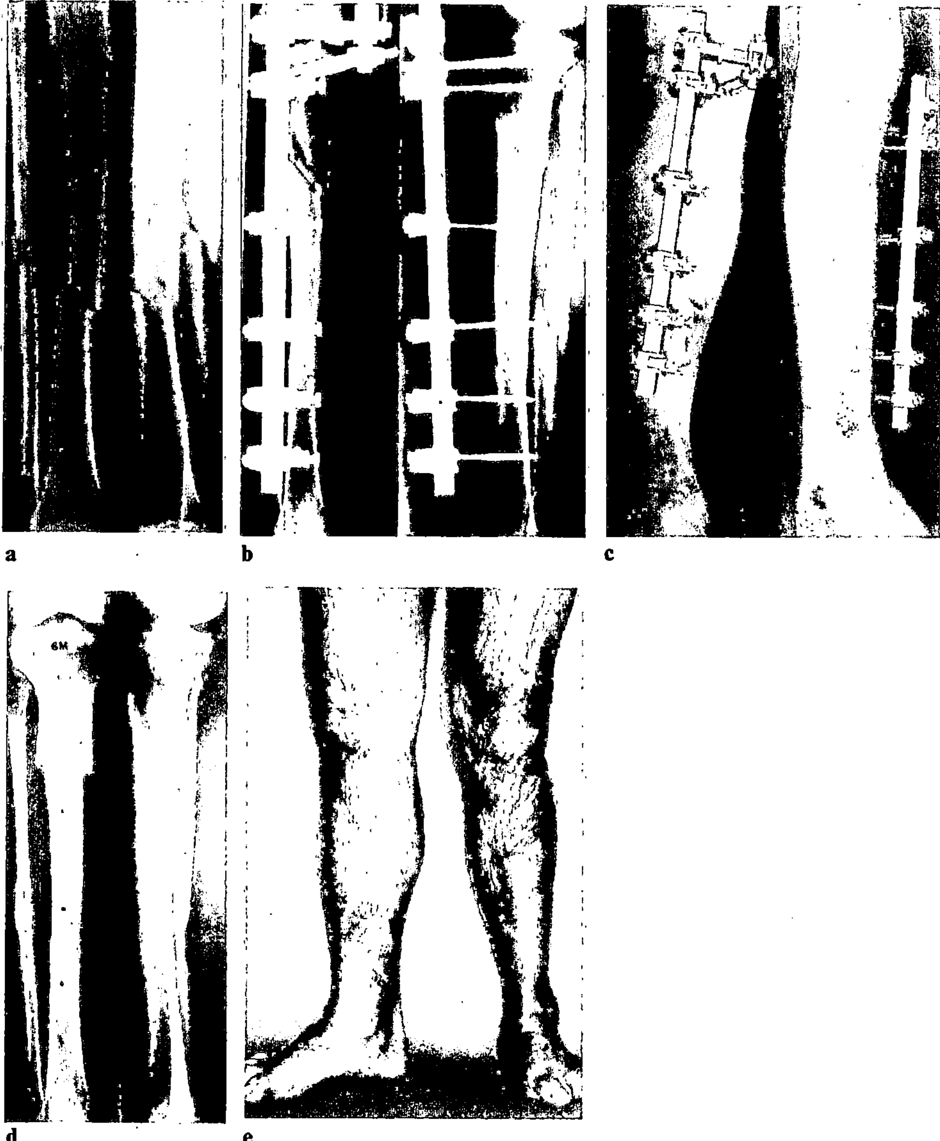

Abb. 7. a Zweietagenfraktur des rechten Unterschenkels bei einem 60jährigen Mann. b Geschlossene Reposition und Stabilisierung mit dem Monofixateur unter Verwendung einer Schwenkverschiebebacke mit doppelt aufgebohrtem Tellerpaar zur ventromedialen Applikation von 2 Spongiosaschrauben in den Tibiakopf. c System am Unterschenkel nach Fertigstellung der Montage. d Der
Patient wurde postoperativ in sein Heimatkrankenhaus verlegt, wo der Spanner nach 18 Wochen
entfernt wurde. Die eigene Kontrolle nach 6 Monaten zeigt achsengerechte knöcherne Heilung.
e Weichteilsituation am rechten Unterschenkel zum gleichen Zeitpunkt

für geeignetes System entwickelt worden war. Die bisherigen Erfahrungen und Ergebnisse bestätigen uns in der Annahme, daß diese Behandlungsmethode mehr als nur eine Alternative zu den gängigen Therapieverfahren darstellt. Sie vereinigt in sich die Vorteile des konservativen und operativen Vorgehens.

Von konservativer Seite sind dies die geschlossene Frakturreposition und äußere Frakturschienung ohne Gefahr der Fragmentnekrose und knöchernen Infektion durch Frakturfreilegung und interne Stabilisierungsmaßnahmen. Von operativer Seite sind die Vorteile die exaktere Reposition und stabile Frakturfixation ohne Gefahr der Redislokation sowie die Möglichkeit frühfunktioneller Nachbehandlung, so daß eher eine anatomische und funktionelle Wiederherstellung garantiert werden kann bei insgesamt kürzerem Krankenhausaufenthalt.

Darüber hinaus sind als weitere Vorzüge anzuführen der geringe technische und operative Aufwand bei der Anlage des Monofixateurs, die hohe Stabilität der Osteosynthesen, die Möglichkeit der Dynamisierung und die Tatsache, daß es keines Zweiteingriffs zum Entfernen des Osteosynthesematerials bedarf.

Verzögerungen der Frakturheilung, wie sie nach externer Osteosynthese mit konventionellen Systemen häufig zu beobachten sind, und die nicht selten zum Wechsel des Therapieverfahrens zwingen, stellen bei der Stabilisierung mit dem Monofixateur kein ernsthaftes Problem dar. Man kann mit dem System gezielt von außen Einfluß auf die biomechanischen Heilungsbedingungen nehmen. Die Dynamisierung führt nicht nur zu funktioneller axialer Frakturkompression, sondern hat auch eine minmale, kontrollierte Bewegungsinstabilität zur Folge, wodurch die Bildung von Kallus angeregt wird. Die Frakturheilung bei dynamisiertem Fixateur entspricht der spontanen Heilung unter günstigen biomechanischen Bedingungen.

Bei allen Frakturen mit klaffenden Bruchspalten nach achsengerechter, aber nicht fugenlos geschlossener Reposition und bei Frakturen mit kleineren durch Fragmentaussprengung bedingten Defekten, insbesondere auch bei Mehrfragment- und Trümmerbrüchen, wirkt sich die Dynamisierung vorteilhaft auf die Bruchheilung aus. Die Frakturen können damit meist in regulärer Zeit zur Konsolidierung gebracht werden, ohne Spongiosa anlagern oder das Therapieverfahren ändern zu müssen (Abb. 6, 7).

Ohne den Anspruch zu erheben, in der externen Frakturenstabilisierung mit dem Monofixateur eine Behandlungsmethode entwickelt zu haben, mit der sich alle Probleme der geschlossenen Tibiaschaftfraktur lösen lassen, so betrachten wir dieses Therapieverfahren doch als eine wesentliche Bereicherung unserer therapeutischen Möglichkeiten.

10.7 Literatur

1. Kimura T (1974) Mechanical characteristics of the human lower leg. J Faculty Sci 4
2. Kummer B (1984) Biomechanik der Frakturen langer Röhrenknochen. Hefte Unfallheilkd 164: 39
3. Pauwels F (1978) Gesammelte Abhandlungen zur funktionellen Anatomie des Bewegungsapparates. Springer, Berlin Heidelberg New York
4. Rehn J, Willenegger H (1983) Die Frage der Indikation. Langenbecks Arch Chir 361: 421
5. Schlenzka R, Gotzen L, Warmbold M (1983) Stabilitätsuntersuchungen an einem ventralen Klammerfixateur der Tibia. Unfallheilkunde 86: 182 u. 208
6. Warmbold M, Gotzen L, Schlenzka R (1983) Stabilitätsuntersuchungen an einem ventralen Klammerfixateur der Tibia unter Rotationsbelastung. Hefte Unfallheilkd 165: 16

11 Allgemeine Diskussion zu Frakturen ohne Weichteilschaden

Vorsitz: S. Weller und K. P. Schmit-Neuerburg

11.1 Begleitende Osteosynthese der Fibula?

Weller: Herr Gotzen hat auf die Bedeutung der Fibula im System der Stabilisierung am Unterschenkel hingewiesen, und zwar zusammen mit der Tibia. Ich glaube, daß es ganz wesentlich ist zu beachten, daß wir am Unterschenkel ein Verspannungssystem haben. Es besteht aus der Tibia, der Membrana interossea, der Fibula und der proximalen und distalen tibiofibularen Verbindung. Wenn wir nun die Tibiafraktur vor uns haben und eine Fibulafraktur, ist dieses System erheblich instabil. Wenn wir zusätzlich noch davon ausgehen, daß in der Mehrzahl der Fälle die Membran auch entsprechend eingerissen ist oder gar eine tibiofibulare Verbindung ausgerissen ist, dann haben wir ein völlig instabiles System, bei dem wir durch Beachtung der Fibula relativ leicht die Behandlung der Tibiafraktur unterstützen können.

Wie verhalten Sie sich im Hinblick auf die Fibulafraktur bei der Behandlung? Wir reden im Augenblick noch von der geschlossenen Unterschenkelfraktur. Welche Bedeutung messen Sie dieser Fibulafraktur im Rahmen Ihrer Behandlungsverfahren zu?

Stürmer: Die Bedeutung der Fibula wird in Essen genauso gesehen wie in Hannover und Marburg, die Zahlen sind allerdings sicher niedriger. Größenordnungsmäßig werden etwa 20% der begleitenden Fibulafrakturen mit Platte versorgt, aber die Tendenz ist sicher steigend.

Oestern: Herr Gotzen hat dargestellt, welche Bedeutung wir der Fibula in Hannover zumessen. Insbesondere bei der Plattenosteosynthese ist natürlich die Fibula in bestimmten Situationen unbedingt zu versorgen.

Muhr: Man muß die Fibula ins Behandlungskonzept miteinbeziehen. Das bedeutet nicht unbedingt eine Verplattung, sondern bei einem Trümmerbruch, der mit einer Verriegelungsnagelung versorgt ist, können u. U. die Biegungskräfte auftreten, die bei einer frühen Belastung zum Nagelbruch führen können. Eine einfache Fibulaosteotomie beispielsweise in der Frühphase, ermöglicht eine wesentlich bessere Belastung und dadurch eine Ausheilung. Also nicht nur die Stabilisierung der Tibia, sondern überhaupt das Einbeziehen des Wadenbeins in das gesamte Behandlungskonzept ist gefordert.

Kuner: Es kommt natürlich schon darauf an, welche Behandlung man durchführt. Ich möchte daran erinnern, daß wir z. B. bei einer isolierten Tibiafraktur gar nicht selten das Problem haben, daß die Fibula sperrt und daß wir dort eher Pseudarthrosen sehen. Ich möchte auch zu bedenken geben, daß wir eigentlich bei der konservativen Behandlung froh sind, wenn die Fibula mitfrakturiert ist, weil wir dann die erforderliche Verkürzung mit Knochenkontakt erzielen können. Bei der Marknagelung würden wir nur dann die Fibula durch eine kleine Platte versorgen, wenn die Fibulafraktur im Bereich des distalen tibiofibularen Gelenks liegt, aber im Schaft würde ich keine Indikation für eine Osteosynthese bei der Marknagelosteosynthese sehen. Genauso würde ich nach meinen Erfahrungen spontan sagen, daß

Die Tibiaschaftfraktur beim Erwachsenen
Hrsg.: K. P. Schmit-Neuerburg, K. M. Stürmer

wir allerhöchstens bei 5–10% der Plattenosteosynthesen auch gleichzeitig die Fibula stabilisieren.

Contzen: Ich kann im wesentlichen bestätigen, was Herr Kuner gerade gesagt hat. Wir differenzieren schon seit langer Zeit ganz exakt nach der Unfallmechanik. Wenn es sich um einen Drehmechanismus handelt, im Sinne von Maisonneuve usw., wenn wir also davon ausgehen müssen, daß die Membrana interossea mit zerrissen ist, wird in jedem Fall freigelegt und falls es sich bestätigt, dann wird auch eine Plattenosteosynthese der Fibula gemacht; anders bei den direkten Traumen, bei denen wir davon ausgehen, daß es sich um einen alleinigen Schaden am Knochen handelt.

Haas: Bei dem Monofixateur, wie wir ihn in Hannover verwenden, haben wir durch das System bereits genügend Stabilität. Wenn wir dann die Fibula verplatten würden, würden wir uns die Möglichkeit der Dynamisierung nehmen. Wir dynamisieren ja und nehmen dabei lieber ½ cm Verkürzung in Kauf — da würde die Fibula nur sperren. Also beim Fixateur haben wir die Fibulastabilisierung bisher noch nie verwandt.

Weller: Ich bin immer mehr davon überzeugt, daß die Stabilisierung der Fibula bei Frakturen jenseits des mittleren und v. a. im distalen Abschnitt des Unterschenkels eine ganz wesentliche Erhöhung der Stabilität bringt, v. a. auch bei der Marknagelung, und zwar bei relativer Indikation im distalen Abschnitt. Ich möchte sogar behaupten, daß ich den Verriegelungsnagel an der Tibia überhaupt nicht brauche, wenn ich eine relative Indikation für eine Marknagelung stelle und die Fibula distal stabilisiere. Ich erhalte dadurch mit dem normalen konventionellen Nagel ein ausreichend festes System und brauche keine Rotationsinstabilitäten zu fürchten.

Schmit-Neuerburg: Die Verplattung der Fibula hat einen großen Vorteil bei distalen Frakturen, wenn man grundsätzlich dort anfängt und damit sofort die Reposition der Tibia hergestellt wird, die sonst dort unten nicht ganz ohne Probleme ist. Sobald die Fibula stabilisiert ist, ist auch die Tibia reponiert. Das zweite Argument ist, daß man natürlich die Situation nicht mit einer verzögerten Heilung der Tibia vergleichen kann, die isoliert gebrochen und zunächst einmal konservativ behandelt worden ist, weil dann schon eine Resorption stattgefunden hat, die bei einer frischen Osteosynthese beider Knochen nicht auftritt. Wenn die Fibula und Tibia beide gleichzeitig osteosynthetisiert werden, ob nun mit Marknagel oder Platte, dann besteht keine Gefahr, daß die Tibia verzögert heilt und die Fibula sperrt.

Gotzen: Welche Bedeutung kommt der intakten Fibula bei der konservativen Behandlung zu? Da gibt es sehr unterschiedliche Meinungen. Wir haben unsere geschlossenen Tibiaschaftfrakturen nachuntersucht und konnten feststellen, daß die Fibula eine stabilisierende und heilungsfördernde Wirkung hat, und wir haben eigentlich nie eine Fibulaosteotomie gemacht, um eine frische Tibiafraktur zur Ausheilung zu bringen. Es gibt die Untersuchung von Nicole mit einem großen Krankengut, der gesehen hat, daß bei intakter Fibula die Pseudarthroserate 9% war, dagegen, wenn beide Knochen gebrochen waren, 28%. Es muß der Fibula also eine stabilisierende Wirkung zukommen. Eigentlich stellt sich m. E. die Diskussion über die Resektion nicht so sehr, um eine frische Fraktur mit einer Fibulaosteotomie zur Ausheilung zu bringen.

Weller: Ja, Herr Gotzen, Sie unterstreichen genau etwas, was uns immer wieder auffällt. Es werden nach meiner Erfahrung viel zu viele Fibulae osteotomiert, und man vergibt sich durch die Osteotomie der Fibula viel Stabilität und bringt sich erheblich in Gefahr, wenn an der Tibia etwas passiert. Die Fibula ist sozusagen der

Hilfsstab bei der Komplikation an der Tibia, und das sollte man nicht vergessen. Und wenn Herr Kuner es mit einer isolierten Tibiafraktur zu tun hat, so ist das eigentlich für uns eine Operationsindikation an der Tibia und nicht zu einer Osteotomie an der Fibula.

Kuner: Woher kommt es denn, daß meine frühere Chirurgengeneration die Tibiapseudarthrose dann zur Ausheilung gebracht hat, wenn man die Fibula reseziert hat? Und noch ein Zweites: Ich glaube, man darf hier nicht nur von der Fibulaosteosynthese sprechen, sondern ich meine ganz sicher, daß das abhängig ist von dem Verfahren, das ich anwende: ob ich eine Marknagelung mache, ob ich eine Schaftfraktur im mittleren Drittel verplatte — was für mich nicht in Frage kommt, da wir der Ansicht sind, daß dort der Marknagel seinen Platz hat — oder ob ich einen Fixateur externe anlege. Es ist doch ein ganz gewaltiger Unterschied, welches Verfahren ich anwende. Und da muß ich mir gelegentlich überlegen, ob ich die Fibulaosteosynthese machen muß oder nicht.

Weller: Wir sprechen hier von der *Fibulafraktur jenseits des mittleren und im distalen Abschnitt,* um diese geht es, nicht um die proximale Fibula. Proximal würde es nur sinnvoll sein, wenn eine erhebliche Verkürzung eingetreten ist, daß man dort etwas machen muß. Natürlich hängt es vom Verfahren ab, welches wir anwenden, aber insgesamt muß man doch biomechanisch feststellen, daß die Fibula im Rahmensystem des Unterschenkels eine wesentliche Rolle für die Stabilisierung hat.

Muhr: Wir sprechen von einem distalen Unterschenkelquerbruch, in der Regel mit einer kurzen Trümmerzone, wobei Schien- und Wadenbeinbruch meist auf gleicher Höhe liegen, also eine ausgesprochen instabile Situation. In einem solchen Fall hängt es bei einem entsprechenden Behandlungsverfahren schon davon ab, ob man das Wadenbein mit einer Plattenosteosynthese stabilisiert. Das haben die Untersuchungen aus Hannover und die biomechanischen Dinge gezeigt, die hier vorgestellt wurden; da bringt die Wadenbeinstabilisierung schon Wesentliches, aber das sind instabile Bruchtypen. Würden Sie denn auch bei einem Tibiadrehbruch mit distalem Wadenbeindrehbruch das Wadenbein stabilisieren?

Weller: Selbstverständlich, wenn die Fibulafraktur unterhalb der Mitte und im distalen Abschnitt liegt.

11.2 Fixateur externe — konservativ — Marknagelung?

Anheier: Das Problem der Fibulastabilisierung ist sicher für Experten sehr interessant. Ich glaube, hier im Auditorium ist sehr viel mehr die breite Anwendung des Fixateur externe von Interesse, wie sie heute vorgeschlagen wurde. Was mich stört, ist folgendes: Für mich gilt eigentlich immer noch das Prinzip bei der Osteosynthese, daß man eine stabile macht oder man konservativ bleibt, und ich bitte um eine Erläuterung. Wie stabil ist diese Osteosynthese mit diesem Fixateur und wann wenden Sie sie an und warum bleiben Sie nicht öfter konservativ oder operieren evtl. dann später? Aber wie Sie es propagieren: erst Fixateur, dann Gips und dann abwarten, bis die Schrauben ausgeheilt sind, und dann eine Nagelung, das verstehe ich nicht.

Weller: Ich glaube, hier ist einiges erheblich mißverstanden worden. *Erstens* habe ich gesagt, der Klammerfixateur oder die V-förmige Anordnung ist ausreichend stabil für die funktionelle, ja sogar für eine belastende Nachbehandlung bzw. Frühbelastung. Der *zweite* Punkt war, daß die Möglichkeit besteht, von dem Fixateur

externe, der dann nur temporär verwandt wird, wegzukommen, um den Patienten
frühzeitig von dem äußeren Fixateur unabhängig zu machen, d.h. ihn wegzubrin-
gen, indem man die Möglichkeit hat, unter günstigen Verhältnissen relativ leicht
eine gedeckte Marknagelung durchzuführen, und zwar in einer biomechanisch ausgesprochen günstigen Heilungsphase. Und die *dritte* Möglichkeit ist *die* beim Fixateur externe, daß man, nachdem man festgestellt hat, man kann auf lange Zeit mit
dem Fixateur externe nicht zu Ende behandeln, dann umsteigen muß auf irgendein
anderes Verfahren, und das ist entweder der Nagel oder die Platte.

Schmit-Neuerburg: Wie behandeln wir jetzt einen normalen Schaftbruch, Quer-
oder kurzen Schrägbruch in Schaftmitte? Was spricht denn dagegen, daß wir — wie
es Herr Kuner auch gezeigt hat — sofort eine Marknagelung durchführen, die in
92% gute Ergebnisse hatte und die auch nur einen 13tägigen stationären Aufenthalt
verursachte bei einer Infektionsrate von 1,2%, wobei ich nicht annehme, daß das
auf dem „laminar flow" beruht, sondern wahrscheinlich vorwiegend auf der inzwischen ausgereiften Technik. Was spricht eigentlich dagegen, daß man eine solche
Schaftfraktur primär mit dem Marknagel behandelt? Dies ist ein Verfahren, das den
Patienten rasch mobilisiert. Und was spricht dafür, da einen Fixateur anzuwenden?

Kuner: Ich war bisher immer davon ausgegangen, daß wir in Freiburg ein
brauchbares Konzept hätten. Ich bin heute sehr verunsichert worden. Insbesondere
weiß ich nicht mehr, ob der Fixateur externe ein konservatives Verfahren ist oder
ein operatives. Ich trage demgegenüber unser Procedere noch einmal vor: Da wir
der Auffassung sind, daß eine geschlossene Unterschenkelfraktur ohne wesentlichen Weichteilschaden für uns bei der operativen Indikation nie eine Notfallsitua-
tion dargestellt hat, haben wir diese Frakturen alle konservativ in Narkose reponiert, extendiert und im Gipsverband ruhiggestellt. Haben wir dabei ein gutes
Repositionsergebnis erzielt, so wie Herr Muhr das dargestellt hat, daß wir einen
guten Knochenkontakt haben, dann verfahren wir konservativ weiter und konservativ heißt für uns dann nicht Fixateur externe, sondern Gipsverband. Ist die Reposition nach unseren Vorstellungen ungenügend, der Knochenkontakt nicht befriedigend, und eignet sich diese Fraktur aufgrund der Höhenlokalisation des
Frakturtyps für eine Marknagelung, dann nageln wir nach 6–8 Tagen. Liegt die
Fraktur mehr zur Metaphyse, dann würden wir unter diesen Umständen eine Plattenosteosynthese vorziehen. Haben wir dagegen primär einen Weichteilschaden,
geschlossen oder offen, dann verwenden wir selbstverständlich den Fixateur
externe.

Weller: Wie lange behandeln Sie bei gut stehender Fraktur von Anfang an konservativ, wie lange würden Sie das fortführen?

Kuner: Bis die Fraktur geheilt ist.

Weller: Es heilen eben nachgewiesenermaßen nicht alle Frakturen konservativ.
Sie haben von Herrn Stürmer gehört, daß selbst nach 24 Wochen mitunter noch
nicht sicher ist, ob die Fraktur konservativ zur Abheilung kommt.

Kuner: Wenn man nach 6–8 Wochen keinen Erfolg sieht, werde ich ganz sicher
ein operatives Verfahren wählen, das dem Frakturtypus, der Frakturlokalisation
und den Weichteilen angemessen ist.

Tscherne: Die Frage ist sehr berechtigt, ob der Fixateur ein konservatives oder ein
operatives Verfahren ist. Für uns hat die konservative Frakturbehandlung — v. a. an
einer großen Weiterbildungsstätte — immer Priorität gehabt. Und es ist verständlich, wenn man versucht, die konservative, risikoarme, für den Patienten relativ einfache Methode laufend zu verbessern. Wir sind von der klassischen konservativen

Behandlung nach der 3wöchtigen Extension auf die Brace-Behandlung übergegangen, und haben nach Möglichkeiten gesucht, die 3wöchige Extension abzukürzen. Wie Sarmiento können wir nicht vorgehen, der den Patienten primär reponiert, ihm einen geschlossenen Oberschenkel-Gips gibt und ihn einen Tag nach dem Unfall bereits nach Hause entläßt, das gibt zu viele Fehlstellungen und Verkürzungen. Wenn wir schon mit Brace eine funktionelle Frakturbehandlung machen und eine 3wöchige Extensionsbehandlung vorausschicken müssen, um nicht zu viel Längenverlust und Achsenfehler zu haben, machen wir anstelle einer Fersenbeinextension einen Fixateur. Das hat uns bewogen, bei der Indikation der konservativen Frakturbehandlung zu bleiben, aber bei größeren Eingriffen anstelle der Fersenbeinextension den Fixateur vorzuziehen. Wir lassen den Patienten am nächsten Tag aufstehen und der Patient kann nach 4, 5 oder 6 Tagen nach Hause gehen. Das ist ein ganz erheblicher Komfortgewinn für den Patienten und eine Kostenreduzierung.

Wir waren ursprünglich der Meinung, man werde 3–4 Wochen einen Fixateur haben und danach einen Brace geben. Es hat sich aber gezeigt, daß der Patient das nicht will. Nahezu kein Patient hat sich bereit erklärt, das Verfahren zu wechseln, so daß wir praktisch alle im Fixateur ausbehandelt haben, was ein gewisser Nachteil ist, weil dabei die Frakturheilung ein bißchen verzögert wird. Aber es ist eben sehr wichtig, daß der Patient gut mitmacht, daß er früh belastet und so zur Frakturheilung beiträgt. Jetzt zur Diskussion um die Fibula — wenn es nicht notwendig ist, sollte man nicht auch noch an der Fibula operieren. Denn der große Vorteil des Fixateurs ist, daß er dem Patienten jede weitere Operation erspart; er hat nie mehr eine Metallentfernung, er ist, wenn es richtig gemacht wird, nur kurze Zeit — unter 1 Woche — im Krankenhaus und die Behandlung ist durchweg risikoarm und ambulant. Das sind die großen Vorteile einer Fixateurbehandlung.

Gotzen: Herr Tscherne, ich muß in einem Punkt widersprechen: Die Frakturheilung ist nicht verzögert. Durch die Dynamisierung erreichen wir das, was wir mit dem Marknagel haben, und wir erreichen noch mehr: Wir haben das intramedulläre Gefäßsystem nicht zerstört, wir haben eigentlich nichts am Knochen gemacht und das wirkt sich positiv aus. Der ökonomische Aspekt hat uns dazu bewegt, da wir das Problem mit *einer* Behandlung erledigt haben. Der Patient erhält am Anfang einen Fixateur — das ist keine größere Maßnahme als eine Steinmann-Nagelextension — und die Fraktur wird eingerichtet. Wenn er einmal stabilisiert ist, ist er damit eigentlich definitiv versorgt und kann ziemlich frühzeitig nach Hause gehen.

Weller: Ich hatte in der letzten Woche einen Schlichtungsfall zu bearbeiten. Ein 18jähriger junger Mann hatte gegen ein Krankenhaus geklagt, und zwar gegen eine Behandlung, die auf konservativem Wege bei einem Unterschenkelquerbruch in der Weise durchgeführt wurde, wie Böhler sie angegeben hat und wie sie Herr Muhr heute morgen dargestellt hat. Es mußte 3mal gekeilt werden. Der Patient war dann insgesamt 5 Monate bis zur Ausheilung dieser Fraktur im Gipsverband und hat nach 7 Monaten seine Arbeit wieder aufgenommen, mit einem jetzt von mir nachgeprüften perfekten Endergebnis. Er klagt gegen das Krankenhaus und gegen die Ärzte, weil sie wiederholt gekeilt hätten und weil er zu lange im Gipsverband gewesen wäre und weil die Behandlung als solche nicht mehr adäquat sei.

Stürmer: Noch etwas zur Knochenheilung unter Fixateur externe: Das ist sicher nicht so unproblematisch, weil wir eine Art Gratwanderung machen, wenn wir keine zusätzlichen interfragmentären Zugschrauben einsetzen: Wir müssen die „optimale Instabilität" erreichen. Die Knochenheilung darf nicht *zu* instabil sein, so daß wir Richtung hypertropher Pseudarthrose mit überschießender Kallusbildung und der Gefahr der Metallockerung kommen, und sie darf auch nicht so rigide sein, daß wir nahezu überhaupt keine Kallusbildung oder zu wenig haben. Die bisherigen Zahlen reichen noch nicht aus, um zu sagen: „Das ist problemlos."

Kruschewski: Wir haben nicht immer nur junge Patienten, sondern auch manchmal alte Patienten mit Varizen, mit Ulcera cruris oder mit erheblich verschmutzten Schürfwunden. Wann setzen Sie dann den Fixateur externe ein? Warten Sie erst eine gewisse Wundheilung ab oder setzen Sie ihn gleich primär ein?

Weller: Je früher Sie einen Fixateur externe unter diesen Verhältnissen einsetzen, nämlich bevor es zur Superinfektion kommt, desto günstiger ist es. Ich möchte gerade an diesem Beispiel nochmals betonen, daß wir nicht monoman den Fixateur externe überall verwenden, sondern uns den Gegebenheiten im Einzelfall anpassen, und dafür haben wir verschiedene Verfahren. Aber gerade bei schlechten Weichteilverhältnissen hat sich der Fixateur externe bewährt.

Schmit-Neuerburg: Ich kann das Konzept mit der konservativen Behandlung und dem Fixateur verstehen, und nachher behandelt man eben praktisch so weiter. Wenn man das auf die metaphysären und auf die Frakturen beschränkt, die nicht nagelfähig sind, ist das sicherlich akzeptabel. Aber warum soll man das biomechanisch hervorragende Konzept des Marknagels bei der einfachen Fraktur zugunsten des Fixateurs aufgeben?

Weller: Also, das haben wir nicht gemacht! Wir sind sehr überzeugte Anhänger der Marknagelosteosynthese.

Gotzen: Für mich ist die Marknagelung immer ein großer Eingriff gewesen, und zwar ein traumatisierender Eingriff, denn ich mache eine große Wunde im Knochen; das muß man sich sehr überlegen. Es können Komplikationen auftreten, die hier nicht so deutlich angesprochen wurden. Wenn eine Osteitis auftritt, ist das beim Marknagel eine mittlere Katastrophe, eine schwerwiegende Komplikation. Wir haben die Möglichkeit, das zu vermeiden, indem wir den Knochen gar nicht freilegen, sondern ihn geschlossen reponieren, wie man es bei der konservativen Behandlung macht, und dann über einige kleine Stichinzisionen fixieren. Zudem kommen die schlechten Weichteilverhältnisse zum Tragen. Wir können die Fraktur stabilisieren, sie früh belastbar machen.

Kuner: Wie hoch ist die Infektionsrate beim Fixateur externe und geschlossener Fraktur im Bereich der Schanz-Schrauben oder Steinmann-Nägel? Hat da jemand eine Zahl?

Weller: Erstens ist die Zahl an Fällen, die wir bislang zur Verfügung haben, viel zu gering, um eine endgültige Aussage machen zu können. Aber man kann sagen, daß der Fixateur externe dann eine gewisse Gefahr mit sich bringt, wenn ich ihn zu lange verwenden muß. Dann besteht zwangsläufig die Gefahr der Infektion am Steinmann-Nagel, und deshalb bin ich dafür, daß man sobald wie möglich vom Fixateur wieder weg kommt. Der Fixateur ist auch nicht ganz ohne Komplikationen, aber er liegt sicherlich in der allgemeinen Komplikationsrate niedriger als die Marknagelung.

Schmit-Neuerburg: Die Schanz-Schrauben haben eine Infektionsrate von 2,7%, zumindest nach Literaturangaben.

Weller: Es kommt darauf an, wie lange sie liegen.

Schmit-Neuerburg: Wenn sie über einen Zeitraum von etwa 3 Monaten liegen.

Kliems: Gibt es eigentlich noch jemand, der eine Indikation für eine Minimalosteosynthese allein mit Zugschrauben bei einer Spiralfraktur der Tibia sieht.

Weller: Ich glaube, daß diese Art der Stabilisierung im Grunde heute nicht mehr durchgeführt wird. Die AO hat eine isolierte Verschraubung ursprünglich mehrdimensional empfohlen und auch durchgeführt. Aber es gab einfach eine erhebliche Komplikationsrate. Die Methode ist nicht zuverlässig genug.

Labitzke: Ich halte die Indikation für den Fixateur externe unter den Aspekten, die Herr Gotzen und Herr Tscherne angesprochen haben — also sozusagen als Alternative zu einer konservativen Behandlung —, für gerechtfertigt. Ich halte aber die Indikation, die Herr Weller uns hier anbietet und von der er dann nach einer gewissen Zeit auf ein anderes Verfahren, z. B. auf den Marknagel umsteigt, nicht für gerechtfertigt. Ich möchte dann fragen, wo ich einen Gutachter finde, der mich exculpiert. Ich kann doch nicht Schanz'sche Schrauben einsetzen und damit möglicherweise eine Infektion in die Markhöhle bringen und dann einen Marknagel einschlagen? Das kann zur Markraumphlegmone führen. Ich kann das nicht verstehen und ich muß sagen, daß der Marknagel und der Fixateur externe für mich inkompatibel sind.

Weller: Warum denn? Sie müssen doch bei einer verzögerten Heilung nach einer Fixateur-externe-Osteosynthese zwangsläufig auf ein anderes Verfahren umsteigen, und dort bietet sich zweifellos bei einer guten Indikation auch der Marknagel *in einem Spätzustand* an. Da bin ich anderer Meinung als Sie, Herr Labitzke.

Echthoff: Wir verwenden den unilateralen Klammerfixateur seit einigen Jahren und können Ihre Infektionsrate, Herr Schmit-Neuerburg, nicht bestätigen. Wenn der Klammerfixateur so angebracht wird, wie Herr Gotzen das macht, nämlich nicht durch die dicken Weichteile, sondern anteromedial oder gleich von vorne durch die Haut, ergibt sich eine Infektionsrate, die als Komplikation für den Knochen zu bewerten ist, von 0% — bei einer Fallzahl von bisher ca. 50–55. Ein Umsteigen auf ein anderes System wurde bei uns noch nicht notwendig; ich meine, daß es daran liegt, daß der Fixateur in den Anfangsphasen zu spät dynamisiert wird. Man hat Angst, Elastizität in den Frakturbereich zu bringen, d. h. wir müssen, wie bei der konservativen Behandlung auch, Bewegung, Mikrobewegung in den Frakturbereich bringen, damit wir hier eine sekundäre Knochenheilung erhalten, und die erreichen wir durch frühzeitige Dynamisierung: bei der einfachen Fraktur nach 3–4 Wochen, bei der komplizierten Trümmerfraktur einige Wochen später, nach etwa 6 Wochen sehen wir eine komplikationslose sekundäre Frakturheilung. Bohrkanalinfekte treten dann auf, wenn wir bei der offenen Fraktur mit Doppelrahmen in Weichteilen arbeiten müssen. Da haben wir hohe Komplikationsraten wegen der Weichteilinfekte.

Schmit-Neuerburg: Die Zahl, die ich genannt habe, war bezogen auf alle Anwendungen, vor allem am Oberschenkel. Dann ist natürlich die Komplikationsrate schon etwas bedenklich.

Weller: Man muß Ihnen trotzdem gratulieren zu den guten Ergebnissen von 0% Infektion und Komplikationen.

Schmelzeisen: Die Osteoporose, die wir unter den Platten und auch bei der Marknagelosteosynthese beobachten, sehen wir ja auch bei isoliert angebrachten Schrauben. Dies ist nichts anderes als ein Ausdruck des gesteigerten Umbaus des Knochens, d. h. es finden dort prinzipiell keine anderen Umbauvorgänge statt, als wir sie zeitlebens am Knochen beobachten können. Gibt es Hinweise auf Unterschiede bei der Strukturierung des Kallus und beim Einwachsen der Osteone des Kallus? Spielen dort andere, vielleicht humorale Dinge eine Rolle? Die Osteoporose ist praktisch nur eine Zeitverschiebung. Es wird mehr Knochen abgebaut als aufgebaut werden kann. Beim Kallus beobachten wir ähnliche Vorgänge oder auch das Einwachsen der Osteone. Ist dort ein Unterschied zu sehen in der Strukturierung des Kallus im Vergleich zu dem, was wir um die Implantate an Osteoporose bei den Schädigungen sehen?

Stürmer: In der Kortikalis haben wir Havers-Umbau, d. h. Resorptionskanäle, die sich wieder mit lamellären Knochen auffüllen. Im Kallus, der sich strukturiert, werden die schon bestehenden knochenfreien Räume zwischen den Faserknochenbälkchen lamellär aufgefüllt. Das ist der Unterschied.

Anheier: Noch einmal zu der Kombination des Fixateur mit einer Zugschraube, Herr Gotzen. Geht das denn wirklich durch eine kleine Inzision? Wenn eine Zugschraube bei einer Schrägfraktur exakt sitzen soll, muß die Fraktur erst einmal disloziert, der Frakturspalt gesäubert, gespült und exakt eingestellt und dann verschraubt werden. Das ist im Prinzip nichts anderes, als wenn wir eine Cerclage machen, wie das in den Wintersportgebieten gemacht wird. Sie handeln sich aber alle Nachteile einer operativen Frakturbehandlung ein, und letztlich ist es *doch* eine konservative Behandlung, wenn man den Fixateur als konservativ bezeichnet.

Gotzen: Manche Frakturen sind nun einmal so glatt, daß sie sich nicht gut halten lassen. Es handelt sich um eine kleine Inzision, die wirklich nicht groß sein muß, so daß man gerade eine kleine Knochenzange ansetzen kann und mit dem scharfen Löffel das Hämatom entfernt, nochmals spült und dann reponiert. Eine gut plazierte Schraube liegt möglichst medial, damit man sie wieder über eine Stichinzision entfernen kann. Dann ist die interne Osteosynthese beendet, und der Fixateur dient nur der Grobstabilisierung zur Unterstützung der Schraube.

Weller: Herr Gotzen, diese Operationstechnik halte ich für zu umfangreich. Ich bin nach wie vor der Meinung, daß eine zusätzliche Schraube zur Stabilisierung von uns perkutan eingebracht wird. Wir sind *nicht* der Meinung, daß man die Fraktur aufmachen, ausspülen und exakt anatomisch reponieren soll. Damit setze ich einen erheblichen Weichteilschaden und tue gerade das, was ich mit dem Fixateur externe umgehen will.

Teil III
Frakturen *mit* Weichteilschaden
Indikation — Technik — Ergebnisse

12 Grundsätze der Behandlung von Frakturen mit Weichteilschaden

H. Tscherne und N. Südkamp

12.1 Häufigkeit und Bedeutung des Weichteilschadens an der Tibia

Der Anteil der offenen Frakturen bei Verletzung nach Unfällen ist relativ gering, dennoch haben die offenen Knochenbrüche sowohl medizinisch als auch volkswirtschaftlich eine erhebliche Bedeutung.

In der Statistik der Berufsgenossenschaften über Arbeits- und Wegunfälle des Berichtsjahres 1979 entfielen nur 2215 (4,4%) Fälle auf offene Knochenbrüche und 35422 (70,4%) Fälle auf geschlossene Knochenbrüche von insgesamt 15322 erstmals entschädigten Unfällen. Damit ergibt sich ein Verhältnis von geschlossenen zu offenen Knochenbrüchen von 15:1. Die Dauer der durchschnittlichen Arbeitsunfähigkeit betrug bei offenen Frakturen 224 gegenüber 137 Tagen bei geschlossenen Frakturen. Der durchschnittliche stationäre Aufenthalt von Patienten mit offenen Frakturen war mehr als doppelt so hoch wie bei Patienten mit geschlossenen Frakturen und betrug bei offenen Brüchen 61 Tage gegenüber 29 bei geschlossenen. Im Mittel resultierte eine durchschnittliche MdE von 23% bei offenen gegenüber 17% bei geschlossenen Frakturen.

Bei der Analyse dieser Zahlen in bezug auf die Frakturlokalisation erhöhten sich diese Werte am Unterschenkel, der am meisten problematischen Lokalisation offener Frakturen, auf eine durchschnittliche Dauer der Arbeitsunfähigkeit von 319 Tagen, einem durchschnittlichen stationären Aufenthalt von 105 Tagen und einer durchschnittlichen MdE von 33%. Die Erstberentung betrug sogar bei allen offenen Frakturen das 1,6fache und bei den offenen Unterschenkelfrakturen das 2,4fache des Durchschnitts.

Aus medizinischer Sicht stellen die offenen Frakturen dringliche chirurgische Notfälle dar. Die Vorgehensweise innerhalb der ersten Stunden nach der Verletzung ist dabei besonders entscheidend für den gesamten Heilungsverlauf. Sie kann zu einer völligen Heilung führen, aber auch eine lebenslängliche Invalidität nach sich ziehen. Dabei ist besonders die Beachtung des Weichteilschadens der kritischste Punkt der Behandlung. Das Erkennen des Ausmaßes des Weichteilschadens und die daraus resultierenden Behandlungskonsequenzen, die diagnostischen und/oder Behandlungsfehler sowohl bei der Primärversorgung als auch bei der Nachbehandlung erweisen sich im Gesamtmanagement als am problematischsten. Dieses gilt genauso für die geschlossenen Frakturen mit einem Weichteilschaden, da hier die Erfassung der Verletzung oft wesentlich schwieriger ist und der Weichteilschaden häufig übersehen oder unterschätzt wird.

Aus der Pathophysiologie ist als Folge von Weichteilverletzungen eine Hypoxie im geschädigten Gewebe sowohl bei offenen wie auch bei geschlossenen Verletzungen bekannt. Die Hypoxie und die dadurch bedingte Azidose des Gewebes führen zu Permeabilitätsschädigungen im Kapillargebiet, die ein interstitielles Ödem mit nachfolgend erhöhtem interstitiellem Druck, eine Kompression der Gefäße und damit eine Zunahme der Hypoxie und Azidose nach sich ziehen. Dieser Mechanis-

Die Tibiaschaftfraktur beim Erwachsenen
Hrsg.: K. P. Schmit-Neuerburg, K. M. Stürmer
© Springer-Verlag Berlin Heidelberg 1987

mus protrahiert sich bei polytraumatisierten Patienten mit einer generalisierten Hypoxie und Azidose. Auch mechanische Kompression, wie z. B. bei einer Einengung des sich ausdehnenden Gewebes durch Faszien oder Haut, bedingt eine metabolische Entgleisung im geschädigten Gewebe und erhöht dadurch die Infektbereitschaft und verschlechtert die Heilungsbedingungen.

Bei den offenen Frakturen wird das Ausmaß der Weichteilschädigung zusätzlich durch den Schweregrad der knöchernen Verletzung, den Verletzungsmechanismus, der Zeitspanne zwischen Unfall und Versorgung sowie entscheidend auch durch den Grad der Kontamination der Wunde bestimmt und damit der Verlauf und die Prognose der offenen Verletzung beeinflußt.

Auch bei den geschlossenen Frakturen hat der Weichteilschaden eine große Bedeutung, da ihre Erfassung und Beurteilung vielfach schwieriger ist. Bereits eine einfache Hautkontusion kann zu einer Weichteilnekrose führen und damit einen Infektweg bahnen, der weitaus größere therapeutische Probleme nach sich ziehen kann als z. B. bei der einfachen Hautdurchspießung einer offenen Fraktur.

12.2 Klassifizierung der Frakturen mit Weichteilschaden

Eine umfassende und gut graduierte Klassifizierung von Weichteilschäden leistet die erforderliche Hilfestellung für die notwendige operative Taktik. Unter Berücksichtigung des Frakturmechanismus, der Frakturart, des Ausmaßes des Weichteilschadens und des Grades der Kontamination der Weichteilwunde hat sich die Einteilung der offenen und geschlossenen Frakturen in jeweils 4 Grade bewährt (Tabelle 1).

12.2.1 Geschlossene Fraktur Grad 0 (Fr.G.0)

Hier ist keine oder nur eine unbedeutende Weichteilverletzung vorhanden. Die Fraktur G.0 umfaßt einfache Bruchformen, d.h. Frakturen, die durch indirekten Verletzungsmechanismus entstanden sind. Ein typisches Beispiel ist der Unterschenkeldrehbruch des Skifahrers.

Tabelle 1. Klassifizierung der Frakturen (Fr.) mit Weichteilschaden

Klassifikation	Haut offen + geschlossen −	Weichteilschädigung	Frakturart leicht mittel schwer	Kontamination
Fr. G.0	−	−	+	−
G.I	−	+	+ bis + +	−
G.II	−	+ +	+ bis + + +	−
G.III	−	+ + +	+ bis + + +	(+)
Fr. 0.I	+	+	+ bis + +	+
0.II	+	+ +	+ bis + + +	+ +
0.III	+	+ + +	+ bis + + +	+ + +
0.IV	+	+ + +	+ bis + + +	+ bis + + +

12.2.2 Geschlossene Fraktur Grad I (Fr.G.I)

Bei dieser Verletzung liegt eine oberflächliche Schürfung oder eine Kontusion durch Fragmentdruck von innen und eine einfache bis mittelschwere Bruchform vor. Typisches Beispiel ist die nicht reponierte Pronationsluxationsfraktur des OSG: Der Weichteilschaden entsteht durch Fragmentdruck, nämlich durch die Bruchkante am Innenknöchel.

12.2.3 Geschlossene Fraktur Grad II (Fr.G.II)

Hier bestehen eine tiefe kontaminierte Schürfung sowie eine lokalisierte Haut- oder Muskelkontusion aufgrund eines direkten Traumas. Auch das drohende Kompartmentsyndrom wird unter Fr.G.II eingeordnet. In der Regel liegt ein direktes Trauma vor mit mittelschweren bis schweren Bruchformen. Ein typisches Beispiel hierzu ist die Zweietagenfraktur der Tibia durch Stoßstangenanprall. Der Weichteilschaden ist aufgrund des Verletzungsmechanismus mindestens Fr.G.I, meist aber Fr.G.II.

12.2.4 Geschlossene Fraktur Grad III (Fr.G.III)

Diese Verletzungen gehen mit ausgedehnten Hautkontusionen, Zerstörung der Muskulatur oder einem subkutanen Décollement einher. Jedes manifeste Kompartmentsyndrom sowie die Verletzung eines Hauptgefäßes werden unter Grad III eingeordnet. Neben den Weichteilverletzungen umfaßt dieser Frakturgrad schwere Bruchformen und Knochenzertrümmerungen. Durch die Quetschung der Haut und Weichteile ist der Weichteilschaden in seiner Behandlung schwieriger als bei einer offenen Fraktur Grad III.

12.2.5 Offene Fraktur Grad I (Fr.0.I)

Hier liegt eine Durchtrennung der Haut mit fehlender oder nur geringer Kontusion und einer unbedeutenden bakteriellen Kontamination vor. Die Haut ist gewöhnlich nur durch ein Knochenfragment unterschiedlicher Länge durchspießt. In der Regel handelt es sich um einfache Bruchformen.

12.2.6 Offene Fraktur Grad II (Fr.0.II)

Diese Verletzung beinhaltet eine Durchtrennung der Haut, eine umschriebene Haut- und Weichteilkontusion sowie eine mittelschwere Kontamination, es können alle Bruchformen vorliegen.

12.2.7 Offene Fraktur Grad III (Fr.0.III)

Der Weichteilschaden umfaßt Hautdurchtrennung mit ausgedehnter Weichteildestruktion sowie zusätzlich Gefäß- und Nervenverletzungen, meist besteht eine starke Wundkontamination. Jede offene Fraktur mit Ischämie und ausgedehnter Knochenzertrümmerung gehört in diese Gruppe. Des weiteren werden Schußbrüche und offene kontaminierte Frakturen bei landwirtschaftlichen Unfällen in diese Kategorie eingeteilt. Aufgrund der hohen Infektgefährdung müssen alle Frakturen mit Verletzung der großen Extremitätenarterien einer offenen Fraktur Grad III zugeordnet werden.

12.2.8 Offene Fraktur Grad IV (Fr.0.IV)

Hierbei handelt es sich um eine totale oder subtotale Amputation. Die subtotale Amputation ist nach dem Replantationskomitee der International Society for Reconstructive Microsurgery als Durchtrennung der wichtigsten anatomischen Strukturen, besonders der Hauptgefäßverbindungen mit totaler Ischämie definiert. Vom Weichteilmantel darf nicht mehr als maximal ¼ der Zirkumferenz erhalten sein. Bei Bestehen von noch wesentlichen anatomischen Verbindungen und deutlichen Zeichen einer Restdurchblutung − sog. Revaskularisation − kann nur von einer offenen Fraktur Grad III gesprochen werden.

Aus der Einteilung der offenen Frakturen geht hervor, daß nicht nur die Größe der Hautwunde, sondern der Grad der Weichteilschädigung, der Umfang der Muskelquetschung und auch der Schweregrad der Kontamination entscheidend sind. Die Kenntnis hierüber kann häufig jedoch erst nach Freilegung der Fraktur und der Weichteile erlangt werden, so daß eine definitive Klassifizierung der Fraktur häufig zu Behandlungsbeginn noch nicht erfolgen kann.

12.3 Management offener Frakturen

Da alle offenen Frakturen mehr oder weniger kontaminiert sind, ist ein wichtiges Behandlungsziel sicherlich die Vermeidung einer Infektion. Wichtiger ist jedoch die Erhaltung der vollen Funktion der Extremität, möglicherweise auch durch Inkaufnahme einer Infektion. Die zur Anwendung kommenden Behandlungsmethoden müssen daher die Gebrauchsfähigkeit der Extremität erhalten und gleichzeitig möglichst die Entstehung eines Infektes vermeiden. Dabei hat sich eine schematisierte Vorgehensweise praktisch bewährt (Tabelle 2).

12.3.1 Erste Hilfe, präklinische Behandlung

Bereits am Unfallort müssen durch entsprechende Erstmaßnahmen weitere Schädigungen der bestehenden Weichteilverletzung vermieden werden. Wichtigstes Prinzip ist zunächst die Dekompression der ischämischen und gequetschten Weichteile durch Frakturreposition (Abb. 1). Durch Anlegen eines sterilen Druckverbandes und Ruhigstellung der Extremität in einer pneumatischen Schiene werden die Aus-

Tabelle 2. Zeitlicher Ablauf und Weg des Verletzten in der Behandlung offener Frakturen

	Weg des Verletzten
A Erste Hilfe	Unfallort
	↓
B Klinische Erstbehandlung	Notfallaufnahme
	↓
C Operationsvorbereitung	OP-Saal Vorraum
	↓
D Chirurgische Behandlung	OP-Saal
	↓
E Nachbehandlung	Intensivstation

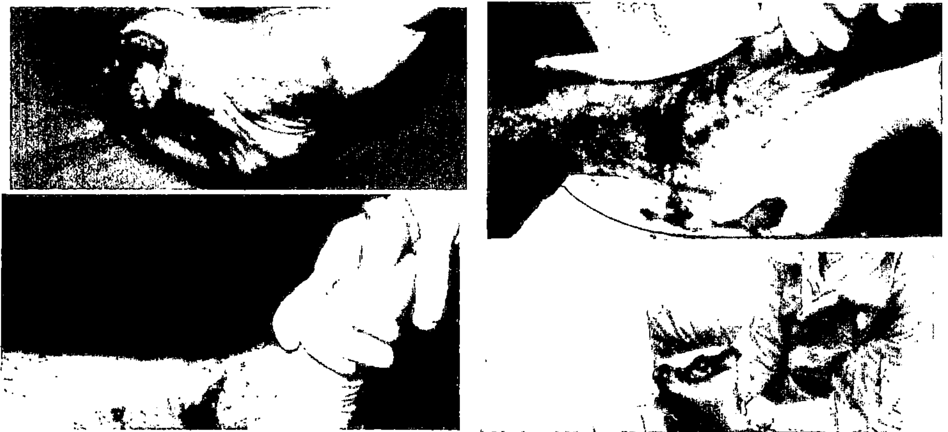

Abb. 1. a Starke Dislokationen müssen am Unfallort beseitigt werden. Einrichtung einer offenen Luxationsfraktur des oberen Sprunggelenks, Zug und Gegenzug. **b** Die Wunde wird steril verbunden und die Extremität mit einer pneumatischen Schiene ruhiggestellt

breitung des Frakturhämatoms und das interstitielle Ödem vermieden; ein zu starker Druck der pneumatischen Schiene ist sorgfältig zu vermeiden, da hierdurch ein Kompartmentsyndrom gefördert wird.

12.3.2 Klinische Erstbehandlung

Nach Einlieferung des Patienten in die Klinik hat zunächst die Fortsetzung der am Unfallort eingeleiteten lebenserhaltenden Maßnahmen die absolute Priorität. Der Entstehungsmechanismus einer offenen Fraktur beinhaltet erhebliche Gewalteinwirkung, so daß die Mehrzahl der Patienten mit offenen Frakturen polytraumatisiert sind. Nach ausreichender Stabilisierung des Allgemeinzustandes erfolgt dann die Diagnostik, die rasch, sorgfältig und umfassend sein muß. Dabei wird zu keinem Zeitpunkt der klinischen Behandlung der am Unfallort angelegte Notverband entfernt, jedoch muß eine sorgfältige Prüfung der Extremitätendurchblutung erfolgen, die bei Fehlen typischer peripherer Pulse durch ergänzende Untersuchungen wie Prüfung der Kapillardurchblutung (Nagelbettdrucktest), Beurteilung von Hautfarbe und Hauttemperatur sowie Ultraschall-Doppler-Untersuchung und evtl. Angiographie ergänzt werden.

Die Inspektion der Bekleidung des Patienten liefert bei bestehenden Kleidungsdefekten Hinweise für mögliche Fremdkörpereinsprengungen in die Wunde.

12.3.3 Operationsvorbereitung

Erstmalig im Operationsvorbereitungsraum wird unter aseptischen Bedingungen der am Unfallort angelegte Notverband entfernt und die Wunde besichtigt. Zusammen mit den Röntgenaufnahmen kann damit das Ausmaß der Verletzung beurteilt und die Operationstaktik festgelegt werden.

Als eigentliche Vorbereitung zur Operation erfolgt mittels sterilem Einmalrasierer die Enthaarung der Haut sowie eine mechanische Reinigung mit einer Bürste und einer Polyvidonjodlösung. Auch die Wunde selbst wird so behandelt, dabei

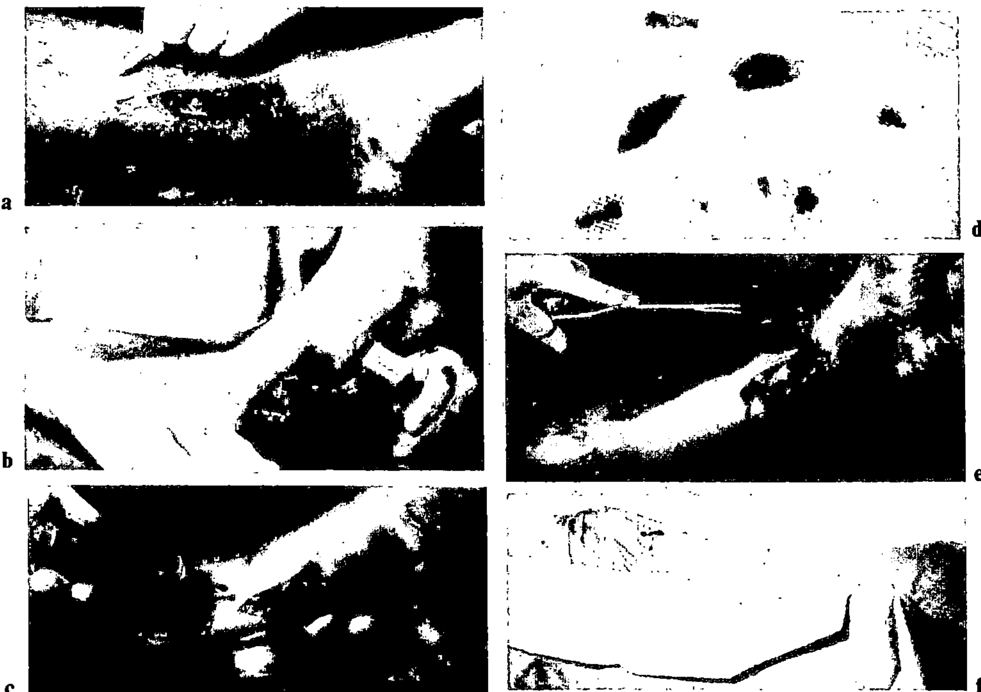

Abb. 2. a Operationsvorbereitung: Rasieren mit sterilem Einmalrasierer. b Reinigung mit der Bürste. c Spülen der Wunde. d Ausgespülte Knochenfragmente und Fremdkörper. e Abschließende Hautdesinfektion. f Sterile Abdeckung noch im OP-Vorbereitungsraum

werden verschmutzte Knochenfragmente und die Weichteilwunde ebenfalls gereinigt und die gesamte Wunde abschließend mehrfach mit der Polyvidonjodlösung gespült (Abb. 2). Bei einem schweren Weichteilschaden verbietet sich das Anlegen einer Blutsperre, da diese die periphere Anoxie erhöht.

12.4 Operationstechnik der Weichteile

Das Ausmaß des Weichteilschadens bestimmt das operative Vorgehen. Nur bei erstgradig offenen Frakturen, bei denen die Haut im Rahmen des indirekten Frakturmechanismus lediglich durch ein scharfes Fragment perforiert ist, kann auf eine Wundausschneidung verzichtet werden. Dabei ist jedoch sicherzustellen, daß die die Fraktur bedeckende Kleidung intakt ist, um das Vorhandensein von Fremdkörpern in der Wunde auszuschließen. Die kleine Perforationswunde wird nur spärlich ausgeschnitten und bleibt offen. Die Fraktur kann wie eine geschlossene Fraktur konservativ oder operativ behandelt werden.

Eine sorgfältige Wundausschneidung muß dagegen bei allen übrigen Schweregraden von offenen Frakturen durchgeführt werden, da avaskuläres Gewebe, totes Subkutan- und Muskelgewebe neben einem Hämatom den optimalen Nährboden für Bakterien und die daraus resultierende Infektion bietet. Vitales Gewebe stellt darüber hinaus den besten Infektionsschutz dar. Eventuell vorhandene Wundhöhlen müssen freigelegt und sorgfältig von Fremdkörpern gereinigt werden (Abb. 3).

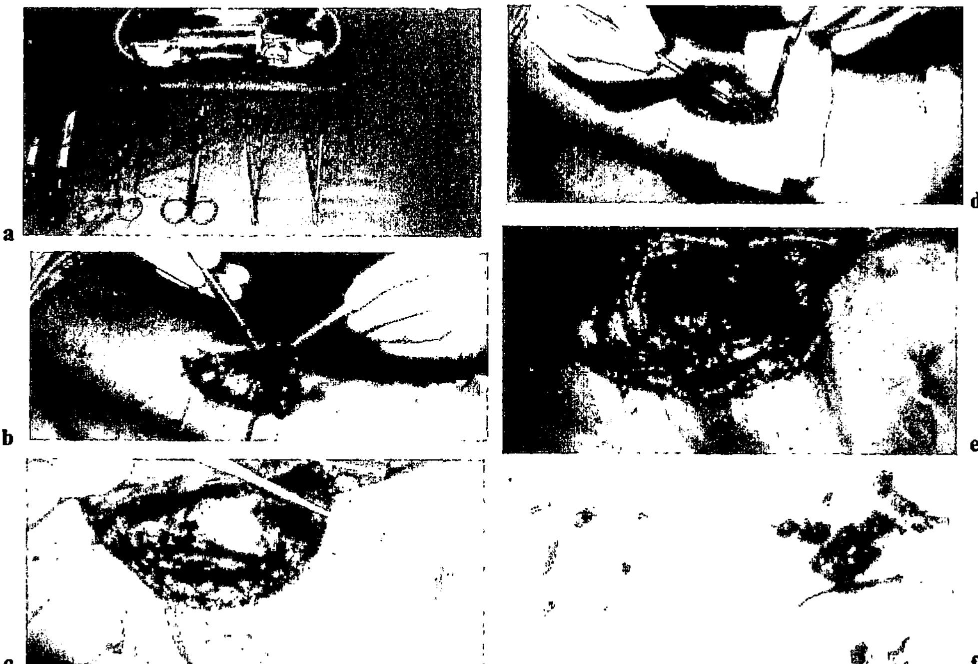

Abb. 3a–f. Wundausschneidung. Es genügen wenige Instrumente a). Sparsame Exzision der Haut-ränder b). Oft muß die primäre Wunde erweitert werden c). Knochen und Periost werden debridiert d). Gelegentlich muß der Knochen mit Lüer oder Meißel „angefrischt" werden e). Links im Bild die ausgespülten Kortikalissplitter, rechts das exzidierte Weichteilgewebe f)

Die Wundausschneidung erfordert häufig die Erweiterung der Wunde, deswegen sind bereits präoperativ der operative Zugang, die Schnittführung und die günstig-ste Lage des jeweils erforderlichen Metallimplantates unter lebendem Gewebe zu planen. Nach dem Débridement ist die Vitalität aller Gewebe zu prüfen, die wich-tigsten Kriterien zur Beurteilung der Lebensfähigkeit eines Muskels sind dabei die 4 „K": Konsistenz, Kolorit, Kontraktilität und Kapillardurchblutung. Im Zweifels-fall wird dabei minderdurchbluteter Muskel reseziert, alternativ kann bei fraglicher Vitalität des Muskels dieser belassen und der Patient 2 oder 3 Tage später für eine geplante „Second-look"-Operation wieder in den Operationssaal gebracht werden.

Auch der Knochen wird in gleicher Weise radikal debridiert, dabei wird ver-schmutzter Knochen angefrischt, Fremdkörpereinsprengungen in den Knochen ausgemeißelt und freie Kortikalisfragmente als potentielle Sequester entfernt. Intra-operativ wird die Wunde mehrfach reichlich gespült, u. U. sogar durch Verwendung einer Jetlavage. Nach Abschluß einer Wundausschneidung werden alle Instru-mente und die gesamte Operationskleidung gewechselt und das Operationsfeld neuerlich steril abgedeckt (Abb. 4).

12.5 Operationstechnik der Frakturstabilisierung

In den meisten Fällen sind offene Frakturen instabil und haben die Tendenz, auch nach einer guten Reposition sekundär erneut zu dislozieren und den bereits beste-henden Weichteilschaden durch die erneute Druckeinwirkung mit Entstehung von

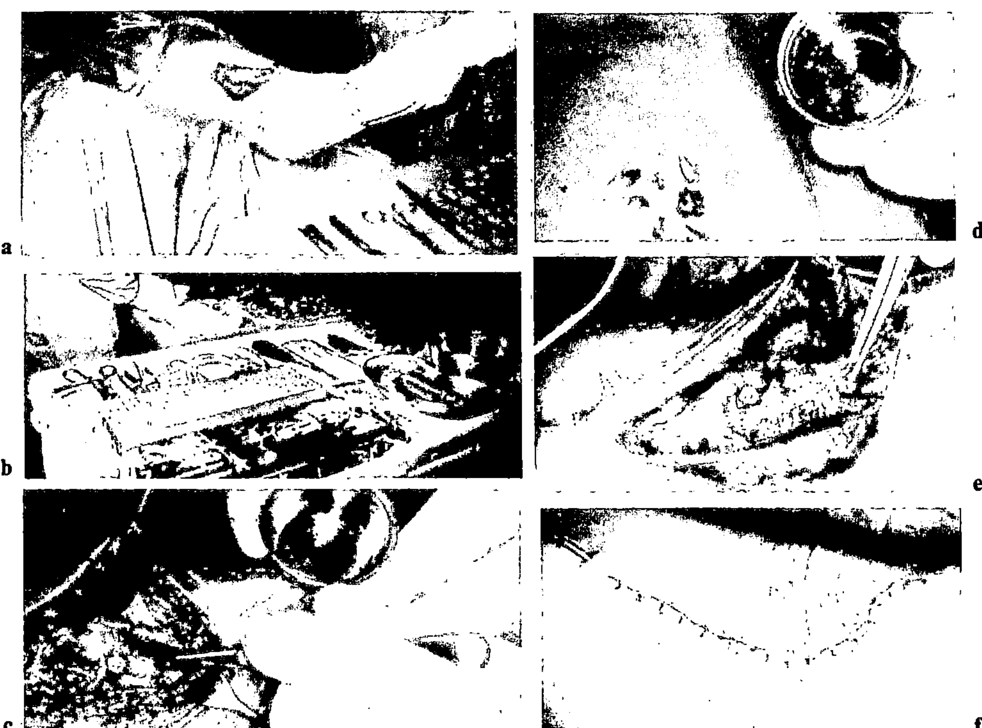

Abb. 4a-f. Zum 2. Teil der chirurgischen Versorgung wird das gesamte Wundgebiet noch einmal neu abgedeckt. Die Operationskleidung wird gewechselt, und neue Instrumente werden eingesetzt **a, b)**. Frakturstabilisierung mit Minimum an Implantaten **c)**. Isolierte Kortikalissplitter werden entfernt und durch autologe Spongiosa ersetzt **d)**. In allen Wundhöhlen werden Saugdrains eingelegt **e)**. Primäre Wundnaht bei Fehlen jeglicher Weichteilspannung. Die Knoten der Donati-Allgöwer-Nähte liegen auf der besser vaskularisierten Wundlippe **f)**

Weichteilnekrosen und Sekundärinfektionen weiter zu verschlimmern. Daher ist die stabile Fixation der Knochen eine unerläßliche Maßnahme zur Schaffung optimaler Heilungsbedingungen für die schwer geschädigten Weichteile. Auch für die ungestörte Knochenheilung stellt die Stabilität die biomechanische Grundlage dar, neben der ausreichenden Vaskularität als biologische Grundlage. Dabei kommt bei starker Beeinträchtigung der Knochenvaskularisation der Stabilität eine erhebliche Bedeutung zu. Die Osteosynthese selbst darf die Durchblutung des Knochens nicht verschlechtern, sondern soll die Revaskularisation fördern. Für jede Frakturform ist das mechanische Stabilisierungsverfahren mit der biologischen Seite in Einklang zu bringen. Die biomechanischen Belange sind dabei den biologischen Erfordernissen unterzuordnen. Für die Wahl des Stabilisierungsverfahrens selbst sind die Lokalisation und die Art der Weichteilschädigung, die Frakturlokalisation und Frakturform, die Fragmentvitalität, die Knochenqualität, die biomechanische Leistungsfähigkeit und die Beeinträchtigung der Knochendurchblutung durch das Osteosyntheseverfahren zu berücksichtigen. Im diaphysären Bereich kann die Marknagelung, die Plattenosteosynthese oder die Fixateur-externe-Montage angewendet werden.

Zwar bringt die Marknagelung eine hohe mechanische Festigkeit, dennoch beeinträchtigt sie von den o. g. Osteosyntheseverfahren die Durchblutung des Knochens am stärksten durch Zerstörung des medullären Gefäßsystems. Die Kortikalis kann dadurch auf weite Strecken bis in die äußersten Schichten nekrotisch werden. Ist durch den Verletzungsmechanismus der frakturnahe Knochenbereich zusätzlich vom Periost denudiert, so folgt konsequent eine Totalnekrose der Kortikalis. Daher muß sich die Marknagelung auf erst- und zweitgradig offene Brüche von Femur und Tibia ohne ausgedehnte Weichteilentblößung beschränken.

Bei Anwendung von Plattenosteosynthesen ist die Berücksichtigung folgender Bedingungen erforderlich: Plazierungsmöglichkeit der Platte unter Weichteilgewebe, Erzielen einer stabilen Osteosynthese unter Berücksichtigung der biomechanischen Randbedingungen, nur geringe Weichteilablösung durch Applikation der Platte. Aus diesen Gründen kommt der Plattenlage und der Osteosynthesetechnik (Vorbiegung, Vorspannung) eine entscheidende Bedeutung zu. An der Tibia ist eine mediale Plattenlage wegen der ungünstigen Weichteilsituation nur sehr selten angezeigt.

Die Anwendung der Fixateur-externe-Osteosynthese ist in den Fällen gegeben, bei denen die Bedingungen für eine Platten- oder Marknagelosteosynthese nicht erfüllt werden können. Folgende Verletzungssituationen stellen eine Indikation dar:

1. Frakturen mit schwersten Weichteilschäden, bei denen der Erhalt der Extremität vorrangig ist.
2. Frakturen, bei denen eine Plazierung der Platte unter vitalem Gewebe nicht möglich ist.
3. Frakturen, bei denen eine mechanisch stabile Fixierung durch Platte oder Marknagel nicht gegeben ist (Trümmer-, Defekt-, Schußbrüche).
4. Frakturen, bei denen die Applikation der Platte eine ausgedehnte Knochendevaskularisierung erfordern und
5. Frakturen mit ausgedehnter Kontamination.

12.6 Wundverschluß

Die im Anschluß an die Wundausschneidung und Osteosynthese folgenden Wundbehandlungsverfahren sind prognostisch von entscheidender Bedeutung für den Heilungserfolg (Tabelle 3). Hierbei ist zunächst zu berücksichtigen, daß die Gewebespannung postoperativ durch ein sich ausdehnendes Ödem weiter ansteigt. Dabei kann sich u. a. ein Kompartmentsyndrom ausbilden, das durch eine prophylaktische Faszienspaltung und Einlage von Saugdrainagen vermeidbar ist. Kann

Tabelle 3. Wundverschluß

Erstversorgung	Sekundärversorgung
Primärverschluß	Sekundärnaht
Offene Wundbehandlung	Spalthaut
Synthetische Haut	Gestielte Lappen
	Muskel- oder myokutane
	Lappen
	Freier Gewebetransfer
	mit mikrovaskulärer
	Anastomose

eine Hautwunde unter Anwendung üblicher atraumatischer Nähte nicht spannungsfrei verschlossen werden, so muß sie unbedingt offen bleiben.

Der Primärverschluß ist an das Vorliegen bestimmter Bedingungen geknüpft und darf nur angewendet werden, wenn die folgenden Kriterien erfüllt sind:

— Die Durchblutung der Extremität muß normal sein.
— Jegliches avitales Gewebe muß zuvor entfernt worden sein.
— Die primäre Kontamination muß gering sein.

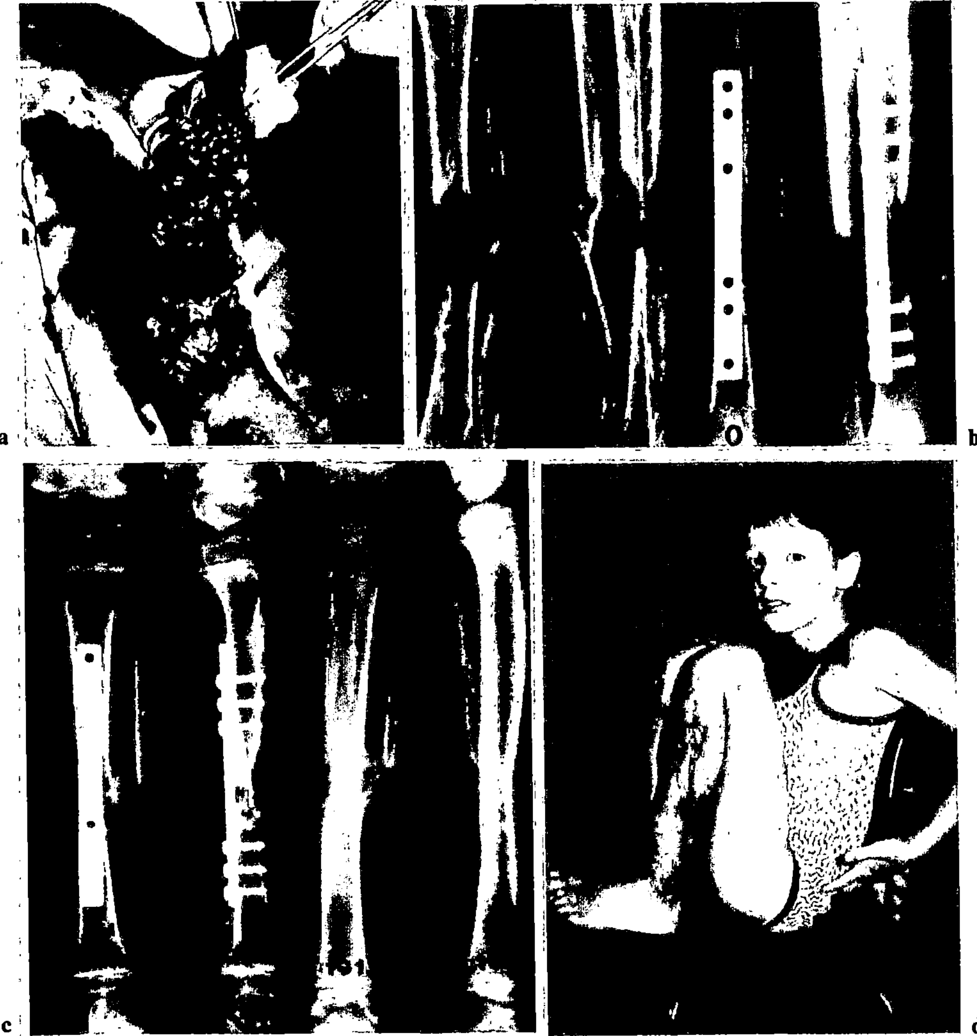

Abb. 5a–d. Drittgradig offene Unterschenkelfraktur links mit Knochen- und Weichteildefekt sowie einer N.-peronaeus-Verletzung bei einem 6jährigen Jungen **a, b).** Versorgung der Fraktur nach ausgiebigem Débridement und Faszienspaltung mit einer dorsalen Platte, die Wunde bleibt offen. 10 Tage später Rekonstruktion des Knochendefektes durch autologe Spongiosa und Hautdefektdeckung durch ein Spalthauttransplantat **c).** Nach 14 Monaten Metallentfernung und Durchführung einer M.-flexor-hallucis-longus-Plastik zur Funktionsverbesserung des Fußes bei traumatischer Peronaeusparese. Beschwerdefreier Patient mit guter Funktion im Bereich der verletzten Extremität **d)**

— Der Wundverschluß muß spannungsfrei und ohne Hinterlassung eines Totraumes möglich sein.
— Die drei „T" (toter Knochen, totes Gewebe, Totraum) sind die größten Feinde einer offenen Fraktur.
— Bei polytraumatisierten Patienten ohne völlige Wiederherstellung aller vitalen Systeme muß ein primärer Wundverschluß abgelehnt werden, da durch eine Verminderung der Sauerstoffzufuhr zur Wunde durch die primäre Naht eine Verzögerung der Wundheilung mit erhöhter Infektanfälligkeit unter den Bedingungen einer relativen Hypoxie resultiert.

Bei mangelnder Koinzidenz der o.g. Kriterien stellt der sekundäre Wundverschluß das häufigste Verfahren der Wundbehandlung bei offenen Frakturen dar. Dabei muß die Schutzfunktion der Haut vor einer Infektion bei dem bestehenden Defekt durch ein geeignetes Verfahren ersetzt werden. Dieses wird am besten durch Anwendung synthetischer Haut erreicht. Der Aufbau dieser Materialien gewährleistet die Ventilation der Wunde und verhindert den Durchtritt von Bakterien, Plasma oder Sekret. Da es sich hierbei im Prinzip auch um einen Wundverband handelt, muß die Kunsthaut in kurzen Abständen — täglich oder jeden 2. Tag — gewechselt werden. Nach Abklingen des posttraumatischen Ödems und Bildung eines Granulationsrasens hat sich der Defekt in der Regel in den ersten 4–10 Tagen erheblich verkleinert, dieser Mechanismus kann durch schrittweises Einengen mit Hilfe von Steristrips unterstützt werden. Nach Besserung der Wundverhältnisse kann die Wunde, wenn es spannungsfrei möglich ist, sekundär vernäht oder, bei bestehenden Restdefekten, mit einfachen Spalthauttransplantaten oder Meshgrafts bedeckt werden (Abb. 5 und 6).

Bei Vorliegen eines Weichteildefektes und freiliegendem, denudiertem Knochen können die erwähnten Verfahren keine Anwendung mehr finden, da der Knochen rasch austrocknet und in seiner Durchblutungsversorgung zunehmend kompromittiert wird. Hier muß durch geeignete chirurgische Maßnahmen eine Weichteildekkung hergestellt werden, die in Form eines gestielten Hautlappens (Rotationslappen), eines myokutanen oder Muskellappens oder in Form eines freien Gewebetransfers mit mikrovaskulärer Anastomose (Leistenlappen, Latissimus-dorsi-Lappen) erfolgen kann. Zum Schutz des Knochens müssen diese Verfahren schon primär oder spätestens frühsekundär nach 3–8 Tagen angewendet werden (Abb. 7).

Bei bestehenden Knochendefekten kann eine sofortige autologe Spongiosaplastik nur bei kleinen Defekten und minimaler Kontamination befürwortet werden. In den Fällen, in denen die Wunde offen gelassen werden muß, ist es günstiger, eine sekundäre autogene Spongiosatransplantation zum Zeitpunkt des Wundverschlusses vorzunehmen.

12.7 Antibiotische Behandlung

Der Wert präventiver Antibiotikagaben in der Chirurgie wird immer wieder kontrovers diskutiert. Den gesicherten Nachteilen wie Allergisierung, Toxizität, Gewebeverletzung und Ausbildung resistenter Keime stehen eigene Erfahrungen im Rahmen einer prospektiv durchgeführten Studie gegenüber, daß bei nicht erfolgter Antibiotikagabe die Infektrate nahezu doppelt so groß ist wie bei den Fällen, in denen eine Antibiotikagabe erfolgte. Dabei hat sich folgendes Vorgehen als sinnvoll

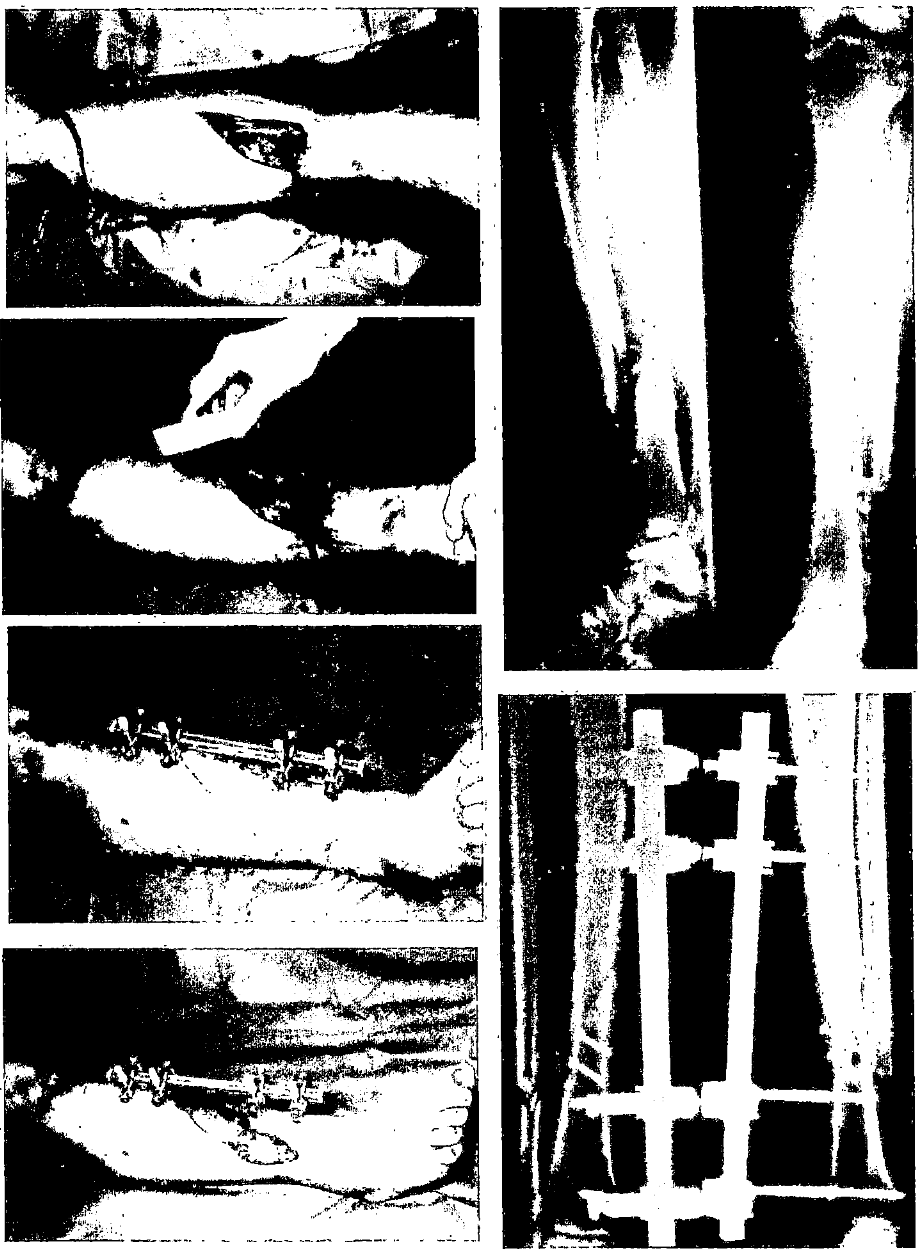

Abb. 6. Zweitgradig offene Unterschenkelfraktur bei einem 40jährigen Patienten. Versorgung der Fraktur mit 2 Zugschrauben und Fixateur externe. 10 Tage später Spalthautplastik

und therapeutisch effektiv erwiesen: Unmittelbar nach Einlieferung des verletzten Patienten erfolgt eine kurzzeitige Antibiotikagabe für 24–48 h. Nach Ablauf dieser Frist liegen in aller Regel die bakteriologischen Untersuchungsergebnisse der zum Zeitpunkt der Einlieferung entnommenen Wundabstriche vor. Konnten pathogene Keime nachgewiesen werden, wird die antibiotische Therapie für mindestens 5 Tage entsprechend dem Ergebnis der Resistenzprüfung fortgeführt. Eine Aus-

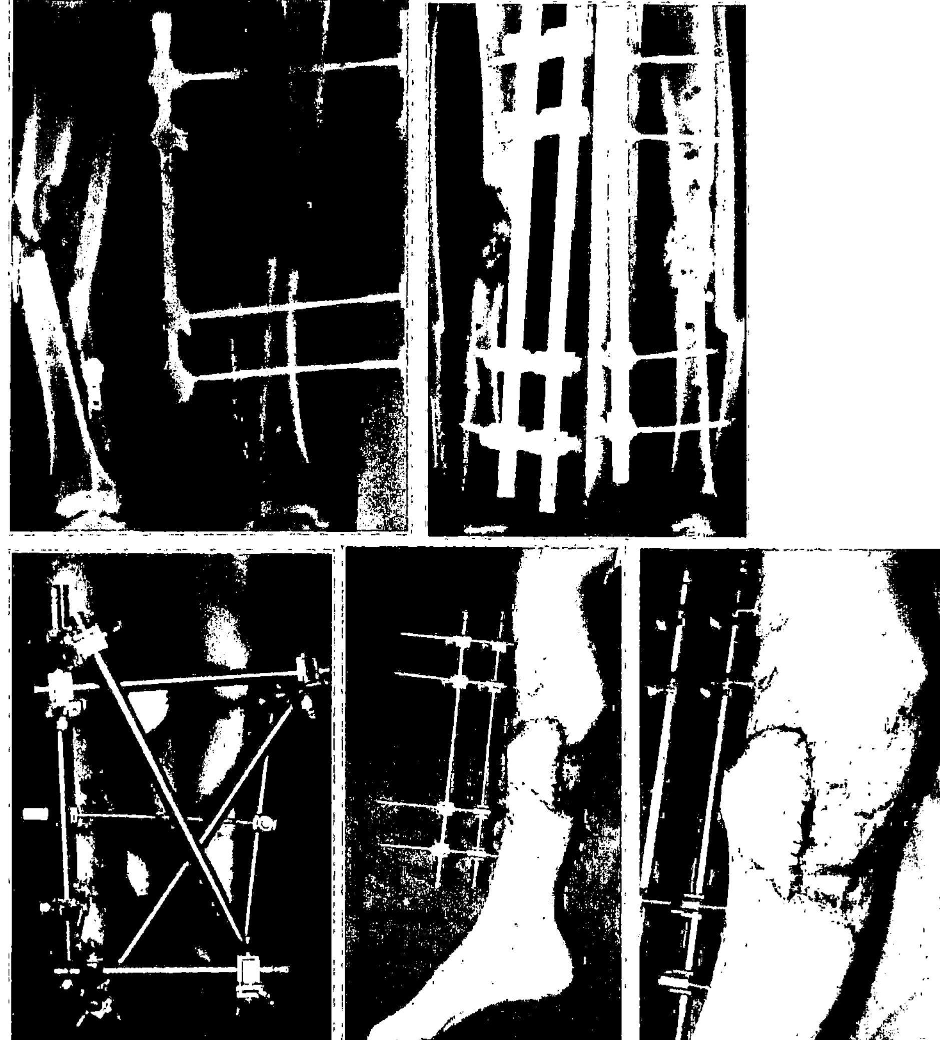

Abb.7. Drittgradig offene Unterschenkelfraktur mit Tibiaknochendefekt bei einem 17jährigen Patienten nach Mopedunfall. Zunächst Stabilisierung der Fraktur mit einem Hoffmann-Fixateur und Deckung des 10 x 20 cm großen Weichteildefektes durch Epigard. 9 Wochen später Montage eines ventralen Fixateurs und Cross-leg-Lappenplastik. Cross-leg-Durchtrennung, Spongiosaplastik und Spalthautdeckung nach 4 Wochen

nahme bilden die Verletzungen mit großen Weichteildefekten, bei denen auch bei negativem bakteriologischem Untersuchungsergebnis die Antibiotikaprophylaxe für insgesamt 5 Tage durchgeführt wird.

12.8 Funktionelle Nachbehandlung

Bei offenen Frakturen hat die Verhütung einer Infektion durch Wundbehandlung und Frakturstabilisierung höchste Priorität, die funktionelle Nachbehandlung kann daher erst einsetzen, wenn das Heilungsergebnis garantiert ist.

Frühfunktionell anwendbar ist jedoch die aktive Bewegung aller nicht verletzten oder ruhiggestellten Gelenke sowie die regelmäßige isometrische Muskelanspannung im Bereich der verletzten Extremität, da diese die Durchblutungssituation verbessern und eine Schwellungs- und Thromboembolieprophylaxe darstellen.

13 Fixateur externe beim Weichteilschaden

G. Hierholzer

13.1 Indikation zur Fixateur-externe-Osteosynthese

Die externe Fixation von Frakturen mit ausgeprägtem Weichteilschaden stellt eine Ergänzung der Standardverfahren der Osteosynthese dar. Der Indikationsbereich betrifft die Bedingungen, bei denen die Nagelung oder die Verplattung einer Fraktur mit einem zu hohen Infektionsrisiko verbunden ist [2, 4, 6, 7]. In der Literatur wird die Frage der Anwendung der externen Fixation bei Problemfrakturen des Unterschenkels fast einheitlich beantwortet. Die Indikation kann wie folgt zusammengefaßt werden:
— Geschlossene Fraktur und hochgradige Weichteilkontusion;
— offene Fraktur III. Grades (II. Grades jenseits der 6-h-Grenze);
— Fraktur und Polytrauma;
— infizierte Fraktur;
— Fraktur und Vorschaden (Infektion, Narben, Thrombose);
— Trümmer-, Segmentfraktur.

13.2 Pathophysiologische Bemerkungen

Offene Frakturen sind grundsätzlich als kontaminiert anzusehen. Die Kontamination des Verletzungsbereichs kann aber auch bei geschlossenen Verletzungen mit hochgradiger Schädigung des Weichteilmantels unterstellt werden, bei denen die physiologischen Barrieren für eine Abwehr der Keimdurchwanderung nicht mehr bestehen. Bei Frakturen mit einem Weichteilschaden kann bereits eine geringe Keimbesiedelung zur Manifestation einer Infektion führen. Die Erklärung ergibt sich aus Abb. 1. In Weichteil- und Knochennekrosen mit Instabilität, Durchblutungsstörung und Permeabilitätsstörung sind die zellulären und humoralen Abwehrvorgänge (Tabelle 1) reduziert, wodurch das Wachstum der pathogenen Erreger begünstigt wird. Für die einzuschlagende Therapie ist weiter zu berücksich-

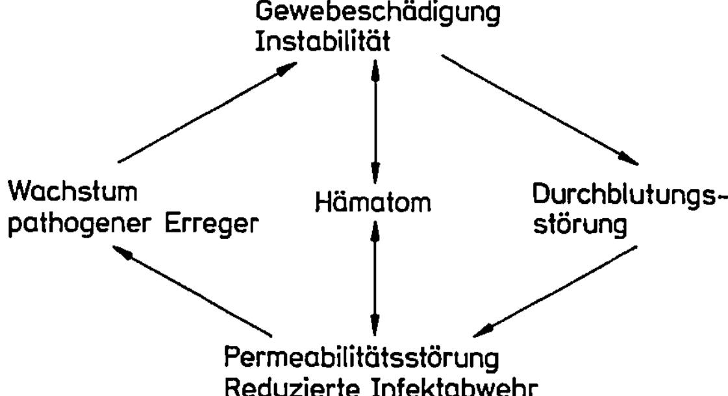

Abb. 1. Mechanismus zur Manifestation einer Infektion bei Frakturen mit Weichteilschaden

Die Tibiaschaftfraktur beim Erwachsenen
Hrsg.: K. P. Schmit-Neuerburg, K. M. Stürmer
© Springer-Verlag Berlin Heidelberg 1987

Tabelle 1. Faktoren der Infektabwehr. (Nach Hahn und Opferkuch)

	Spezifische	Unspezifische
Humoral	Antikörper: IgG, IgM, IgA	Komplementsystem Properdinsystem
Zellulär	Spezifisch reagible T-Lymphozyten	Phagozyten: polymorphkernige Granulozyten und Zellen des mononukleär- phagozytären Systems

tigen, daß an der unbelebten Oberfläche von Implantaten die Abwehrreaktionen des Organismus nur abgeschwächt stattfinden können. Die Stabilisierung einer Problemfraktur unter Einbringung eines Implantats erhöht das Infektionsrisiko oder leistet einer bereits eingetretenen Komplikation Vorschub.

Aus tierexperimentellen Untersuchungen und klinischen Verlaufsbeobachtungen ist andererseits die Notwendigkeit zur operativen Stabilisierung von Problemfrakturen mit drohender oder bereits eingetretener Komplikation zwingend abzuleiten (Abb. 1). Die Notwendigkeit dazu nimmt mit der Ausdehnung einer Knochen- und Weichteilschädigung zu. Die Stabilisierung des Verletzungsbereichs stellt die Voraussetzung dar für die gerichtete Differenzierung pluripotenter Zellen, ein Vorgang, der zur Revaskularisation und Regeneration führt. Grundsätzlich ist also die operative Stabilisierung geeignet, die Funktion der lokalen Abwehrreaktionen wieder herzustellen und die knöcherne Regeneration einzuleiten [2]. Durch die externe, überbrückende und den gefährdeten Bereich aussparende Fixationstechnik wird den pathophysiologischen Vorgängen in besonderem Maße Rechnung getragen.

13.2.1 Überlegungen, die die Indikation zur externen Fixation relativieren

— Konkurrenz biologischer und mechanischer Faktoren
— Kraftfluß bei Montage ohne knöcherner Abstützung
— Knöcherne Heilungszeit

Die Beachtung der biologischen Forderung, den Verletzungsbereich ruhigzustellen, führt bei der Fixateur-externe-Osteosynthese unter Beachtung mechanischer Gesetzmäßigkeiten zu Montageformen, die mit Nachteilen verbunden sein können. Gelingt es z. B. einer Fixateur-externe-Osteosynthese nicht, im Verletzungsbereich zumindest teilweise eine knöcherne Kontinuität wiederherzustellen, so erfolgt der Kraftfluß ausschließlich durch die Metallkonstruktion. Damit entfällt der physiologische Stimulus für die Knochenbruchheilung. Die knöcherne Heilungszeit ist dann meist erheblich verzögert. Bei der Behandlung frischer Frakturen mit erheblichem Weichteilschaden besteht nun die erste Aufgabe in der Lösung des Weichteilproblems. Ist diese Aufgabe gelöst, so werden im weiteren Verlauf operative Schritte erforderlich, wie eine Ergänzung oder Änderung der Fixationstechnik und auch eine autologe Knochenplastik. Die Erstmontage sollte derartige Folgeschritte möglichst nicht behindern. Außerdem muß der zeitliche Ablauf kritisch beobachtet werden, um die Sekundärmaßnahmen rechtzeitig einzuleiten. Ist die Notwendigkeit zur Änderung der Osteosynthesetechnik von Anfang an erkennbar, wie z. B. bei einer Fraktur mit knöchernem Defekt, so erfolgt die primäre Montage im Sinne der Distanzosteosynthese unter weiträumiger Überbrückung und Verlust an erreichbarer Stabilität.

13.3 Operationstechnik und Mechanik

13.3.1 Leitsätze für die Anwendung der Fixateur-externe-Osteosynthese

Beginn der Behandlung   ⟶ Behandlungsplan
Offene Fraktur   ⟶ Überwiegend vorübergehende Funktion
Infizierte Fraktur   ⟶ Meist endgültige Fixationstechnik
Biologische Forderung   ⟶ Aussparung des gefährdeten Bereichs
Mechanische Überlegung   ⟶ Stabilität der Montage abwägen
Interfragmentäre   ⟶ Ggf. lokale Minimalosteosynthese
Kompression
Ergänzende Operations-   ⟶ Revitalisierung des Verletzungsbereichs
schritte

Im Rahmen dieses Referates können nur einige wichtig erscheinende Gesichtspunkte zusammengefaßt werden, die aus der klinischen Erfahrung noch mehr zu beachten sind. Die externe Osteosynthese erfordert von Beginn an einen Behandlungsplan, wobei klinisch zwischen den pathophysiologischen Gesetzmäßigkeiten und den mechanischen Eigenschaften der Montagen abgewogen und nicht selten ein Kompromiß herbeigeführt werden muß. Die Stabilisierung unter Aussparung des gefährdeten Bereichs entspricht einer biologischen Forderung.

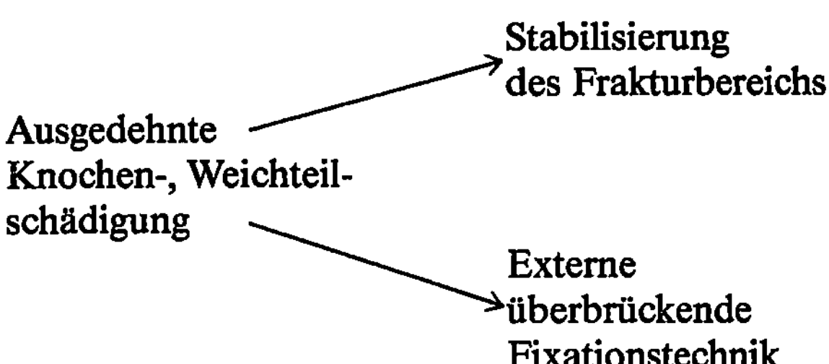

Andererseits ist zu beachten, daß mit der Zunahme freier Biege- und Knickstrekken der Elemente der Montage ein Stabilitätsverlust einhergeht. Von besonderer Bedeutung ist die Wiederherstellung des Knochens als Kraftträger durch interfragmentäre Kompression. Dazu ist eine lokale Minimalosteosynthese angezeigt, sofern diese nicht mit einer zusätzlichen Devitalisierung verbunden ist. Ebenso wichtig sind ergänzende sekundäre Operationsschritte, die als Osteosynthese bzw. knochen- oder weichteilplastische Maßnahme die Revitalisierung des Verletzungsbereichs beschleunigen.

13.3.2 Mechanische Gesichtspunkte [1, 2, 3, 5]

Für die Indikation und klinische Anwendung der Fixateur-externe-Osteosynthese sind die mechanischen Eigenschaften der Montagegrundformen (Typ I–III) wichtig, aber nicht allein ausschlaggebend (Abb.2). Die Frakturform, der Zustand der Weichteile, die Topographie der Verletzung und funktionelle Gesichtspunkte zeigen, daß es für alle 3 Montagegrundtypen Indikationen gibt. Wir empfehlen folgende Richtlinie: Die unilaterale Montage Typ I erscheint uns bei frischen Frakturen und in Fällen gerechtfertigt, in denen eine knöcherne Abstützung noch besteht oder wieder herbeigeführt werden kann und damit zumindest ein gewisser Teil des Kraftflußes durch den Knochen erfolgt. Außerdem eignet sie sich zur Überbrük-

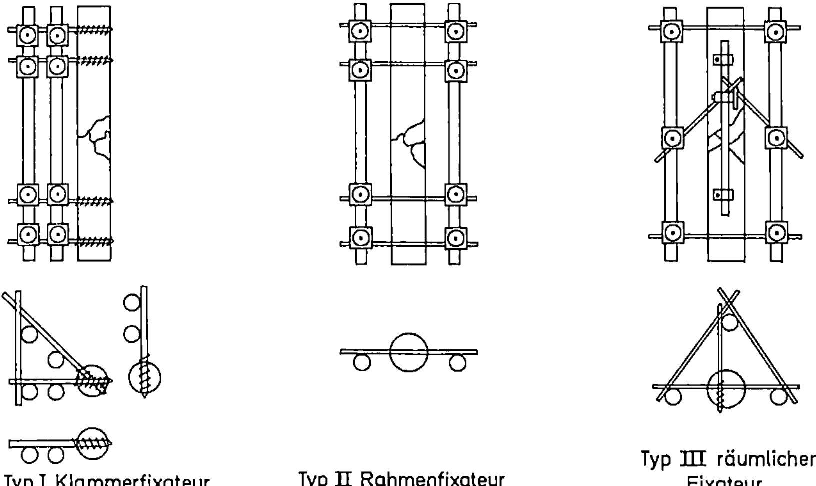

Abb. 2. Fixateur-externe-Osteosynthese, Klassifizierung der Montageformen

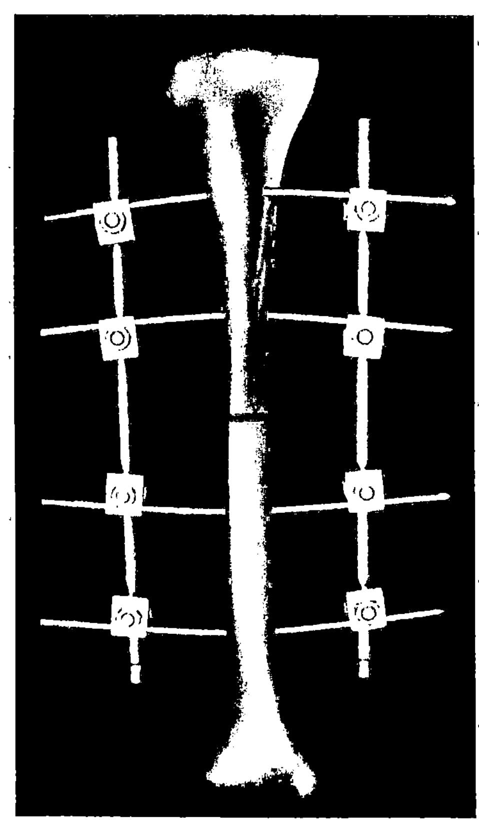

Abb. 3. Prinzip der Vorspannung mit *inter-*fragmentärer Kompression bei gegebener Abstützung im Verletzungsbereich

kung in Fällen, in denen im weiteren Verlauf eine Änderung der Fixationstechnik oder Ergänzung vorgesehen ist. Die Indikation für den bilateralen Rahmenfixateur (Typ II) stellen wir in Fällen, bei denen das Ausmaß an knöcherner Abstützung erlaubt, mit den Steinmann-Nägeln interfragmentäre Kompression herbeizuführen. Die räumliche Montage (Typ III) eignet sich aus unserer Sicht in allen Fällen mit Instabilität und insbesondere bei klinischen Verläufen, in denen die Fixateurmontage längerfristig stabilisieren muß.

Zwei mechanische Gesichtspunkte sind jedoch hervorzuheben, da sie erfahrungsgemäß noch nicht genügend Berücksichtigung finden. Für alle oben beschriebenen Bedingungen ist es von besonderer Wichtigkeit, die Lockerung der am Knochen verankerten Bauelemente zu verhindern, da sonst Reizerscheinungen und Infektionen an den Metallaustrittsstellen der Weichteile mit der Gefahr der knöchernen Infektion entstehen. Die wichtigste Maßnahme zur Vermeidung der Lockerung der im Knochen verankerten Metallteile besteht in dem Prinzip der Vorspannung (Abb.3, 4). Bei knöcherner Abstützung kann die Vorspannung interfragmentär, d.h. auf die Fraktur vorgenommen werden. Besteht keine knöcherne Abstützung wie bei einem Stückbruch oder einem Defekt, so erfolgt die Vorspannung intrafragmentär. Nicht vorgespannte Metallteile verursachen Mikrobewegungen, Knochenresorption und Lockerung. Aus dieser Gesetzmäßigkeit ergibt sich, daß ein zentrales Gewinde am Steinmann-Nagel die Lockerungsgefahr nicht vermeidet. Die Vorspannung ist aus unserer Sicht wichtiger als die Penetration von

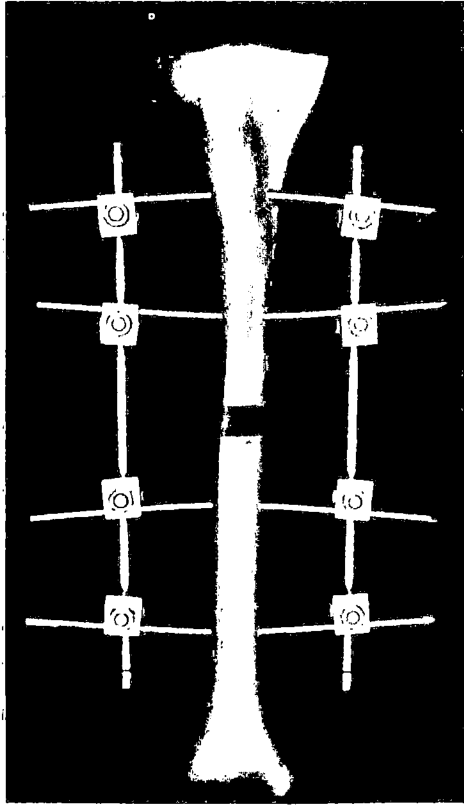

Abb.4. Prinzip der Vorspannung mit *intra*fragmentärer Kompression bei knöchernem Defekt

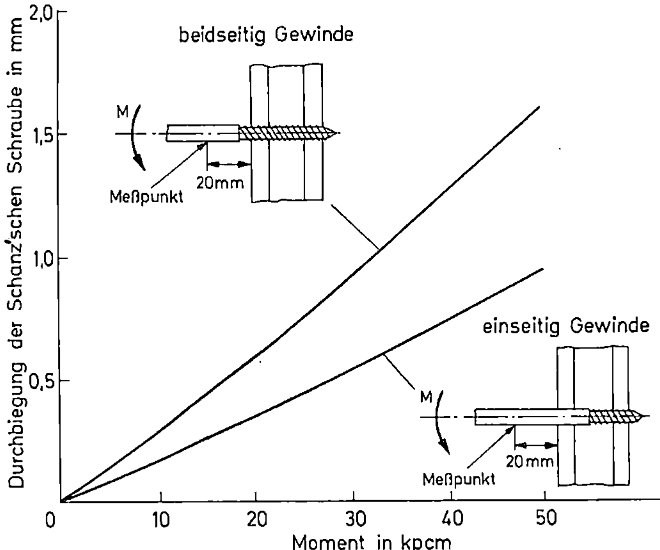

Abb.5. Steifigkeit und Stabilität einer Montage in Abhängigkeit der Verankerung von Schanz-Schrauben am Knochen. (Nach Frigg)

Metallteilen durch die Muskelschichten. Ist Vorspannung gewährleistet und wird eine Spannung der Haut an den Metallaustrittsstellen vermieden, so sind auch bei einer bilateralen Montage Reizerscheinungen an den Weichteilen zu vermeiden.

Verankerung am Knochen	Technische Möglichkeiten
Bauelemente Grundsätzlich unter Vorspannung	*Inter*fragmentär *Intra*fragmentär

Mechanische Untersuchungen [1, 2, 3, 5] zeigen, daß die Stabilität einer Montage dadurch erhöht werden kann, daß Schanz-Schrauben, die nur mit einem kurzen Gewinde in der Gegenkortikalis verankert sind, Vorteile bieten. Die dem Operateur zugewandte Kortikalis wird damit vom Stab der Schraube durchquert, der gegenüber der Schraubenseele einen größeren Durchmesser hat und höhere Steifigkeit verursacht (Abb.5).

13.4 Ergebnisse

In den Tabellen 2 und 3 sind Befunde mitgeteilt, die die obigen Ausführungen ergänzen. Die Angaben betreffen eine Serie von Patienten mit Unterschenkelproblemfrakturen (aus 1981/82), bei denen die Indikation zur Fixateur-externe-Osteosynthese entsprechend der Tabelle 2 gestellt wurde. Die hohe Behandlungszahl infizierter Frakturen ergibt sich für eine BG-Klinik aus der häufigen Überweisung von Patienten, bei denen nach Unterschenkelproblemfrakturen Komplikationen aufgetreten sind. Die Zahl der infizierten Frakturen umfaßt nicht die chronisch infizier-

Tabelle 2. Fixateur-externe-Osteosynthese bei Unterschenkel-problemfrakturen, Indikation

Fraktur	n
Geschlossen und Weichteilkontusion	5
Geschlossen und Vorschaden (Infektion, Narben, Thrombose)	20
Offen (III.°; II.° jenseits der 6-h-Grenze)	32
Infiziert	48

Tabelle 3. Fixateur-externe-Osteosynthese bei Unterschenkelproblemfrakturen, klinischer Verlauf

Fraktur	n	Durchbauung n/$\bar{x}$ Monate	Pseud-arthrose	Ampu-tation
Geschlossen und Kontusion	5	5/5,9	—	—
Geschlossen und Vorschaden	20	17/4,9	3	—
Offen	32	27/5,7	3	2
Infiziert	48	41/6,8	4	3

Tabelle 4. Fixateur-externe-Osteosynthese bei Unterschenkelproblemfrakturen, ergänzende operative Maßnahmen (n = 105)

Fraktur	n	Spongiosa-plastik	Spalthaut-plastik	Revision Sequesterentfernung
Geschlossen und Kontusion	5	6	2	1
Geschlossen und Vorschaden	20	16	5	6
Offen	32	28	20	5
Infiziert	48	64	32	96

ten Pseudarthrosen. Es wird zunächst deutlich, daß zur Behandlung der Problemfrakturen am Unterschenkel Maßnahmen, die die Fixateur-externe-Osteosynthese ergänzen, häufig erforderlich sind (Tabelle 4). Eine besondere Bedeutung hat die autologe Spongiosaplastik, die geeignet ist, die Wiederherstellung der knöchernen Kontinuität zu unterstützen, mit der ein physiologischer Kraftfluß erzielt wird. Die Notwendigkeit und Häufigkeit chirurgischer Interventionen zur Unterstützung der Revitalisierung des Verletzungs- und Entzündungsbereichs bei infizierten Frakturen wird offenkundig. Die Angaben über den klinischen Verlauf zeigen, daß eine Wiederherstellung bei Problemfrakturen nicht in allen Fällen möglich ist. Indirekt kann abgeleitet werden, daß bei frischen Frakturen der Behandlungsverlauf kritisch beobachtet und eine Änderung der Fixationstechnik rechtzeitig zu erfolgen hat. Die zur Erreichung einer knöchernen Durchbauung erforderlichen Zeiten bei offenen und infizierten Frakturen können nicht ohne Berücksichtigung der Pseudarthrosen und Amputationsrate diskutiert werden.

13.5 Zusammenfassung

Die Behandlung von Unterschenkelbrüchen mit ausgeprägtem Weichteilschaden ist besonders verantwortungsvoll. Die pathophysiologischen Zusammenhänge der Problemfrakturen sind zu beachten, aus den genannten Gründen ist eine Stabilisierung erforderlich. Die Fixateur-externe-Osteosynthese erlaubt eine Fixation unter Aussparung des gefährdeten Verletzungsbereichs. Sie kann als zeitweilige und endgültige Fixationstechnik verwendet werden. Bei offenen Frakturen sollte der Fixateur externe maximal 10–12 Wochen belassen bleiben, sekundäre Maßnahmen, wie eine Ergänzung der Osteosynthese oder eine Änderung der Fixationstechnik einschließlich der autologen Knochen- und Weichteilplastik, sind rechtzeitig durchzuführen. Bei infizierten Frakturen stellt die Fixateur-externe-Osteosynthese überwiegend die endgültige Fixationstechnik dar. Alle Montagegrundformen der Fixateur-externe-Osteosynthese (Typ I–III) haben ihre Indikation. 2 mechanische Gesichtspunkte, die heute noch nicht genügend berücksichtigt werden, sind erläutert. Einige klinische und röntgenologische Befunde einer Nachuntersuchungsserie werden mitgeteilt.

13.6 Literatur

1. Hierholzer G, Kleining R, Hörster G, Zemenides P (1978) External fixation. Classification und indications. Arch Orthop Trauma Surg 92: 175
2. Hierholzer G, Allgöwer M, Rüedi T (1985) Fixateur-externe-Osteosynthese. Springer, Berlin Heidelberg New York Tokyo
3. Kleining R (1981) Der Fixateur externe an der Tibia. Springer, Berlin Heidelberg New York (Hefte zur Unfallheilkunde, Bd 151)
4. Müller ME, Allgöwer M, Willenegger H (1977) Manual der Osteosynthese. Springer, Berlin Heidelberg New York
5. Niederer PG, Chiquet C (1980) Mechanical principles of external fixation, with particular consideration of stability. Intern Fixateur externe Symposion, Duisburg. AO International, Bern
6. Tscherne H, Gotzen L (1983) Fraktur und Weichteilschaden. Springer, Berlin Heidelberg New York Tokyo (Hefte zur Unfallheilkunde, Bd 162)
7. Weller S (1982) The external fixator for the prevention and treatment of infections. In: Uhthoff HK (ed) Current concepts of external fixation of fractures. Springer, Berlin Heidelberg New York

14 Plattenosteosynthese beim Weichteilschaden

K. P. Schmit-Neuerburg, P. Rommens

14.1 Einleitung

Die Behandlung der Unterschenkelfrakturen mit Weichteilschaden ist durch eine hohe Komplikationsrate belastet. Störungen der Weichteil- und Knochenheilung, Pseudarthrosen und Infektionen werden 8mal häufiger beobachtet als bei Osteosynthesen geschlossener Unterschenkelfrakturen ohne Weichteilschaden [26]. Nach Literaturangaben ist mit 10 bis 12% Pseudarthrosen und 8 bis 28% Infektionen zu rechnen [2, 12, 14, 22, 23]. Eine wesentliche Ursache sind operationstechnische Schwierigkeiten bei der Frakturfreilegung und -stabilisierung. Einerseits muß jede zusätzliche Gefährdung der ohnehin durch das Trauma erheblich geschädigten Gefäßversorgung des Knochens vermieden werden. Andererseits sind gerade bei diesen durch den hohen Deformationsgrad des direkten Traumas stark dislozierten, instabilen Frakturen mit komplizierten Frakturformen hohe Anforderungen an die Stabilität der Osteosynthese zu stellen. Nach Festigkeitsuntersuchungen von Claes et al. (1981) ist die geforderte Stabilität auch bei Verwendung des Fixateur externe nur über zusätzliche Zugschrauben zu erreichen [4]. Die Plattenosteosynthese bietet dagegen sowohl in biomechanischer als auch in biologischer Hinsicht bedeutende Vorteile [1, 7, 19, 20]. Durch exakte Reposition und kombinierte Anwendung von interfragmentärer Zugschraubenkompression und axialer Kompression mit der vorgespannten Kompressionsplatte kann absolute Stabilität erreicht werden. Diese fördert das ungestörte Einwachsen der Gefäße in den Frakturbereich und somit die frühe knöcherne Konsolidierung (Abb. 1). Diese Vorteile werden allerdings nur wirksam, wenn die Vaskularität des Knochens und die Vitalität der Fragmente durch die Plattenosteosynthese nicht zusätzlich geschädigt werden. Der Plattendruck allein bedeutet keine Beeinträchtigung der periostalen Zirkulation [3]. Schließlich muß jedoch die Plattenlage so gewählt werden, daß die spannungsfreie Weichteildeckung der Osteosynthese mit vitaler Muskulatur gewährleistet ist.

Die Vorteile der Plattenosteosynthese bei Unterschenkelfrakturen mit Weichteilschaden sind daher an 3 Bedingungen geknüpft, die ausschlaggebend für die Indikationsstellung sind [7]:
1. Maximale Stabilität der Osteosynthese.
2. Erhaltung von Vaskularität und Fragmentvitalität.
3. Vitale Weichteil- (Muskel-) Deckung der Osteosynthese.

14.2 Patienten und Methoden (Tabelle 1 und 2)

Während des 10jährigen Zeitraumes von 1975–1984 wurden in der Abteilung für Unfallchirurgie des Universitätsklinikums Essen 370 Unterschenkelschaftfrakturen bei 349 Verletzten zwischen 15 und 85 Jahren stationär behandelt (Tabelle 1). 80% der 370 Unterschenkelschaftfrakturen entstanden durch schwere, direkte Gewalt-

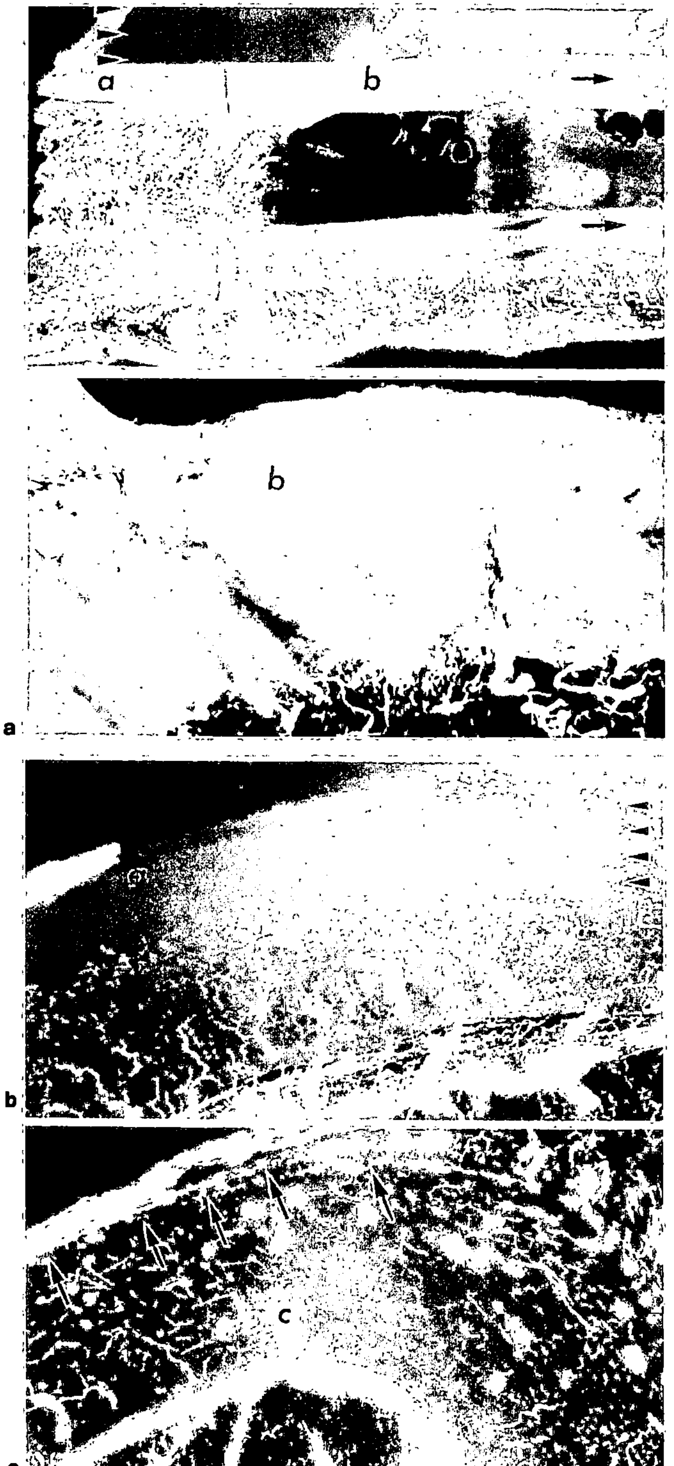

Tabelle 1. Unfallursachen bei 349 Verletzten mit 370 Frakturen

Verkehr		$\boxed{67,3\%}$	235
Fußgänger Kollision	120		
		$193 = \boxed{82\%}$	
Zweirad- kollision	73		
PKW-Insassen	42		
Arbeit		$\boxed{12,3\%}$	43
Absturz	14		
Einklemmung	5		
Sonstiges	23		
Sport		$\boxed{11,2\%}$	39
Häusliche Unfälle		$\boxed{9,2\%}$	32
Summe		$\boxed{100\ \%}$	349

Tabelle 2. Trauma und Weichteilschaden, 370 Tibiafrakturen

Direktes Trauma	$289 = 78\%$
Indirektes Trauma	$81 = 22\%$
Geschlossene Frakturen	$207 = 56\%$
Offene Frakturen	$163 = 44\%$

Geschlossen ohne WTS $(0-I°)$ — $107 = 29\%$

mit WTS $(II-III°) = 100$

Offene Frakturen: $(I-IV°) = 163$ — $\boxed{263} = 71\%$

$$I° = 76$$
$$II° = 56$$
$$III° = 25 \quad 87$$
$$IV° = 6$$

einwirkung bei Verkehrs- und Arbeitsunfällen. Hauptbetroffen waren 193 Fußgänger und Zweiradfahrer, die durch PKW-Kollision schon bei einer Kollisionsgeschwindigkeit ab 30 km/h schwere Verletzungen erlitten. Einklemmung und Quetschtraumen dominieren auch bei den verletzten PKW-Insassen und Arbeitsunfällen. Insgesamt entstanden 289 Frakturen durch direktes Trauma mit kombiniertem Weichteilschaden II.° – III.°. In 257 Fällen, zuzüglich 6 subtotale Amputationen mit totaler Ischämie ohne Restdurchblutung infolge Gefäßdurchtrennung und ¾-Durchtrennung aller Weichteile (Tabelle 2). Die zuverlässige Klassifizierung

---

◁ **Abb. 1.** Experimentelle Osteotomie und Plattenosteosynthesen der Hundetibia, 8 Wochen postoperativ:
Das Periost, das vor Plazierung der Platte proximal *a* und distal *b* entfernt wurde, hat zum Ausfall der periostalen Zirkulation geführt, die auch durch das medulläre Gefäßsystem nach 8 Wochen noch nicht wiederhergestellt worden ist. Der Kompaktabezirk des distalen Fragments *b* erscheint „infarziert".
Im proximalen Plattenbett *c* wurde das Periost unter der Platte belassen. Keine Störung der periostalen Zirkulation

geschlossener Frakturen mit Weichteilschaden I.° war retrospektiv nicht mehr möglich, so daß diese den Unterschenkelschaftfrakturen ohne Weichteilschaden zugerechnet wurden.

14.2.1 Frakturform und Weichteilschaden (Tabelle 3)

Bedingt durch den hohen Deformationsgrad direkter Traumen addiert sich zur äußeren Primärverletzung des Weichteilmantels der innere sekundäre Weichteilschaden, der durch die starke Dislokation sowohl bei einfachen Quer- und Schrägbrüchen als auch bei Mehrfragment-, Trümmer- und Stückfrakturen verursacht wird [7, 24]. Bei den 263 Unterschenkelfrakturen mit Weichteilschaden wurden als Frakturform 122 dislozierte, instabile Quer- oder Schrägbrüche, z. T. mit ausgesprengtem Biegungskeil, und 129 Mehrfragment-, Trümmer- und Stückbrüche registriert, die überwiegend schwere Begleitverletzungen des Weichteilmantels aufwiesen. In 28 Fällen bestand außerdem zusätzlich zur Schaftfraktur eine weitere, ebenfalls dislozierte Tibiakopffraktur. Die charakteristischen, präoperativ meist unterschätzten Folgen dieser inneren, sekundären Traumatisierung durch Fragmentdislokation sind Muskelzerreißungen, Gefäß- und Nervenläsionen sowie Periostablederung, dessen arterielle und v. a. venöse Gefäßverbindungen zum Weichteilmantel auf diese Weise langstreckig unterbrochen werden, mit entsprechenden Konsequenzen für die insbesondere zentrifugal gerichtete venöse Drainage der Kompakta im diaphysären Schaftabschnitt (Abb. 2).

Tabelle 3. Frakturform und Weichteilschaden, n = 370

	Total	Fraktur geschlossen II–III°	%	Fraktur offen I–IV°	% .
Drehbrüche	72	4	5	8	11
Quer-/Schräg	169	41	24	81	48
Mehrfragment	82	38	46	44	54
Zwei Etagen	27 ⟩35%	14	52	13	48
Trümmer	20	3	15	17	85
Summe	370	100	27	163	44
+ Pilon	25	8	32	11	44
+ Tibiakopf	12	4	30	5	42

Tabelle 4. Frakturlokalisation, n = 370

Proximale Metaphyse	71 = 19%
Tibiaschaft	176 = 48%
Distale Metaphyse	96 = 26%
Zwei Etagen	27 = 7%
Tibiafrakturen	370 = 100%
+ Fibulafraktur	275
+ Pilonfraktur	25
+ Tibiakopf	12
+ OSG	20

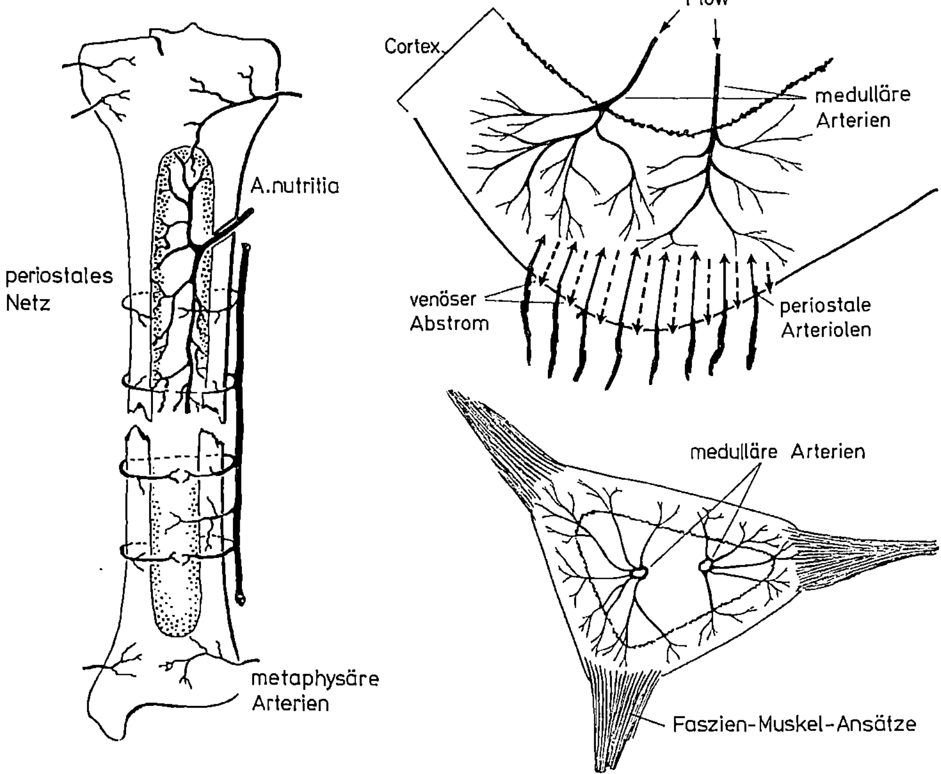

Abb.2. Afferente und efferente Blutversorgung der Tibia, vorwiegend über A.nutritia und metaphysäre Arterien, aber auch über das zirkulär angeordnete periostale Netz, das aus den Arteriolen der Faszien-Muskel-Ansätze gespeist wird. Im Stadium der Stimulation kann das periostale Netz weite Kortikalisbezirke mitversorgen. Wichtig vor allem ist, daß der efferente Blutstrom aus dem medullären Gefäßsystem über die dünnen Venolen durch das periostale Netz abfließt. (Nach Rhinelander 1980)

14.2.2 Frakturlokalisation (Tabelle 4)

Bezüglich der Frakturlokalisation entfallen v. a. die einfachen Frakturformen mit oder ohne Biegungskeil auf das mittlere Schaftdrittel, während bei den Mehrfragment- und Trümmerbrüchen das proximale und distale Tibiaschaftdrittel deutlich stärker betroffen ist. Charakteristisch ist ferner die bei den Schaftfrakturen mit Weichteilschaden stets vorhandene, begleitende Fibulafraktur. Besonders hinzuweisen ist ferner auf die begleitende bimalleoläre Fraktur des oberen Sprunggelenkes in 20 Fällen (Abb.9, 11).

14.2.3 Polytrauma und Begleitverletzungen (Tabelle 5)

Charakteristisch für den Schweregrad der Gesamtverletzung der insgesamt 349 Patienten ist der hohe Anteil von 43% Polytraumatisierten mit kombinierten Schädel-Hirn-Traumen und Höhlenverletzungen. Im Durchschnitt wurden 3,8 Begleitverletzungen registriert, darunter 180 weitere Schaftfrakturen der unteren Extremitäten und 32 Beckenring- und Wirbelsäulenfrakturen. Gravierend im Hinblick auf

Tabelle 5. Begleitverletzungen, n = 349

Polytrauma	149 = 43%
Schädel	84
Thorax	38
Abdomen	18
Becken/WS	32
Fraktur untere Extremität	180
— Ipsilateral 94	
— Kontralateral 86	
Fraktur obere Extremität	62
Arterielle Gefäßverletzungen	17
Nervenstammverletzungen	26
Begleitverletzungen ∅ 3,8	

die Chance der Extremitätenerhaltung waren außerdem 17 Verletzungen großer Arterien und 26 Nervenstammverletzungen.

14.3 Indikationsstellung und Verfahrenswahl

Für alle Unterschenkelschaftfrakturen mit offenem oder geschlossenem Weichteilschaden II.° – III.° besteht heute eine klare Indikation zur Primäroperation innerhalb der ersten 6–8 h nach dem Unfall [8, 25]. Durch frühzeitige Dekompression des Weichteilmantels, Faszienspaltung, Hämatomausräumung und Frakturstabilisierung wird die weitere Ausdehnung des Ischämieschadens verhindert und die Blutzirkulation und insbesondere der venöse Rückstrom wiederhergestellt. Tiefe, stark verschmutzte oder kontaminierte Schürfwunden bilden keine Gegenindikation [25]. Voraussetzung ist allerdings, daß präoperativ eine gründliche mechanische Reinigung und Vorbehandlung mit antiseptischen Lösungen sowie die sorgfältige Exzision aller devaskularisierten und nekrosegefährdeten Gewebe vorgenommen wird, vor Durchführung der eigentlichen Osteosynthese. Eine perioperative, präventive Antibiotikatherapie mit Cefazolin wird seit 3 Jahren bei allen Frakturen mit Weichteilschaden II.-IV.° präoperativ begonnen und für 72 h bis zum Vorliegen der ersten Wundabstriche fortgesetzt. Dadurch kann die Quote postoperativ positiver Wundabstriche mit pathogenen Keimen und die postoperative Infektrate gesenkt werden [17].

14.3.1 Operationszeitpunkt (Tabelle 6)

Im eigenen Krankengut wurden 77% der 263 Frakturen mit Weichteilschaden und 88% der 210 durch Plattenosteosynthese versorgten Frakturen primär operiert. Hauptursache der verspätet, sekundär durchgeführten Osteosynthesen in 61 Fällen, darunter 26 Plattenosteosynthesen, war neben der verspäteten Zuweisung der Patienten die vitale Gefährdung Polytraumatisierter durch andere Verletzungen mit vordringlicher Operationsindikation. In 18 Fällen mit geschlossenem Weichteilschaden mußte die Operationsindikation wegen fortschreitender Schwellung, Anstieg des subfaszialen Gewebedruckes und drohendem Kompartimentsyndrom

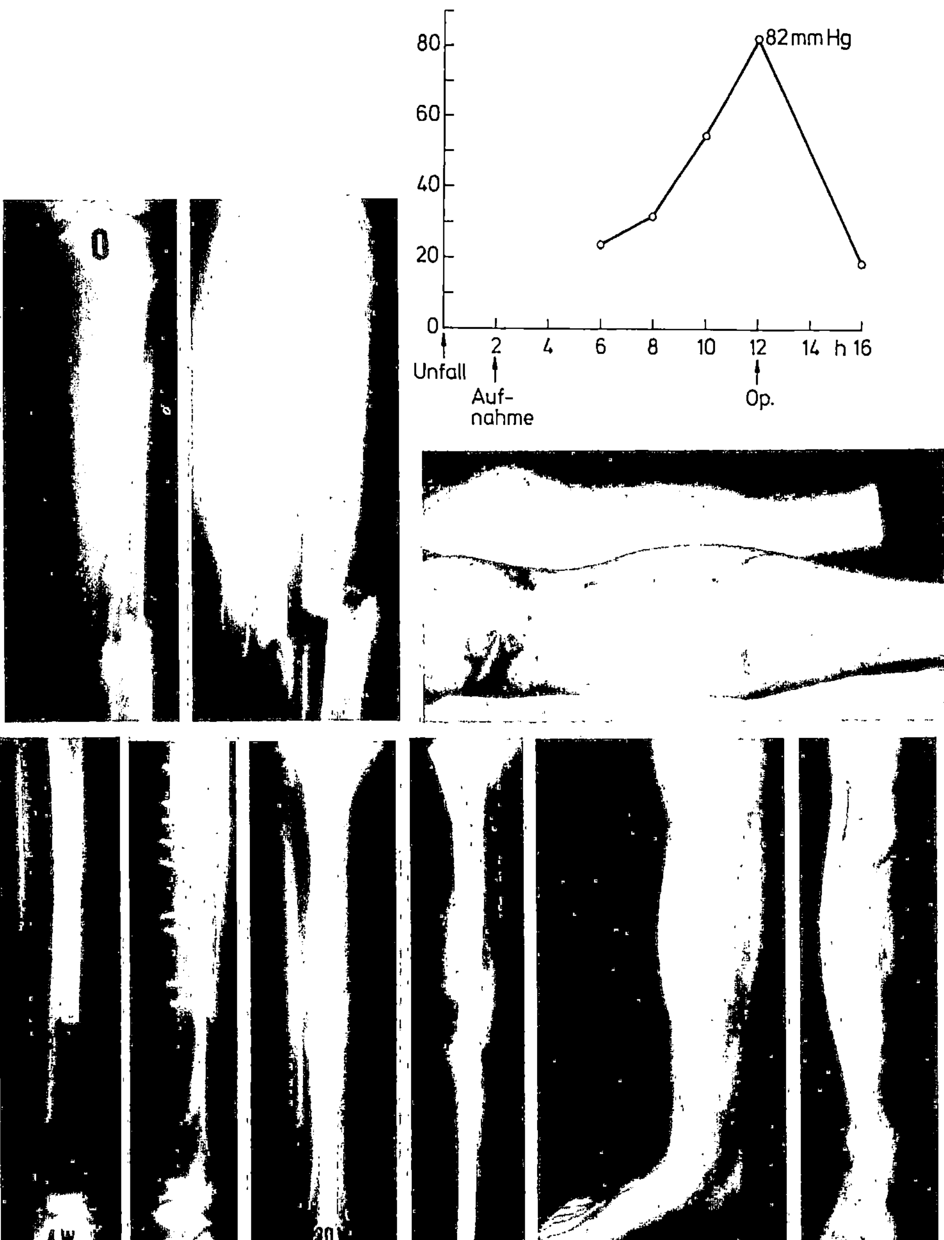

Abb. 3. 18jähriger Mann, Unterschenkelschaftfraktur mit vorderem Biegungskeil mit geschlossenem Weichteilschaden II.° nach Motorradsturz.

Primärversorgung: Geschlossene Reposition, Fersenbeinextension und Schienenhochlagerung. Wegen starker Schwellung kontinuierliche Kompartimentdruckmessung. Steiler Druckanstieg, so daß nach 12 h notfallmäßig die Faszienspaltung erfolgen muß. Gleichzeitig dorsale Plattenosteosynthese. Nach zunächst glattem Heilverlauf verzögerte Frakturheilung und Plattenbruch wegen Totalnekrose des großen Biegungskeiles, der bei der Reoperation und Reosteosynthese durch Marknagelung entfernt und durch Spongiosa ersetzt wird. Glatte Frakturheilung

Tabelle 6. Operationszeitpunkt, n = 263

	Summe	Primär	Sekundär
Geschlossen WTS II–III°	100	71 (71%)	29 (29%)
Offen WTS I–IV°	163	131 (80%)	32 (22 = I°) (20%)
Summe	263	202 (77%)	61 (23%)
Platten- osteosynthese	210	184 (88%)	26 (12%)

Tabelle 7. Behandlungsverfahren

Weichteilschaden (WTS)	Summe 370	Konservativ 77	Operativ 293		
			Platte	MN	Fixateur externe
Geschlossen WTS 0–I°	107	77	7	23	–
Geschlossen WTS II–III°	100	–	97	–	3
Offen WTS I–IV°	163	–	113	26	24
Summe	370	77	217	49	27

notfallmäßig gestellt werden. Daraus resultiert u. a. die deutlich höhere Komplikationsrate bei den sekundär durchgeführten Osteosynthesen (Abb. 3).

14.3.2 Wahl der Osteosynthese (Tabelle 7)

Die Wahl der Osteosynthese richtet sich nach Frakturform, Frakturlokalisation und Schweregrad des Weichteilschadens. Bei 263 Frakturen mit Weichteilschaden wurden 210 (80%) Plattenosteosynthesen durchgeführt. Der Fixateur externe fand nur in 27 Fällen, vorwiegend bei weit offenen Frakturen mit schwerem Weichteilschaden III.° bzw. subtotaler Amputation Anwendung. Die Indikation zur Marknagelung wurde nur bei einfachen Frakturen in Schaftmitte mit I.° offenem Weichteilschaden gestellt, v. a. bei doppelseitiger Unterschenkelfraktur (Abb. 4, 13).

14.4 Operationstechnik

Die zuverlässige Weichteildeckung der Osteosynthese mit vitalem Gewebe muß bei der Schnittführung, Frakturfreilegung und Plazierung der Platte berücksichtigt werden. Weichteilschonend sind lange, gerade Inzisionen, die nicht über der Platte oder über dem Knochen liegen dürfen. Blutsperre, Hakendruck und Hohmann-Hebel sind kontraindiziert und bei Verwendung langer Inzisionen nicht erforder-

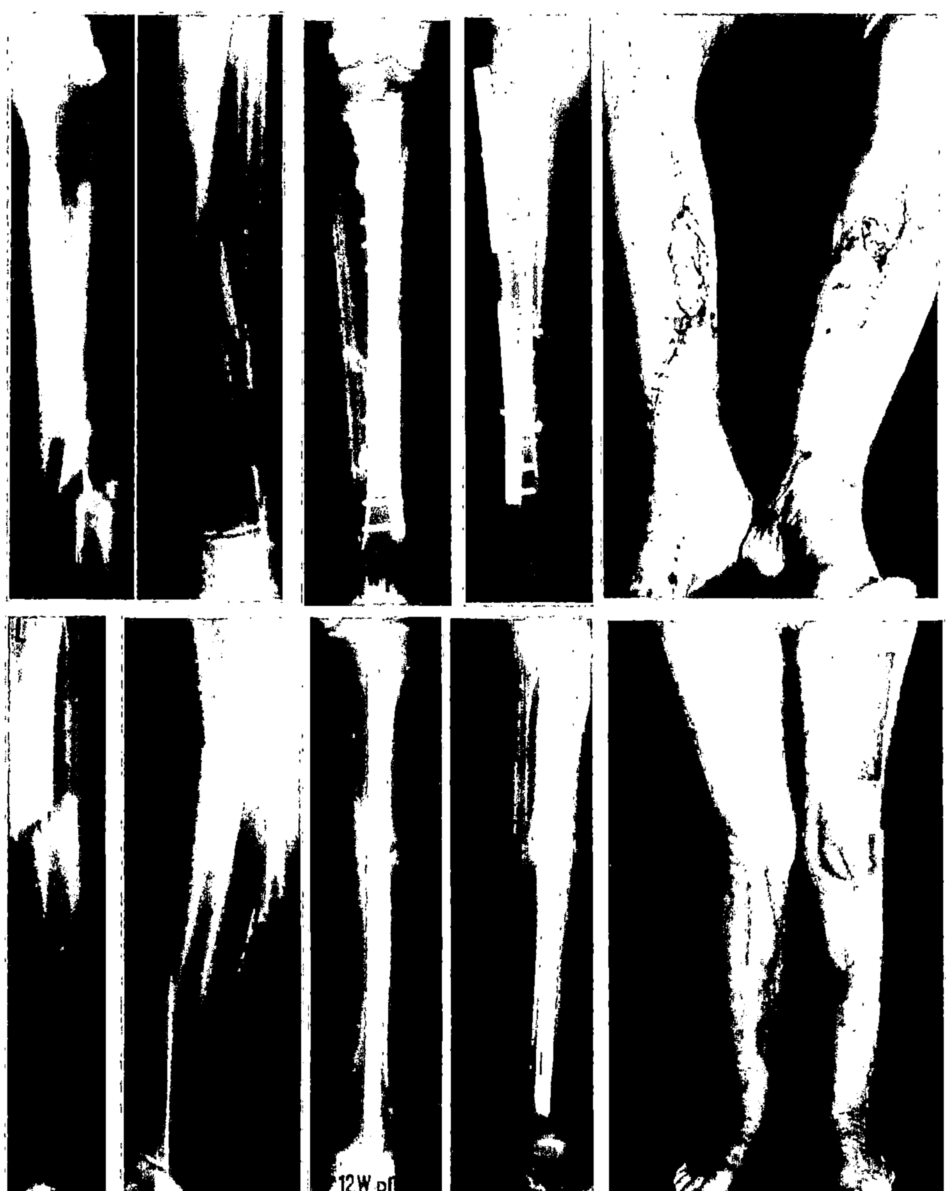

Abb.4. 61jährige Frau, als Fußgängerin vom PKW angefahren: Unterschenkelfrakturen beidseits. *Rechts:* 2-Etagen-Fraktur mit geschlossenem Weichteilschaden II.°, *links:* Querfraktur in Schaftmitte mit Weichteilschaden I.° mit Hautdurchspießung.
Primärversorgung: Simultane Osteosynthese beider Unterschenkel, *rechts* durch Kompressionsplattenosteosynthese mit 2 separaten Platten, *links* durch Marknagelung. Sekundäre Spalthautplastik eines Hautdefektes *rechts.* Glatter Heilverlauf und ungestörte Frakturheilung

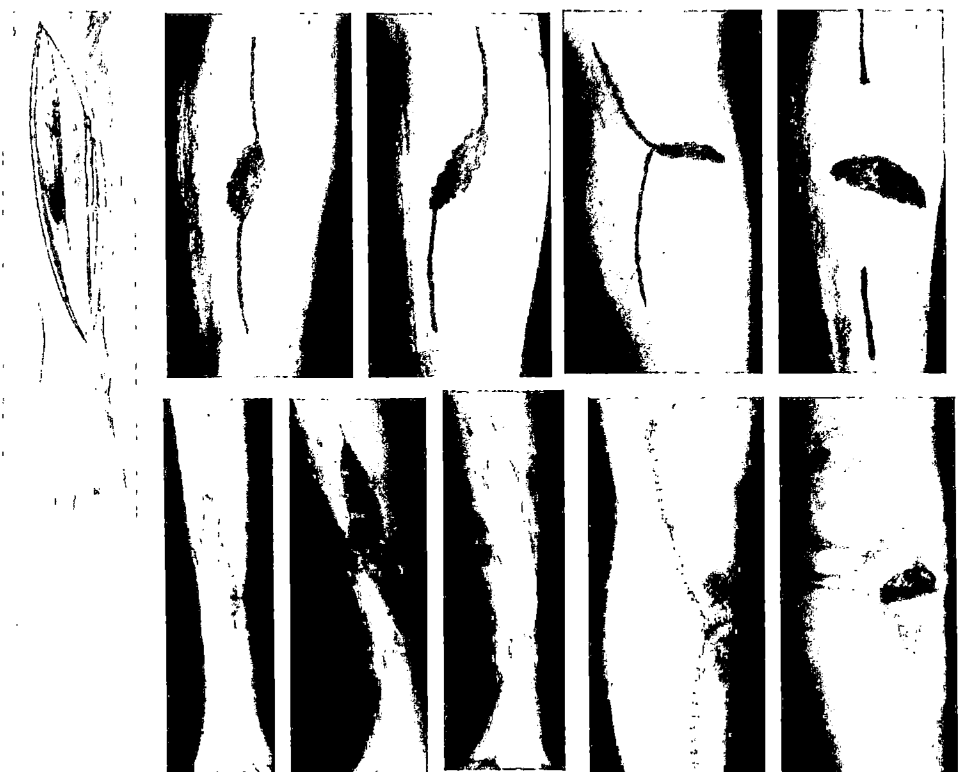

Abb. 5. Frakturfreilegung durch langen, anterolateralen Längsschnitt, der möglichst gerade vom lateralen Tibiakondylus in Richtung auf die erste Interdigitalfalte zielt. Wunden werden in die Schnittführung einbezogen, wobei der Winkel zwischen Hautschnitt und Wunde 110° nicht unterschreiten darf

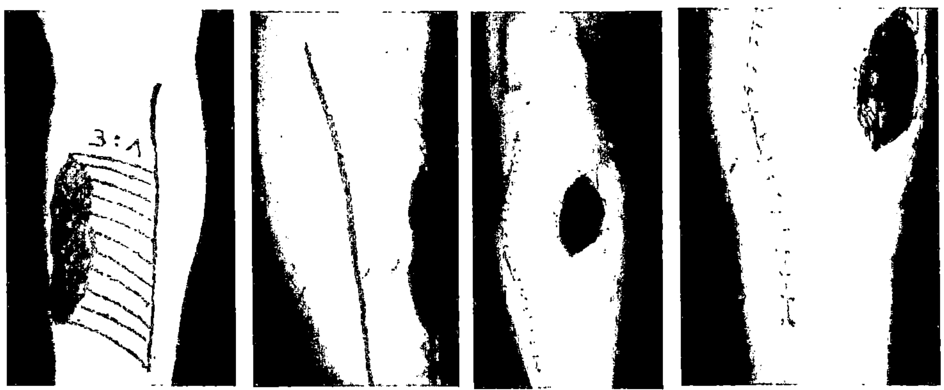

Abb. 6. Separate Schnittführung im Mindestabstand von 5 cm zwischen Wunde und Schnitt, wobei das Verhältnis zwischen Länge und Breite der Hautbrücke 3:1 nicht unterschreiten darf

---

Abb. 7 a-c. 56jährige Fußgängerin, vom PKW angefahren: Geschlossene Tibiastückfraktur mit ▷ Weichteilschaden II.°.

Primärversorgung a: Blutige Reposition unter schonendem Längszug ohne Periostablösung. Minimale Einkerbung der Faszienansätze an den Hauptfragmenten. Stabilisierung der ausgesprengten Biegungskeile mit separaten Zugschrauben (↓). Anschließend Kompressionsosteosynthese mit langer, vorgebogener Platte, die zusätzlich axial gespannt wird. b. Spannungsfreie Weichteildeckung des Knochens und der Osteosynthese durch Mobilisierung des M. tibialis anterior nach Faszienspaltung. Die Haut wird offen belassen und mit Epigard abgedeckt. Hautverschluß 6 Tage später durch Sekundärnaht und Spalthautplastik. Glatter Heilverlauf. Sehr gutes Ergebnis c

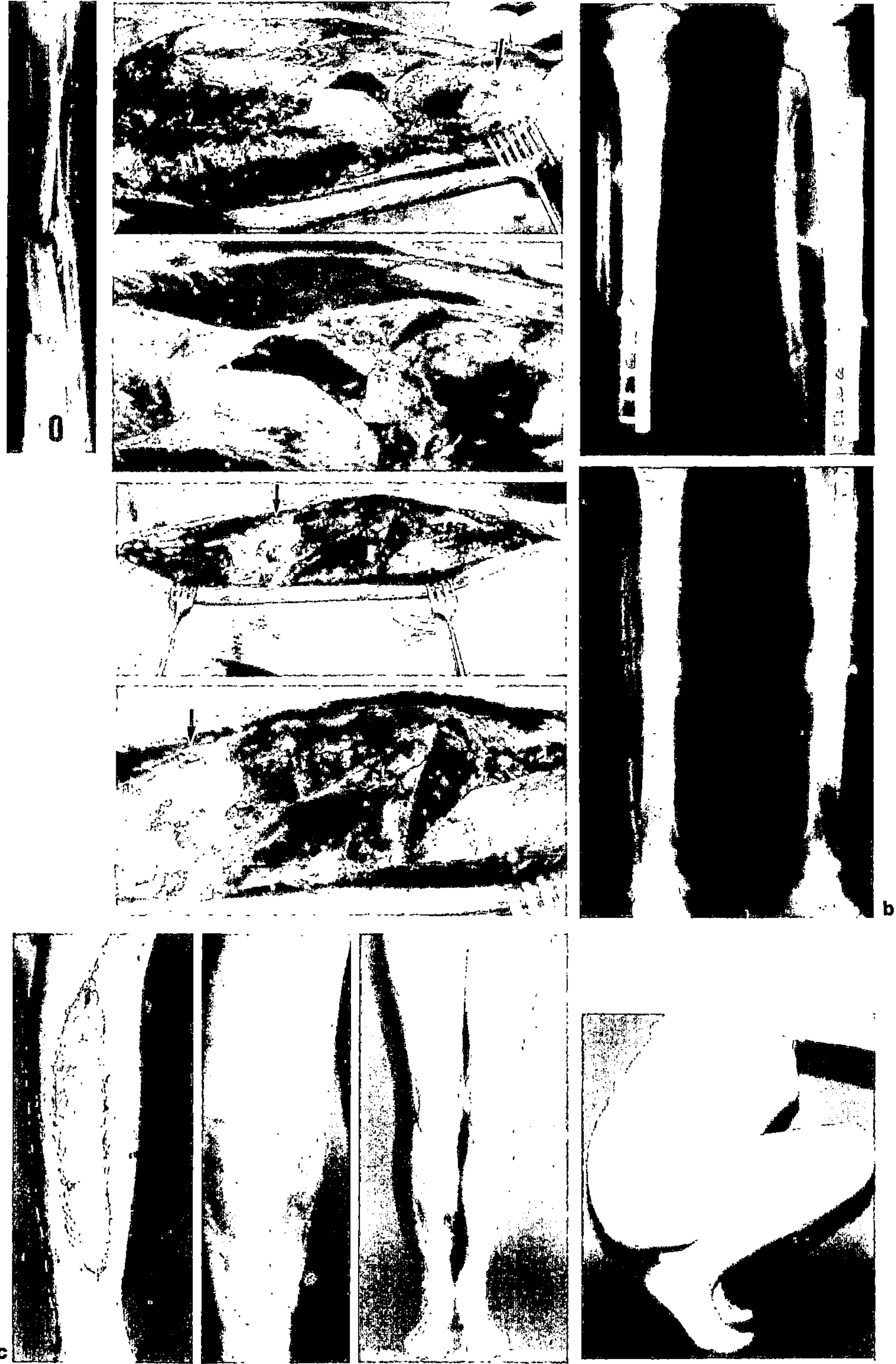

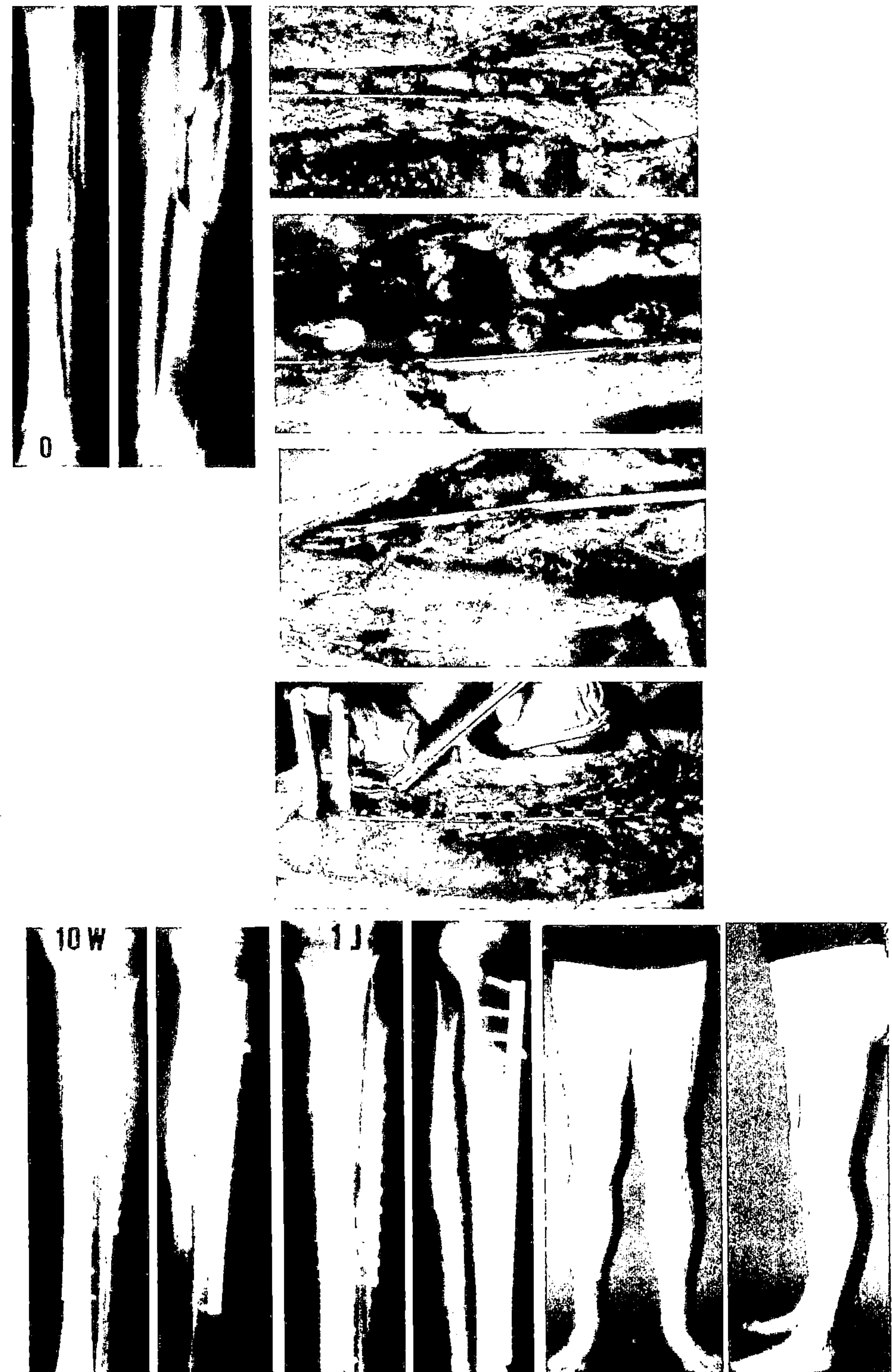

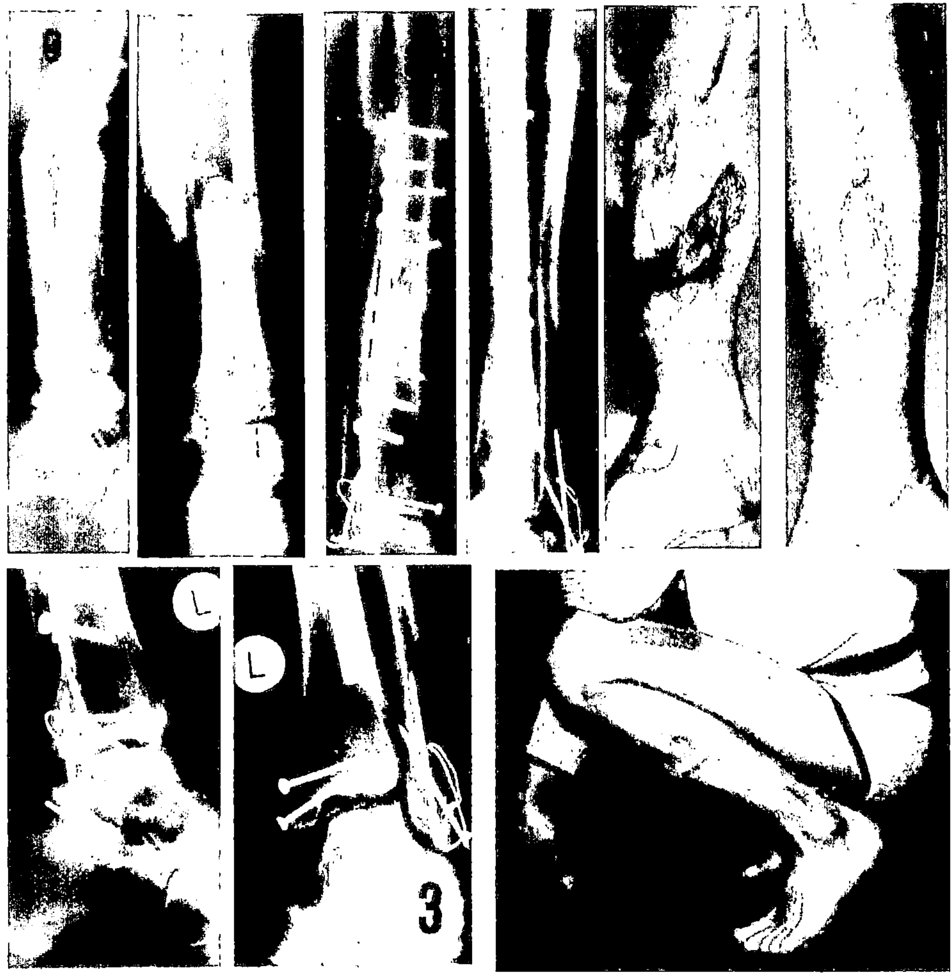

Abb.9. 26jähriger Mann, Motorradunfall. Offene, stark dislozierte Tibiaquerfraktur mit periost-ablederung an den Hauptfragmenten und Weichteilschaden III.°. Zusätzlich bimalleoläre Sprung-gelenkfraktur derselben Seite.
Primärversorgung: Dorsale Plattenosteosynthese, Spongiosaplastik. Stabile Osteosynthese der Sprunggelenkfraktur. Sekundärer Hautverschluß mit Spalthautplastik. Glatter Heilverlauf, knö-cherne Konsolidierung leicht verzögert bei Belastungsstabilität. Sehr gutes Ergebnis

---

◁ **Abb.8.** 54jähriger Mann, Arbeitsunfall durch Einklemmung. Tibiastückfraktur mit geschlossenem Weichteilschaden II.° und drohendem Kompartimentsyndrom.
Primäroperation: Freilegung durch lange Inzision, Faszienspaltung, schonende Reposition und Sta-bilisierung durch plattenunabhängige interfragmentäre Zugschrauben. Zusätzlich axiale Kompres-sionsosteosynthese durch lange, vorgebogene und gespannte Platte, die epiperiostal plaziert und mit mobilisierter Tibialis-anterior-Muskulatur abgedeckt wird. Offene Wundbehandlung, Sekun-därnaht und Spalthautplastik. Glatter Heilverlauf

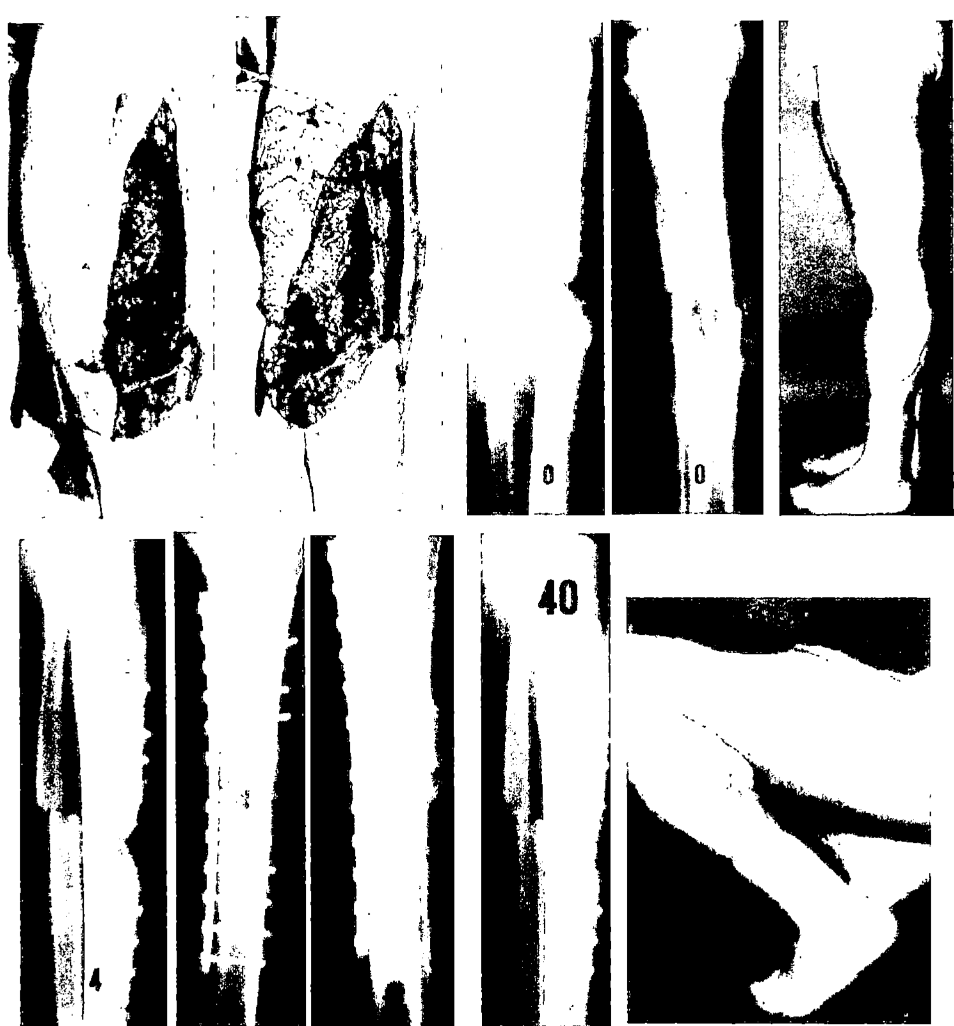

Abb. 10. 23jähriger Motorradfahrer, verletzt durch PKW-Kollision. Offene Tibiafraktur in Schaftmitte mit Verlust eines großen avaskulären Biegungskeils und Weichteilschaden III.°.
Primärversorgung: Dorsale Plattenosteosynthese mit langer Platte und Defektersatz mit autogener Spongiosa. Sekundärer Hautverschluß durch dorsale, PICOT-Entlastungsinzision, die später durch Spalthaut verschlossen wird. Entlastung der Extremität über 4 Monate, dann kann bei zunehmender knöcherner Strukturierung der Spongiosaplastik im Defekt mit Teil- bis Vollbelastung begonnen werden. Komplikationsloser Verlauf, gutes Ergebnis

---

Abb. 11a–d. 18jähriger Motorradfahrer, verletzt durch PKW-Kollision. Stark dislozierte Tibiafrak- ▷ tur mit Biegungskeil und geschlossenem Weichteilschaden III.°. Außerdem besteht eine bimalleoläre Sprunggelenkfraktur nach schwerem Quetschtrauma des Sprunggelenkes und offener, verschmutzter Abscherung der dorsalen Weichteile oberhalb des Sprunggelenkes mit offenem Ausriß der Achillessehne und Hautdefekt **a.**
Primärversorgung: Freilegung der Tibia durch lange Standardinzision, Faszienspaltung und stabile Kompressionsosteosynthese mit interfragmentären Zugschrauben und Platte. Osteosynthese der bimalleolären Sprunggelenkfraktur, Débridement der großen, dorsalen Hautdefektwunde und Reinsertion der Achillessehne. Es verbleibt jedoch ein großer Hautdefekt, der frühzeitig durch freie Transplantation des M. gracilis mit mikrochirurgischer Gefäßnaht und sekundärer Spalthautplastik gedeckt wird **b.**
Infolge der schweren Kontusion des oberen Sprunggelenkes sekundäre Zugschraubenarthrodese nach Wagner **c.** Sehr gutes Ergebnis **d**

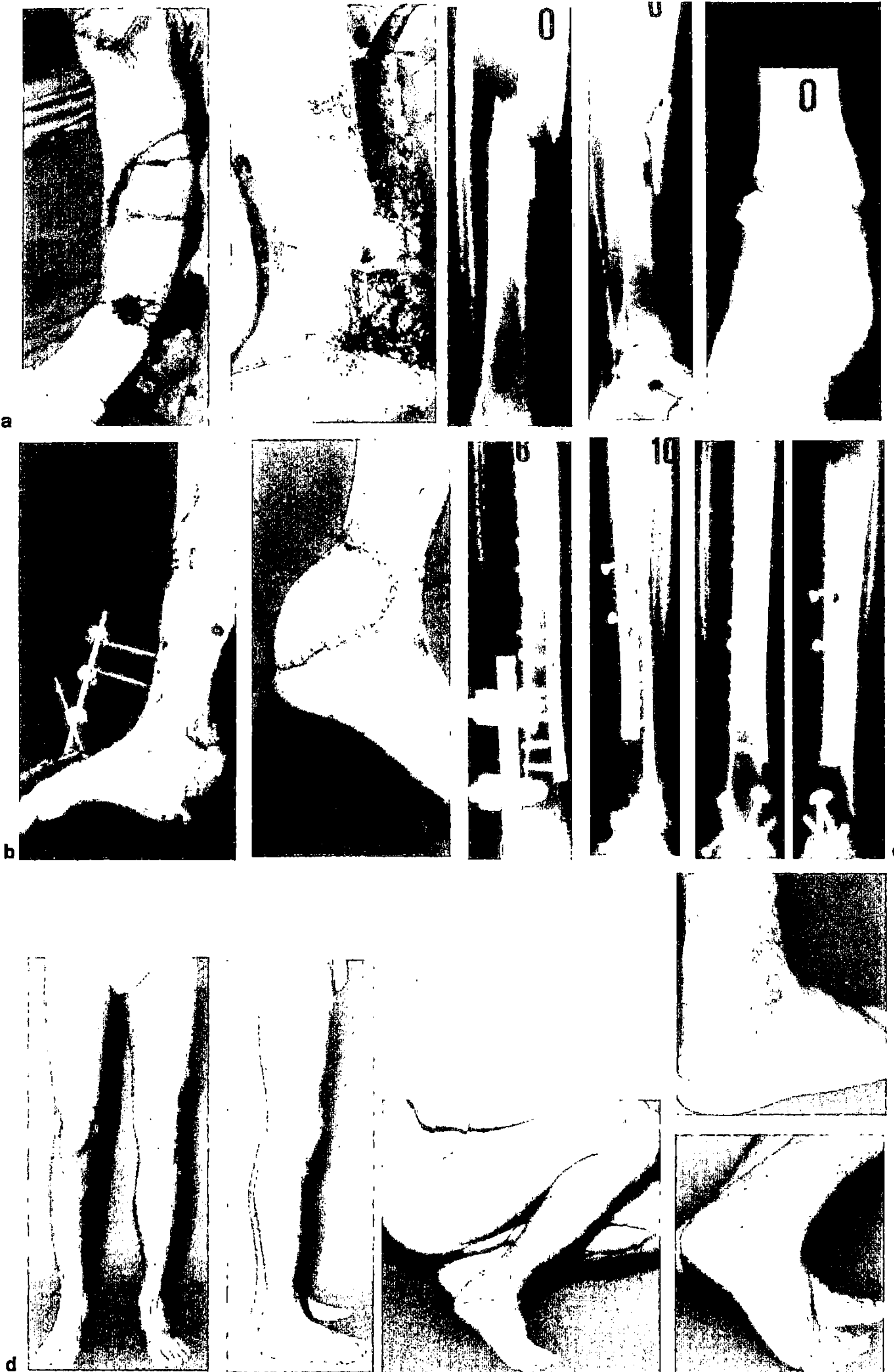

lich. Exzidierte Wunden können gelegentlich in die Schnittführung einbezogen werden, sofern der Winkel zwischen Hautschnitt und Wunde nicht weniger als 110° beträgt (Abb. 5). Bei separater Schnittführung beträgt der Mindestabstand zwischen Hautschnitt und Wunde 5 cm. Das Verhältnis zwischen Länge und Breite einer Hautbrücke darf 3:1 nicht überschreiten (Abb. 6). Nach Faszienspaltung der 4 Muskellogen, die routinemäßig erfolgt, und Exzision avitaler, d. h. bei Berührung nicht kontraktionsfähiger Muskelareale, kann die spannungsfreie Weichteildeckung der geplanten Osteosynthese durch ortsständige Muskulatur oder durch Vorbereitung einer proximal gestielten Muskellappenplastik (M. gastrocnemius, M. soleus) sichergestellt werden (Abb. 7 u. 12). Nach Ausspülung des Frakturhämatoms muß das Operationsgebiet halbstündlich mit 500 ml Ringer-Laktat mit Zusatz lokal wirksamer Antibiotika oder Antiseptika (Taurolin 0,5%) gespült werden, wodurch eine Keimbesiedlung oder Austrocknung des empfindlichen Periosts vermieden wird. Muskulatur und Hautränder sind mit feuchten Tüchern abzudecken.

Vaskularität und Fragmentvitalität der Frakturzone sind abhängig von der Intaktheit des zirkulär angelegten periostalen Gefäßnetzes, das von den Arteriolen gespeist wird, die durch die Faszienansätze an die Tibiakante herantreten (Abb. 2). Außerdem erfolgt der venöse Abfluß aus den Knochenkanälen über das periostale Gefäßnetz und die Gefäßanschlüsse zum Weichteilmantel in den Faszienansätzen. Diese Gefäßversorgung der Frakturzone darf durch Freilegung, Reposition und Plattenosteosynthese keinesfalls zerstört werden (Abb. 7). Entscheidend ist, daß die Eröffnung der lateralen und dorsalen Muskellogen nicht am tibialen Ansatz der Faszien, sondern parallel dazu in 10–15 mm Entfernung vorgenommen, das Periost nicht abgeschoben und die Reposition indirekt durch Längszug und Rotation ohne Verwendung grober Repositionshilfen vorgenommen wird. Der Plattendruck allein bedeutet keine Beeinträchtigung der periostalen Zirkulation (Abb. 8). Wenn die Weichteildeckung gesichert ist, wird die Platte möglichst auf der *Gegenseite* gefährdeter Fragmente, Knochendefekte oder Trümmerzonen epiperiostal ohne Ablösung des vitalen Periosts und seiner Gefäßverbindungen angelegt. Mit Ausnahme traumatisch langstreckig denudierter Hauptfragmente, sind traumatisch geschädigte Tibiaflächen mit beschädigtem Periost als Plattenlager ungeeignet. Da am häufigsten die anteromediale Tibiafläche traumatisch geschädigt ist, muß häufig die Platte lateral oder sogar dorsal plaziert werden, obwohl die dorsale Plattenlage biomechanisch am ungünstigsten ist (Abb. 9). Wenn Knochendefekte infolge Fragmentverlust mit autogener Spongiosa aufgefüllt werden müssen, wird die Platte möglichst defektfern auf der Gegenseite angelegt, damit die Vaskularisierung der Spongiosa durch Gefäße aus der anliegenden Muskulatur nicht behindert wird (Abb. 10).

Die Plattenfunktion richtet sich nach der Frakturform und nach dem Repositionsergebnis. Maximale Stabilität erzielt die Kompressionsosteosynthese mit interfragmentärer Kompression der exakt reponierten Frakturflächen durch Zugschrauben und axiale Kompression durch die vorgebogene, vorgespannte Kompressionsplatte (Abb. 11). Bei Knochendefekten oder Trümmerzonen oder ungenügend reponiblen, gefährdeten Fragmenten wird die Platte als Neutralisations- oder Abstützungsplatte verwendet (Abb. 12). Zusätzliche Stabilität wird durch Einsetzen einer schrägen Plattenzugschraube im optimalen Neigungswinkel von ca. 40° erreicht [6]. Bei Mehrfragmentbrüchen und Trümmerzonen mit unzuverlässiger knöcherner Abstützung auf der Plattengegenseite kann die Stabilität außerdem durch eine Plattenosteosynthese der begleitenden Fibulafraktur verbessert werden [5] (Abb. 16). Bei

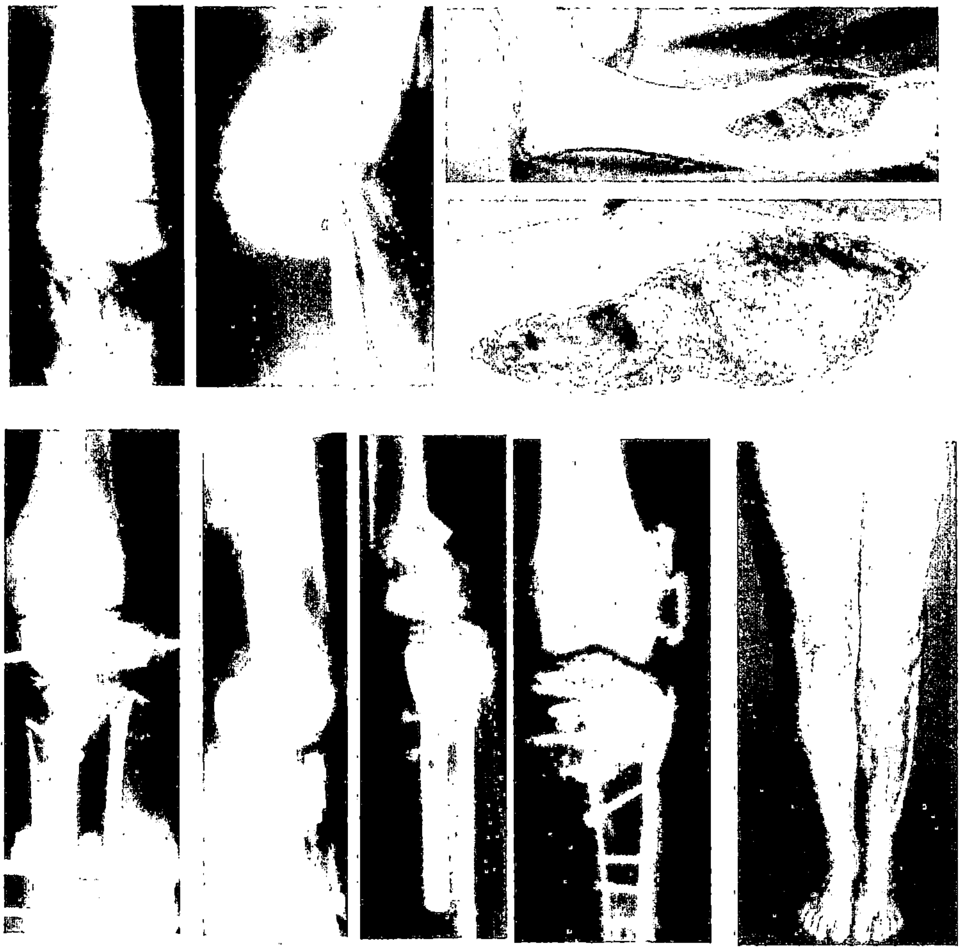

Abb. 12. 18jähriger Mann, Arbeitsunfall: Schwere Zertrüm-
merung der proximalen Tibia mit Dislokation des proximalen Fragments weit nach dorsal. Abriß der A. poplitea. Ventral offene Fraktur mit schwerem Weichteilschaden III.°.
Primärversorgung: Wiederherstellung der arteriellen Strombahn durch Veneninterponat. Ischämiezeit 4 h. Stabilisierung durch gelenkübergreifenden Fixateur externe bei weit
offener Wunde. Nach Abschwellung sekundäre Plattenosteosynthese unter Verwendung einer Femurkondylenab-
stützplatte, um angesichts der extremen Instabilität eine Doppelplattenosteosynthese unbedingt zu
vermeiden. Ausgiebige autogene Spongiosaplastik, gestielte Muskellappenplastik mit M. gastrocnemius. Volle funktionelle Wiederherstellung mit suffizienter Durchblutung des Unterschenkels und
vollem Bewegungsumfang in den angrenzenden Gelenken, keine Beinverkürzung, keine Einschränkung der Belastbarkeit. Sehr gutes Ergebnis

Tabelle 8. Plattenfunktion, n = 210

Kompression + Zugschraube	Neutrali- sation	Abstützung	+ Fibula- Platte	+ Spongiosa- plastik
167 (80%)	26 (12%)	17 (8%)	29 (14%)	75 (36%)

Tabelle 9. Altersverteilung, n = 349

Alter		+
15–20	76	4
21–30	54	2
31–40	36	2
41–50	58	8
51–60	45	5
61–70	31	5
71–80	39	6
81–90	10	7
Summe	349	39

Durchschnitt 37,8 Jahre

Tabelle 10. Todesursache bei 39 Verletzten mit 45 Frakturen

Polytrauma	30
Weichteilschaden	36
Primärosteosynthese	29
Sekundäroperation	6
Schockfolgen – 48 h	12
Schädel-Hirn-Trauma	7
Schocklunge/Sepsis	5
Embolie/Apoplexie	6
Unfallunabh./Alter	9

8,6%

210 Plattenosteosynthesen konnte in 80% eine Kompressionsosteosynthese erreicht werden, in 29 Fällen wurde zusätzlich die Fibula stabilisiert. In 75 Fällen wurden Knochendefekte mit autogener Spongiosa aufgefüllt (Tabelle 8).

Der primäre Hautverschluß ist in der Regel kontraindiziert. Nach Abschwellung der Weichteile kann der sekundäre Wundverschluß durch Sekundärnaht oder Spalthautplastik immer problemlos erzielt werden (Abb. 7–9).

14.5 Ergebnisse

14.5.1 Altersverteilung und Letalität (Tabelle 9 und 10)

Von 349 Verletzten, die ein Durchschnittsalter von 37,8 Jahren aufwiesen, verstarben in der Gruppe der 16- bis 50jährigen 16 und in der Gruppe der 51- bis 85jährigen 23 Patienten. Mit Ausnahme von 9 Patienten, die nach Krankenhausentlassung unfallunabhängig an vorbestehenden Krankheiten und im hohen Lebensalter verstarben, mußten die übrigen 30 Todesfälle dem Unfallereignis ursächlich zugerechnet werden: Alle 30 Patienten waren schwer polytraumatisiert mit begleitenden Höhlenverletzungen oder Schädel-Hirn-Traumen. 12 Patienten verstarben an Schockfolgen innerhalb der ersten 48 h. Weitere 12 verstarben im Verlauf der stationären Behandlung infolge Schocklunge, Sepsis bzw. Multiorganversagen und an den Spätfolgen eines schweren Schädel-Hirn-Traumas. Insgesamt betrug die unfallbedingte Letalität 8,6% (Tabelle 10). Bei den 39 Verletzten mit 45 Unterschenkelfrakturen, davon 36 mit einem geschlossenen oder offenen Weichteilschaden, wurde in 29 Fällen die primäre Stabilisierung der 25 einseitigen und 4 doppelseitigen Unterschenkelfrakturen innerhalb der ersten 8 h nach dem Unfall vorgenommen. In 6 Fällen wurden die Osteosynthesen (4 einseitig und 2 doppelseitig) der geschlossenen Unterschenkelfrakturen erst sekundär vorgenommen. Nur 4 Unterschenkelbrüche wurden konservativ behandelt. Von der Gesamtzahl der 41 Osteosynthesen entfielen 23 auf Plattenosteosynthesen, davon 6 bei geschlossenen und 10 bei offenen Frakturen mit Weichteilschaden II.° – III.°. In allen Fällen war der Heilverlauf bis zum Ableben der Patienten komplikationslos.

14.5.2 Ergebnisse der Plattenosteosynthesen beim Weichteilschaden

Als *Zugang* wurde bei den 210 Plattenosteosynthesen der Frakturen mit Weichteilschaden in 90% der geschlossenen und 44% der offenen Frakturen die typische Längsinzision lateral der vorderen Tibiakante gewählt. In 10% der geschlossenen und 11% der offenen Frakturen erfolgte die Freilegung durch eine dorsomediale Inzision mit Aussparung der traumatisierten Hautfläche. In 45% der offenen Frakturen wurde die Hautwunde in die Schnittführung einbezogen.

Die Plazierung der Platte wurde in 169 Fällen medial, in 29 Fällen lateral und 12mal dorsal vorgenommen. Die laterale und dorsale Plattenlage wurde v. a. bei weit offenen Frakturen mit anteromedialem Hautdefekt gewählt. In 97% der Fälle konnte eine übungsstabile Osteosynthese mit anatomischer Fragmentreposition erzielt werden.

In 13 Fällen bestanden Tibiafrakturen beidseits. Diese wurden in 7 Fällen beidseits durch eine Plattenosteosynthese und 6mal durch Marknagelung der anderen Extremität stabilisiert, mit dem Ziel, frühzeitig Belastungsstabilität einer Extremität zu erreichen (Abb. 13).

Zur Auswertung gelangten 194 Tibiafrakturen mit Weichteilschaden, davon 91 geschlossene und 103 offene Frakturen, die mit Plattenosteosynthese versorgt wurden. 189 Frakturen konnten durchschnittlich 21 Monate nach der Erstversorgung untersucht und im Hinblick auf das Endresultat beurteilt werden.

14.5.3 Frühkomplikationen (Tabelle 11)

¾ der Frühkomplikationen entfallen auf Störungen der Wund- und Weichteilheilung: 4 Kompartimentsyndrome entstanden postoperativ, weil die obligate Faszienspaltung der 4 Muskelkompartiments unterlassen bzw. inkomplett ausgeführt worden war. Durch kontinuierliche Kompartimentdruckmessung konnte die Gefahr rechtzeitig erkannt und die Dekompression des Weichteilmantels im reversiblen Frühstadium rechtzeitig durchgeführt werden (Abb. 14). In einem weiteren Fall einer geschlossenen Unterschenkelfraktur mit Weichteilschaden II.° wurde allerdings zunächst eine konservative Frakturbehandlung eingeleitet, so daß die sekun-

Tabelle 11. Frühkomplikationen

Komplikation	Summe	Geschlossen WTS II–III°	Offen WTS I–IV°
	n = 194	*n = 91*	*n = 103*
Hämatom	7 (3,6%)	4 (4,4%)	3 (2,9%)
Hautnekrose	16 (8,2%)	10 (10,9%)	6 (5,8%)
Weichteilinfekte	9 (4,6%)	3 (3,3%)	6 (5,8%)
Kompartiment	4 (2,1%)	3 (3,3%)	1 (0,9%)
Instabilität	10 (5,2%)	6 (6,6%)	4 (3,9%)

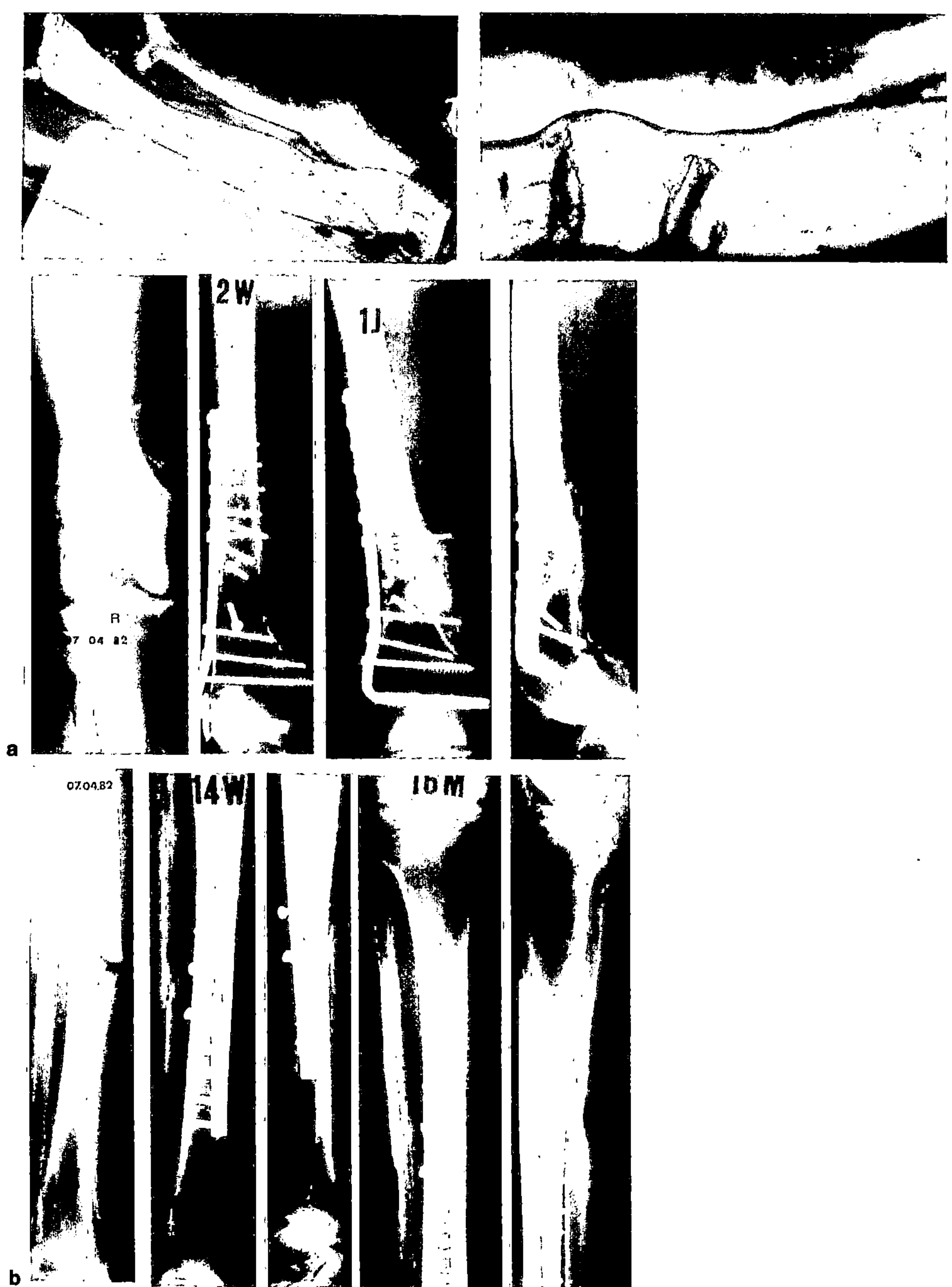

Abb. 13a–d. 49jähriger LKW-Fahrer, verletzt durch Einklemmung bei Verkehrsunfall: Offene, distale Femurfraktur mit Trümmerzone rechts. Wenig verschobene Tibiaschaftfraktur rechts mit geschlossenem Weichteilschaden II.° – III.°. Geschlossene Tibiastückfraktur links mit geringer Dislokation und Weichteilschaden I.°. Zusätzlich: Anterolaterale Komplexinstabilität durch Rupturen der Kreuz- und Kollateralbänder rechts **a**.
Primärversorgung: Primärosteosynthese aller Frakturen: Kondylenplattenosteosynthesen und autogene Spongiosaplastik, Reinsertion des Bandapparates rechter Femur.
Rechte Tibia: Kompressionsplattenosteosynthese mit Zugschrauben. Stabile Osteosynthese, primäre Frakturheilung, die Haut wurde jedoch offen belassen und sekundär durch Spalthaut ersetzt **b**.

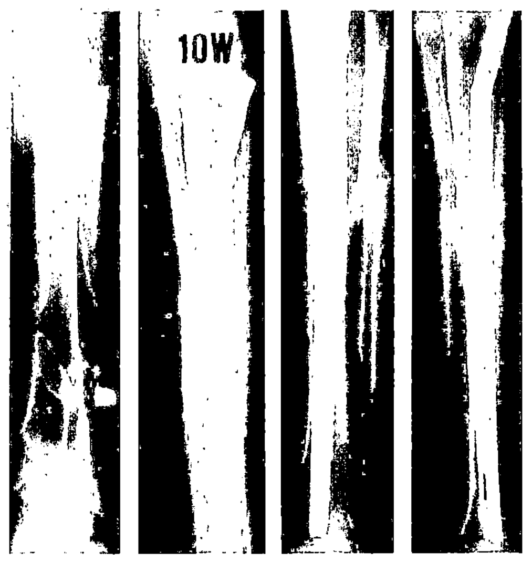

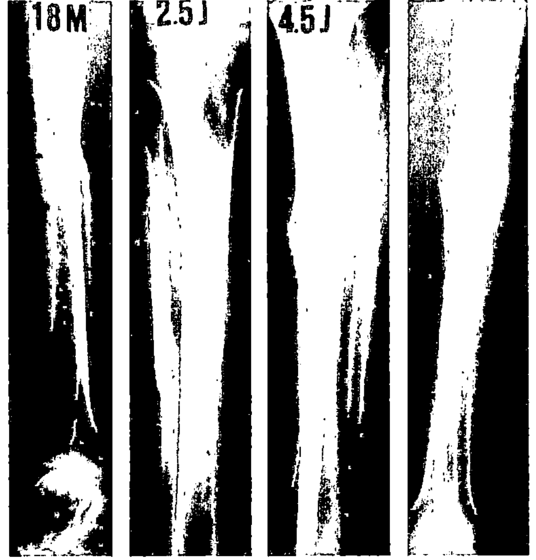

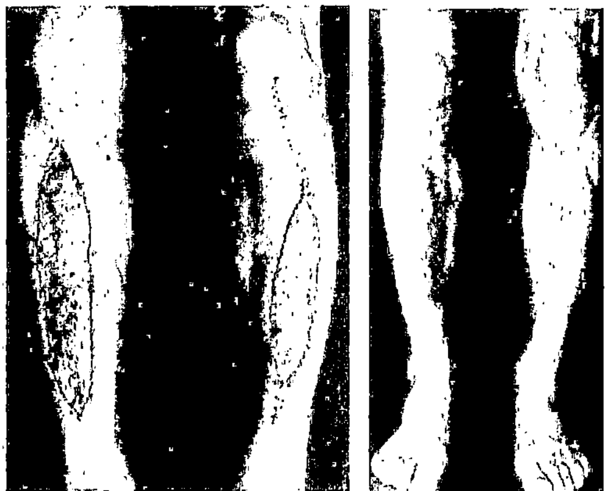

c *Linke Tibia:* Offene Tibiamarknagelung, ohne Faszienspaltung. Postoperativ vorübergehend drohendes Kompartimentsyndrom, das jedoch bei kontinuierlicher Messung des subfaszialen Gewebedrukkes konservativ behandelt werden konnte c.

Verlauf: Nach glatter Heilung der Weichteilläsionen Revision des rechten Oberschenkels 3 Wochen postoperativ und Korrektur der Fehlstellung des distalen Fragmentes, Reosteosynthese. Jetzt normale Achsenverhältnisse und glatte Frakturheilung, ohne Komplikation. Beide Unterschenkelfrakturen heilen komplikationslos, sehr gutes Endergebnis nach Metallentfernung d

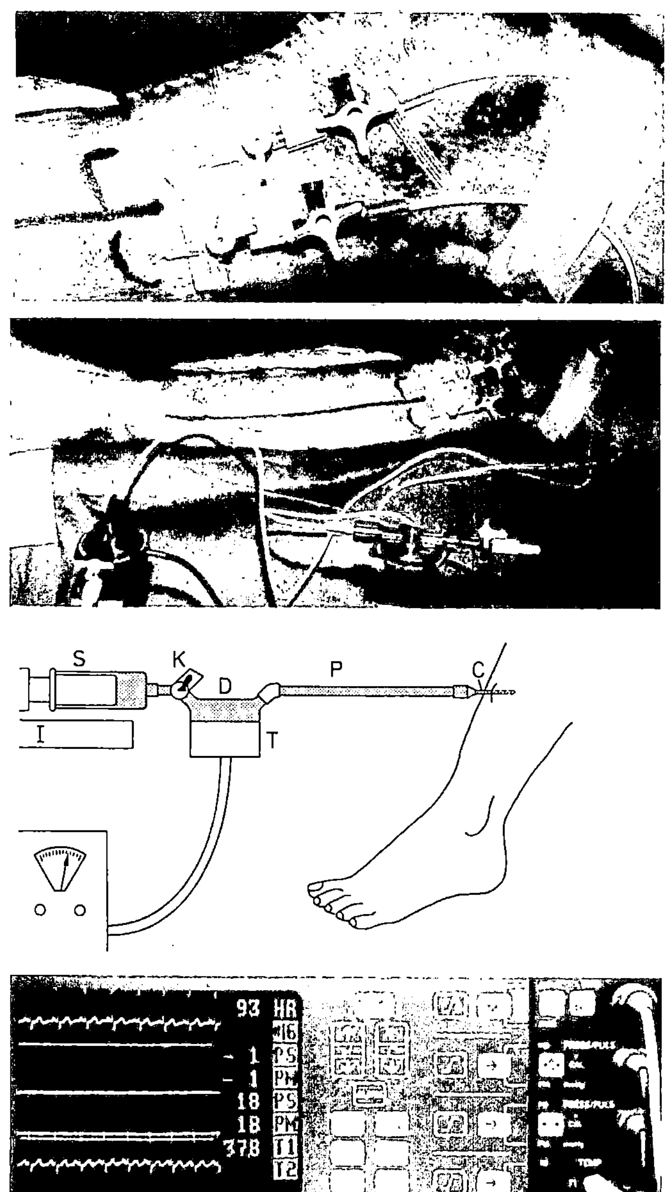

Abb. 14a und b. Kontinuierliche Gewebedruckmessung bei geschlossenen Frakturen mit Weichteilschaden oder postoperativ, wenn keine Faszienspaltung durchgeführt wurde.
a Kontinuierliche Messung mit Verweilkatheter nach Matsen, dosierter Zustrom von 0,7 cm³ Koch-
salz/24 h-Messung über Intensivmeßplatzmodul.
b Kontinuierliche Gewebedruckmessung mit der Wick-Kathetertechnik nach Mubarak und Hargens: Messung ohne Kochsalzinjektion. Mobile Meßeinrichtung für kontinuierliche, 24stündige
Überwachung auf Normalstation

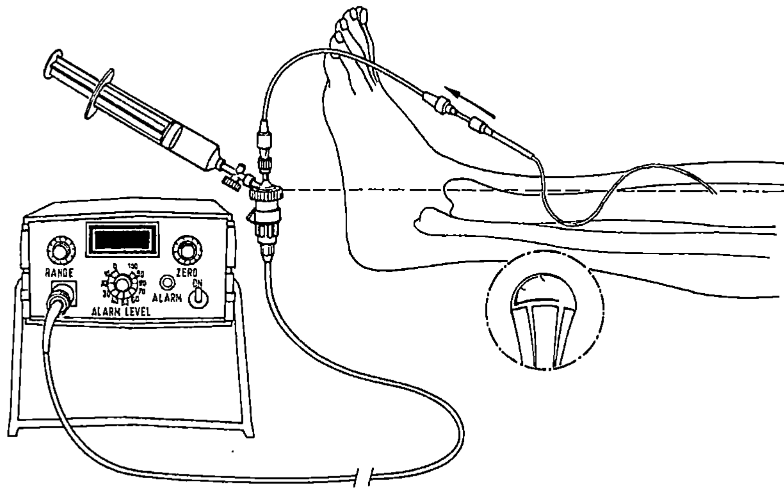

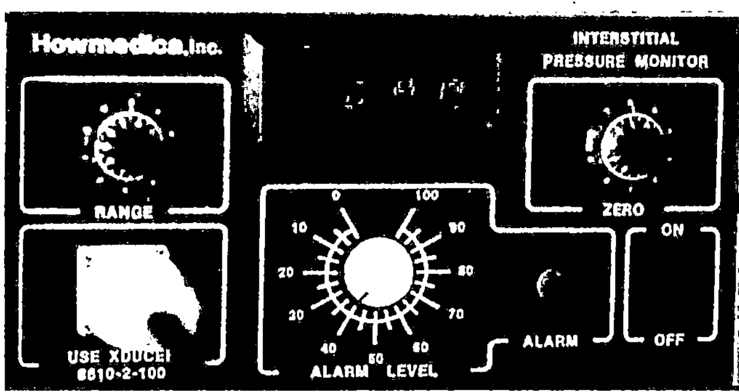

Abb. 14 b

där geplante Plattenosteosynthese nunmehr notfallmäßig aus Anlaß der Faszienspaltung durchgeführt werden mußte. Infolge der bereits eingetretenen Zirkulationsstörung im Frakturgebiet war die Frakturheilung verzögert: Es kam zur
Nekrose des großen, ventral gelegenen Biegungskeiles und bald darauf zum Plattenbruch der dorsal gelegenen Platte (Abb. 3). Die Ausheilung konnte erst nach
Reosteosynthese durch Marknagelung und Spongiosaplastik erzielt werden.

Tiefe Hämatome wurden in 4,4% der geschlossenen und in 2,9% der offenen
Frakturen notfallmäßig ausgeräumt mit glattem Heilverlauf.

Vollhautnekrosen traten in 11% geschlossener und 6% offener Frakturen auf. Sie
wurden nach Demarkation im blanden Stadium exzidiert und durch Spalthautplastik gedeckt.

Tiefe Weichteilinfekte traten insgesamt in 4,6% aller Fälle auf. Trotz frühzeitiger
operativer Revision entwickelte sich in 6 Fällen ein Plattenbettinfekt mit Fistelbildung, jedoch ohne Knochenbeteiligung, der erst durch Plattenentfernung nach
knöcherner Heilung definitiv zur Ausheilung gebracht werden konnte.

Frühe Instabilität war in 10 Fällen (5,2%) bedingt durch fehlende knöcherne
Abstützung auf der Plattengegenseite bei unterlassener Spongiosaplastik primärer
Knochendefekte, oder durch Schraubenlockerung und Plattenverbiegung nach
Vollbelastung bei der Frühmobilisation. In 9 Fällen war eine Reosteosynthese mit
Spongiosaplastik erforderlich.

Tabelle 12. Spätkomplikationen

Komplikation	Summe	Geschlossen WTS II–III°	Offen WTS I–IV°
	n = 194	*n = 91*	*n = 103*
Verzögerte Heilung	19 (9,8%)	8 (8,8%)	11 (10,6%)
Ossäre Infekte	11 (5,7%)	3 (3,3%)	8 (7,7%)
Achsenfehler > 5°	10 (5,2%)	5 (5,5%)	5 (4,8%)
Refraktur	2 (1,0%)	–	2 (1,9%)
Amputation	5 (2,6%)	–	5 (4,8%)

Tabelle 13. Reosteosynthesen, n = 27

Komplikation	Summe n = 194	Geschlossen n = 91	Offen n = 103
Instabilität	9	6	3
Verzögerte Heilung	8	–	8
Ossäre Infekte	5	2	3
Achsenfehler	3	3	–
Refraktur	2	–	2
Summe	27 (13,9%)	11 (12%)	16 (15,5%)

Insgesamt konnten jedoch sämtliche Frühkomplikationen rechtzeitig erkannt und durch notfallmäßiges chirurgisches Vorgehen folgenlos saniert werden.

15.5.4 Spätkomplikationen (Tabelle 12 und 13)

90% der mit Plattenosteosynthese versorgten Unterschenkelschaftfrakturen heilten ohne Verzögerung knöchern aus.

Verzögerte Heilung oder Pseudarthrosen wurden in 19 Fällen (9,8%) registriert: Zirkulationsstörungen im Frakturgebiet, Instabilität wegen fehlender knöcherner Abstützung auf der Plattengegenseite, unterlassene Spongiosaplastik und 4 Plattenbrüche, die ausschließlich bei II.°–III.° offenen Frakturen mit primär ungenügender Reposition, Achsenfehlstellung, Knochendefekten und Fragmentnekrose auftraten, waren die Hauptursache der Heilungsverzögerung. Die 8 geschlossenen Frakturen mit Heilungsverzögerung konnten ohne operativen Eingriff durch konservative Maßnahmen zur Ausheilung gebracht werden, während bei 9 offenen Frakturen eine Reosteosynthese erforderlich war. Insgesamt kamen jedoch 17 von 19 Frakturen mit verzögerter Heilung auf diese Weise definitiv zur Ausheilung (Abb. 15).

Ossäre Infekte entstanden bei 3,3% der geschlossenen und 7,7% der offenen Frakturen: In allen Fällen handelte es sich um Mehrfragment- und Trümmerfrakturen mit schwerem Weichteilschaden III.° und Fragmentnekrose (Abb. 16). Aufgrund der zwischenzeitlich gesammelten Erfahrungen werden diese Frakturen heute ausschließlich mit dem Fixateur externe behandelt. In allen Fällen bestanden außerdem Haut- und Weichteilnekrosen, die der Infektion den Weg zu der Frakturzone mit zahlreichen avaskulären Fragmenten bahnten. Mit 2 Ausnahmen, die schließlich zur Amputation führten und in der Gesamtzahl der genannten 5 Amputationen enthalten sind, konnte die Knocheninfektion bei den 3 geschlossenen und

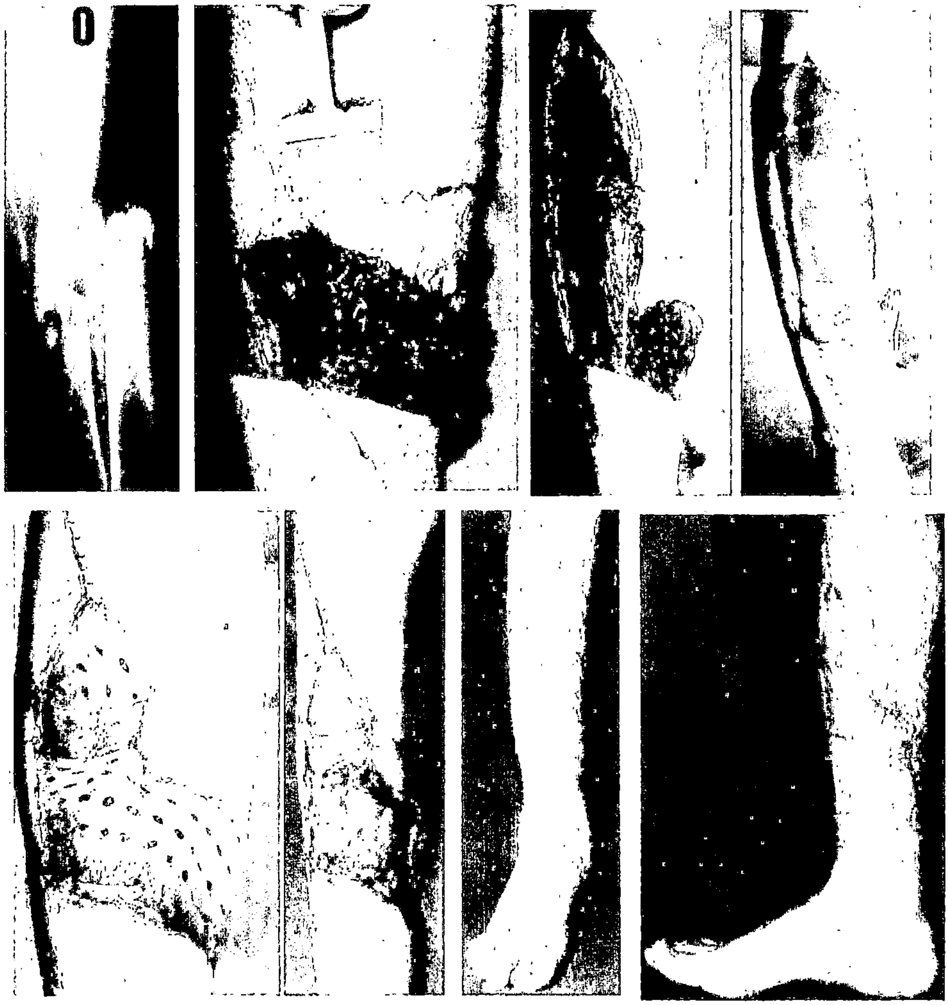

Abb. 15a

6 offenen Frakturen nach mehrfacher Herdausräumung, Sequestrotomie, Spongiosaplastik oder Reosteosynthese fistel- und rezidivfrei zur Abheilung gebracht werden (Abb. 17):

Achsenfehler von mehr als 5° traten in 10 Fällen (5,2%) auf, von denen allerdings
nur 3 durch Osteostomie und Reosteosynthese korrigiert werden mußten.

Refrakturen traten in 2 Fällen (1,0%) nach zeitgerechter Plattenentfernung auf, so
daß eine Reosteosynthese erforderlich war.

Amputationen mußten nach mehrfacher Voroperation in 5 Fällen (2,6%) durchgeführt werden: 3 Unterschenkelamputationen, 1 Amputation im Kniegelenk
(Gritti-Stumpf), 1 Vorfußamputation. Diese Fälle sollen im folgenden kurz geschil-
dert werden:

1. *43jähriger Fußgänger, vom PKW angefahren.*
Verletzungen: Offene Unterschenkelschaftfraktur III.° mit kombinierter, dislozierter Tibiakopffraktur und Abriß der A. poplitea.

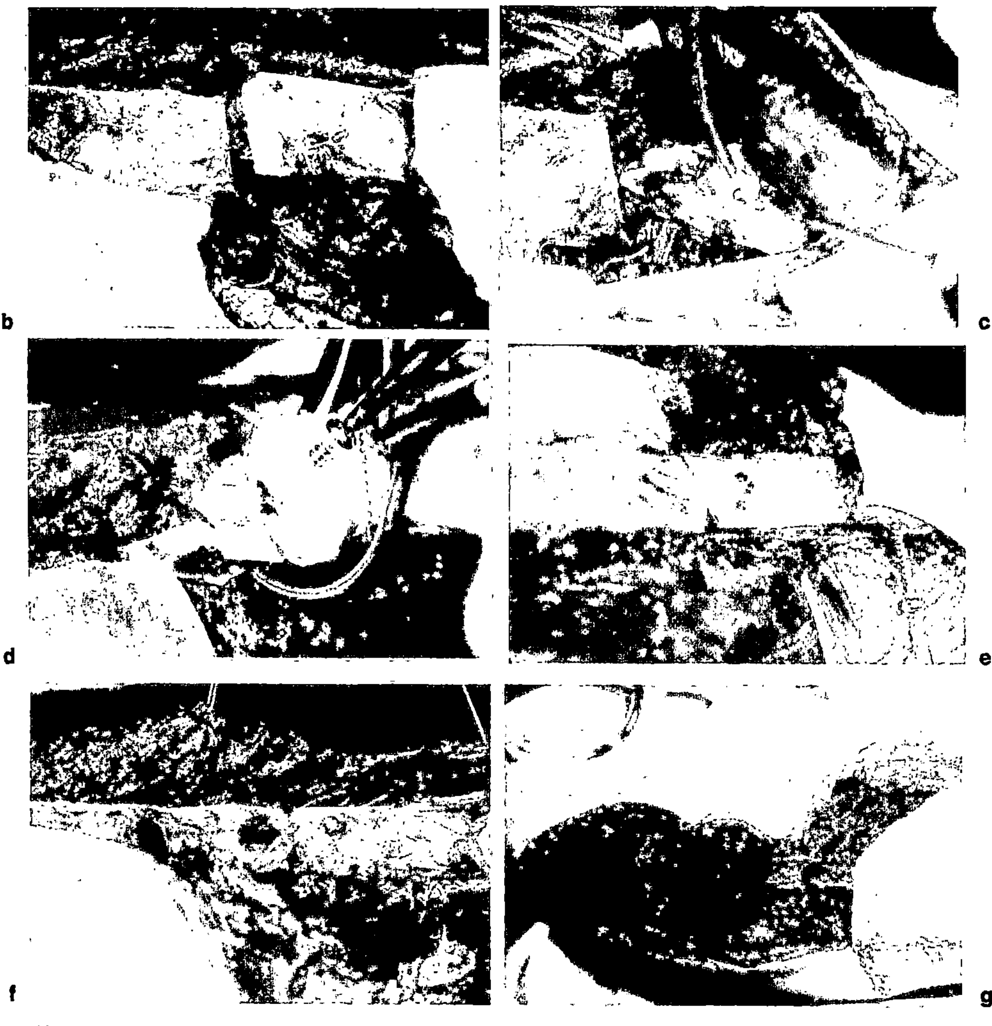

Abb. 15 b–g

I.° offene distale Femurfraktur der Gegenseite, Sekundärverlegung 12 h nach dem Unfall, Ischämiezeit: 14 h.

Operation: Plattenosteosynthese Tibia, venöser Bypass A. poplitea und Faszienspaltung aller Unterschenkelmuskellogen. Simultan: Plattenosteosynthese der distalen Oberschenkelfraktur der anderen Extremität.

Postoperativ: Hämatomausräumung, ausgedehnte Muskelnekrosen und mehrfache Nekrektomie.

Amputation nach Gritti am 63. Tag wegen ausgedehnter Weichteildefekte und Anastomosennekrose mit Blutung.

2. *46jähriger PKW-Insasse, verletzt durch Einklemmung.*
Verletzungen: Offene Unterschenkelschaftfraktur III.° mit begleitender Tibiakopffraktur und traumatischer Thrombose der A. poplitea.

Sekundärverlegung 16 h nach dem Unfall, Ischämiezeit: 17 h

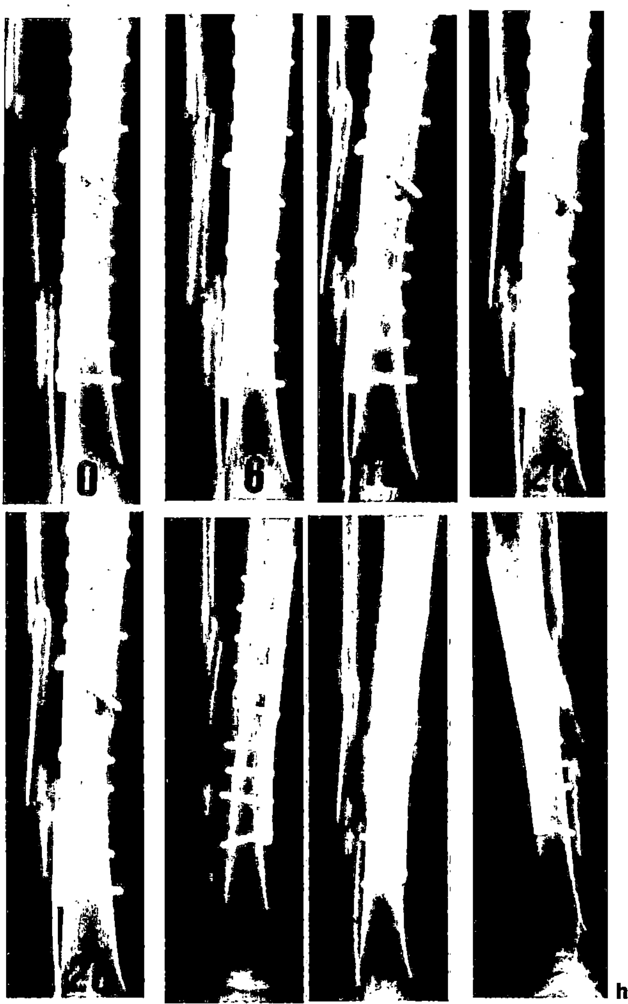

Abb. 15 a–h. 25jähriger Mann, Verkehrsunfall. Offene Tibiaschaftfraktur mit Weichteilschaden III.° und weit klaffender ventraler Wunde, in der das stark verschmutzte und traumatisierte proximale Hauptfragment der Tibia freiliegt a.

Primärversorgung: Freilegung durch lange Inzisionen, die den Hautdefekt einbeziehen. Gründliches Débridement mit Ausscheidung aller nekroseverdächtigen Zonen, Entfernung devitalisierter Knochentrümmer. Wegen der starken Traumatisierung wird das proximale und distale Hauptfragment der Tibia sparsam um ca. 1 cm gekürzt b. Unter sorgfältiger Erhaltung des Periosts proximal und distal wird dann die Frakturstabilisierung mit interfragmentären Zugschrauben und lateraler, vorgebogener und gespannter Kompressionsplatte stabilisiert c–f.

Knochen- und Implantatdeckung durch die mobilisierten Muskeln des M. tibialis anterior und des M. soleus g. Die Haut wird offen belassen. Später Hautverschluß durch Sekundärnaht und Spalthautplastik a.

Nach glatter Heilung des Weichteilmantels verzögerte Frakturheilung, daher Reosteosynthese mit medialer Kompressionsplatte und lateraler Spongiosaplastik. Knöcherne Ausheilung, gutes Ergebnis h

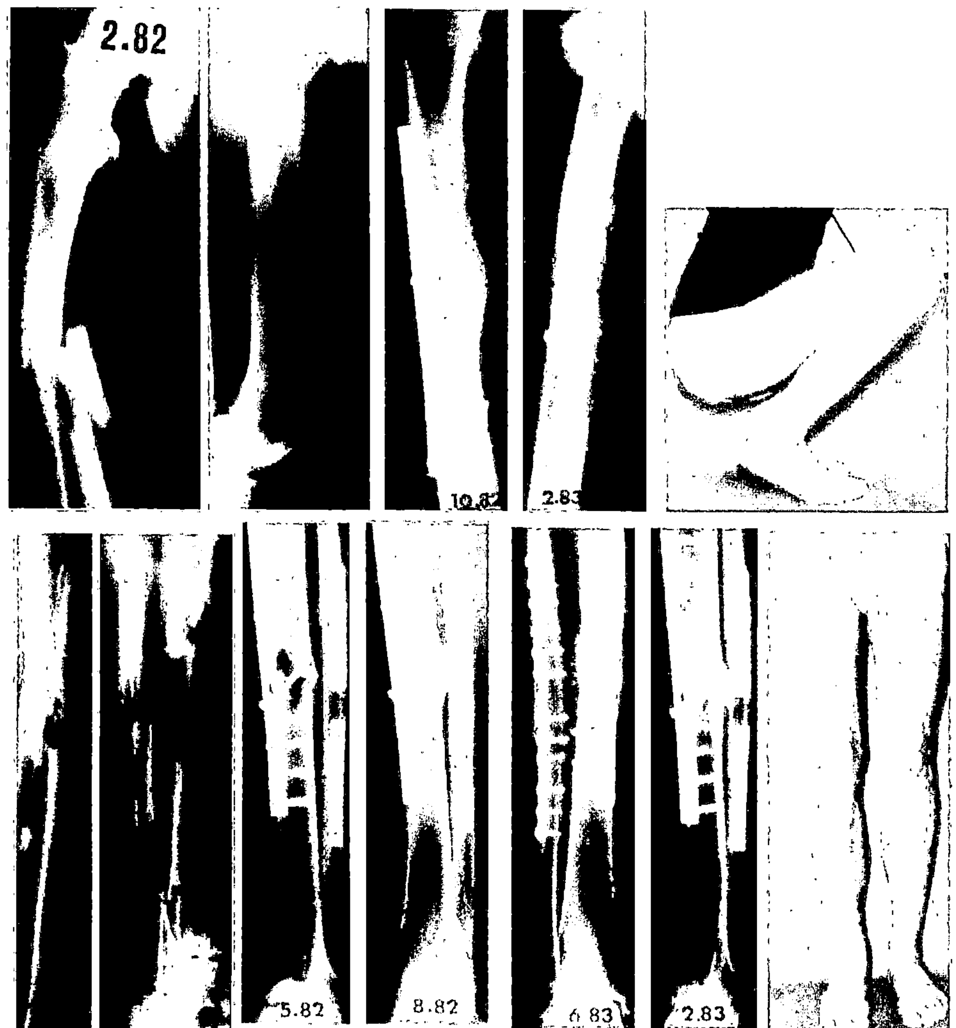

Abb. 16. 20jähriger Mann, Verkehrsunfall. Offene Frakturen mit Weichteilschaden II.° –III.° rechter Femur und rechte Tibia. Primärversorgung beider Frakturen durch Plattenosteosynthese mit vorgespannter Kompressionsplatte, separaten Zugschrauben und autogener Spongiosaplastik auf der Plattengegenseite. Außerdem wurde zur Erhöhung der Stabilität die Doppelfraktur der Fibula am Unterschenkel verplattet.
Glatter Heilverlauf der Weichteile und der Frakturen, volle Wiederherstellung. Sehr gutes Ergebnis

---

Abb. 17 a–d. 45jähriger Mann, Arbeitsunfall. Offene, distale Tibiatrümmerfraktur mit schwerem ▷ Weichteilschaden III.°.
Primärversorgung: Fixierung der Hauptfragmente mit dorsaler Platte, zusätzlich unilateraler Fixateur externe. Postoperativ Haut- und Knochennekrose, Fistelbildung a.
Op II: Radikale Ausräumung der zum Teil nekrotischen Knochentrümmer, Plattenentfernung b, Weichteilexzision und Defektdeckung mit vaskulär gestieltem, frei transplantiertem myokutanem Latissimuslappen. Fixateur externe c.
Op III: Nach glatter Heilung Defektersatz mit autogenem kortikospongiösem Beckenkammspan und Spongiosaplastik, Fixation mit dorsaler Platte. Glatter Heilverlauf mit knöchernem Durchbau, Fixateurentfernung. Schmerzfreie, voll belastbare Extremität, gutes Ergebnis d

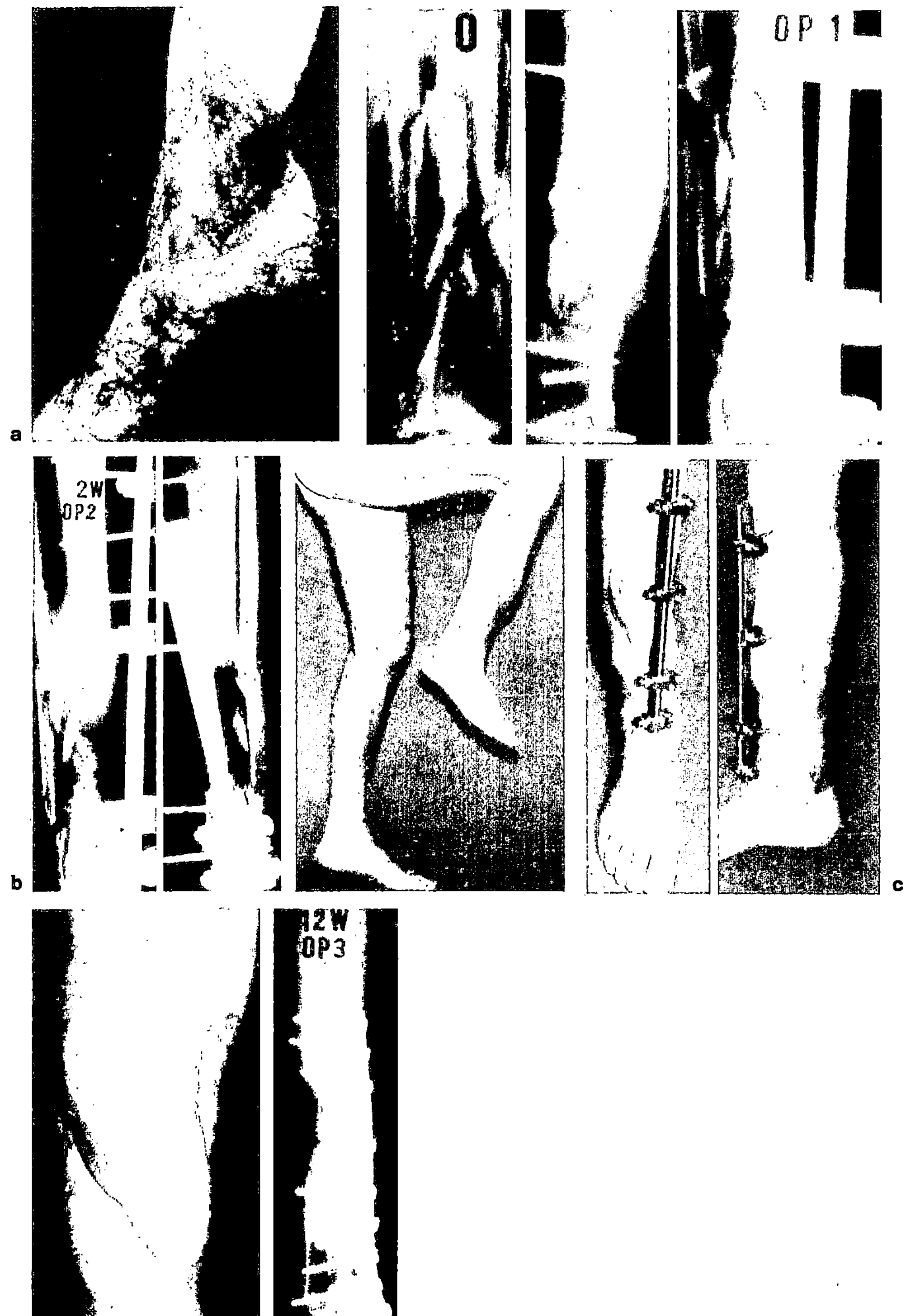

Operation: Laterale Plattenosteosynthese der Tibia, Rekonstruktion der A. poplitea durch Veneninterponat, Faszienspaltung aller Unterschenkelmuskellogen.

Postoperativ: Hämatomausräumung, ausgedehnte Muskelnekrosen, Sekundärinfektion mit Keimen der Klebsiella-Enterobacter-Gruppe.

Unterschenkelamputation am 59. Tag nach dem Unfall wegen ausgedehnter infizierter Weichteildefekte und Anastomosenblutung.

3. *26jähriger Arbeiter, verletzt durch Arbeitsunfall.*
Verletzungen: Offene Unterschenkelfraktur IV.° (subtotale Amputation) mit kompletter Gefäß- und Nervendurchtrennung.
Einlieferung: 3 h nach dem Unfall, Ischämiezeit: 5 h
Operation: Laterale Plattenosteosynthese, Plattenosteosynthese der Fibula, autologe Spongiosaplastik, Gefäßanastomosen und Faszienspaltung.
Postoperativ: Arterielle Thrombose und zweifache Thrombektomie. Weichteilverschluß durch Cross-leg- und Spalthautplastik.
Ossäre Infektion 4 Monate nach dem Unfall, die sich als therapieresistent erwies. Bei fehlender Reinnervation *Unterschenkelamputation* 7 Monate nach dem Unfall.

4. *18jährige Frau, verletzt bei Motorradunfall.*
Verletzungen: II.° offene Unterschenkelfraktur im distalen Schaftdrittel.
Verlegung nach primärer Wundversorgung und Immobilisation im Gipsverband.
Sekundäre Plattenosteosynthese.
Postoperativ: Am 2. Tag Ischämie des Fußes infolge eines arteriellen Gefäßspasmus. Arteriotomie A. tibialis posterior und A. tibialis anterior. Ischämie des Vorfußes mit folgender *Vorfußamputation* 2 Monate nach dem Unfall.
DD: Ergotismus.

5. *Ein 23jähriger Mann, verletzt durch Motorradunfall.*
Verletzungen: Offene Unterschenkelschaftfraktur IV.° mit kompletter Durchtrennung aller Gefäße. Einlieferung 3 h nach dem Unfall, Ischämiezeit 5 h.
Operation: Revaskularisation durch Wiederherstellung der A. tibialis anterior mit Veneninterponat. Mediale Plattenosteosynthese. Faszienspaltung.
Postoperativ: Hämatomausräumung, ossäre Infektion mit Enterokokken. Arterielle Re-Thrombose und Thrombektomie. *Unterschenkelamputation* am 8. postoperativen Tag wegen drohender Gangrän.

Tabelle 14. Behandlungsdauer

	Stationäre Behandlung (Tage)		Stationär und ambulant (Monate)
	Einfach Verletzte	Mehrfach Verletzte	gesamte Behandlungsdauer
Geschlossen WTS II–III° n = 91	27,9	48,3	5,4
Offen WTS I–IV° n = 103	55,9	77,1	12,4
Gesamt Ø	31,0	66,0	8,8

14.5.5 Dauer der stationären und ambulanten Behandlung (Tabelle 14)

Insgesamt betrug die Dauer der stationären Krankenhausbehandlung für Einfach-verletzte 27,9 Tage bei geschlossener Fraktur und 55,9 Tage bei offener Fraktur, durchschnittlich 31 Tage.

Für Mehrfachverletzte betrug die Behandlungsdauer im Krankenhaus 48 Tage bei geschlossener und 77 Tage bei offener Fraktur, im Durchschnitt 66 Tage.

Die Gesamtdauer der stationären und ambulanten Behandlung betrug für ge-schlossene Frakturen 5,4 Monate und für offene Frakturen 12,4 Monate, durch-schnittlich 8,9 Monate. Unberücksichtigt blieb dabei die verlängerte Behandlung und Arbeitsunfähigkeit infolge anderer Begleitverletzungen bei Polytraumen.

14.5.6 Behandlungsergebnisse (Tabelle 15)

189 Unterschenkelfrakturen mit Weichteilschaden konnten durchschnittlich nach 21 Monaten untersucht werden. Die Beurteilung des Behandlungsergebnisses erfolgte nach den von Rojczyk (1983) angegebenen Kriterien [17]:

Gut: Freie Gelenkfunktion. Achsenfehler unter 5°, schmerzfreie Belastung, Gangbild frei von Hinken.

Befriedigend: Eine der beiden Gelenkfunktionen bis 25% eingeschränkt. Achsen-fehler unter 5°, Schmerzen nur bei längerer Belastung, evtl. leicht hinkender Gang.

Schlecht: Eine der benachbarten Gelenkfunktionen über 25% eingeschränkt, Achsenfehlstellung über 5°, Schmerzen bei Belastung, deutliches Hinken, Geh-hilfen.

Nach diesen Bewertungskriterien wurden 80,4% der 189 nachuntersuchten Frak-turen mit gut, 14,8% mit befriedigend und 4,8% mit schlecht beurteilt.

Von 91 Frakturen mit *geschlossenem* Weichteilschaden II.° –III.° wurden 86,8% mit gut, 10,9% mit befriedigend und 2,3% mit schlecht beurteilt.

Von 98 *offenen* Frakturen erzielten nur 74,5% ein gutes funktionelles Ergebnis, 18,4% wurden als befriedigend und 7,1% als schlecht eingestuft. Diese ungünstige-ren Ergebnisse sind v. a. durch Bewegungseinschränkungen der angrenzenden Gelenke infolge kombinierter Tibiakopf-, Pilon- oder Sprunggelenksfrakturen oder Begleitverletzungen der Nerven und Gefäße sowie durch Störungen der Frakturhei-lung mit einem hohen Prozentsatz Reosteosynthesen und durch 6 Knocheninfektio-nen bedingt. Obwohl nach Mehrfachoperationen in allen Fällen eine belastbare Extremität mit verheilter Fraktur und ohne Zeichen einer floriden Infektion erzielt werden konnte, bestanden bei den Nachuntersuchungen erhebliche Funktionsein-bußen, die das Endresultat trüben (Abb. 18). Es muß sich zeigen, ob die z. Z. bevor-zugte Anwendung des unilateralen Fixateur externe in Kombination mit Zug-

Tabelle 15. Funktionsergebnis, n = 189

Bewertung	Gesamt WTS n = 189	Geschlossen WTS II-III° n = 91	Offen WTS I-IV° n = 98
Gut	152 (80,4%)	79 (86,8%)	73 (74,5%)
Befriedigend	28 (14,8%)	10 (10,9%)	18 (18,4%)
Schlecht	9 (4,8%)	2 (2,3%)	7 (7,1%)
Summe	189 (100%)	91 (100%)	98 (100%)

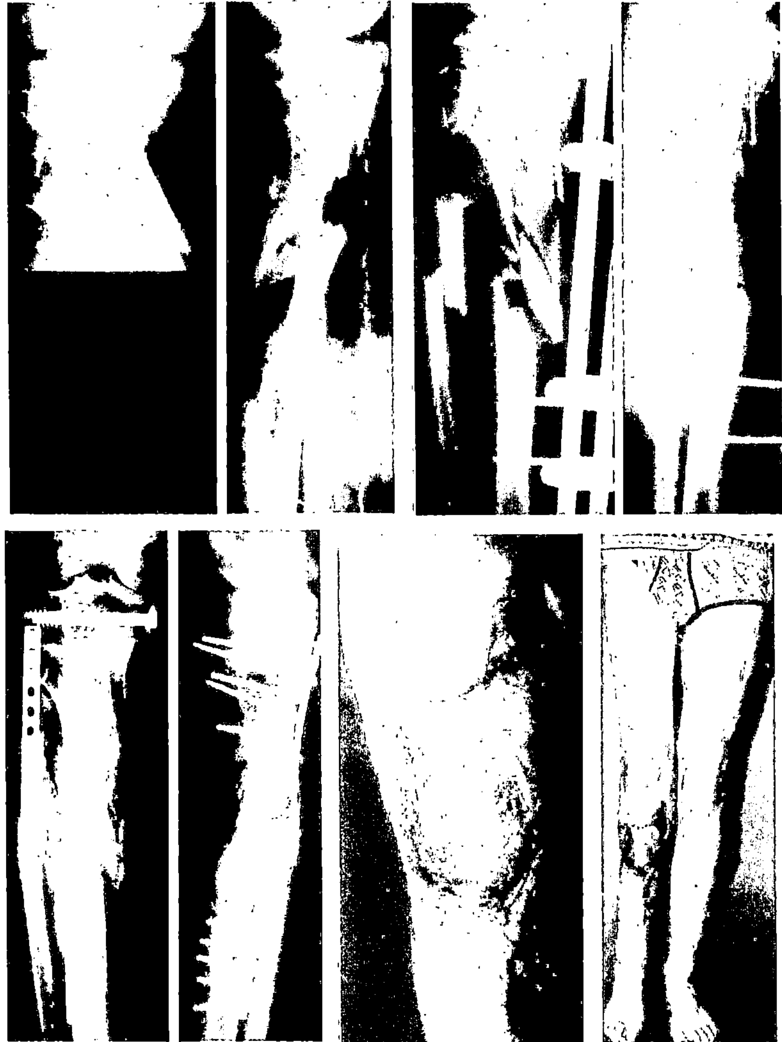

Abb. 18. 20jähriger Mann, Verkehrsunfall. Offene Trümmerfraktur der proximalen Tibia mit Gelenkbeteiligung und Abriß der A. poplitea.
Primärversorgung: Wiederherstellung der A. poplitea mit Veneninterponat. Gründliches Débridement und Entfernung avaskulärer Fragmente. Fixateur externe. Defektdeckung durch gestielte Gastroknemiusplastik und Spalthaut. Nach glatter Wundheilung dorsale Plattenosteosynthese mit ausgedehnter Spongiosaplastik und Fibulaplatte. Tibiofibulare Brückenplastik mit Spongiosa. Frakturheilung verzögert. Wiederherstellung voller Belastbarkeit mit reizlosen Weichteilen. Traumatische Peronaeusparese

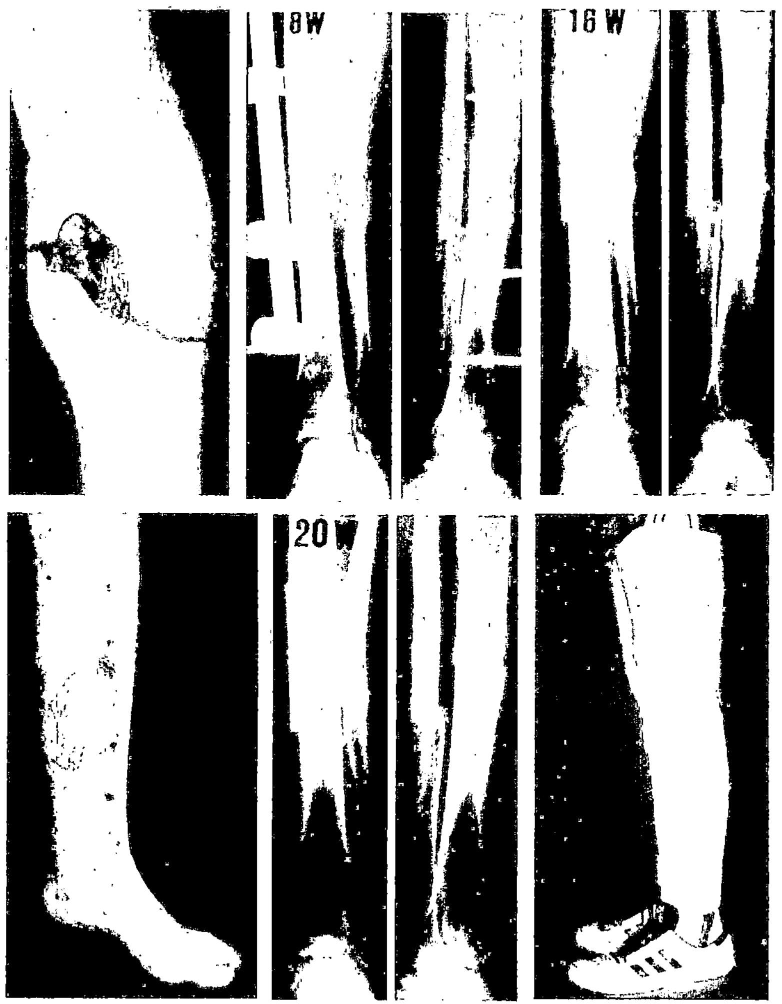

Abb. 19. 16jähriger Mann, Motorradunfall. Tibiaschaftfraktur mit Weichteilschaden II.° und ventraler Wunde.

Primärversorgung: Ausgiebiges Débridement, Frakturstabilisierung mit kleiner dorsaler Platte und unilateralem, ventralem Fixateur externe. Defektdeckung durch distal gestielte Soleusplastik, Spalthautplastik. Glatter Heilverlauf, später Fixateurentfernung, Sarmiento-Brace. Komplikationsloser Heilverlauf, sehr gutes Ergebnis

schrauben bei den geschlossenen und offenen Frakturen mit II.° Weichteilschaden künftig zu günstigeren Endergebnissen führt (Abb. 19). Derartige Trendwechsel, die speziell für Unterschenkelfrakturen charakteristisch sind, haben in der Vergangenheit nicht die erhoffte Lösung aller Probleme gebracht.

14.6 Diskussion

Tibiafrakturen mit Weichteilschaden II.° – III.° unterscheiden sich grundlegend von Unterschenkelfrakturen ohne oder mit nur geringem Weichteilschaden, die in der Regel als Einzelverletzung durch indirekte Gewalteinwirkung entstehen:

Schwierige Frakturform, Fragmentdislokation und die Auswirkungen der Weichteilverletzung auf die Gefäßversorgung der Frakturzone beschränken den Spielraum erfolgversprechender Behandlungsverfahren und prägen die Komplikationsrate und das Behandlungsergebnis.

Die Gesamtübersicht unseres Krankengutes zeigt, daß rd. 80% der Tibiafrakturen durch direkte Traumen bei Verkehrs- und Arbeitsunfällen entstehen, 70% der registrierten Tibiafrakturen sind dem Verletzungstyp geschlossener und offener Frakturen mit Weichteilschaden in der von Tscherne u. Oestern [24] angegebenen Definition zuzurechnen. Ein wesentliches Merkmal der Fraktur mit Weichteilschaden ist die schon bei der Erstversorgung klinisch nachweisbare Instabilität und die große Zahl der komplizierten Bruchformen in 50% der Fälle.

Die Indikation zur primär-operativen Behandlung der Tibiafrakturen mit Weichteilschaden ist unbestritten: Trotz des hohen Anteils von 43% Polytraumatisierten mit durchschnittlich 3,8 Begleitverletzungen der Körperhöhlen und Extremitäten konnten ca. 80% der 263 Frakturen mit Weichteilschaden und insbesondere 88% der 210 Plattenosteosynthesen primär innerhalb der ersten 8–12 h nach dem Unfall operiert werden. Ein Vergleich mit der Sammelstatistik der Schweizer Arbeitsgemeinschaft für Osteosynthese-Fragen über 7324 operierte Unterschenkelfrakturen zeigt, daß auch in diesem Gesamtkollektiv 81% innerhalb der ersten 24 h nach dem Unfall operiert wurden [15], allerdings überwogen in diesem Kollektiv 45% Skisportunfälle, nur 20% der Patienten waren polytraumatisiert und der Anteil offener Frakturen betrug nur 23%. Diese Gegenüberstellung kennzeichnet gleichzeitig den Schweregrad des von uns analysierten Krankengutes.

Entscheidend ist die *Wahl der Stabilisierungsmethode* und insbesondere die Indikationsstellung zur Plattenosteosynthese. Deren Vorteile kommen v. a. dort zur Geltung, wo andere Verfahren keine vergleichbare Stabilität bieten und die Plazierung unter vitalen Weichteilen ohne Zerstörung der periostalen Gefäßversorgung gewährleistet ist: Bei Mehrfragmentbrüchen am Übergang zur proximalen und distalen Metaphyse, Frakturen mit Gelenkbeteiligung und Stückfrakturen, deren Weichteilsituation eine dorsomediale oder laterale Plattenlage problemlos gestattet. Ungünstig ist dagegen die *dorsale* Plattenlage: In 6 von 12 Fällen, in denen eine dorsale Plattenosteosynthese primär durchgeführt wurde, traten Störungen der Frakturheilung, Pseudarthrosen, Plattenbruch und Knochennekrosen mit Fistelbildung auf, die eine Reosteosynthese erforderten. In allen Fällen wurde die Indikation zur dorsalen Plattenosteosynthese wegen eines offenen Weichteilschadens III.° gestellt, in 8 Fällen handelte es sich um Mehrfragment-, Trümmer- und Stückfrakturen. Mit wenigen Ausnahmen würden wir heute der Primärversorgung mit dem Fixateur externe den Vorzug geben und die dorsale Plattenosteosynthese nach Möglichkeit vermeiden. Mit dieser Einschränkung ist die Indikationsstellung zur primären Plattenosteosynthese in allen anderen Fällen jedoch auch unter Berücksichtigung der Früh- und Spätkomplikationen zu rechtfertigen: Die hohe Rate postoperativer Wundheilungsstörungen und Weichteilprobleme ist weniger durch die Plattenosteosynthese als durch die Unterschätzung des Weichteilschadens bedingt: Ungenügende Exzision nekrosegefährdeter Gewebe, unzureichende Kompartimentspaltung und primärer Hautverschluß sind die Hauptursachen der weichteilbedingten Frühkomplikationen, die in 18,4% der insgesamt 194 Plattenosteosynthesen auftraten und mit wenigen Ausnahmen schon bis zur Entlassung aus stationärer Behandlung saniert waren. Vergleichsweise betrug die Rate lokaler Komplikationen bei Kristensen [10] 5% und in der Schweizer Sammelstatistik über 7324 Unterschenkelfrakturen 11% [15]. Batten et al. [2] berichteten über 18% und Thunold [23] registrierte sogar 25% lokaler Frühkomplikationen nach Tibiaplattenosteosynthese.

Weichteilinfektionen ohne Knochenbeteiligung wurden in 3,3% der geschlossenen und 5,8% der offenen Frakturen registriert, entsprechend 4,6% bezogen auf das Gesamtkollektiv der 194 Frakturen. Oertli u. Matter [15] berichteten über eine Infekthäufigkeit von 3,4% bei den mehr als 7000 Frakturen der Sammelstatistik. Zusammengefaßt betrug die Infektrate aller Weichteil- und Knocheninfektionen 10,3% bezogen auf das Gesamtkollektiv von 194 Tibiafrakturen mit Plattenosteosynthese. Im Teilkollektiv der geschlossenen Frakturen betrug die Rate der Weichteil- und Knocheninfektionen 6,6%, im Teilkollektiv der offenen Frakturen 13,6%. In der Literatur werden für offene Tibiafrakturen Infektraten von 6% [13], 9,5% [15] und 11,6% [18] nach Plattenosteosynthesen mit vergleichbarer Technik angegeben.

Es gibt jedoch ein falsches Bild, wenn man Weichteilinfektionen ohne Knochenbeteiligung und tiefe, ossäre Infekte addiert. Während die Weichteilinfektionen problemlos beherrscht und spätestens bei Plattenentfernung definitiv saniert wurden, sind die tiefen, ossären Infekte der eigentliche Maßstab für die Beurteilung der Infektrate nach operativer Versorgung geschlossener und offener Frakturen mit Weichteilschaden. Diese betrug für geschlossene Frakturen 3,3% und für offene Frakturen 7,7%. Eine präventive Antibiotikatherapie mit parenteraler Gabe von Cefazolin über 72 h wurde erst in den letzten Jahren bei der operativen Primärversorgung offener und geschlossener Frakturen mit Weichteilschaden angewandt und betraf nur ca. ⅓ der Frakturen in diesem Kollektiv. Dennoch sind die Ergebnisse dieser Wundabstriche und die Veränderungen des Keimspektrums unter dieser präventiven Antibiotikatherapie von großem Interesse, denn sie belegen, daß immerhin in 18,2% der primären Wundabstriche pathogene Keime und in 64,7% fakultativ pathogene Erreger nachgewiesen wurden und die Quote steriler Abstriche von 17,1% am Unfalltag auf 62% am 3. Tag der Antibiotikatherapie und bis zum Abschluß der Wundheilung am 14. Tag auf 92% angestiegen war, während die Quote pathogener Keime auf 4,3% sank. Diese Zahlen stimmen mit denen überein, die Rojczyk [16, 17] bei offenen Frakturen unter Antibiotikatherapie registriert und mit der Keimbesiedlung bei 199 offenen Frakturen ohne Antibiotikatherapie verglichen hat. Aufgrund dieser Überlegung vertreten wir die Überzeugung, daß für geschlossene und offene Frakturen mit Weichteilschaden die Indikation zur 3tägigen präventiven Antibiotikatherapie gegeben und bei Verwendung des Cefazolin aus der 1. Cefalosporingeneration auch ohne erhöhtes Risiko einer Resistenzsteigerung zu verantworten ist.

Ossäre Früh- und Spätkomplikationen – Instabilität, Plattenbruch, verzögerte Knochenheilung, Achsenfehlstellungen über 5° und Refrakturen nach Plattenentfernung wurden in 21% der 194 Frakturen des Gesamtkollektivs registriert. Technische Fehler bei der Plattenosteosynthese und Fehler in der Nachbehandlung sind die Ursachen der frühen Instabilität, die schon während der stationären Behandlung in 10 Fällen (5,2%) auftrat. In 9 Fällen war daher eine Reosteosynthese erforderlich.

Die hohe Rate der Frakturheilungsstörungen in 19 Fällen (9,8%) ist mit 6 Fällen den bereits erwähnten offenen Frakturen mit dorsaler Plattenlage und in 5 weiteren Fällen der Knocheninfektion zuzurechnen. In der Literatur wird die Häufigkeit der verzögerten Frakturheilung nach Plattenosteosynthese offener Tibiafrakturen mit 11,5% [15] und 12,2% [14] für Tibiastückfrakturen beziffert. Die Mehrzahl der ossären Früh- und Spätkomplikationen einschließlich der ossären Infekte konnte durch

27 (13,9%) Reosteosynthesen, meist in Verbindung mit einer autogenen Spongiosaplastik, definitiv zur Ausheilung gebracht werden.

Bei 14 Patienten mußten *arterielle Gefäßverletzungen* oberhalb der Trifurkation als Begleitverletzungen der Tibiafraktur rekonstruiert werden (Abb. 18). Verspätete Zuweisung, überlange Ischämiezeiten und subtotale Amputationen waren Ursache für 4 Amputationen. Eine weitere Vorfußamputation wurde durch einen postoperativen Arterienspasmus unter DHE-Heparinthromboseprophylaxe erforderlich und muß als Komplikation der Thromboseprophylaxe gewertet werden. Inzwischen sind weitere 20 Fälle publiziert, so daß die Verwendung von DHE-Heparin bei peripheren Extremitätenverletzungen und insbesondere bei Unterschenkelfrakturen mit Weichteilschaden als kontraindiziert zu gelten hat [9].

Die stationäre Behandlungsdauer wurde für das Teilkollektiv der Einfachverletzten mit 31 Tagen und für Polytraumatisierte mit 66 Tagen ermittelt, die Behandlungsdauer für geschlossene Tibiafrakturen mit Weichteilschaden als Einfachverletzung betrug 28 Tage, vergleichbar mit der stationären Behandlungsdauer von 21 Tagen für die Tibiaplattenosteosynthesen der Schweizer Sammelstudie [15]. Die Gesamtdauer der Frakturbehandlung ab Unfall bis Behandlungsabschluß bzw. Wiedereintritt der Arbeitsfähigkeit wurde in unserem Kollektiv mit 8,8 Monaten ermittelt, vergleichbar mit der Behandlungsdauer von 8 Monaten, die für 85% der Patienten in der Schweizer Sammelstudie errechnet wurden [15]. Diese Vergleichszahlen lassen erkennen, daß trotz einer relativ hohen Komplikationsrate mit dementsprechend häufigen Reoperationen und 13,9% Reosteosynthesen keine signifikante Verlängerung der Frakturheilung und Behandlungsdauer entstanden ist.

Das funktionelle Spätergebnis konnte für 189 Tibiafrakturen des Gesamtkollektivs nach durchschnittlich 21 Monaten durch Nachuntersuchung ermittelt werden. Da alle Patienten eine voll belastbare Extremität ohne signifikante Beinverkürzung um mehr als 3 cm aufwiesen, konnte die Beurteilung in 3 Gruppen nach dem Ausmaß der Bewegungseinschränkung in den angrenzenden Gelenken, nach dem Gangbild mit oder ohne Stockhilfe und nach den subjektiven Angaben des Patienten über Schmerzen und Belastbarkeit erfolgen. Der hohe Anteil guter Ergebnisse im Gesamtkollektiv und in der Gruppe geschlossener Frakturen mit Weichteilschaden ist mit den Literaturangaben über die Spätergebnisse bei offenen Tibiafrakturen gut vergleichbar, während die relativ hohe Zahl der schlechten oder nur befriedigenden Ergebnisse im Teilkollektiv der offenen Frakturen eine Bestätigung für den Schweregrad der Weichteilverletzung bei den offenen Frakturen III.° und für die Grenzen der Plattenosteosynthese ist, die für offene Frakturen III.° nur in ausgewählten Fällen mit besonderer Frakturform oder Gelenkbeteiligung geeignet ist. Auch bei geschlossenen Frakturen mit Weichteilschaden III.° sollte die Platte nur mit großer Zurückhaltung verwendet werden, da die biomechanischen Vorteile der stabilen Kompressionsosteosynthese durch die biologische Störwirkung der Platte aufgewogen werden. Hinsichtlich Frakturform und -lokalisation hat sich die Plattenosteosynthese insbesondere für dislozierte Frakturen mit großem Biegungskeil, Mehrfragment- und Stückfrakturen bewährt: 12 von 27 Stückfrakturen heilten problemlos ohne Infekt oder sonstige Komplikationen. Nur in einem Fall mit dorsal liegender Platte entstand eine Knochennekrose mit Fistelbildung. In der AO-Sammelstatistik über Tibiastückfrakturen wurden dagegen 28% Infektionen und 18% Pseudarthrosen nach Plattenosteosynthese registriert [14].

14.7 Schlußfolgerung

Aus den Ergebnissen von 210 Plattenosteosynthesen bei Tibiafrakturen mit Weichteilschaden sind folgende Schlußfolgerungen zu ziehen:

1. *Die Plattenosteosynthese,* die aufgrund ihrer besonderen Vorteile bei geschlossenen Tibiaschaftfrakturen ohne Weichteilschaden hervorragende Ergebnisse erzielt, ist für die *obligate Primärversorgung* der offenen Frakturen mit Weichteilschaden III.° *nicht* geeignet. Sie sollte auch bei den geschlossenen Frakturen mit Weichteilschaden III.° nur mit großer Zurückhaltung angewendet werden. Die Begründung dafür ergibt sich aus dem typischen Verletzungsspektrum dieser Frakturen einerseits und den hohen Anforderungen, die an eine Plattenosteosynthese andererseits zu stellen sind: Bei Polytraumatisierten ist die Frakturstabilisierung der Tibia keine vordringliche Operation, sie muß aber wegen des Weichteilschadens dennoch möglichst primär durchgeführt werden. Dafür eignet sich am besten der *unilaterale Fixateur externe,* der schnell und mit geringem Aufwand weichteilschonend anzubringen ist und mit 1–2 Zugschrauben eine genügende Stabilisation der Frakturzone gewährleistet. Nach Heilung des Weichteilschadens kann unter Berücksichtigung der Gesamtverletzung die Indikation zum Methodenwechsel gestellt und die Osteosynthese dann unter optimalen Bedingungen mit geringerem Risiko ausgeführt werden.

2. *Bei Einfachverletzten mit einer Tibiafraktur mit Weichteilschaden II.° – III.°* steht die obligate Primärversorgung der Weichteilverletzung im Vordergrund und muß konsequent unter Beachtung der dargestellten Richtlinien erfolgen. Das Risiko der biologischen Störwirkung durch eine Plattenosteosynthese ist hier besonders hoch einzuschätzen und addiert sich zu den biomechanischen Nachteilen, wenn z. B. eine dorsale Plattenlage notwendig ist. In der Regel ist auch hier der unilaterale oder zweidimensionale Fixateur externe, in Kombination mit 1–2 interfragmentären Zugschrauben, am besten geeignet, die notwendige Stabilisierung schnell und ohne Beeinträchtigung der periostalen Blutversorgung herzustellen. Erst nach Wiederherstellung der normalen Durchblutung des Weichteilmantels kann sekundär eine Plattenosteosynthese ggf. vorgenommen werden (Abb. 18).

3. *Für Frakturen mit Weichteilschaden I.° – II.°* besteht die Indikation zur Plattenosteosynthese, die allerdings als technisch anspruchsvolles Verfahren nur dann Aussicht auf Erfolg bietet, wenn eine absolut stabile Kompressionsosteosynthese ohne Zerstörung der periostalen Zirkulation und ohne zusätzliche Schädigung des Weichteilmantels erzielt und die Implantatdeckung mit vitaler Muskulatur sichergestellt werden kann.

4. *Stabile Osteosynthese, obligate Spaltung der 4 Muskelkompartiments* am Unterschenkel und der *Verzicht auf den primären Hautverschluß* sind weitere, wichtige Voraussetzungen zur Vermeidung postoperativer Komplikationen. Die Mehrzahl der Frühkomplikationen des Weichteilmantels erfordert notfallmäßiges chirurgisches Vorgehen. Dadurch lassen sich tiefe Infektionen mit Fistelbildung und ossäre Infekte vermeiden. Bei Instabilität und Heilungsverzögerung besteht häufig die Indikation zur Reosteosynthese und Spongiosaplastik, um den zeitgerechten Eintritt der Frakturheilung zu gewährleisten.

5. Das erhöhte Infektionsrisiko kann zusätzlich durch eine *präventive Antibiotikatherapie* über 72 h reduziert werden. *Das Kombinationspräparat DHE-Heparin* ist wegen der Gefahr arterieller Gefäßspasmen zur Thromboseprophylaxe kontraindiziert.

14.8 Literaturverzeichnis

1. Allgöwer M, Perren SM (1980): Operating of tibial shaft fractures? Unfallheilkunde 83: 214
2. Batten RL, Donaldson LJ, Adridge MJ (1979): Experience with the AO method in the treatment of 142 cases of fresh fracture of the tibial shaft treated in the UK. Injury 10: 108
3. Brookes M, Gallannaugh SC (1980): Circulatory changes in bone after implantation of metal. In: Uhthoff KH (ed) Current concepts of internal fixation of fractures. Springer: Berlin — Heidelberg — New York
4. Claes L, Burri C, Gerngross H (1981): Vergleichende Stabilitäts-Untersuchungen an symmetrischen und einseitig ventro-medialen Fixateur externe Osteosynthesen an der Tibia. Unfallchirurgie 7: 194
5. Gotzen L, Haas N, Hütter J, Köller W (1978): Die Bedeutung der Fibula für die Stabilität der Plattenosteosynthese an der Tibia. Unfallheilkunde 81: 409
6. Gotzen L, Haas N, Strohfeld G (1981): Zur Biomechanik der Plattenosteosynthese: Schräge Platten-Zugschraube — Plattenvorbiegung. Unfallheilkunde 84: 439
7. Gotzen L, Haas N (1983): Operative Versorgung von Unterschenkel-Schaftfrakturen mit Weichteilschaden. Hefte Unfallheilkd 162: 46
8. Gotzen L, Tscherne H, Haas N, Ennker J (1983): Bilanz der konservativen und operativen Knochenbruch-Behandlung — untere Extremität. Chirurg 54: 234
9. Hertz H, Wruhs O, Polterauer P (1984): Arterienspasmus unter Gabe von DHE-Heparin bei Unterschenkelfrakturen. Akt Traumatol 14: 142
10. Kristensen KS (1979): Tibial shaft fractures. The frequency of local complications in tibial shaft fractures treated by internal compression osteosyntheses. Acta Orthop Scand 50: 593
11. LaDuca JN, Bone LL, Seibel RW, Border JR (1970): Primary open reduction and internal fixation of open fractures. J Trauma 20: 580
12. Larsson K, Van der Linden W (1983): Open tibial shaft fractures. Clin Orthop 180: 63
13. Matter P (1984): Ergebnisse der Knochenbruchbehandlung am Beispiel der Unterschenkelfraktur nach Plattenosteosynthese. Hefte Unfallheilkd 174: 619
14. Mommsen U, Stammer HJ, Jungbluth KH (1980): Der Unterschenkel-Etagenbruch. Unfallchirurgie 6: 178
15. Oertli D, Matter P, Scharplatz D, Zehnder R (1983): Auswertung von operativ versorgten Schaftfrakturen. Analyse der AO-Dokumentation 1967–1980. AO-Bulletin Nov 1983
16. Rojczyk M (1981): Keimbesiedlung und Keimverhalten bei offenen Frakturen. Unfallheilkd 84: 458
17. Rojczyk M (1983): Behandlungs-Ergebnisse bei offenen Frakturen, Aspekte der Antibiotika-Therapie. Hefte Unfallheilkd 162: 33
18. Rüedi T, Webb JK, Allgöwer M (1975): Experience with the dynamic compressions plate (DCP) in 418 recent fractures of the tibial shaft. Injury 7: 252
19. Schmit-Neuerburg KP (1984): Die Plattenosteosynthese geschlossener Tibia-Schaftfrakturen. Orthopäde 13: 271
20. Schweiberer L, Klapp F, Chevalier H (1975): Platten- und Schrauben-Osteosynthese bei Frakturen und Pseudarthrosen des Ober- und Unterschenkels. Chirurg 46, 155
21. Stürmer KM (1984): Histologische Befunde der Frakturheilung unter Fixatuer externe und ihre klinische Bedeutung. Unfallchirurgie 10: 110
22. Szyszkowitz R, Reschauer R, Seggel W (1981): Gefahren der Plattenosteosynthese und Möglichkeiten des Fixateur externe in der Frakturversorgung. Hefte Unfallheilkd 153: 179
23. Thunold J, Varhaug JE, Bjerkeset T (1975): Tibial shaft fractures treated by rigid internal fixation. Injury 7: 125
24. Tscherne H, Oestern HJ (1982): Die Klassifizierung des Weichteilschadens bei offenen und geschlossenen Frakturen. Unfallheilkd 85: 111
25. Tscherne H, Royczyk M (1983): Behandlung geschlossener Frakturen mit Weichteilschaden. Hefte Unfallheilkd 162: 39
26. Weiss H, Wissing H, Schmit-Neuerburg KP (1978): Komplikationsrate und Infektrisiko offener und geschlossener Unterschenkelbrüche mit Weichteilschaden. Akt Traumatol 8: 329

15 Verriegelungsnagel bei Weichteilschaden

A. Grosse*

15.1 Fragestellung und Patientengut

Die Verriegelungsnagelung mit Aufbohren des Markraums ist heutzutage die ideale Behandlungsmethode von geschlossenen Brüchen der langen Röhrenknochen mit Rotations- und Längsinstabilität.

Diese Methode ermöglicht durch die statische oder dynamische Verriegelung die Behandlung von instabilen Brüchen: einerseits, indem der Bruchbereich während der gesamten Dauer der Konsolidation ausreichend ruhiggestellt wird und somit das Dogma von Böhler berücksichtigt wird, andererseits, indem die Funktion des Beines bei einer statischen Verriegelung durch Mobilisierung aufrechterhalten wird und drittens, indem bei dynamischer Verriegelung frühe Belastung möglich wird. Küntscher sagte schon: „Leben ist Bewegung." Die offenen Brüche und Weichteilverletzungen bringen neben dem Problem der Ruhigstellung und Heilung des Knochens noch das Risiko der Osteomyelitis mit sich. Daraus ergibt sich die Frage, ob es in diesen Fällen auch möglich ist, die Nagelung mit Aufbohren des Markraums anzuwenden.

Im Unfallkrankenhaus Straßburg haben wir 384 Femurfrakturen mit Verriegelungsnagelung versorgt. Darunter waren 333 geschlossene und 51 offene Frakturen. Die offenen Frakturen wurden alle genagelt. Dabei entwickelten sich zwar 6% Knocheninfektionen, aber alle kamen ohne Methodenwechsel zur Heilung. Die eingangs gestellte Frage kann aus unserer Sicht für das Femur folgendermaßen beantwortet werden: Die Vorteile des Nagels sind
1. eine viel bessere Stabilität,
2. die Möglichkeit der Dynamisierung, wenn es notwendig ist,
3. keine Weichteilverletzung durch die Stifte eines Fixateur externe und
4. eine sehr gute Funktion.

Gilt dies auch bei Tibiabrüchen? Wir haben 358 Tibiabrüche nachgesehen, die zwischen 1974 und 1982 mit dem Verriegelungsnagel versorgt worden sind. Davon waren über ⅓ offene Frakturen, und zwar 139 der 358. Die Hälfte dieser Brüche waren offene Brüche II. und III. Grades.

15.2 Operationstechnik

Im Unfallkrankenhaus Straßburg werden offene Brüche sofort behandelt, im Durchschnitt nach einem Intervall von 4 h. Die erste Etappe der Behandlung besteht natürlich in einer gründlichen Weichteilsäuberung und Débridement. Eine Antibiotikatherapie wird eingeleitet, der Bruch wird dann genagelt.

Zur Operationstechnik brauche ich nicht mehr viel zu sagen, einiges wurde bereits bei den Frakturen ohne Weichteilschaden abgehandelt. Die Lagerung und die Reposition ist sehr wichtig. Bei einer Trümmerfraktur muß eine röntgenologi-

---

* Tonbandmitschrift, von den Herausgebern überarbeitet

Die Tibiaschaftfraktur beim Erwachsenen
Hrsg.: K. P. Schmit-Neuerburg, K. M. Stürmer
© Springer-Verlag Berlin Heidelberg 1987

sche Messung der gegenüberliegenden Tibia vorgenommen werden, um genau festzustellen, welche Länge der Nagel haben muß. Um Rotationsfehler zu vermeiden,
lagern wir mit einer proximalen Fixation. Bei distalen Brüchen legen wir eine
Extension am Kalkaneus. So kann man Rotationsfehler gut vermeiden.

Die Trümmerzone wird nicht aufgebohrt, um nicht noch mehr zu devitalisieren.
Der Motor wird abgestellt und der Bohrer wird durchgedrückt. Bei Zweietagenfrakturen muß aufgebohrt werden, aber das dritte Fragment wird während des Aufbohrens perkutan fixiert.

15.3 Ergebnisse

Die Komplikation, die wir am meisten befürchten, ist natürlich der Knocheninfekt.
In 4,3% der Fälle entstand ein oberflächlicher Infekt. Eine Lokalbehandlung ist in
diesen Fällen sehr erfolgversprechend. Eine posttraumatische Osteomyelitis entstand in 11 von 139 Fällen (= 7,8%). Mit Verriegelungsnagelung, d.h. ohne Verfahrenswechsel, heilten 6 Fälle knöchern aus. In 4 Fällen mußte die Methode geändert
werden und auf den Fixateur externe umgestiegen werden. Eine Osteomyelitis entstand 6mal nach offenen Brüchen III. Grades.

Unter den frühen Komplikationen müssen noch folgende erwähnt werden:
2 Peonäusparesen, die nicht vollkommen zurückgegangen sind, 2 Kompartmentsyndrome, die eine Faszienspaltung benötigten und dann gut verliefen und bei
einem offenen Bruch IV. Grades mit Gefäßverletzung mußte eine Amputation vorgenommen werden.

Unter den späten Komplikationen ergaben sich 4 Pseudarthrosen (3%), von
denen 2 infiziert waren.

Was die Achsenfehlstellung betrifft, unterscheiden sich die Zahlen nicht von
denen der geschlossenen Brüche. Die Hauptkomplikation nach Analyse der Serie
bleibt also die Infektion, von der hier hauptsächlich die Rede sein soll. Nachdem
wir die allgemeinen Ergebnisse gesehen haben, untersuchen wir nun die Resultate
nach Lokalisation und Frakturtyp.

15.3.1 Proximale Frakturen

Bei den proximalen Brüchen gab es 60% offene Frakturen. Diese Brüche werden
durch die Verriegelungsnagelung sehr gut stabilisiert. Durch die Weichteilverletzungen wurde die knöcherne Heilung nicht komprommitiert, wobei nur 2 Fälle von
Osteomyelitis vorlagen sowie eine Pseudarthrose, die durch Marknagelung und
Fibulaosteotomie erfolgreich behandelt wurde. Hier 2 Fallbeispiele:

1. Eine offene Fraktur II. Grades, Säuberung, Entfernung der verschiedenen Fragmente, die devitalisiert sind. Dann dynamische Nagelung, weil wir einen sehr guten Fragmentkontakt haben und
1 Jahr später die Heilung dieser offenen Fraktur – mit einer natürlich völlig wiederhergestellten
Funktion.

2. Ein 27 Jahre alter Patient, der 1982 eine proximale Fraktur mit 3. Fragment, zweitgradig offen
hatte. Es wurde eine statische Verriegelungsnagelung gemacht. Der Patient hatte ein Kompartmentsyndrom. Es erfolgte sofort eine Fasziotomie. 2 Monate später Heilung der ausgedehnten Wunden,
folgenlose Heilung des Kompartmentsyndroms. Nicht ganz 18 Monate später Entfernung des
Materials. Es kam zu einer Pseudarthrose im proximalen Frakturbereich. Es wurde eine erneute
Nagelung mit Fibulaosteotomie und einem größeren Nagel vorgenommen und es kam zur Knochenheilung. 9 Monate später Entfernung des Nagels, Säuberung, Aufbohrung und komplette Heilung der Fraktur.

15.3.2 Verriegelungsnagel bei distalen Frakturen an der Tibia

Bei distalen Tibiabrüchen lagen in 30% Weichteilverletzungen vor. Die konventionelle Marknagelung kann diese Brüche nicht stabilisieren. In 3 Fällen entstand eine Osteomyelitis, von denen 2 durch Fixateur externe behandelt wurden. Im 3. Fall mußte nur der Nagel entfernt und eine Säuberungsaufbohrung vorgenommen werden. Auch die oben angeführte Amputation ist in dieser Gruppe enthalten. Auch dies soll durch 2 Fallbeispiele demonstriert werden.

1. Eine offene Fraktur mit einem 3. Fragment, komplett devitalisiert. Säuberung der Wunde, Entfernung des 3. Fragments, und die Ausheilung 1 Jahr später nach dynamischer Verriegelungsnagelung mit sofortiger Belastung.

2. Eine offene Fraktur bei einer 65jährigen Patientin. Offene distale Spiralfraktur II. Grades. Verriegelungsnagel dynamisiert. Das war wahrscheinlich falsch. Man hätte einen statischen Verriegelungsnagel anwenden sollen oder einen zusätzlichen Sarmiento-Brace. Es kam dennoch zur Heilung der Fraktur. Eine kleine Fistel an den distalen Löchern war allerdings vorhanden. Nach Entfernung des Nagels lokale Behandlung. Das Endresultat war sehr gut mit kompletter Heilung des Knochens und ausgezeichneter Funktion.

15.3.3 Brüche mit 3. Fragment

Mit 67 Frakturen stellen sie den größten Anteil der genagelten Tibiafrakturen dar. In 45% dieser Brüche lagen Weichteilverletzungen vor. Es war aber nur ein Fall von Osteomyelitis zu beklagen und die Methode mußte dabei nicht gewechselt werden. Die Fallbeispiele zeigen folgendes:

1. Eine offene Fraktur mit einem großen 3. Fragment. Sie wurde statisch verriegelt und nach 3 Monaten dynamisiert. Sie sehen das Resultat nach der Dynamisierung mit beginnender Heilung der Fraktur. In der Folge glatter Verlauf.

2. Eine offene Fraktur bei einem 47jährigen Patienten. Zweitgradig offene Fraktur mit 3. Fragment im mittleren Bereich. Nach 6 Wochen Osteomyelitis, behandelt mit Ausräumung und Spüldrainage. Ein Jahr später Entfernung des Nagels, Säuberung, Aufbohrung und PMMA-Ketten. Das Endresultat war eine komplette Heilung mit kompletter Funktion.

15.3.4 Zweietagenfrakturen

Hierunter waren 21 offene Frakturen einzuordnen. Bei diesem Bruchtyp ergibt die Verriegelungsnagelung exzellente Ergebnisse, die nicht durch Weichteilverletzungen beeinträchtigt werden. 2 Beispiele:

1. Ein 82 Jahre alter Patient. Die offene Fraktur wurde sofort genagelt, statisch verriegelt, 2 Monate nachher dynamisiert und resultierte in einer kompletten Heilung nach 3–4 Monaten, ohne Probleme.

2. Eine 63 Jahre alte Patientin, offene Fraktur II. Grades mit einer normalen Heilung.

15.3.5 Spiralfrakturen

Bei den Spiralfrakturen handelt es sich um 57 Fälle, die für uns keine primäre Indikation für die Verriegelungsnagelung darstellen. Wir ziehen die konservative Behandlung nach Sarmiento vor. Ausnahmen sind Halbdrehbrüche oder Fehlschläge der konservativen Behandlung. Bei diesem Bruchtyp ist die offene Fraktur seltener. In 3 Fällen war eine Osteomyelitis zu beklagen, wobei in 2 Fällen eine Weiterbehandlung mit Fixateur externe notwendig war.

15.3.6 Trümmerbrüche

In 19 Fällen haben wir den Verriegelungsnagel angewandt. Hier lagen in 70% Weichteilverletzungen vor. Bei einer Osteomyelitis mußte nach Nagelentfernung die Papinov-Technik angewendet werden, ohne daß eine weitere Osteosynthese notwendig war. Dazu wieder 2 Fälle:

1. Ein 20 Jahre alter Patient, Trümmerfraktur des mittleren Drittels der Tibia, zweitgradig offen. Statische Verriegelungsnagelung, normale Heilung ohne Komplikationen, das Resultat nach 18 Monaten.
2. Ein 21 Jahre alter Patient, Motorradunfall, Trümmerbruch an der Tibia, zweitgradig offen. Statische Verriegelungsnagelung, 2 Monate später Spongiosaübertragung und dann normale Heilung nach Dynamisierung.

Wenn wir vor einer Trümmerfraktur mit einem infizierten Marknagel stehen, dann haben wir entweder eine stabile Nagelung oder wir haben keine stabile Nagelung. Wenn wir eine stabile Nagelung haben, dann ist das Vorgehen folgendermaßen: systematische Antibiotikatherapie, Débridement der Weichteile, keine Nagelentfernung. Es kann zu einer Konsolidation im Eiter kommen, wobei dann, falls notwendig, später eine Behandlung der Osteomyelitis nach der Frakturheilung folgt. Wenn der Nagel instabil ist, wenn schwere Komplikationen wie Sepsis oder lokaler Weichteilinfekt auftauchen, Aufbohren der Markhöhle, Spül-Saug-Drainage oder Gentamyzinkugeln, Fixateur externe und systematische Antibiotikatherapie. Entweder wird dadurch eine Heilung und Konsolidation erreicht oder es kommt zu einer infizierten Pseudarthrose, und dann wird wieder weiterbehandelt.

Wir haben 139 offene Frakturen mit dem Verriegelungsnagel behandelt, darunter 43 I. Grades, 56 II. Grades und 10 III. Grades. *Bei den Frakturen I. Grades gab es keine Komplikationen, was die Infektion anbelangt, bei denen II. Grades 8,9% und bei Frakturen III. Grades 60%.* Die Verriegelungsnagelung der Tibiaschaftfraktur mit Weichteilschaden ist bei Grad I sicher eine sehr gute Methode und hat genau dieselben Resultate wie geschlossene Frakturen. Offene Frakturen Grad II kann man im Vergleich zur Plattenosteosynthese noch als eine gute Indikation ansehen. Bei Grad III sehen wir seit 2–3 Jahren keine Indikation mehr zur Verriegelungsnagelung, sondern vielmehr eine Indikation für den Fixateur externe.

Eine zweitgradig offene Zweietagenfraktur mit einer Frakturlinie bis in das Kniegelenk. Sie war primär mit Fixateur externe behandelt worden und nach 6 Monaten war eine Pseudarthrose entstanden. Der Fixateur externe wurde entfernt und es wurde ein Gipsverband für 3 Wochen angelegt, bis die Löcher des Fixateur externe ausgeheilt waren. Danach waren die mikrobiologischen Untersuchungen negativ, die BSG war normal und auch die Szintigraphie ergab keinen Infektverdacht. Dann wurde ein statischer Verriegelungsnagel eingesetzt. Bislang infektfreier Verlauf.

15.4 Schlußfolgerungen

Man kann vielleicht als Schlußfolgerung sagen, daß man bei drittgradig offenen Frakturen zuerst mit dem Fixateur externe stabilisieren sollte. Wir haben dieses Verfahren jetzt eingeführt, weil der Verriegelungsnagel nicht so gute Resultate ergeben hat, wie wir vorher gedacht hatten. Danach decken wir den Weichteildefekt, ggf. mit einem Lappen. Nach etwa 3 Wochen, wenn alles gut verläuft, wenn keine Infektion auftritt, wenn die Einheilung des Lappens gut aussieht und wenn keine Keime in den Wundabstrichen nachgewiesen werden, entfernen wir den Fixateur und legen für 2 Wochen einen Gips an. Danach wechseln wir auf einen Verriegelungsnagel, sofern das notwendig ist, oder auf einen einfachen Nagel.

Das ist eine Richtlinie, unter der wir wahrscheinlich gute Ergebnisse haben werden. Zusammenfassend kann man sagen, daß der Verriegelungsnagel sehr viele Vorteile in der Behandlung der instabilen Frakturen bietet: an der proximalen und distalen Tibia, bei Frakturen mit 3. Fragment und generell bei Trümmerfrakturen; und wenn es gut geht, tritt die Frakturheilung sehr schnell ein.

Leider findet man bei diesen Frakturtypen viele offene Frakturen mit Weichteilschaden. Die gefürchtete Komplikation ist hier der Knocheninfekt. Die Analyse unserer Resultate hat gezeigt, daß die Verriegelungsnagelung ein sehr gutes Osteosyntheseverfahren bei den offenen Frakturen I. Grades ist und auch bei den zweitgradig offenen Frakturen noch als gut bezeichnet werden kann. Schlechte Erfahrungen haben wir aber mit den offenen Frakturen III. Grades gemacht. Hier werden wir unsere Richtlinien ändern und in Zukunft zum Fixateur externe übergehen.

16 Frakturen mit Gefäßverletzung

R. op den Winkel

16.1 Einleitung

Selbst im Krieg werden große Gefäße nur in 0,3 bis 2,4% verletzt [3]. In Relation zur Gesamtzahl aller zivilen Unfälle ist die Gefäßverletzung noch seltener. Ihr prozentualer Anteil beträgt nur 0,04–0,3% [2, 6, 12]. In Kombination mit Extremitätenfrakturen jeder Lokalisation steigt die relative Häufigkeit von Begleitverletzungen großer Gliedmaßengefäße auf 0,9–4% [7, 12]. Bei polytraumatisierten Patienten fand Heberer 1983 [7] eine Inzidenz peripherer Gefäßverletzungen in 7,3% gegenüber 3,6% bei isolierten Extremitätenfrakturen.

Die Häufigkeit von Verletzungen der A. poplitea oder der 3 Unterschenkelarterien bei Kombination mit Unterschenkelfrakturen unter Ausschluß der gefäßgefährdenden Kniegelenksluxation, der suprakondylären Femurfraktur und des Schienbeinkopfbruchs ist aus der Literatur nicht eindeutig ersichtlich.

Gaudernak [6] beobachtete Schädigungen aller 3 Unterschenkelarterien nur bei traumatischer Amputation. Vollmar [12] berichtet über nur 2 Verletzungen der Unterschenkelarterien bei 334 Unterschenkelfrakturen. Hingegen wies die A. poplitea bei Schienbeinkopfbrüchen in 3,8% Läsionen auf.

Die Kombination von Gefäß- und Knochenverletzung hat gegenüber der isolierten Gefäßverletzung eine wesentlich ungünstigere Prognose [2, 4, 11, 12, 13]. In Abhängigkeit vom Ausmaß des Gefäß- und Weichteilschadens einerseits und dem Schweregrad der Fraktur liegt die Amputationsrate zwischen 25 und 50%.

Das 2. Hauptbehandlungsziel neben dem Gliedmaßenerhalt, nämlich die Wiederherstellung der vollen Funktion, wird selten erreicht.

16.2 Pathophysiologie und Diagnostik

In 90% wird das Gefäß durch direkte stumpfe oder scharfe Gewalteinwirkung verletzt. Bei scharfer Gewalteinwirkung werden die Gefäßwandschichten in unterschiedlichem Ausmaß von außen nach innen verletzt. Die Gefäßläsion ist in der Regel durch die Blutung leicht erkennbar, abgesehen von den seltenen Ausnahmen, in denen sich bei vollständiger Zerreißung die Gefäßstümpfe einrollen und klinisch die Ischämie imponiert.

Stumpfe Gewalt, z. B. durch Fragmentdislokation, führt zunächst zu einem Innenschichtschaden mit Intimariß. Die sekundäre Dissektion oder Wandruptur ist eher selten.

Der Intimaläsion als häufigste Form der arteriellen Gefäßwandverletzung bei zivilen Unfällen folgt die Thrombose mit kompletter oder inkompletter Ischämie in Abhängigkeit von der anatomischen Lokalisation der verletzten Strombahn.

Diese stumpfen Gefäßverletzungen werden, im Gegensatz zu den offenen, häufiger nicht rechtzeitig erkannt, besonders wenn die Thrombosierung des Lumens erst Stunden nach dem Unfall eintritt.

Die Tibiaschaftfraktur beim Erwachsenen
Hrsg.: K. P. Schmit-Neuerburg, K. M. Stürmer
© Springer-Verlag Berlin Heidelberg 1987

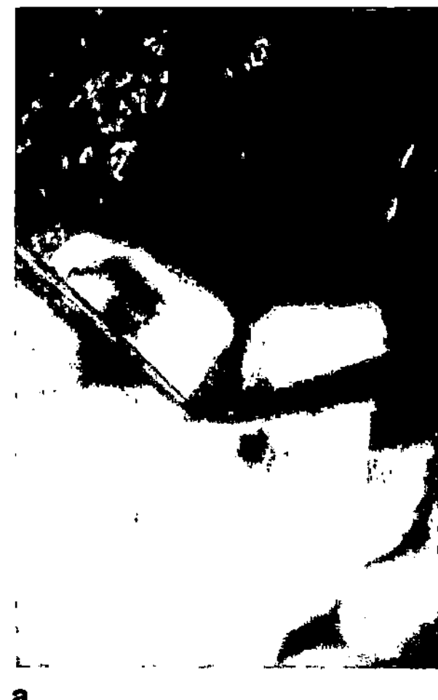 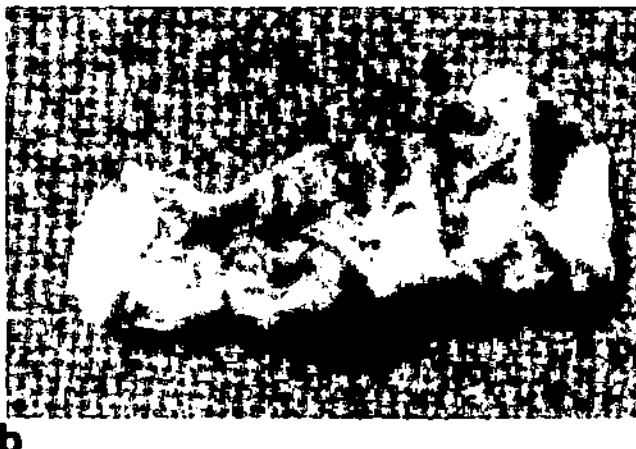 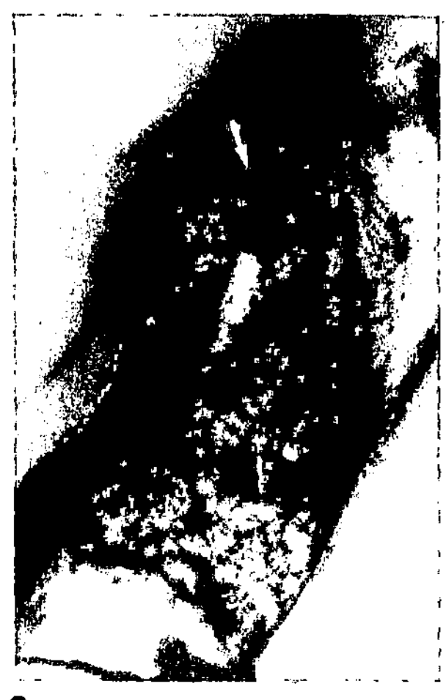

a   b   c

Direkt   außen-innen Blutung
scharf

Direkt   innen-außen Thrombose
stumpf

          scharf
Direkt
90%   stumpf ⟨ Kontusion
                   ⟨ Kompression

          Spasmus ?
Indirekt ..   = Gelenk
10%   Überdehnung

Abb. 1 a–c. Entstehungsmechanismus der Gefäßschädigung und klinische Erstuntersuchung.
a Stumpfe Gefäßverletzung mit Intimariß; b stumpfe Gefäßverletzung mit Lazeration von Intima
und Media bei erhaltenem Adventitiaschlauch; c Kontusion und Kompression der A. tibialis posterior durch disloziertes Etagenfragment *(Pfeil)*

Basis der Akutdiagnostik zum vorläufigen Ausschluß eines Gefäßschadens bei
Extremitätenverletzungen ist auch heute noch die klinische Untersuchung ergänzt
durch die Doppler-Sonographie (Abb. 1).

Bei allen offenen Gefäßverletzungen und den stumpfen Verletzungen, bei denen
die Lokalisation der Weichteilquetschung und der Fraktur übereinstimmt und
somit auf den Ort der Gefäßverletzung hindeutet, empfiehlt sich die sofortige Freilegung ohne weitere apparative Diagnostik.

Nur die inkomplette oder totale Ischämie ohne sichere Höhenlokalisation der
Gefäßverletzung erfordert eine weitere Abklärung durch die Angiographie.

16.3 Eigenes Krankengut

Von 1973 bis Ende 1984 haben wir an der Chirurgischen Universitätsklinik „Bergmannsheil Bochum" 26 Patienten mit der Kombinationsverletzung Unterschenkelschaftfraktur und Gefäßverletzung im Bereich des distalen Popliteasegments oder
der Unterschenkelarterien mit den Zeichen der Ischämie behandelt und den Verlauf nachuntersucht.

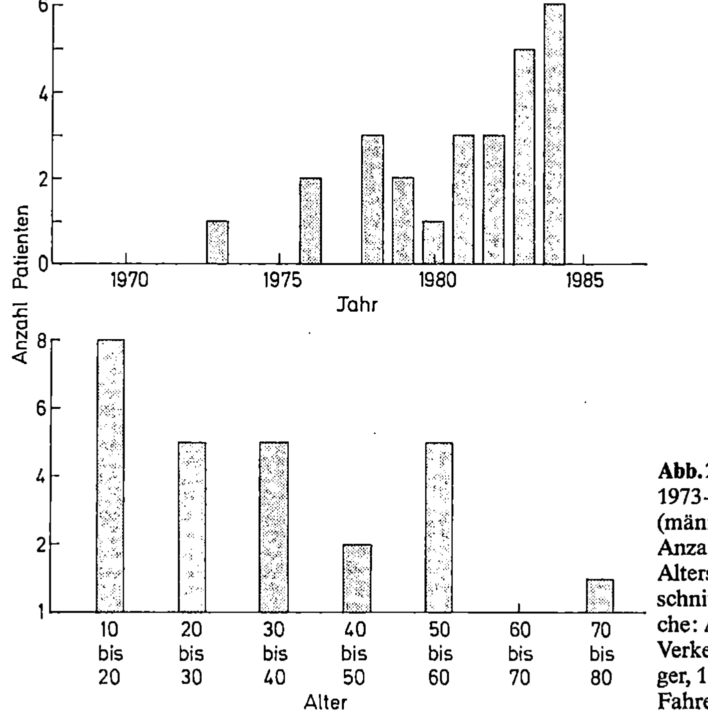

Abb. 2. Eigenes Krankengut
1973–1984: 26 Patienten
(männlich 20, weiblich 6),
Anzahl der Fälle/Jahr und
Altersverteilung (Durch-
schnitt: 34 Jahre). Unfallursache: Arbeit (Quetschung) 10;
Verkehr 16 (davon 4 Fußgänger, 10 Zweiradfahrer, 2 LKW-
Fahrer)

Bezogen auf die Gesamtzahl aller Unterschenkelfrakturen ergab sich eine Inzidenz von 2,2%.

Bei insgesamt seltenem Vorkommen ließ sich im eigenen Krankengut eine leichte
Zunahme dieser Kombinationsverletzung in den letzten Jahren erkennen. Dies und
die Charakteristika des betroffenen Patientenguts sowie die Unfallursache sind in
Abb. 2 dargestellt.

Die zur Kombinationsverletzung führende Gewalteinwirkung betraf in unserem
Kollektiv ausschließlich die untere Extremität. Kein Patient war nach der Definition polytraumatisiert. 20 Patienten erlitten alleinige Unterschenkelschaftfrakturen,
6 hatten zusätzlich Oberschenkelbrüche.

16.3.1 Lokalisation und Typ der Frakturen

Die Frakturen verteilten sich fast gleichmäßig über alle 3 Schaftsegmente. Die Einteilung erfolgte nach der AO-Klassifikation. Wie bei einem schweren direkten und
auf einen Extremitätenabschnitt konzentrierten Trauma zu erwarten war, kam es
überwiegend zu Knochenverletzungen des Schweregrades C, zu Stück- und Mehrfragmentbrüchen.

Immerhin fanden sich auch 6 einfach zu stabilisierende Frakturen der Gruppe A
und B. Dies ist deshalb erwähnenswert, da diese Frakturen in Kombination mit
einer Gefäßverletzung eine deutlich bessere Prognose haben und andererseits die
Gefäßschädigung leichter übersehen wird (s. Abschn. 16.7; Abb. 3).

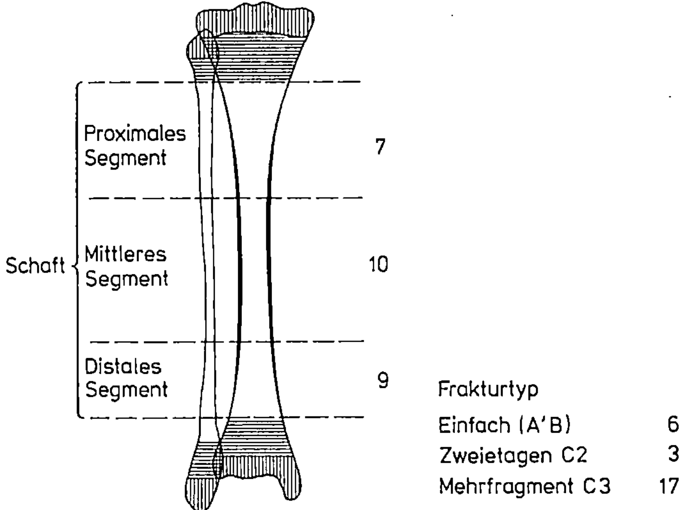

Abb. 3. Lokalisation der Frakturen, Einteilung der Bruchformen nach AO-Klassifikation

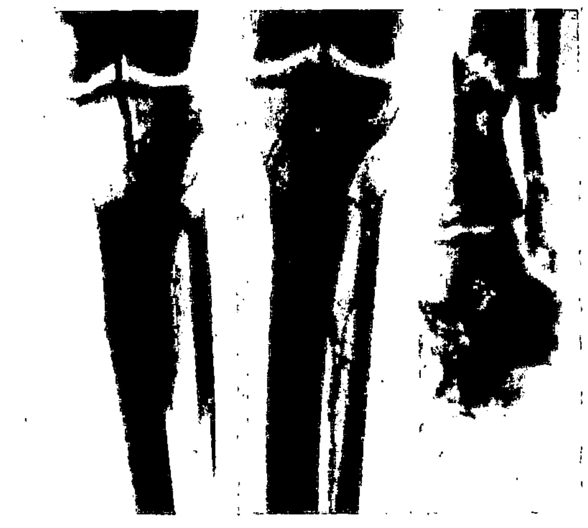

Abb. 4a, b. Lokalisation der Gefäßverletzung. a Distale A. poplitea oder Trifurkation (12 Patienten). b Distale Unterschenkelarterien (14 Patienten)

16.3.2 Lokalisation der begleitenden Gefäßverletzung

Das distale Popliteasegment oder die Gefäßaufzweigung waren bei 12 Patienten verletzt. 4 hatten zusätzlich Zerreißungen der V. poplitea. 14mal waren sowohl die A. tibialis anterior als auch die A. tibialis posterior oder alle 3 Unterschenkelarterien verletzt. 4mal war auch der venöse Abfluß vollständig unterbrochen (Abb. 4).

16.3.3 Weichteilschaden

Außer durch den Schweregrad von Fraktur und Gefäßläsion wird der Verlauf mitbestimmt durch das Ausmaß der Schädigung von Muskeln, Sehnen und Nerven. Ein geschlossener Weichteilschaden Grad IV fand sich in 5 Fällen. Unter den offenen waren 8 Frakturen drittgradig und 6 kamen der Definition der subtotalen

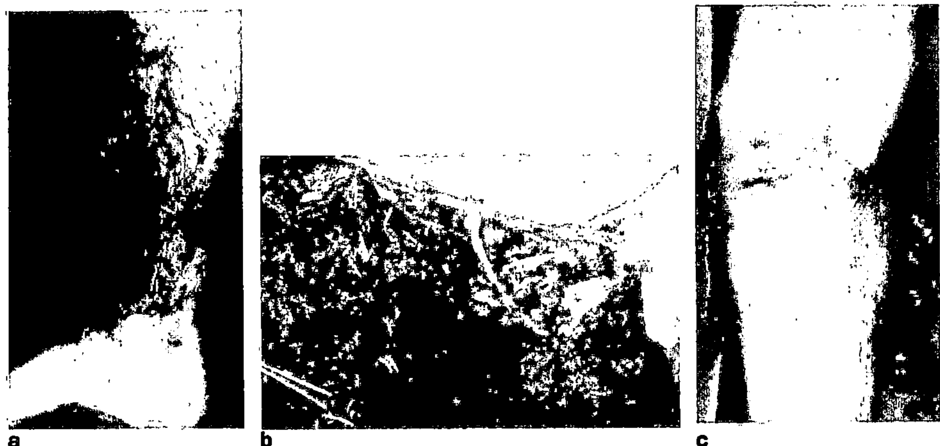

Abb. 5a, b. Weichteil- und primärer Nervenschaden. a Offene Fraktur IV. Grades. b Subtotale Amputation mit Zerreißung der 3 Unterschenkelarterien, der Nerven und Sehnen. c Geschlossene Fraktur Grad III

Amputation nach Zwank [16] nahe, in dem ¾ des Weichteilmantels durchtrennt und distal der Verletzung die Gewebe anoxisch waren. Einen primären Schaden des N. tibialis und des N. peronaeus hatten 8 Patienten. 4mal war der N. peronaeus isoliert geschädigt (Abb. 5).

16.4 Behandlungstaktik

Als Standardverfahren gilt folgendes Vorgehen:
1. Débridement;
2. „rasche" stabile Fixation der Fraktur, evtl. unter Kürzung des Knochens, bevorzugt mit Fixateur externe;
3. Revaskularisation: Vene vor Arterie;
4. Sehnen- und Nervennaht.

Bei komplexen Verletzungen muß das zeitliche Vorgehen jedoch auf den Einzelfall abgestimmt werden. Die Verletzung der Unterschenkelvenen ist oft erst nach Wiederherstellung der arteriellen Strombahn durch die dann auftretende Blutung lokalisierbar. Nach langer Ischämiezeit hat die arterielle Rekonstruktion Vorrang vor allem (Abb. 6).

Zwingt eine Trümmerfraktur zur vorherigen, oft doch zeitaufwendigen Stabilisierung, empfiehlt sich die temporäre Anlage eines Katheterkurzschlusses zwischen den Hauptgefäßstümpfen [5].

16.5 Osteosyntheseverfahren und Art der Gefäßrekonstruktion

Zur Primärosteosynthese wurde 14mal der Fixateur externe verwandt, 6mal in Kombination mit separaten Zugschrauben und 3mal mit einer zusätzlichen Platte am Wadenbein oder der Tibia. Die alleinige Plattenosteosynthese erfolgte bei nur 7 Patienten, 3mal nach Kürzung des Knochens um 2–3 cm.

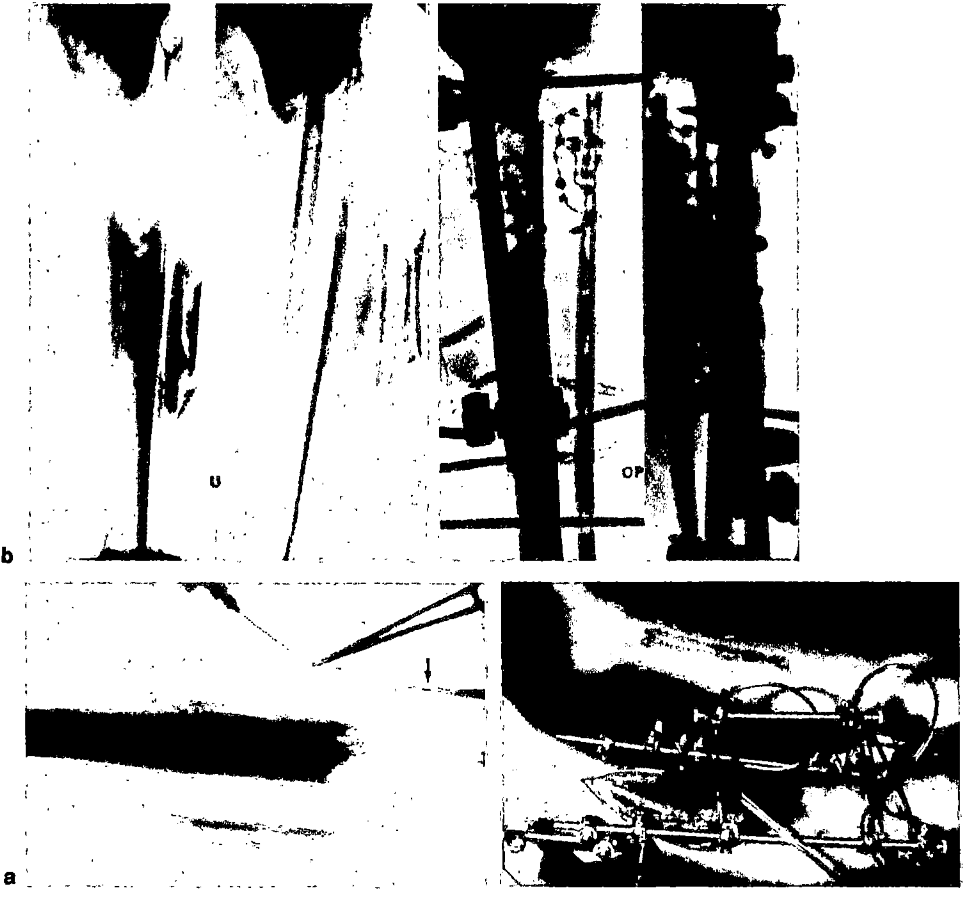

Abb. 6a–c. Abweichung vom Standardvorgehen bei langer Ischämiezeit. a Zuerst Wiederherstellung der Durchblutung. Hier: Veneninterponat bei Verletzung des Truncus tibiofibularis. Intraoperative retrograde Angiographiekontrolle. *Pfeil* markiert die distale Anastomose. b Anschließend Stabilisierung des dislozierten Zweietagenbruchs mit Fixateur und Zugschrauben. c Übersichtsbild 8. Tag postoperativ. 2 Tage später Amputation nach Arrosionsblutung

Wie die Aufschlüsselung der arteriellen Gefäßoperationen zeigt, konnte bei 3 Patienten die Durchblutung nicht wiederhergestellt werden. Im Vergleich zu den einfachen Operationen mit Thrombektomie, Intimarefixation und Patch-Plastik (3mal) oder End-zu-End-Anastomose (5mal) waren, bedingt durch die Ausdehnung der Gefäßverletzungen, häufiger Veneninterponate, entnommen vom kontralateralen Unterschenkel, notwendig. Die Verletzungen der V. poplitea

Abb. 7a–f. Einzelschritte der Operation bei komplexer Kombinationsverletzung. a Vordergründig ▷ nur erstgradig offene Fraktur. Komplette Ischämie des distalen Unterschenkels. Keine Angiographie. b Nach anteromedialer Freilegung wird das ganze Ausmaß der Weichteilquetschung deutlich. c Proximales Anschlingen der Gefäße und Präparation der Verletzungsregion nach provisorischer Stabilisierung mit lateralem Fixateur. d Langstreckige Kontusion der A. tibialis posterior, zusätzlich Intimaläsion der A. tibialis anterior. e Rekonstruktion der Gefäßverletzung durch Veneninterponat *(Pfeile)* an der A. tibialis posterior und End-zu-End-Anastomose der A. tibialis anterior. f Anschließend Fixation der Bruchstücke mit Zugschrauben

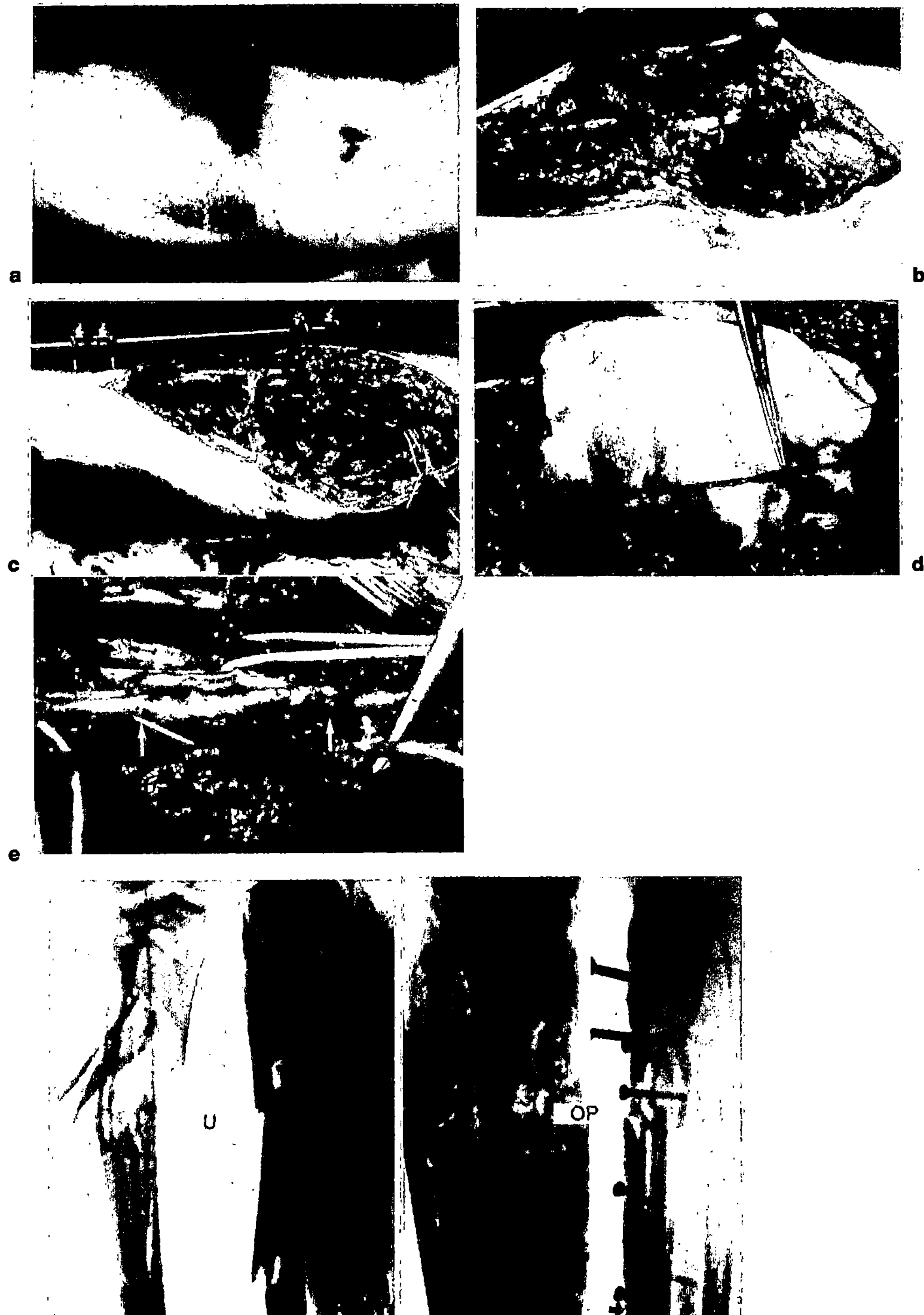
U
OP
Gefässnaht

Tabelle 1. Primäres Osteosyntheseverfahren und Art der Gefäßrekonstruktion

Fixateur	5
Fixateur und separate Zug-schrauben	6
Fixateur und Platte	3
Platte (allein)	7
Gefäßoperation (arteriell)	
Arteriotomie, Patch	3
End-zu-End-Anastomose	5
Veneninterponat	13
Rekonstruktion nicht gelungen	3
	24

konnten alle durch direkte Naht versorgt werden. Am distalen Unterschenkel wurden 4mal bei komplettem venösem Unterbruch 1–2 Veneninterponate erforderlich (Tabelle 1).

Die Schwierigkeiten der Versorgung einer kombinierten Knochen-, Gefäß- und Weichteilverletzung zeigt Abb. 7.

16.6 Postoperative Komplikationen

16.6.1 Postischämiesyndrom

Nach erfolgreicher Revaskularisation kommt es je nach Dauer der Ischämie regelmäßig zu einem mehr oder weniger stark ausgeprägten postischämischen Syndrom [4, 8, 12, 14] mit Gefährdung von Niere, Herz und Lunge, die letztlich lebensbedrohlich werden kann.

Der Einstrom von Kalium, Laktat, Myoglobinpigmenten sowie noch nicht chemisch definierter Toxine in den Organismus bei gleichzeitiger Volumenverschiebung in die vorher ischämische und jetzt vasodilatierte Extremität belastet zunächst v. a. die Niere. Andererseits kann die erhebliche Ödembildung in der hyperämischen Extremität zu einem Kompartmentsyndrom führen mit sekundärer Kompression auch der Hauptgefäße, sofern nicht primär alle Kompartments bei der Erstoperation gespalten wurden [15] (Abb. 8).

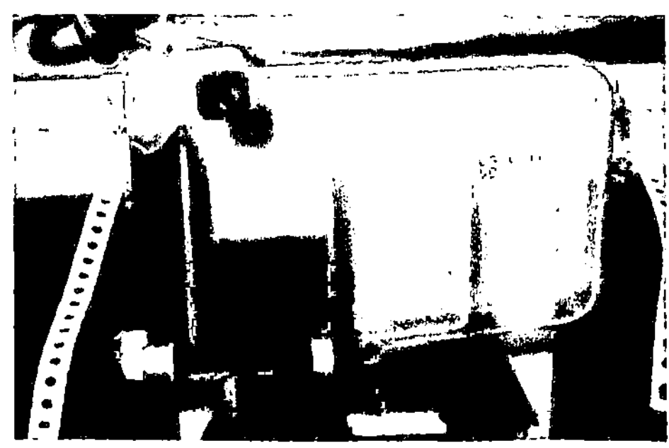

Abb. 8. Massive Myoglobulinurie nach Revaskularisation

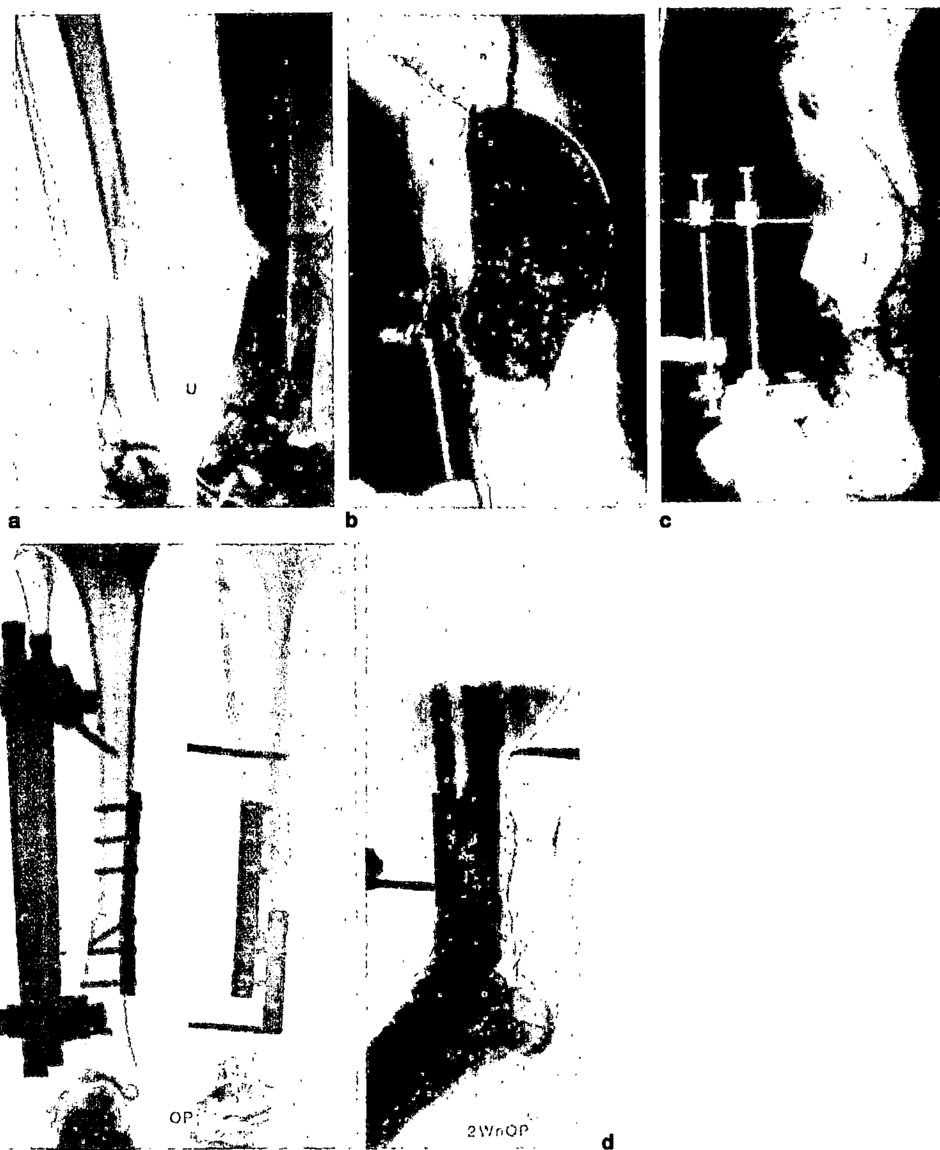

Abb. 9a–d. Postoperative Komplikation: Thrombose. a Distale, viertgradig offene Unterschenkelfraktur. End-zu-End-Anastomosen der A. tibialis posterior und zweier Unterschenkelvenen nach
Kürzung der Tibia und Fibula. b Befund am 8. Tag postoperativ: Spalthautdeckung. c Befund am
14. Tag postoperativ. d 1 Tag später Ischämie des Fußes. Intraoperative Katheterangiographie
durch die intakte Anastomose zeigt eine Rarefizierung und multiple Stenosen der Ausflußstrombahn. Ein Veneninterponat thrombosiert nach 10 min. Offene Unterschenkelamputation

16.6.2 Thrombose

Technisch bedingte Fehler bei der direkten Gefäßnaht oder bei der Veneninterposi-
tion mit Einengung des Lumens führen über kurz oder lang zur Thrombosierung
und zum kompletten Gefäßverschluß. Unglücklicherweise kann auch die initial
erfolgreiche Revaskularisation ohne Lumenengung durch eine diffuse Schädigung

der Ausflußstrombahn mit Widerstandserhöhung zur sekundären Thrombose führen (Abb. 9).

16.6.3 Blutung

Gefäßnahtinsuffizienz und diffuse Blutungen aus Muskelgefäßästen, verstärkt durch gleichzeitige Antikoagulation oder durch Verbrauchskoagulopathie, zwingen zur Revision. Bei Infektion und fortschreitender Nekrose der Weichteile kommt es unweigerlich zum Übergreifen des Infekts auf die Gefäßwand und zur Arrosionsblutung, sofern das Lumen nicht schon vorher thrombosiert.

16.6.4 Osteitis

Superinfizierte fortschreitende Muskelmassennekrosen sowie die gestörte Vaskularisation stark dislozierter Fragmente und die ungenügende Deckung des Knochens mit gesunden Weichteilen führen unaufhaltsam zur akuten Osteitis.

16.7 Ergebnisse

16.7.1 Amputationsrate

Unter Berücksichtigung von Spätkomplikationen viele Monate bis zu 4 Jahren nach der Erstoperation wird die überaus schlechte Prognose dieser Kombinationsverletzung deutlich.

Bei 14 von insgesamt 26 Patienten mußte früher oder später die Amputation durchgeführt werden, 8mal am Unterschenkel, 6mal primär oder sekundär am Oberschenkel. Die Indikationen zur Amputation waren im einzelnen:

- Primäre Amputation ohne Revaskularisationsversuch   1
- Revaskularisationsversuch nicht gelungen   3
- Fortgeschrittene Nekrose bei nicht erkannter Ischämie   1
- Nekrosen nach Spätrevaskularisation (Gefäßverletzung zu spät erkannt)   2
- Kombination von lokaler Infektion, Thrombose, Arrosionsblutung, Sepsis (bis
  4 Wochen nach der Erstoperation)   3
- Patientenwunsch nach zahlreichen Eingriffen mit weitgehend funktionsloser
  Extremität   2
- Aneurysmatische Erweiterung des Veneninterponats mit distaler Stenose bei
  Osteitis (2 Jahre nach der Erstoperation)   1
- Verletzung des A.-poplitea-Interponats anläßlich Fixateurumbesetzung bei
  Osteitis 4 Jahre nach der Erstoperation   1

16.7.2 Osteitis

Bei 16 von 21 Patienten mit erfolgreicher Revaskularisation des Unterschenkels entwickelte sich eine chronische Osteitis. Der Wiederaufbau ausgedehnter Knochendefekte nach Sequestrotomien dauerte bis zu 4 Jahren. Bei 4 Patienten ist die Behandlung derzeit noch nicht beendet.

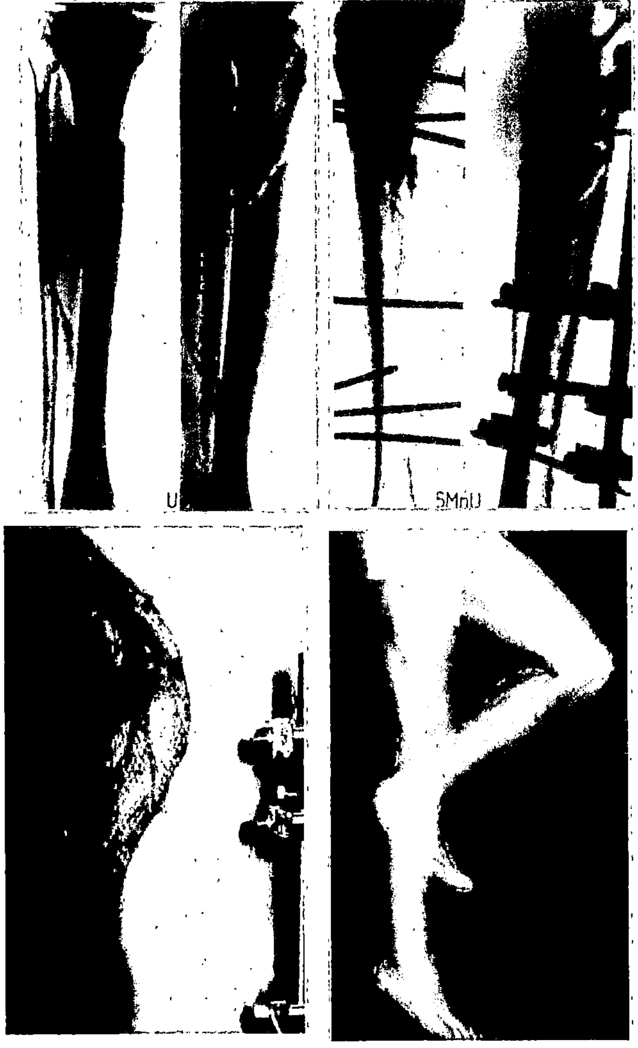

Abb. 10. Proximale Drehkeilfraktur mit offener Zerreißung der A. und V. poplitea, die End-zu-End anastomosiert werden konnten. Komplikationsloser Verlauf und freie Beweglichkeit 6 Monate postoperativ

16.7.3 Funktion

Nur 4 von 12 Patienten, bei denen der Unterschenkel erhalten werden konnte, erreichten wieder eine volle Funktion. Bei diesen waren im postoperativen Verlauf keinerlei Komplikationen aufgetreten. 3 dieser Patienten hatten einfache Bruchformen und neben der Gefäßverletzung nur einen relativ umschriebenen Weichteilschaden ohne Schädigung der Nerven (Abb. 10, 11).

Bei weiteren 4 Patienten konnte die Extremität zwar erhalten werden, doch mußten erhebliche Funktionseinschränkungen, insbesondere des Sprunggelenkes und teilweise eine Verkürzung des Unterschenkels von 4 cm in Kauf genommen werden. Bei allen 4 bestand eine primäre Parese des N. tibialis und/oder des N. peronaeus.

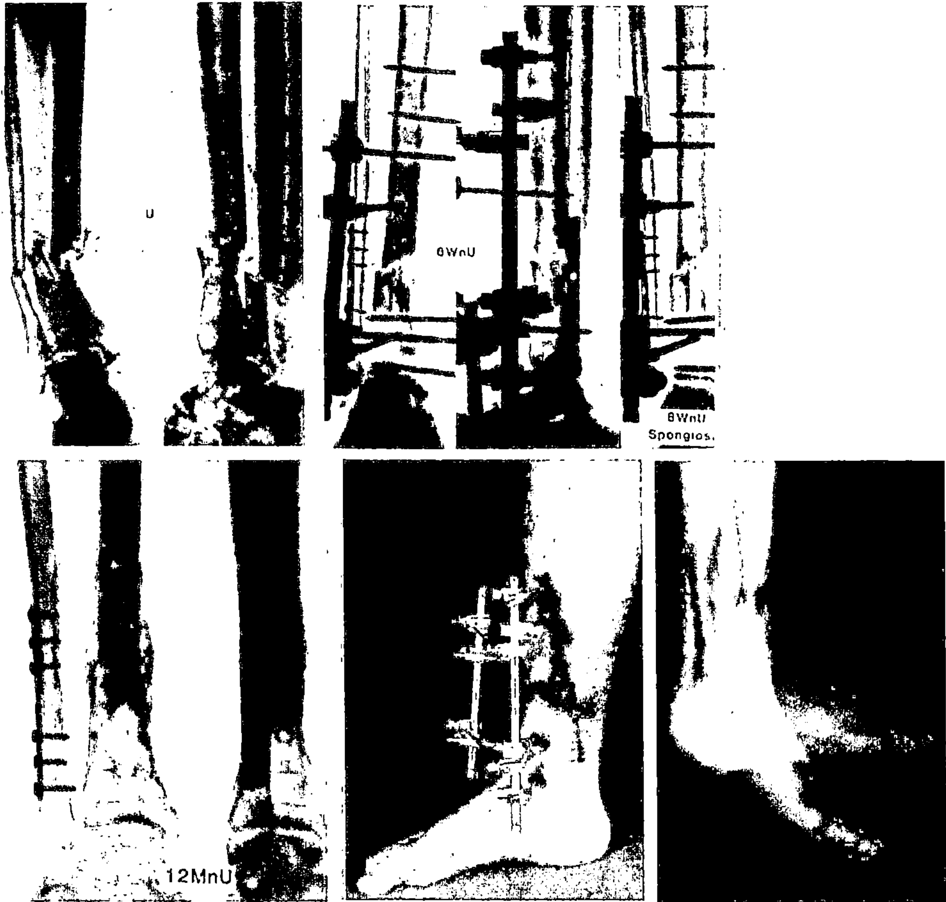

Abb. 11. Distaler Unterschenkelmehrfragmentbruch. Veneninterponat an der A. tibialis posterior. Heilung ohne Funktionseinbuße

Sie sind trotzdem mit dem Ergebnis zufrieden und gaben auf ausdrückliches Befragen an, sie würden retrospektiv die langdauernde Behandlung wieder auf sich nehmen gegenüber einer frühen Amputation als Alternative (Abb. 12).

Noch nicht abgeschlossen ist die Behandlung bei 4 Patienten. Soweit voraussehbar, bleibt die Extremität erhalten, aber keiner von ihnen wird wieder eine freie Beweglichkeit zumindest des Sprunggelenks erreichen (Abb. 13).

16.8 Vermeidbare Fehler

Bei retrospektiver Analyse der Mißerfolge fanden sich 3 vermeidbare Fehler:
1. Die zu späte Erkennung der Gefäßverletzung (4 Patienten),
2. die primäre Plattenosteosynthese bei ungenügender Deckung durch nicht verletzte Weichteile (4 Patienten) und
3. die unterlassene Faszienspaltung mit sekundärem Kompartmentsyndrom nach erfolgreicher Revaskularisation (3 Patienten).

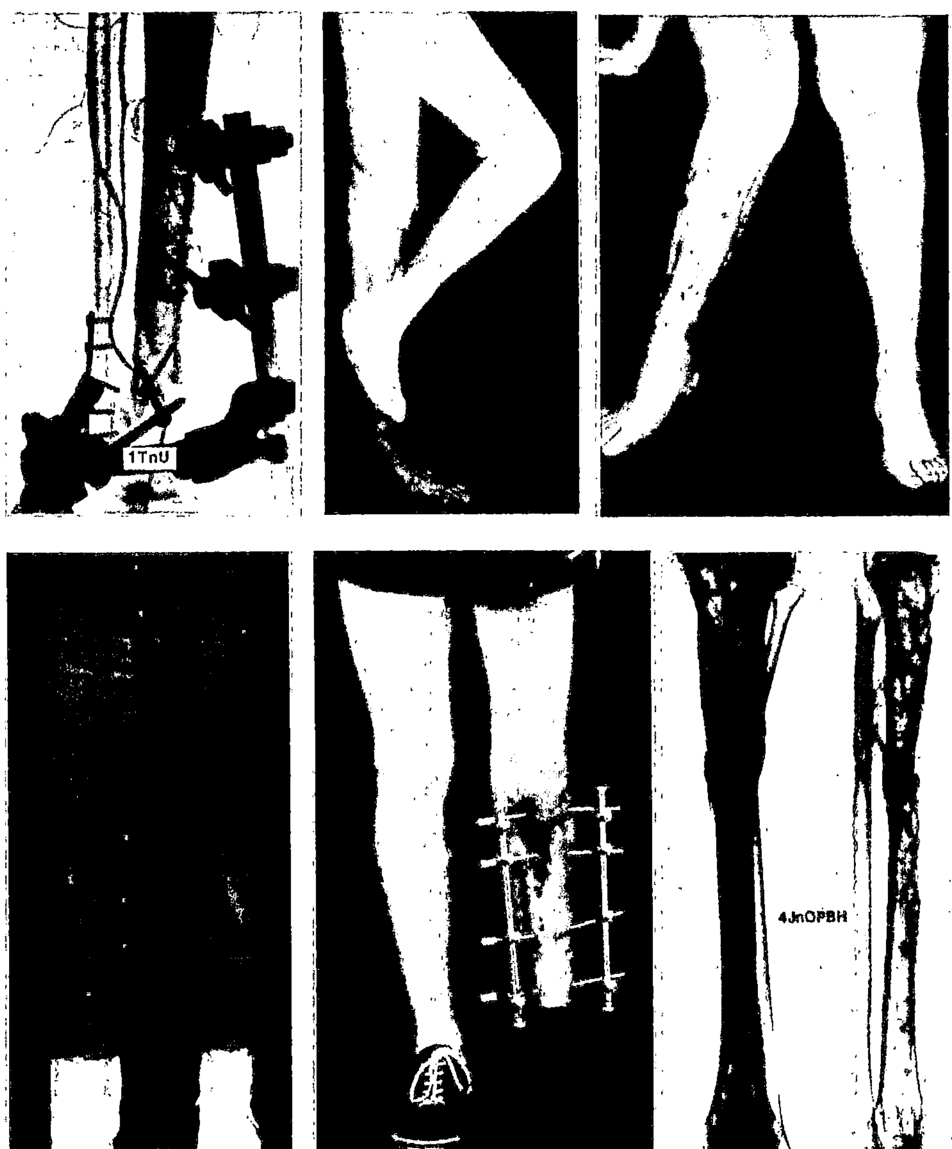

Abb. 12. Erhaltung der Extremität mit erheblichen Funktionseinschränkungen bei primärem Nervenschaden

Den gravierendsten Fehler stellt zweifelsohne die Nichterkennung der Ischämie und damit der Gefäßverletzung dar.

Bei allen 4 Patienten lagen einfache Bruchformen vor, bei denen eine Gefäßverletzung nicht vermutet wurde. Möglicherweise unterblieb deshalb die Routineuntersuchung der peripheren Durchblutung.

Bei einem 19jährigen Patienten mit stumpfer Quetschverletzung des proximalen Unterschenkels wurden zwar sofort die fehlenden Fußpulse festgestellt, dieser Befund aber als Ausdruck eines Kompartmentsyndroms fehlgedeutet. Nach latera-

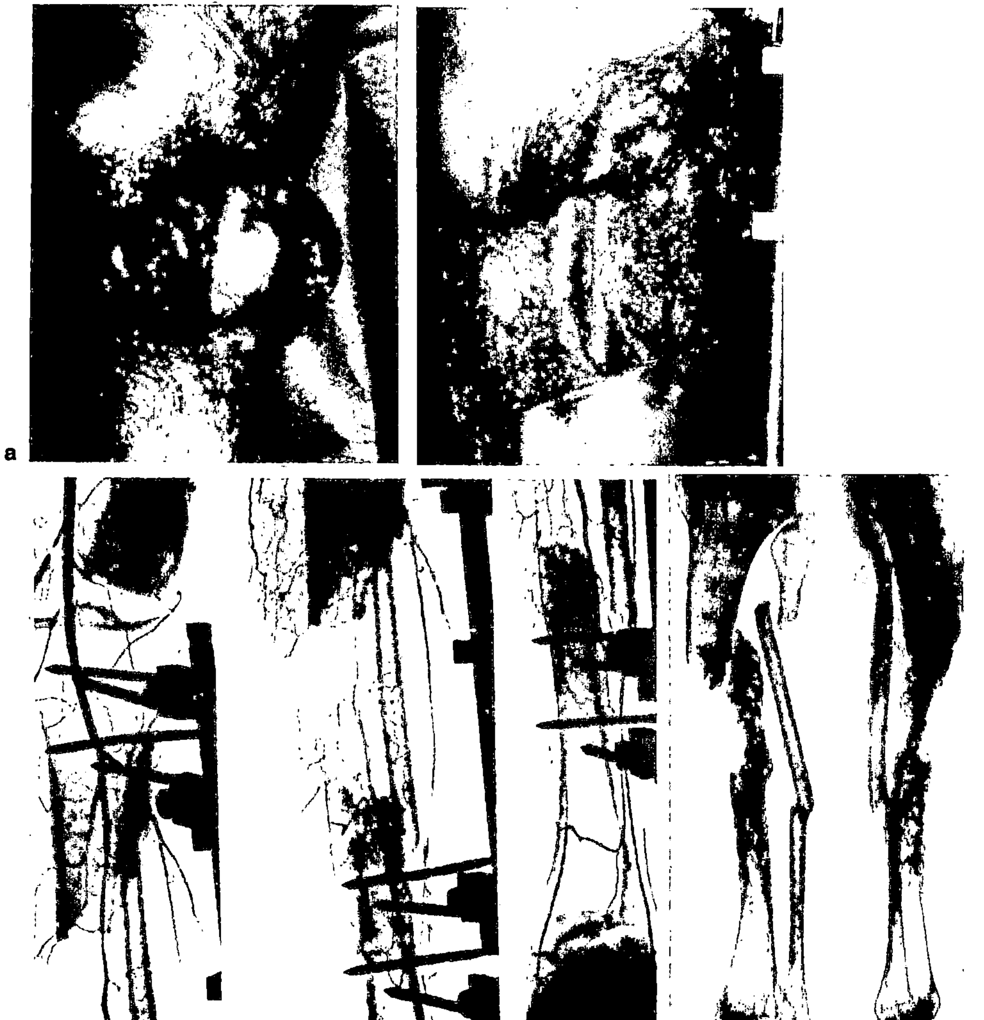

Abb. 13 a–d. Ausgedehnte Knochendefekte nach Infektion und Nekrose. a Direktes Trauma im Bergbau mit Verletzung der A. tibialis anterior und posterior. b Nach mehrfachen Sequestrotomien erweist sich auch das hintere Etagenfragment als avaskulär. c Beginn des Wiederaufbaus des langstreckigen Tibiadefekts bei guter peripherer Durchblutung. d Derzeitiger Stand der Behandlung 18 Monate postoperativ

ler Faszienspaltung kehrten die Fußpulse nicht zurück. Die spätestens zu diesem Zeitpunkt indizierte diagnostische Arteriographie wurde erst 3 Tage nach dem Unfall durchgeführt (Abb. 14). Nach Spätrevaskularisation entwickelte sich eine Gasbrandinfektion.

Beispiele für eine nicht indizierte Osteosynthese mit einer langen Platte als Erstimplantat bei ausgedehntem Weichteilschaden und die zusätzliche Schädigung der Muskulatur durch eine nicht frühzeitig erfolgte Faszienspaltung zeigt die Abb. 15.

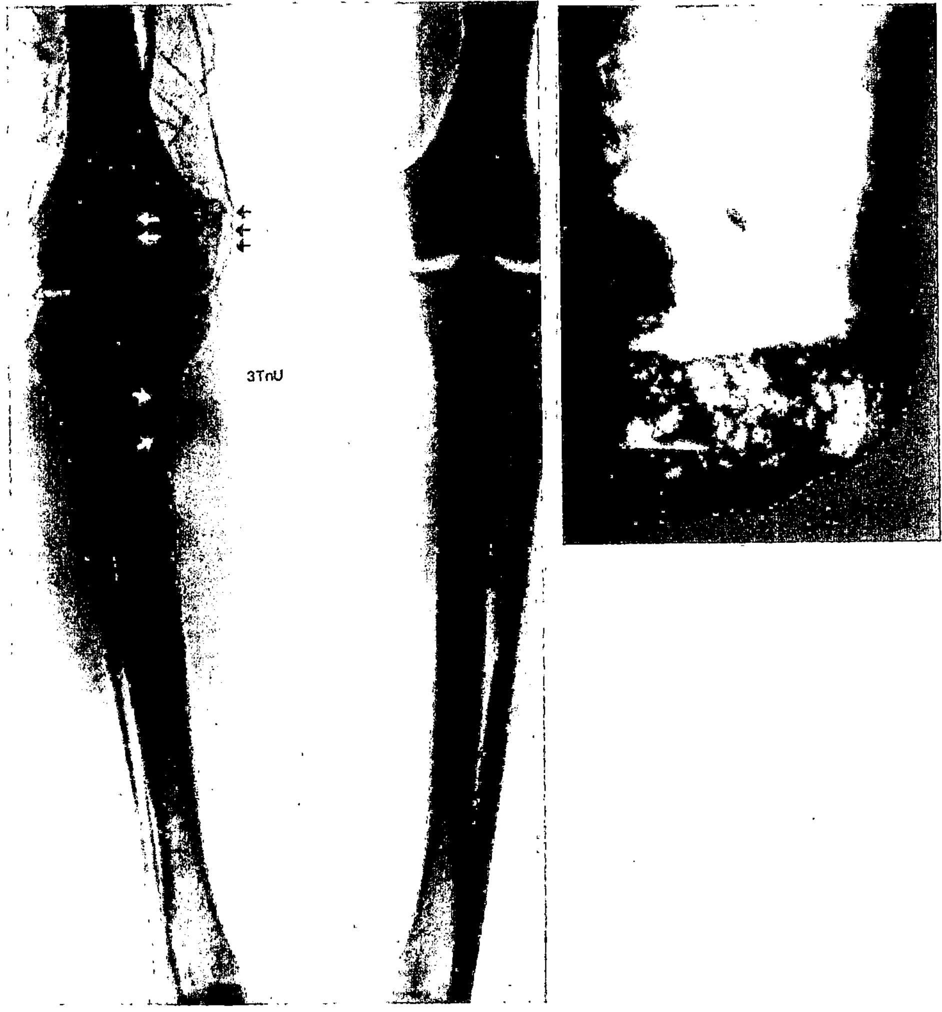

Abb. 14. Zu spät erkannte Gefäßverletzung bei kaum erkennbarer metaphysärer Tibiafraktur *(weiße Pfeile)*. *Schwarze Pfeile:* Kontrastmittelabbruch und ungenügende Kollateralisation bei Intimaläsion der distalen Poplitea. Amputation 4 Wochen nach Spätrevaskularisation

16.9 Schlußfolgerungen

Die Kombination von Unterschenkelfraktur mit Gefäßschaden und Ischämie ist glücklicherweise selten.

Die Behandlung ist undankbar und mit einer hohen Amputationsrate belastet. Nach initial erfolgreicher Revaskularisation drohen vielfältige lokale und systemische Komplikationen.

Die angesichts der schlechten Weichteildeckung der Unterschenkelknochen häufig auftretende Osteitis erfordert jahrelang dauernde Wiederherstellungsmaßnahmen. Die volle Funktionsfähigkeit nach Erhaltung der Extremität stellt eine Ausnahme dar.

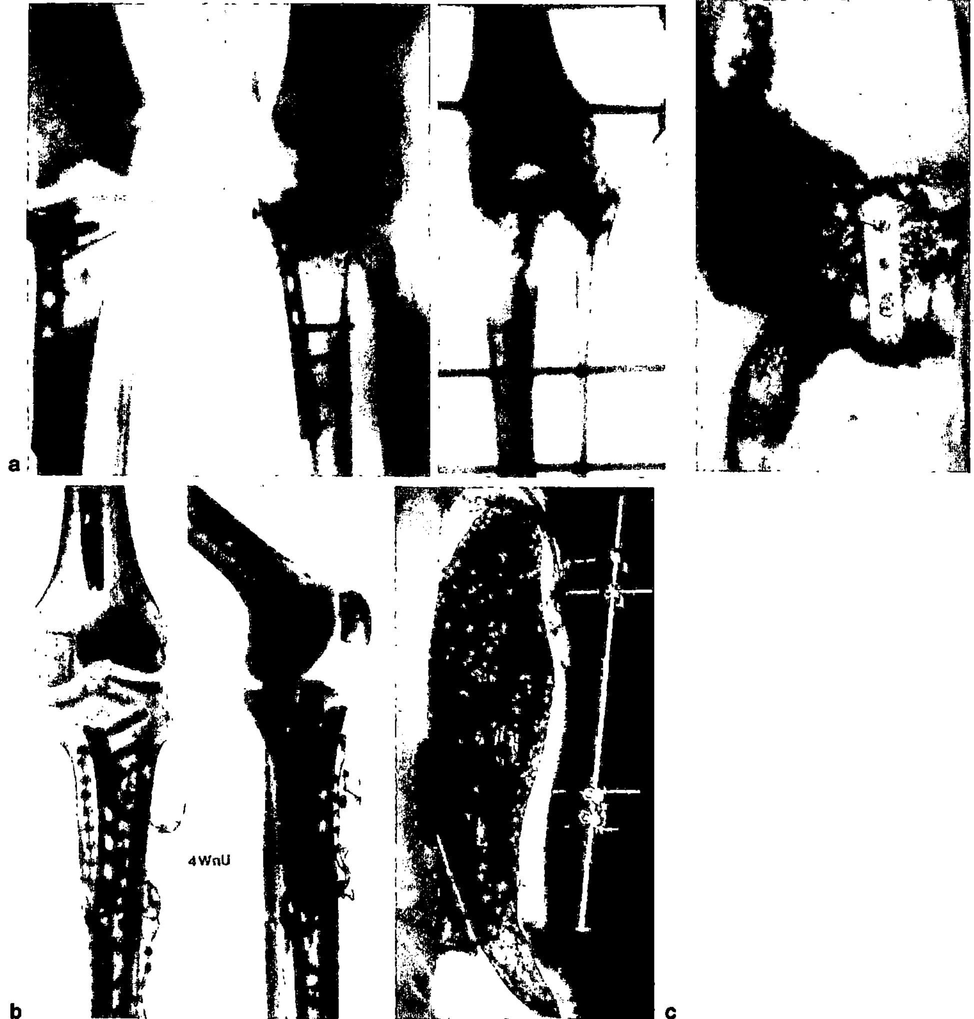

Abb. 15a–c. „Falsches" Erstimplantat und verspätete Fasziotomie. a Mediale Plattenosteosynthese nach Versorgung einer Popliteaverletzung bei ungenügender Weichteildeckung. Nachfolgend Osteitis und ausgedehnte Knochennekrose. b „Überdimensionierte" Plattenosteosynthese mit zusätzlicher Denudierung des Knochens und Frühinfektion. c Verspätete Fasziotomie der lateralen Kompartments bei massivem Ödem nach Revaskularisation von einem medialen Zugang

Ein nicht geringer Teil der Mißerfolge hätte durch rechtzeitige Diagnose der Gefäßverletzung, die Unterlassung einer Plattenosteosynthese bei fehlender Weichteildeckung und durch eine frühzeitige Spaltung der Faszienlogen vermieden werden können.

16.10 Literatur

1. Baumann G, Becker HM (1969) Erkennung und Behandlung begleitender Gefäßverletzungen bei Frakturen und Luxationen. Langenbecks Arch Klin Chir 325: 983

2. Buri P (1973) Traumatologie der Blutgefäße. Huber, Bern Stuttgart Wien
3. Debakey ME, Simeone FA (1946) Battle injuries of the arteries during the Second World war. An analysis of 2471 cases. Ann Surg 123: 534
4. Denck HC (1973) Gefäßverletzungen bei Frakturen und Luxationen. Chirurg 44: 207
5. Eger M, Golcman L, Schmidt B, Hirsch M (1972) Problems in the management of popliteal artery injuries. Surg Gynecol Obstet 134: 921
6. Gaudernak T (1977) Periphere Gefäßverletzungen. Unfallheilkunde 80: 515
7. Heberer G, Becker HM, Dittmer H, Stelter WJ (1983) Vascular injuries in polytrauma. World J Surg 7: 68
8. Koch B, Krüger R, Schweiberer L (1982) Pathophysiologische Folgen der Extremitätenischämie und Indikation zur Amputation. Hefte Unfallheilkd 158: 677
9. Linder F, Vollmar J (1965) Der augenblickliche Stand der Behandlung von Schlagaderverletzungen und ihre Folgezustände. Chirurg 36: 55
10. Smith RF, Szilagyi DE (1969) Fracture of long bones with arterial injury due to blunt trauma. Arch Surg 99: 315
11. Vogt B (1975) Gefäßverletzungen mit besonderer Berücksichtigung der peripheren Arterientraumatologie. Huber, Bern Stuttgart Wien
12. Vollmar J, Jung M (1976) Kombinierte Gefäß- und Knochenverletzungen. Aktuel Traumatol 6: 309
13. Waddel JP, Lenczner EM (1974) Arterial injury associated with skeletal trauma. Injury 6: 28
14. Winninger AL (1973) Biopathological disturbances in the revascularisation stage of ischemic limbs. J Cardiovasc Surg 14: 640
15. Wissing H, Schmülling F (1982) Prophylaxe und Therapie der Kompartment-Ischämie des Unterschenkels nach proximal gelegener, arterieller Gefäßverletzung. Hefte Unfallheilkd 158: 782
16. Zwank LC (1982) Therapeutische Möglichkeiten bei der offenen Gefäßverletzung. Hefte Unfallheilkd 158: 693

17 Risiken der Frakturstabilisierung bei arterieller und venöser Insuffizienz

G. Carstensen

17.1 Bedeutung des vorbestehenden Gefäßschadens

Die Lebens- und Funktionsfähigkeit einer Extremität oder eines Organs sind von einer ausreichenden Blutversorgung abhängig. Wird sie unterbrochen, können nur ein Kollateralkreislauf oder eine rasche Wiederherstellung der Strombahn den Gewebetod verhindern. Die Folgen von Arterienverletzungen sind aus der Kriegschirurgie sattsam bekannt. Eigene Erfahrungen wurden an einer Anzahl traumatischer und iatrogener Gefäßläsionen gesammelt. Der chirurgischen Versorgung kommt hierbei ein meist gesundes Gefäßsystem entgegen, die Ergebnisse sind daher günstig (Tabellen 1, 2).

Demgegenüber stehen Berichte von Mißerfolgen der Frakturstabilisierung bei arterieller oder venöser Insuffizienz im Hintergrund. Ursächlich sind 3 Möglichkeiten zu bedenken:

Tabelle 1. Traumatische Gefäßläsionen

	Läsionen	Davon chirurgisch versorgt
Arteriell		
Stich- und Schnittverletzungen	158	
Davon große Gefäße		86
Stumpfe Weichteiltraumen	76	72
Knochenbrüche und Luxationen	33	33
Schußverletzungen	3	3
Entstehung von arteriovenösen Fisteln	26	26
Venös		
Stich- und Schnittverletzungen	68	
Davon größere Venen		20
Knochenbrüche und Luxationen	5	3
Gesamtzahl	369	243
Kombinierte arterielle und venöse Verletzungen		85

Tabelle 2. Iatrogene Gefäßläsionen

Verschluß nach Angiographie	14
Thrombose durch Katheter	
Arteriell	6
Venös	4
Arterielle Fehlpunktion	6
Bei Frakturen und Luxationen (Reposition, Osteosynthese)	5
Bei anderen operativen Eingriffen	10
Entstehung von arteriovenösen Fisteln	13
	58

Die Tibiaschaftfraktur beim Erwachsenen
Hrsg.: K. P. Schmit-Neuerburg, K. M. Stürmer
© Springer-Verlag Berlin Heidelberg 1987

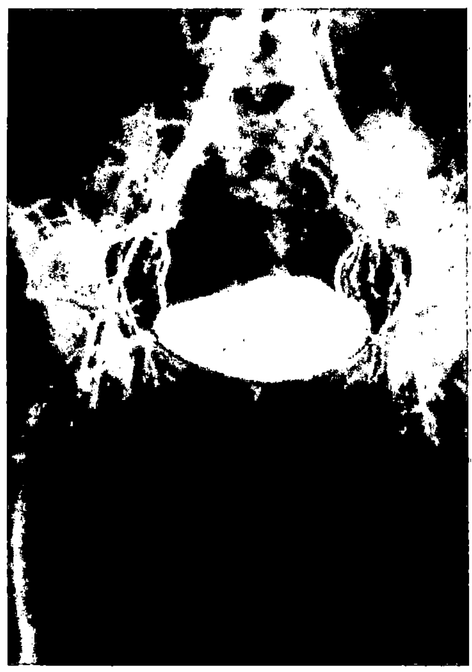

Abb. 1. Ergotismus nach Gabe von Heparin-Dihydergot bei einer 50 Jahre alten Frau. Arterienspasmen jenseits der Aa. iliacae beiderseits

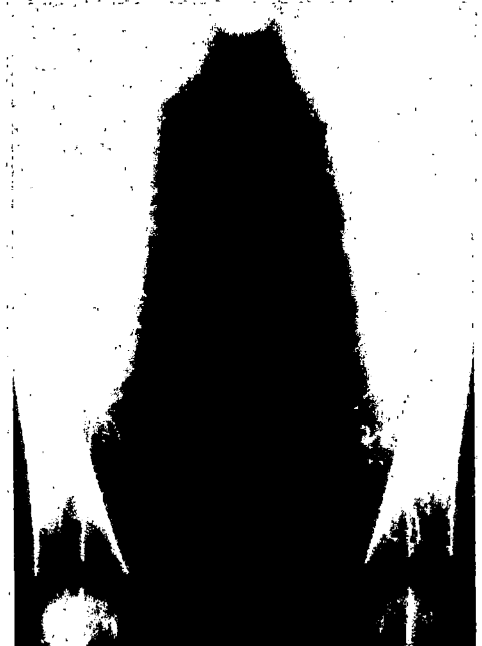

Abb. 2. Arterienspasmen im femoropoplitea-len Abschnitt beiderseits

1. Das Übersehen einer begleitenden Gefäßverletzung bei der Versorgung eines frischen Bruchs;
2. die Vornahme einer Osteosynthese bei einer minderdurchbluteten Extremität;
3. eine Osteosynthese mit fehlerhafter Technik, die zu einem Gefäßschaden führt.

Solche Beobachtungen werden nur vereinzelt mitgeteilt wie etwa in jüngster Zeit Gefäßschäden durch Ergotismus bei einer Thromboseprophylaxe mit Heparin-Dihydergot. Ein Trauma muß übrigens nicht vorausgegangen sein, wie gelegentlich behauptet wird. Bei einer 50jährigen Frau (Abb. 1, 2) trat der Ergotismus akut und ohne irgendeine Verletzung auf. Diese Fälle stellen insofern eine Besonderheit dar, weil die arterielle Insuffizienz paradoxerweise durch eine ärztliche Maßnahme zur Thromboseprophylaxe begünstigt wird, es sich also um einen iatrogen induzierten Gefäßschaden handelt.

17.2 Arterielle Insuffizienz

Das Frakturrisiko steigt mit zunehmendem Lebensalter an. Bestimmte Frakturtypen wie z. B. der Schenkelhalsbruch kommen praktisch nur in höherem Lebensalter vor. In unseren Breitengraden muß befürchtet werden, daß die Inzidenz einer arteriellen Verschlußkrankheit bei einem Lebensalter von über 60 Jahren 50% erreicht. Einen Hinweis hierfür gibt die Todesursachenstatistik, bei der der Myokardinfarkt führt, gefolgt von bösartigen Neubildungen und der zerebrovaskulären Insuffizienz, also 2 Krankheiten auf dem Boden der Arteriosclerosis obliterans, die zusammen 2½mal mehr Todesfälle hervorrufen als die Malignome. Dies bedeutet, bei jedem Patienten von 60 Jahren und mehr, vielleicht auch schon in jüngerem Lebensalter, eine Arteriosclerosis obliterans solange vorauszusetzen, bis tastbare Fußpulse das Gegenteil bewiesen haben. Die Anamnese wird nicht genügend aussagekräftig sein, da in einigen Fällen ein asymptomatisches Stadium bestehen wird, so daß die Durchblutungsstörungen dem Patienten bisher nicht bewußt geworden sind.

Böhler wies bereits vor Jahrzehnten auf die Notwendigkeit der Prüfung von Zirkulation, Sensibilität und Motilität bei jedem Verletzten hin. Trotzdem werden auch heute noch Gefäßschäden übersehen – in welchem Ausmaß, kann nicht zuverlässig abgeschätzt werden. Wie die Durchsicht der eigenen Krankenblattunterlagen ergab, fehlte bei Patienten mit Schenkelhalsfrakturen die Erhebung des Pulsstatus im Aufnahmebogen leider fast immer. Gilt die Böhlersche Forderung für den Verdacht auf Vorliegen einer Gefäßverletzung, so ist sie erst recht beim vorbestehenden Gefäßschaden hervorzuheben. Bei geringstem Zweifel ist die Objektivierung des Gefäßbefundes mit der Ultraschall-Doppler-Sonde erforderlich. Die Handhabung der Sonde ist im Bereich der Extremitäten denkbar einfach und darf in keiner chirurgischen oder traumatologischen Klinik fehlen. Ist eine Gefäßläsion wahrscheinlich, sind besondere Vorsichtsmaßnahmen erforderlich.

Hiermit hat sich der Gefäßchirurg Flora befaßt. Als Ursache einer akuten Dekompensation durchblutungsgestörter Beine beim Arteriosklerotiker sah er an:
1. die Beinhochlagerung,
2. den Gipsverband und
3. die Operation.
Zur Prophylaxe forderte er:
1. Die präoperative angiologische Untersuchung einschließlich der Anamnese,
2. die geeignete Lagerung,

3. die Vermeidung eines Blutdruckabfalls und

4. eine Antikoagulanzienprophylaxe.

Eine weitere Gefahr für die Durchblutung besteht auch in einem erheblichen Zug an der Extremität. Es gibt Mitteilungen über arterielle Thrombosen in vorgeschädigten Gefäßabschnitten nach Schenkelhalsnagelungen, die zur Amputation führten. Das eigene Krankengut weist unter 427 Osteosynthesen mit einer Ender-Nagelung den Verlust von 3 Gliedmaßen in unterschiedlichem Zeitabstand von der Operation auf. In keinem Fall war vor der Fraktur eine Mangeldurchblutung der Extremität bekannt. Ein Arzt ist gut beraten, wenn er sorgfältig und gewissenhaft den prä- und postoperativen Gefäßstatus erhebt und einwandfrei dokumentiert. Schwierigen Begutachtungsfragen oder Schadensersatzansprüchen wird damit wirksam vorgebeugt. Die Unterlassung kann folgenschwer werden.

Hierzu folgendes Beispiel: Die Tibiafraktur eines 64jährigen Mannes wurde mit einer Küntscher-Nagelung versorgt. Postoperativ deutliche Schwellneigung, jedoch keine Zeichen eines Kompartmentsyndroms. Nach Abschwellung Ausbildung von Zehennekrosen. Arteriographischer Nachweis eines A.-iliaca-Verschlusses rechts. Nach Rekonstruktion der Beckenstrombahn Grenzzonenamputation, jedoch erneutes Aufflackern einer Gangrän der Großzehe. Nach Großzehenamputation verzögerte Wundheilung, aber Erhaltung des Beines.

Nicht immer besteht die Möglichkeit einer Gefäßrekonstruktion, zumal bei einer schlechten Ausstrombahn, wie sie häufig beim Diabetes mellitus angetroffen wird. Der Diabetes mellitus stellt daher ein zusätzliches Risiko bei der Frakturstabilisierung dar und bedarf stets besonderer Beachtung, wie die folgende Beobachtung zeigt:

Zustand nach einer Plattenosteosynthese der Tibia bei Diabetes mellitus und peripheren Durchblutungsstörungen. Ergebnis: Unterschenkelamputation mit verzögerter Wundheilung.

Ein besonderes Risiko ist die Verwendung einer pneumatischen Blutsperre bei Osteosynthese:

58jähriger Mann mit einer Weber-C-Fraktur, Versorgung mit Kleinfragmentosteosynthese (Abb. 3). Hierzu wurde eine Oberschenkelblutsperre angelegt. Nach ihrer Eröffnung setzt die Durchblutung verzögert ein. Die Angiographie zeigt einen langstreckigen Verschluß der A. femoralis superficialis beidseitig (Abb. 4, 5, 6). Im weiteren Verlauf Auftreten einer Wundrandnekrose bis ins Plattenlager mit freiliegender Platte und zusätzlicher Nekrose über der Verschraubungsstelle des Tuberculum Tilleaux-Chapet; blande Infektion.

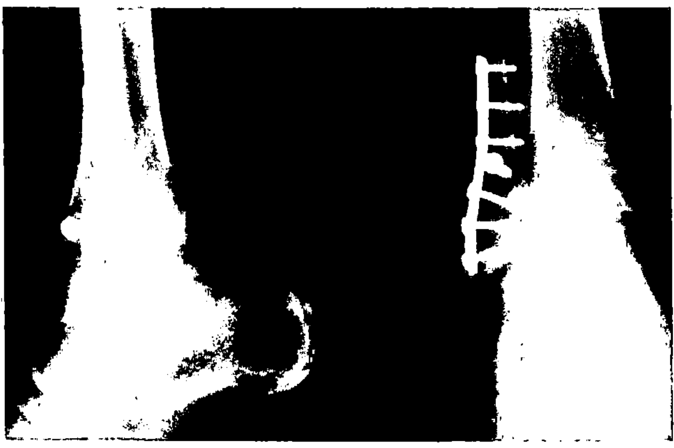

Abb. 3. 58jähriger Patient mit Weber-C-Fraktur, Kleinfragmentosteosynthese

Abb.4. Angiographischer Nachweis eines Verschlusses der A. femoralis superficialis

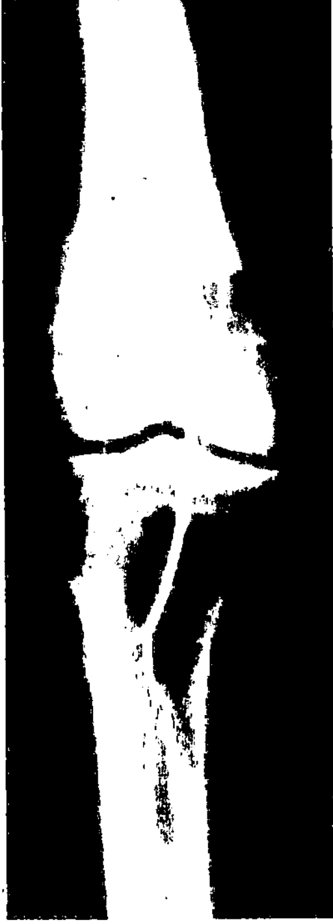

Abb.5. Angiographische Darstellung der A. poplitea mit Aufzweigungen der Unterschenkelarterien

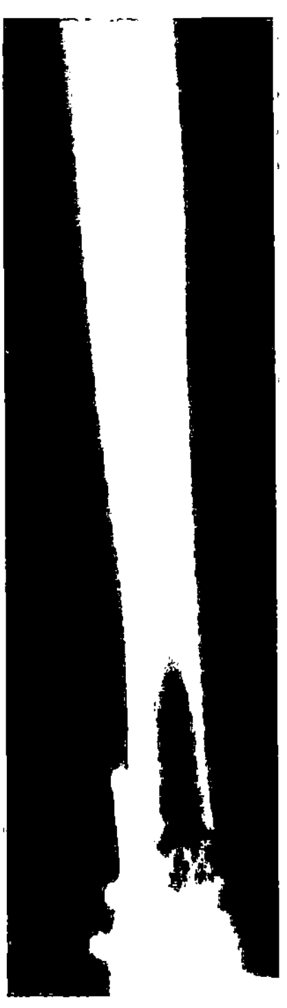

Abb.6. Minimale arterielle Versorgung der Peripherie

Verlegung des Patienten zur Gefäßrekonstruktion. Danach tastbare Fußpulse. Abdeckung der Wunde mit Coldex. Nach 6 Wochen Entfernung der Platte, Anfrischung des freiliegenden Plattenbetts mit zahlreichen Bohrungen. Nachdem sich ausreichend Granulationsgewebe gebildet hatte, wurde der Defekt mit Spalthaut gedeckt. Später flammt die nur scheinbar abgeklungene Entzündung wieder auf, es kam zu einem Sprunggelenksempyem; nach Débridement, Einlegen von PMMA-Ketten und Arthrodese mit Fixateur externe Ausheilung.

Dieser Verlauf macht eindringlich auf eine weitere Gefahr bei der chronisch-arteriellen Insuffizienz aufmerksam: Es können tiefe Wundheilungsstörungen auftreten, die wiederum Infekte nach sich ziehen. Konsequenterweise muß erneut darauf hingewiesen werden, daß die Pulskontrolle unbedingt vor Anlegen einer Blutsperre zu erfolgen hat und daß bei fehlenden Pulsen zumindest eine Ultraschall-Doppler-Untersuchung durchgeführt werden muß. Bei einem Doppler-Index unter 0,7 soll eine sofortige Osteosynthese unterbleiben und erst nach Abklärung der gefäßrekonstruktiven Möglichkeiten erwogen werden. Entfällt eine Gefäßrekonstruktion, wird die Fraktur konservativ behandelt oder allenfalls bei günstigen Voraussetzungen ohne Blutsperre operativ versorgt.

Schließlich ist bei einer arteriellen Insuffizienz die Hochlagerung der Extremität über die Horizontale kontraindiziert.

Ein akuter arterieller Verschluß kann sich nach einem Unfall durch eine Intimaverletzung und gelegentlich auch durch eine Embolie ereignen. Dieses Risiko ist bei einem präexistenten Gefäßschaden viel höher als beim Gefäßgesunden einzuschätzen. Verbände, v. a. ein Gipsverband, müssen so angelegt werden, daß die arterielle und venöse Zirkulation jederzeit kontrolliert werden kann. Besteht auch nur der geringste Hinweis auf eine Durchblutungsstörung, ist der Gipsverband unverzüglich zu entfernen.

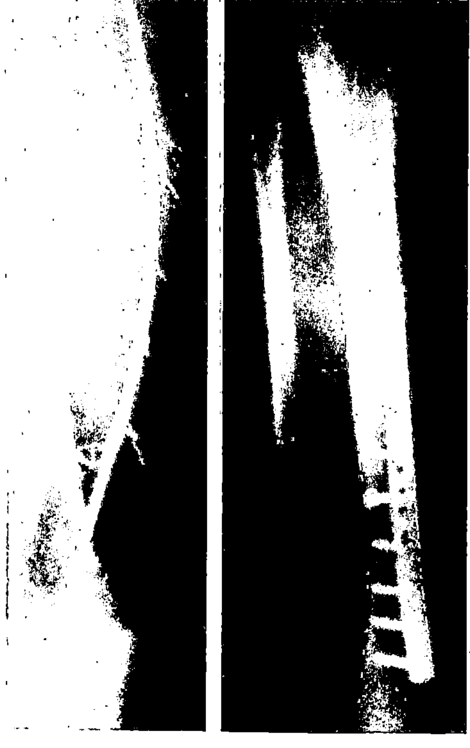

Abb. 7. Akuter Verschluß der A. poplitea links nach traumatischer Luxation des Kniegelenks, Plattenosteosynthese der Tibiafraktur bei unzureichender arterieller Versorgung

Ein Beispiel: Ein junger Mann erleidet einen Mopedunfall und zieht sich eine zweitgradig offene Unterschenkelfraktur links und eine komplette, geschlossene Luxation des linken Kniegelenks zu. Bei der stationären Aufnahme sollen die Fußpulse tastbar gewesen sein. Hierzu eine Anmerkung: Man hüte sich davor, die eigenen Pulse zu tasten und sie mit den Pulsen des Patienten zu verwechseln. Unter Verkennung des Kniegelenktraumas wird eine Plattenosteosynthese mit zu straffem Wundverschluß ohne Entlastungsinzision durchgeführt. Nach Beendigung der Osteosynthese wird eine Ischämie des Unterschenkels bemerkt. Verlegung. Die Angiographie zeigt einen Verschluß der A. poplitea infolge einer Intimadissektion und inkompletten Zerreißung, wie die Freilegung ergibt (Abb. 7). Mit einem Veneninterponat wird die Durchblutung wiederhergestellt, die Ischämiezeit betrug aber 8 h. Trotz ausgedehnter Fasziotomien tiefe Nekrose der Streckerloge, die mittlerweile plastisch gedeckt wurde. Der Weichteilmantel ist abgeheilt, die Fraktur jedoch nicht. Es entwickelte sich eine Pseudarthrose, vielleicht auf dem Boden eines blanden Infekts.

Die Gefahr der akuten Ischämie besteht also einmal in ihrer Verkennung und zum anderen in der Zeitüberschreitung der Ischämietoleranz. Der Zeitfaktor ist viel geringer einzuschätzen als bei der chronisch-arteriellen Verschlußkrankheit. Entfällt die Gefäßrekonstruktion im eigenen Haus, muß der Patient so schnell wie möglich verlegt werden, da die Überschreitung einer Zeitspanne von etwa 4–6 h schwerwiegende Folgen für eine bis dahin nicht durchblutungsgestörte Extremität nach sich ziehen kann. Keine Plattenosteosynthese, allenfalls ein Fixateur externe oder besser noch definitive Osteosynthese nach Wiederherstellung der Blutstrombahn.

17.3 Venöse Insuffizienz

Auch eine venöse Insuffizienz stellt für die Frakturstabilisierung ein erhebliches Risiko dar. Nach zahlreichen Untersuchungen ist bei jeder 2. Unterschenkelfraktur ohne Antikoagulanzienprophylaxe mit einer tiefen Venenthrombose zu rechnen, die wiederum nur in der Hälfte der Fälle klinisch gleich nach Auftreten diagnostiziert wird. In vielen Fällen verläuft sie klinisch stumm, und die Symptome der postthrombotischen Schädigung treten erst Jahre später unübersehbar auf (Abb. 8, 9).

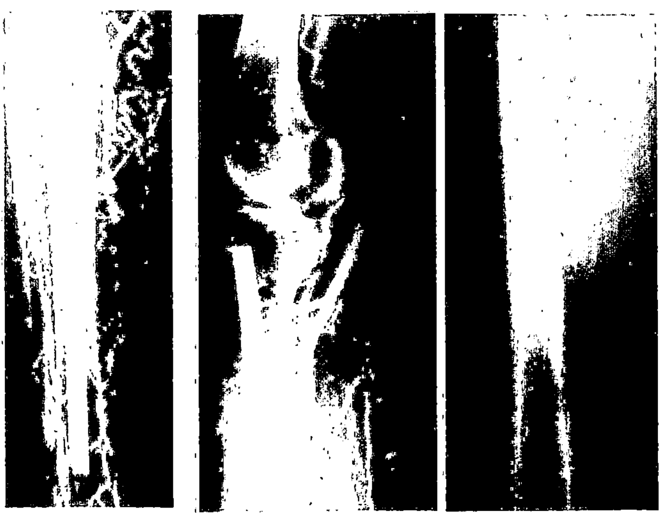

Abb. 8. Versorgung einer Tibiafraktur mit einem Küntscher-Nagel bei Vorliegen einer chronischen venösen Insuffizienz

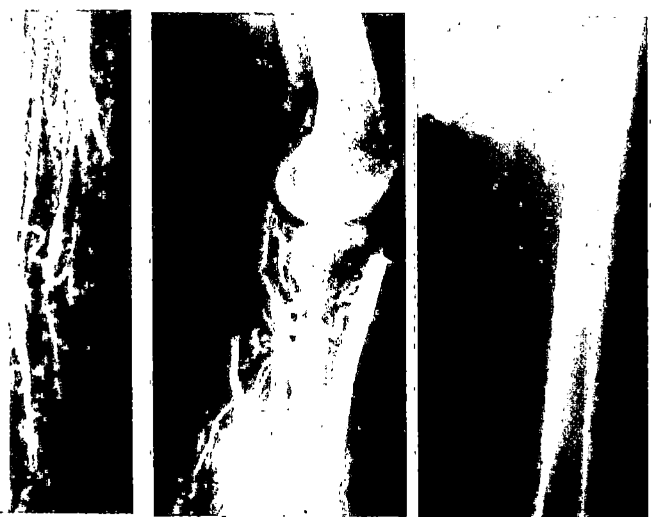

Abb. 9. Ein anderes Beispiel einer Osteosynthese bei einem bereits bestehenden postthrombotischen Syndrom

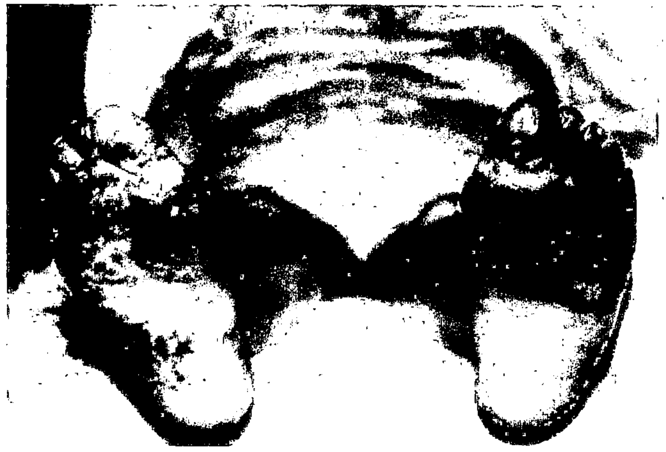

Abb. 10. Medialer Schenkelhalsbruch rechts, Einpflanzen einer Hüftgelenksendoprothese, Auftreten einer Phlegmasia coerulea dolens mit Übergreifen auf das nichtoperierte linke Bein

Ist schon das Risiko einer Venenthrombose beim Venengesunden derart hoch, muß ein präexistenter Venenschaden ein ungleich höheres Thromboserisiko in sich bergen. Deswegen ist es von entscheidender Bedeutung, an einen solchen Venenschaden vor einer Osteosynthese zu denken und geeignete Maßnahmen zur Prophylaxe einzuleiten. Eine uncharakteristische Schwellneigung und andere Symptome wie ziehende Schmerzen, unklares Fieber, Plantarflexionsschmerz u. a. m. müssen solange als Zeichen einer bereits erneut aufgetretenen Thrombose gelten, bis das Gegenteil durch eine nichtinvasive Gefäßdiagnostik oder eine Phlebographie nachgewiesen ist. Es besteht sonst als Folge der chronisch-venösen Insuffizienz nicht nur die Gefahr einer Wundheilungsstörung oder einer Lungenembolie, sondern auch einer Komplettierung des Venenverschlusses bis hin zur Phlegmasia coerulea dolens, wozu es hier nach Einpflanzen einer Hüftgelenksendoprothese wegen einer medialen Schenkelhalsfraktur gekommen ist. Bedauerlicherweise wurde die Diagnose erst im Zustand des dekompensierten venösen Rückstroms gestellt; es kam auch zum Übergreifen auf das nicht operierte linke Bein, an dem sich der Befund erheblich stärker ausprägte (Abb. 10). Operative Maßnahmen und eine Streptasetherapie entfielen begründet. Trotz Vollheparinisierung konnte der Verlust des linken Vorfußes nicht verhindert werden.

Dieser Verlauf gibt Veranlassung, die unbedingte Notwendigkeit einer Antikoagulanzientherapie während einer Frakturbehandlung nachdrücklich zu betonen. Dies gilt bereits für Gefäßgesunde und erst recht natürlich bei einem vorbestehenden Venenschaden oder einer arteriellen Mangeldurchblutung. Auch an die übrigen Maßnahmen zur Thromboseprophylaxe sei erinnert: Beinhochlagerung, elastische Wickelung, Frühmobilisation, Krankengymnastik.

Da die Osteosynthese meist erst die Voraussetzung für die Mobilisation schafft, hilft sie zugleich wirksam, eine Venenthrombose zu verhüten.

Nur wenn vor einer Osteosynthese an die Möglichkeit eines präexistenten Gefäßschadens gedacht wird, läßt sich die notwendige Vorsorge rechtzeitig einleiten. Damit können Komplikationen in einer regreßfreudigen Zeit vermieden werden. Es ist deshalb wünschenswert, daß der Unfallchirurg im Interesse des Patienten, aber auch in seinem eigenen, nicht nur die gebrochenen Knochen, sondern auch die dazugehörigen Gefäße vor Augen hat.

18 Allgemeine Diskussion zu Frakturen mit Weichteilschaden

Vorsitz: H. Tscherne und K. P. Schmit-Neuerburg

18.1 Wundabdeckung

Anheier: Was ist Epigard? Wie lange soll es belassen werden?

Tscherne: Epigard ist ein Wundverband, und als Wundverband sollte es ja gewechselt werden. Wir wechseln das Epigard in 24- bis 48stündigen Intervallen. Immer dort, wo Epigard auf große Wundflächen kommt, wird beim Verbandswechsel das Epigard enger geschnitten, um so die Wunde bereits einzuengen. Daher sollte der Verband nicht länger als 24–48 h belassen werden.

18.2 Vorbestehender Gefäßschaden

Schmit-Neuerburg: Herr Carstensen, reicht ein Doppler-Nachweis aus, wenn ich den Fußpuls nicht tasten kann, also nur einen positiven Doppler habe oder wann muß man zusätzlich eine Angiographie machen?

Carstensen: Ich glaube schon, daß der Doppler ausreicht, wenn der Doppler-Index über 0,7 liegt. Auf jeden Fall sollte man sich eher auf den Doppler verlassen als auf die getasteten Pulse.

Tscherne: Herr Carstensen, Sie sind der Meinung, daß jeder, der Verletzungen stationär behandelt, in der Lage sein sollte, eine Doppler-Untersuchung durchzuführen?

Carstensen: In einer unfallchirurgischen Klinik sollte jemand sein, der über Kenntnisse auf diesem Gebiet verfügt.

Walter: Prof. Carstensen, hätte diese venöse Insuffizienz vermieden werden können, wenn man Ihre Regeln beachtet hätte?

Carstensen: Das ist sehr schwer zu sagen. Es ist eindrucksvoll für mich, wie selten bei der Tibiafraktur Gefäßschäden auftreten, wenn man die Zahlen von heute sieht. Ich glaube, es liegt eine ganz wesentliche Begründung darin, daß das Lebensalter bei der Tibiafraktur relativ gering ist. Es wurde schon gesagt, daß es etwa bei 36 Jahren liegt. Beim Schenkelhals z. B. liegt das Lebensalter sehr viel höher. Diese Frau hatte schon einen alten Venenschaden. Das wurde vor der Operation nicht erkannt. Es ist auch keine Anamnese in dieser Richtung erhoben worden. Hätte man es verhindern können? Ich weiß es nicht! Was man aber sicherlich hätte tun können und hätte tun müssen, wäre eine rechtzeitige Antikoagulantientherapie gewesen oder sonstige vorsorgende Maßnahmen. Auf einmal wurden die Füße blau und jetzt erst begann die Diagnostik anzulaufen. Das war natürlich sehr spät. Aber ob es zu verhindern gewesen wäre, weiß ich nicht. Nur ihre Sorgfalt hätten sie unter Beweis stellen können, wenn sie vorher schon daran gedacht hätten.

Die Tibiaschaftfraktur beim Erwachsenen
Hrsg.: K. P. Schmit-Neuerburg, K. M. Stürmer
© Springer-Verlag Berlin Heidelberg 1987

18.3 Offene Fraktur und Marknagelung

Kalotta: Man hütet sich bisher bei uns davor, Marknagelungen bei erst- und zweitgradig – gar nicht von drittgradig offenen Unterschenkelfrakturen zu sprechen –
sofort durchzuführen. Wir haben immer eine geraume Zeit abgewartet. Bei den erstgradig offenen Frakturen mindestens 10 Tage bis zur primären Wundheilung und
dann wurde erst die Marknagelung durchgeführt. Was sagen Sie dazu? War das bisher falsch? Es ist mir unverständlich, daß man bei einer Marknagelung, die innerhalb der ersten 4 h durchgeführt wird, so gute Ergebnisse bei wenig Infektionen
erzielen kann.

Grosse: Sie haben die Zahlen gesehen. Die Patienten kommen sehr schnell mit
dem Helikopter oder mit Ambulanzwagen, und sie werden bei uns sofort behandelt. Offene Frakturen werden bei uns sofort behandelt und ggf. genagelt. Natürlich
nageln wir nicht *alle* drittgradig offenen Frakturen. In 10 Jahren haben wir nur
15 drittgradig offene Frakturen mit Verriegelungsnagel behandelt. Insgesamt hatten
wir viel mehr. Wir haben viele Fixateur externe primär eingesetzt. Man kann über
den Verriegelungsnagel in der Frakturbehandlung sagen, daß man solche Frakturen
sehr schnell bewegen und belasten kann, falls keine Komplikationen auftreten, und
man nicht dieses Problem des Fixateur externe hat, wo man manchmal nach
2–5 Monaten immer noch nicht weiß, ob man den Fixateur entfernen darf oder
nicht. Oder man muß ihn entfernen und vielleicht einen Nagel einschlagen. Diese
Probleme gibt es mit dem Verriegelungsnagel nicht. Bei einigen Patienten kann man
nicht nageln. Auch bei uns wird nicht immer sofort genagelt, sondern nur mit Exzision oder Débridement behandelt, z. B. in Fällen, wo ein Hirntrauma oder andere
große Probleme bestehen, wie Milzruptur oder Leberruptur. Aber sonst werden die
Frakturen bei uns sofort behandelt.

Tscherne: Der Zeitpunkt der Operation bei der Marknagelung hängt natürlich
vom Weichteilschaden ab. Bei einem schweren Weichteilschaden ist die Stabilisierung oder Neutralisierung der Fraktur ein entscheidendes Element. Man kann m. E.
sekundär eine Osteosynthese nur dort durchführen, wo nur ein minimaler Weichteilschaden vorliegt, also bei einer erstgradig offenen Fraktur. Aber bei einem
schweren Weichteilschaden muß die Fraktur stabilisiert werden, mit welcher Osteosynthese auch immer.

18.4 Gefäßrekonstruktion und Osteosynthese

Adameck: Herrn op den Winkel, aus Ihrem Vortrag geht hervor, daß Sie zunächst
die Fraktur stabilisieren und anschließend das Gefäß rekonstruieren. Ist es nicht
viel sinnvoller, zunächst die Gefäßversorgung des distalen Fragments wiederherzustellen, z. B. durch einen Shunt oder einen Plastikschlauch? Dann können Sie in
Ruhe zunächst die Fraktur stabilisieren. Während dieser Zeit blutet das Fragment
aus und die sauren Valenzen sind dann, wenn Sie die definitive Anastomose
machen, bereits aus dem Stumpf verschwunden. Sie würden gleichzeitig die Operationszeit entscheidend verkürzen.

op den Winkel: Ich habe darauf hingewiesen, daß, bevor wir das Gefäß anastomosiert haben, schon ein Fixateur, aber noch keine Zugschrauben angebracht wurden. Das entspricht dem starren Schema: *erst Knochen dann Gefäß.* Sie haben
schon Recht, je länger das Intervall zwischen Verletzung und Rekonstruktion wird,

desto dringlicher muß man *zuerst an das Gefäß* gehen. Der Shunt wird ja ohnehin von Leuten empfohlen, die sehr häufig damit konfrontiert sind, zumindest als Überbrückung, wenn die Osteosynthese doch länger dauert, als man hofft.

Tscherne: Festzuhalten ist, daß die Durchblutung Priorität hat, und wir können nicht von einer Sechsstundengrenze ausgehen. Herr Carstensen hat die Vierstundengrenze genannt, Herr Oestern heute die „goldenen 3 Stunden", und man müßte auch die zusätzliche Traumatisierung mit einbeziehen. Bei einer glatten Gefäßverletzung ohne zusätzlichen Weichteilschaden kann das schon zutreffen, daß eine Sechsstundengrenze möglich ist, aber bei schwer traumatisierten Extremitäten können manchmal sogar 4 h zu viel sein.

Teil IV
Nachbehandlung und Komplikationen

19 Nachbehandlung und Zeitpunkt der Metallentfernung

H. Weiss, K. M. Stürmer und K. P. Schmit-Neuerburg

Die Nachbehandlung ist ein integrierter Bestandteil der operativen Frakturbehandlung und stellt neben der Indikation und einer technisch einwandfreien und zeitlich richtig terminierten Osteosynthese den 3. wichtigen Schritt auf dem Weg zum Erfolg der Tibiaschaftosteosynthese dar. Erfahrung, Kontrolle der Wund- und Frakturheilung, Kenntnis der Komplikationsmöglichkeiten und die Beurteilung der Kooperationsfähigkeit des Patienten sind wichtige Voraussetzungen, damit die Osteosynthese durch sachgemäße Überwachung und Nachbehandlung eine zeitgerechte und störungsfreie Frakturheilung herbeiführt. In der *Frühphase* stehen Verbandstechnik, Lagerung, Wundbehandlung, frühfunktionelle Bewegungstherapie und die Mobilisierung des Patienten im Vordergrund, während in der *Spätphase* die Vorgänge der Knochenheilung, die Belastbarkeit der Osteosynthese, die Frage des Zeitpunktes der Metallentfernung und die Möglichkeiten der Sportausübung entscheidende Bedeutung erlangen.

19.1 Verbandstechnik

Der postoperative Verband wird noch im Operationssaal durch lockeres Auflegen einer Lage Kompressen auf die Operationswunde, zirkuläres Anwickeln einer Lage mit synthetischer Polsterwatte und abschließender elastischer Bindentour von peripher nach zentral in der späteren Lagerungsposition des Beines angelegt. Diese Verbandstechnik dient der Schwellungsprophylaxe, dem Schutz der Wundumgebung vor mechanischen Reizen und der Vermeidung von Druckstellen. Die Zehen bleiben bei der angegebenen Verbandstechnik zur Überprüfung von Durchblutung, Sensibilität und Motorik frei. Ein rechtzeitiges Erkennen sich anbahnender Komplikationen durch Ischämie oder Druckschädigung des N. peronaeus wird dadurch erleichtert. Insbesondere in der postoperativen Akutphase ist bei Schmerzzunahme und bei Störungen von Sensibilität und Motorik der zirkulär angelegte Verband in ganzer Länge aufzuschneiden. Dies gilt v. a. bei intraoperativ unklaren bzw. gefährdeten Durchblutungsverhältnissen und bei Frakturen mit Weichteilschaden.

19.2 Lagerung

Die richtige Lagerung nach Unterschenkelosteosynthese erleichtert das Abschwellen des Operationsgebiets und bewirkt Schmerzlinderung. Die Kombination von Schaumstoffschiene und Metallschiene in verschiedenen Ausführungen [1] hat sich dabei besonders bewährt. Bei einer leichten Hochlagerung des Unterschenkels mit einem Fersen-Bett-Abstand von ca. 30 cm und einem kontinuierlichen Gefälle vom Fuß- zum Hüftgelenk, wird der venöse Rückstrom begünstigt. Bei allen Vorzügen einer stabilen Lagerung in der Schaumstoffschiene muß dennoch auf die Gefahr zu

Die Tibiaschaftfraktur beim Erwachsenen
Hrsg.: K. P. Schmit-Neuerburg, K. M. Stürmer
© Springer-Verlag Berlin Heidelberg 1987

enger Schaumstoffschienen aufmerksam gemacht werden, da bei einem Mißverhältnis zwischen·Extremitätenumfang und dem Durchmesser der Schaumstoffschiene eine Beeinträchtigung der Blutzirkulation und lagerungsbedingte Weichteil- oder Nervenschäden auftreten können. Diese Gefahr ist insbesondere bei Frakturen mit schwerem Weichteilschaden infolge eines vermehrten posttraumatischen Ödems gegeben.

Nachdem derartige Frakturen meist durch Fixateur-externe-Osteosynthese stabilisiert werden, ist man geneigt, in Abweichung von der Standardlagerung durch eine schwebende Aufhängung des Beines eine Gefährdung der Blutzirkulation durch äußere Druckwirkung vermeiden zu wollen. Daneben bietet die Extremitätenaufhängung bei Frakturen mit schwerem Weichteilschaden die Vorteile der Pflegeerleichterung und der schmerzärmeren Durchführung der bei diesen Frakturen sehr häufigen Verbandswechsel. Wir raten allerdings seit einiger Zeit von dieser Lagerungstechnik eindeutig ab, weil es durch den dann unvermeidlichen Zug der beugeseitigen Weichteile am Unterschenkel zu Hautnekrosen über der Tibiavorderseite und zur Dehiszenz dort befindlicher Hautdefekte mit allmählichem Freiliegen des Knochens kommt.

Alarmsignale sich anbahnender Komplikationen während der unmittelbar postoperativen Lagerungsphase, wie zunehmende Schmerzen, Überwärmung und Schwellung, Parästhesien, Bewegungseinschränkung der Zehen, Temperaturdifferenzen oder pathologische Hautverfärbungen an den Zehen müssen dem Pflegepersonal bekannt sein und erfordern unverzüglich entsprechende therapeutische Maßnahmen durch den Arzt.

19.3 Wundbehandlung

Die postoperative Wundbehandlung erfordert immer die tägliche Inspektion der Hautwunde. Insbesondere nach Osteosynthesen an der Tibia sollte der 1. Verbandswechsel bereits am postoperativen Tag vorgenommen werden, um Schwellung, Hautspannung, Spannungsblasen oder andere bedrohliche Zeichen einer gefährdeten Wundheilung rechtzeitig zu erkennen. Redon-Drainagen werden schrittweise angezogen und belassen, solange ein Blut- oder Sekretabfluß anhält. Sie können in der Regel nach 2–4 Tagen entfernt werden. Vorsichtiges Bewegen der Extremität oder schonender manueller Druck auf das Operationsgebiet fördern nach Anziehen der Drainagen den Sekretabfluß. Die Funktionstüchtigkeit der Vakuumflaschen von Redon-Drainagen muß regelmäßig von Arzt und Pflegekraft überprüft werden.

Die offene Wundbehandlung nach Drainagenentfernung ermöglicht die frühzeitige Erkennung von Störungen der Wundheilung oder die Entwicklung eines postoperativen Hämatoms. Kleinere Wunddehiszenzen werden postoperativ mit Steristrips adaptiert. Bei offen belassener Haut nach Weichteilschaden kann die Retraktion der Hautränder ebenfalls durch Steristrips verhindert werden. Größere Hautdefekte werden mit Polyurethanfolie abgedeckt, wobei das Wechseln dieser Folien entsprechend der Wundsekretion in1- oder 2tägigen Abständen erfolgt. Der definitive Hautverschluß ist in der Regel nach 5–6 Tagen durch Sekundärnaht oder Spalthautdeckung möglich. Trockene Hautnekrosen werden belassen und dienen zunächst als natürlicher Wundverband. Die Abtragung erfolgt erst, wenn sich vom Rande her die Nekrose spontan abhebt und ein guter transplantationsfähiger Granulationsrasen unter der Nekrose zu erwarten ist. Verhindert allerdings die Hautnekrose den Abfluß von darunterliegenden Sekretansammlungen, so muß sie frühzeitig abgetragen werden.

19.4 Frühfunktionelle Übungsbehandlung

Die prinzipiellen Vorteile der frühfunktionellen Nachbehandlung stabiler Osteosynthesen haben selbstverständlich auch bei der Tibiaschaftfraktur Gültigkeit. Allerdings muß bei Frakturen mit schwerem Weichteilschaden im Interesse einer ungestörten Wund- und Weichteilheilung die frühzeitige krankengymnastische Übungsbehandlung zunächst zurückgestellt werden. Bei unproblematischer Wund- und Weichteilsituation sollte bereits ab dem 1. postoperativen Tag mit isometrischem Muskeltraining begonnen werden. Aktive Übungen im Knie- und Sprunggelenk unterstützen Muskelfunktion und Blutzirkulation. Bettrandsitzen, aktive, geführte Bewegungsübungen, selbständiges Üben durch den Patienten auf einer Bewegungsschiene sowie Maßnahmen zur Thromboseprophylaxe (Wickeln der Beine mit elastischen Binden, Verordnung von Kompressionsstrümpfen) sind wichtige Maßnahmen der frühfunktionellen Nachbehandlungsphase. Übungen im Bewegungsbad sind bei blanden Wundverhältnissen bereits nach wenigen Tagen ohne Gefährdung der Wunde möglich und unterstützen die übrigen krankengymnastischen Maßnahmen. Die lokale Kälteanwendung (Kryotherapie) dient als Vorbereitung für die täglichen Übungen und ist insbesondere während der frühfunktionellen postoperativen Phase der Übungsbehandlung von Vorteil.

19.5 Generelle Richtlinien der Belastbarkeit

Nach Abschluß von Wund- und Weichteilheilung sowie Erfolg der Einleitung frühfunktioneller Übungsmaßnahmen gewinnen nunmehr in der Spätphase der Nachbehandlung die Vorgänge der Frakturheilung und Fragen der Belastbarkeit der Osteosynthese an Bedeutung. Der einerseits biologisch notwendige Stimulus der Knochenheilung in Form einer dosierten Belastung der Osteosynthese darf andererseits nicht zu einem mechanischen Stabilitätsverlust Anlaß geben. Aus diesem Grund sind Kenntnis der Frakturheilungsvorgänge und deren Störungen, Information des selbständig gehfähigen Patienten über Dauer und Ausmaß der Beinbelastung sowie über Frühzeichen möglicher Komplikationen (zunehmende Schmerzen im Frakturbereich, lokale Überwärmung, Hautrötung), regelmäßige klinische und röntgenologische Kontrolluntersuchungen in mindestens 4wöchigen Abständen nach stationärer Entlassung und insbesondere die Kooperationsfähigkeit des Patienten unerläßliche Bedingungen einer erfolgreichen Nachbehandlung während der Spätphase.

Nur bei absoluter Stabilität der Osteosynthese und schlüssigem Knochenkontakt wird *primäre* Knochenheilung beobachtet. Der dabei stattfindende direkte kortikale Durchbau der Fraktur über sich verzahnende und den Frakturspalt überbrückende längsgerichtete Sekundäreosteone ist röntgenologisch lediglich an einem nach 6–8 Wochen verdämmernden Frakturspalt ohne periostale Kallusbildung und unter Beibehaltung der normalen Kortikalisstruktur erkennbar (Abb. 1). Bei Osteosynthesen mit relativer Stabilität wie der Marknagelung wird *sekundäre* Knochenheilung beobachtet. Die Überbrückung der Fraktur erfolgt dabei durch periostale

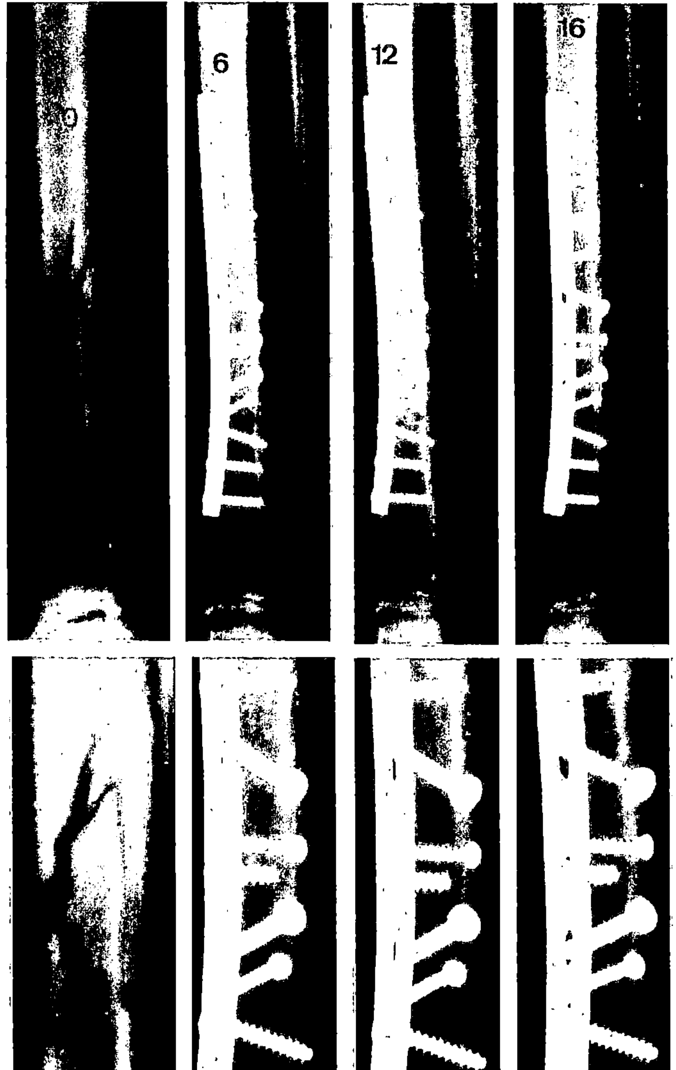

Abb. 1. Primäre Frakturheilung bei stabiler Plattenosteosynthese und interfragmentärer Kompression. Vollständig verdämmernder Frakturspalt innerhalb von 12 Wochen. Teilbelastung nach 6 Wochen, volle Belastung nach 8 Wochen

Kallusbildung mit nachfolgendem langfristigem knöchernem Durchbau der Frakturzone bis zur Wiederherstellung der normalen Knochenstruktur. Das Ausmaß der Kallusbildung ist dabei gleichermaßen vom Stabilitätsgrad der Osteosynthese und der vorhandenen Fragmentvitalität abhängig. Das typische Bild der Sekundärheilung ist für die meisten Marknagelosteosynthesen charakteristisch. Röntgenologisch ist der Nachweis einer ungestörten sekundären Frakturheilung dann erbracht, wenn nach 6–10 Wochen ein scharf begrenzter, homogen strukturierter Fixationskallus den Frakturspalt in beiden Bildebenen einwandfrei überbrückt (Abb. 2).

Nach Osteosynthesen von Trümmer- oder Defektbrüchen ist die ungestörte Einheilung eines autologen Spongiosatransplantats entweder als Defektersatz oder als

Abb. 2. Sekundäre Frakturheilung nach Marknagelung aus guter Indikation bei kurzem Schrägbruch. Zunehmende Verdichtung und Konturschärfe des überbrückenden Fixationskallus. Teilbelastung sofort, Vollbelastung nach 6 Wochen

abstützende Knochenbrücke bei fehlender Gegenkortikalis nach Plattenosteosynthese von großer Bedeutung. Tierexperimentelle und mikroradiographische Untersuchungen autologer Spongiosatransplantate beim Menschen zeigen, daß der
Transplantatumbau bis zum tragfähigen Verbund und ausreichender Belastbarkeit
4–6 Monate benötigt. Röntgenologisch ist die ungestörte Einheilung des Spongiosatransplantats durch zunehmend homogene Strukturverdichtung ohne Resorptionszeichen erkennbar, wobei erst allmählich durch funktionelle Beanspruchung
die ortsständige Knochenstruktur sichtbar wird (Abb. 3). Entsprechend der Fraktursituation und der Größe des notwendigen autologen Spongiosatransplatats ist auch
unter den Bedingungen einer ungestörten Transplantateinheilung die Belastbarkeit
der Osteosynthese frühestens nach 12–16 Wochen ohne Risiko möglich.

Bei der Festlegung der frühzeitig anzustrebenden dosierten Belastungssteigerung
nach Osteosynthese von Tibiaschaftfrakturen sind Osteosyntheseform (Marknagel
– Platte – Fixateur externe), die erreichte Ausgangsstabilität (absolut – relativ),
Fragmentvitalität in Abhängigkeit vom initialen Weichteilschaden, röntgenologi-
scher Verlauf der Frakturheilung (Primär-, Sekundärheilung, Resorptions- oder
Lockerungszeichen) und v. a. auch klinische Kriterien (Schmerzen, Schwellung,
Überwärmung) als wichtige Entscheidungshilfen zu berücksichtigen. Die Vielzahl
wichtiger Kriterien macht bereits überdeutlich, daß Entscheidungen über die
Belastbarkeit der Osteosynthese stets für den Einzelfall zu treffen sind und gene-
relle Richtlinien zur Belastungssteigerung nur für typische Osteosynthesen Gültigkeit besitzen.

Beim Gang mit Unterarmgehstützen lassen sich 3 Belastungsstufen voneinander
abgrenzen, wobei *Entlastung* das Abrollen des aufgesetzten Fußes mit maximal
10 kg Sohlendruck, *Teilbelastung* das Abrollen mit 20–40 kg Sohlendruck und *Vollbelastung* das Auftreten bis zur Schmerzgrenze bedeutet. Die Belastungsarten müs-

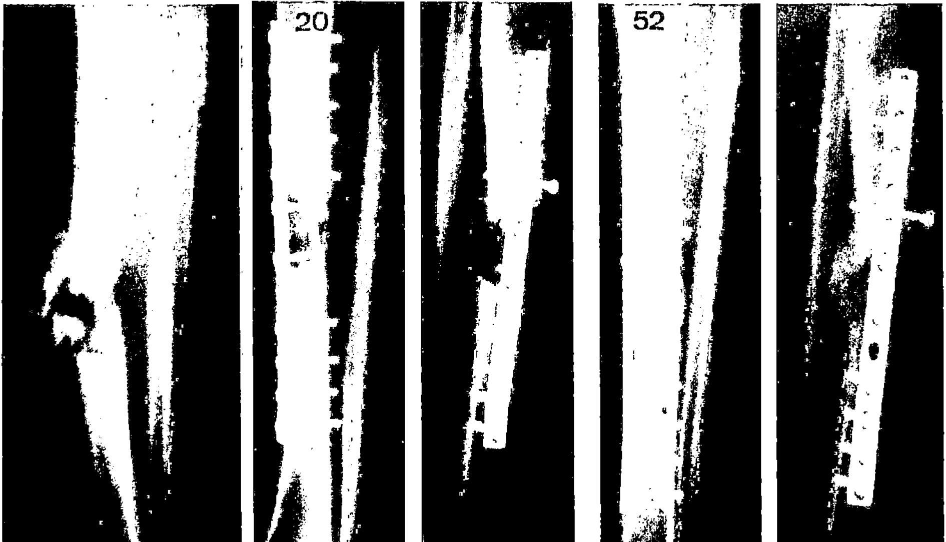

Abb. 3. Avitale Trümmerzone bei Fraktur mit geschlossenem Weichteilschaden II. Grades. Defektersatz durch primäre autologe Spongiosaplastik. Fortschreitender Transplantatumbau mit Verdichtung und zunehmender Strukturierung der Spongiosa. Entlastung 4–6 Monate, danach Teilbelastung

sen dem Patienten erklärt werden, damit die angegebenen Belastungsgrenzen mittels einer Fußwaage erfühlt und eingeprägt werden können. Neben der unmißverständlichen Anweisung durch Arzt und Krankengymnast sind Intelligenz, Zuverlässigkeit, Kooperationswilligkeit und ausreichende körperliche Konstitution des Patienten erforderlich. Deshalb muß bei geringem Intelligenzgrad, bekanntem Alkoholabusus, Gebrechlichkeit, zerebralem Krampfleiden oder mangelnder Zuverlässigkeit eine Sicherung der Osteosynthese am Tibiaschaft durch Sarmiento-Gips, Entlastungsschiene mit Knieabstützung oder entlastendem Gehapparat nach Allgöwer erfolgen.

19.6 Belastbarkeit spezieller Osteosyntheseformen

Unabhängig von Abweichungen im Einzelfall und dem Ergebnis der klinischen und röntgenologischen Verlaufskontrolle kann die Befristung der 3 angegebenen Belastungsstufen für die typischen Osteosynthesen am Tibiaschaft als grobe Richtlinie folgendermaßen angegeben werden:

1. *Marknagelosteosynthesen aus guter Indikation* – Quer- und kurze Schrägbrüche mit gutem Fragmentkontakt im mittleren Schaftdrittel – können nach 1 Woche sofort bis zur Schmerzgrenze belastet werden, Vollbelastung ist nach 6 Wochen möglich. Voraussetzung für die Frühbelastung ist eine sichere Rotationsstabilität, die der Operateur prüfen und im OP-Bericht festhalten sollte.

2. *Marknagelosteosynthesen aus relativer Indikation* – Frakturen mit Biegungskeil oder ungenügendem Fragmentkontakt und relativer Stabilität – müssen bis zur Ausbildung eines die Rotation stabilisierenden Fixationskallus für 6 Wochen entlastet werden, anschließend Teilbelastung, Vollbelastung nach 8–10 Wochen.

3. *Plattenosteosynthesen mit absoluter Stabilität* – anatomisch reponierte, einfache Frakturformen am Tibiaschaft mit allseits komprimiertem Frakturspalt – sind in der Regel nach 6 Wochen teilbelastbar, volle Belastung nach 8–10 Wochen.

4. *Plattenosteosynthesen mit relativer Stabilität* – Mehrfragment- oder Trümmerbrüche mit fraglich ausreichendem Fragmentkontakt auf der Plattengegenseite – erfordern eine Entlastung von mindestens 8–10 Wochen, volle Belastung ist meist erst nach 12 Wochen möglich. Bei fehlendem Fragmentkontakt auf der Plattengegenseite – Trümmerzonen, Knochendefekte – und Defektüberbrückung durch Spongiosaplastik ist eine Entlastung von 12 Wochen erforderlich, mit voller Belastung kann meist erst nach 4 Monaten gerechnet werden. Bei ausgedehnten kortikalen Defektstrecken muß bis zum tragfähigen Umbau des Knochentransplantats bis zu 4 Monaten entlastet werden, volle Belastung ist hier erst nach 6 Monaten möglich.

5. *Fixateur-externe-Osteosynthesen mit interfragmentären Zugschrauben* – absolute Ruhe im Frakturspalt – sind hinsichtlich ihrer Stabilität und Belastbarkeit prinzipiell geringer einzuschätzen als vergleichbare Plattenosteosynthesen. Aus diesem Grunde ist es zweckmäßig, die Dauer der Entlastung und Teilbelastung um jeweils 2 Wochen höher anzusetzen als bei einer Plattenosteosynthese und vergleichbarer Frakturform. Durch Kombination des Fixateur externe mit einem leichten Kunststoffgehapparat läßt sich das Risiko einer Überlastung der Osteosynthese mindern, die Gangsicherheit für den Patienten wesentlich verbessern und die Entwicklung eines Spitzfußes verhindern. Die Möglichkeiten einer konservativen (funktionell, Gipsverband) oder operativen (Umsteigen auf interne Osteosynthese) Weiterführung dieser Fixateur-externe-Osteosynthesen am Tibiaschaft sind in den entsprechenden Kapiteln dieses Buches dargelegt.

6. *Fixateur-externe-Osteosynthesen ohne Zusatzimplantate* – geringe Unruhe im Frakturspalt erwünscht – sollen unter Entlastung sofort mobilisiert werden und dürfen bereits ab der 2. Woche teilbelasten. Bei Verwendung des Vierkantrohrs nach Gotzen soll der Fixateur nun dynamisiert werden, bei schlechter Abstützung aber erst nach 6 Wochen. Es wird eine dosierte Kallusbildung angestrebt. Sobald der Kallus analog zur konservativen Frakturbehandlung tragfähig ist, kann der Fixateur nach ca. 12 Wochen entfernt werden.

19.7 Überlastung der Osteosynthesen

Von großer Bedeutung ist im Rahmen der Nachbehandlung einer Tibiaschaftosteosynthese die Differenzierung zwischen einer Überlastung der Osteosynthese (zu früh verordnete Teil- oder Vollbelastung bzw. selbständig vom Patienten vorgenommene Belastungssteigerung) und sich anbahnenden Störungen der Frakturheilung. Nachdem die klinische Symptomatik meist identisch verläuft (zunehmende Schmerzen, Überwärmung und Schwellung) und röntgenologische Kriterien nicht immer sicheren Aufschluß geben, muß das Ergebnis einer Belastungsreduktion bzw. Ruhigstellung und Hochlagerung der Extremität abgewartet werden. Bleiben die Alarmzeichen mit Schmerzen im Frakturbereich, lokale Überwärmung, Hautrötung bestehen und ist ein BSG-Anstieg zu verzeichnen, so ist eine Überlastungssymptomatik ausgeschlossen und die klinische Manifestation einer Störung der Knochenheilung (Infektion, Lockerung, Fragmentnekrose) eingetreten.

19.8 Metallentfernung

Das Osteosynthesematerial wird in der Regel dann entfernt, wenn der Frakturspalt vollkommen verschwunden ist, die Knochenstruktur homogen ist und die Kortikalis sich als normal strukturiertes und knochendichtes Band abbildet. Am Tibiaschaft ist aus biomechanischen Gründen die Metallentfernung immer angezeigt. Bei einfachen Bruchformen und glattem Heilungsverlauf kann das Osteosynthesematerial nach ca. 18–24 Monaten entfernt werden, bei Mehrfragment- und Stückbrüchen oder Defektersatz durch Spongiosaplastik erst nach 2–3 Jahren. Bei abgelaufenen Störungen der Knochenheilung sollten die angegebenen Zeiten um 6–12 Monate verlängert werden. Bei Plattenosteosynthesen ist nach Metallentfernung die Stabilität der Tibia durch Schraubenlöcher und potentielle Schwachstellen der Kortikalis im Plattenlager für ca. 8 Wochen um 20% vermindert. Dagegen signalisiert bei Marknagelosteosynthesen ein feiner Sklerosierungssaum um die Marknagelenden die biomechanische Ausschaltung des Marknagels und damit die volle Wiederherstellung der Bruchfestigkeit des Knochens. Refrakturen nach Metallentfernung ereignen sich deshalb nahezu ausschließlich bei noch nicht normalisierter Knochenstruktur nach Plattenosteosynthesen.

Für den Fixateur externe können keine einheitlichen Richtlinien zur Metallentfernung gegeben werden; hier entscheidet die individuelle Situation. Bei guter Kallusbildung kann der Fixateur schon nach 12 Wochen entfernt werden. Gelegentlich ist ein Umsteigen auf eine interne Osteosynthese indiziert, die dann meist sofort voll belastbar ist. In anderen Fällen kann nach der Metallentfernung ein Brace die Zeit bis zur vollen Belastbarkeit des Knochens überbrücken. Im Prinzip sollte das Tragen eines Fixateurs dem Patienten nicht länger als 3–5 Monate zugemutet werden. Eine zwingende Indikation zur Metallentfernung besteht allerdings immer bei zunehmendem Weichteilinfekt und drohender oder manifester Knocheninfektion an den Schanz-Schrauben.

19.9 Sportfähigkeit

Generell besteht mit Ausnahme von Schwimmen und nichtbelastender individueller Gymnastik ein Sportverbot bis zur knöchernen Überbrückung der Fraktur mit schmerzfreier Vollbelastbarkeit der Extremität ohne Gehstützen, unabhängig von der Art der Osteosynthese. Dieser Zeitpunkt ist in der Regel nach 4–6 Monaten erreicht. Sportarten ohne erhöhtes Verletzungsrisiko durch Fremdeinwirkung, wie Leichtathletik, Tennis, Wassersport, Radfahren, Reiten, Skilanglauf oder Schulsport können nach dieser Zeit wieder betrieben werden. Ausgenommen sind Sportarten mit erhöhten Anforderungen an die Bruchfestigkeit des Knochens, wie Hochsprung, Weitsprung, Boxen, Judo, Kampfsportarten (Fußball, Handball, Eishockey usw.), und rasantes Skifahren. Diese Sportarten sollten erst nach vollständigem knöchernen Durchbau der Fraktur, in der Regel 9–12 Monate nach Osteosynthese wieder aufgenommen werden.

Im Anschluß an die Metallentfernung besteht bei der Marknagelosteosynthese keine Beschränkung der Sportfähigkeit. Dagegen ist nach Plattenentfernung aus den genannten Gründen der verminderten Bruchfestigkeit des Knochens bei den leichteren Sportarten volle Sportfähigkeit nach 2–3 Monaten, bei den risikoreicheren Sportarten erst nach 4–6 Monaten gegeben.

Die aufgezeigten Grundsätze der postoperativen Behandlung nach Osteosynthesen lassen genügend Spielraum für die notwendigen individuellen Entscheidungen im Einzelfall. Der nachbehandelnde Chirurg sollte dabei in direktem Kontakt mit dem Operateur stehen. Die Tatsache, daß rund 50% der Komplikationen nach Osteosynthesen ursächlich auf Fehler im Behandlungsverlauf zwischen Osteosynthese und Metallentfernung zurückzuführen sind, zeigt einerseits die große Verantwortung, die der nachbehandelnde Arzt mit dieser Aufgabe übernimmt, und andererseits die Notwendigkeit gründlicher Kenntnisse über die Vorgänge der Frakturheilung und ihrer Störungen.

19.10 Literatur

1. Giebel G, Tscherne H (1981) Die Lagerung der unteren Extremität – ein neues Schienenprogramm. Chirurg 52: 791
2. Rüedi T, Allgöwer M (1975) Richtlinien der Schweizerischen AO für die Nachbehandlung operativ versorgter Frakturen. AO-Bulletin
3. Schmit-Neuerburg KP (1984) Die Plattenosteosynthese geschlossener Tibia-Schaftfrakturen. Orthopäde 13: 271–286
4. Stürmer KM (1984) Histologische Befunde der Frakturheilung unter Fixateur externe und ihre klinische Bedeutung. Unfallchirurgie 10: 110–122
5. Suren EG (1983) Nachbehandlungsrichtlinien bei Frakturen mit schwerem Weichteilschaden. Hefte Unfallheilkd 162: 111–124
6. Weiss H, Schmit-Neuerburg KP (1982) Allgemeine Prinzipien der postoperativen Behandlung von Frakturen. Schriftenr Unfallmed Tagung Landesverbände Gewerbl Berufsgen 48: 193–209

20 Hämatom, Thrombose und Kompartmentischämie

H. Wissing

Hämatome, Thrombosen und die Kompartmentischämie sind, neben dem Frühinfekt, typische Komplikationen der operativen, aber auch der konservativen Behandlung der Unterschenkelfraktur. Sie sind Folge der traumatischen Weichteilschädigung und gefährden den Erfolg der Frakturbehandlung, können aber durch gezielte prophylaktische Maßnahmen in der Mehrzahl der Fälle leicht vermieden werden. Auch nach ihrem Eintritt verursachen sie bei *rechtzeitiger Diagnose* und *zielgerichteter Therapie* kaum Störungen der Frakturheilung und hinterlassen nur selten Folgeschäden. Die primär weichteilbedingten Heilungsstörungen treten im Gegensatz zu den biomechanisch bedingten Störungen der Knochenheilung nur selten jenseits der 1. Woche auf und erfordern in den ersten Tagen die tägliche klinische Kontrolle. Die Kompartmentischämie ist eine typische Sofortkomplikation, die sich, mit seltenen Ausnahmen, innerhalb der ersten 12 h nach Trauma oder Operation entwickelt, während der Häufigkeitsgipfel für die klinisch manifeste Thrombose und das Hämatom um den 4. Tag liegt.

20.1 Hämatom

Hämatome sind eine Begleiterscheinung jeder Fraktur. Die mit dem Bruch eintretende Gewebezerreißung zieht immer einen Blutaustritt ins Gewebe nach sich. Mit der Schwere des Weichteilschadens nimmt die Häufigkeit eines behandlungsbedürftigen Hämatoms zu, womit in Abhängigkeit von Behandlungsverfahren und Thromboseprophylaxe in 5–10% der Fälle zu rechnen ist [21].

20.1.1 Ursache

Neben der traumabedingten Gewebezerreißung sind operative Gefäßdurchtrennungen Ursache des Blutaustritts ins Gewebe. Gefahr geht von den kaliberstarken Unterschenkelvenen aus, die nach intraoperativer Kauterisierung kein stabiles Koagel entwickeln und zu erheblichen Nachblutungen führen können. Weitere Blutungsquellen liegen im Markraum des frakturierten Knochen, woraus das Blut über verbliebene Substanzdefekte des Knochens in die Weichteile diffundiert. Die Gefahr der Hämatomentwicklung ist weiterhin abhängig vom Gerinnungsstatus. Die Minderung der physiologischen Blutgerinnungspotenz, spontan oder gezielt durch medikamentöse Thromboembolieprophylaxe, erhöht die Zahl der Hämatome. Starke Nachblutungen können über eine druckbedingte Ischämie Gewebenekrosen oder eine Kompartmentischämie auslösen. Typische Komplikation des Hämatoms ist aber der postoperative Frühinfekt, da nach verletzungs- oder operationsbedingter Kontamination der Weichteile mit pathogenen Keimen in dem Koagel optimale Voraussetzungen für das Angehen eines Infekts herrschen. Da nach Untersuchungen über die Keimbesiedlungsrate von Hämatomen in ⅓ der Fälle von

Die Tibiaschaftfraktur beim Erwachsenen
Hrsg.: K. P. Schmit-Neuerburg, K. M. Stürmer
© Springer-Verlag Berlin Heidelberg 1987

einer bakteriellen Kontamination des Hämatons ausgegangen werden muß [2], stellt die Diagnose auch eines bisher blanden Hämatoms eine dringliche Indikation zur Ausräumung dar, um einen potentiellen Infektionsherd zu beseitigen.

20.1.2 Prophylaxe

Weichteilschonendes Operieren und eine subtile Blutstillung, besonders durch Ligatur statt Kauterisierung kaliberstärkerer Venen, sind wesentliche Voraussetzungen zur Verringerung der postoperativen Nachblutungsgefahr. Auch alle Gewebetrümmer und fraglich vitales Gewebe müssen im sicher gesunden Gewebe reseziert werden, wobei jede Höhlenbildung soweit wie möglich vermieden werden muß. Neben einem sorgfältigen, schichtweisen, aber unbedingt spannungsfreien Wundverschluß müssen alle unvermeidlichen Gewebetaschen und Wundhöhlen über ausreichend dimensionierte Redon-Saugdrainagen entleert werden. Diese müssen, soweit die regelrechte Funktion gewährleistet ist, länger als 12–24 h bis zu 48 h belassen werden, um auch kleinere Nachblutungen bei therapeutisch erwünschter Antikoagulation noch sicher abzudrainieren. Zur Thromboseprophylaxe sind schlecht steuerbare Medikamente zugunsten der Therapieprinzipien mit nachgewiesen niedriger Hämatomrate wie Heparin-DHE 2.500 IE zu verlassen [12, 13]. Eine auch zur Thromboseprophylaxe wünschenswerte Kompression von außen durch elastische Verbände und Kompressionsstrümpfe ist wegen möglicher Kompressionssyndrome und Nekroseschäden kontusionierter Hautbezirke nur mit großer Vorsicht anzuwenden. Günstig ist in den ersten Tagen ein lockerer Wattekompressionsverband und die Hochlagerung der Extremität auf einer gepolsterten Schiene.

20.1.3 Therapie

Bei Nachweis einer fluktuierenden Weichteilschwellung oder des für ein koaguliertes Hämatom typischen Schneeballknirschens liegt ein therapiebedürftiges Hämatom vor. Wegen der drohenden Infektion ist die Indikation zur notfallmäßigen Hämatomentleerung gegeben. Lokale Rötung, zunehmender Wundschmerz und allgemeine Temperaturerhöhung sind bereits als Zeichen einer bakteriellen Besiedlung zu werten [2]. Nur selten kann bei Fluktuation eine aseptische Punktion das Hämatom entleeren. Koagulierte Hämatomreste sind so nicht zu entfernen und werden leicht durch die Manipulationen an der Wunde keimbesiedelt. Es ist daher erforderlich, die ehemalige Hautinzision auf ganzer Länge in einem erneuten *aseptischen* Eingriff zu eröffnen und das Gerinnsel aus den Gewebesepten durch Kürettage zu entfernen. Ist das Koagel sicher weitab der ehemaligen Inzision lokalisierbar, kann ein separater Zugang sinnvoll sein, sofern eine Hautbrücke von mindestens 5 cm Breite zwischen den Inzisionen erhalten werden kann. Sorgfältiges Débridement und ausgiebiges Spülen mit antiseptischen Lösungen reinigen die Wundhöhle von avitalen Gewebetrümmern. Nach Einlage neuer Saugdrains wird die Wunde atraumatisch verschlossen. Liegt als Zeichen für eine bakterielle Kontamination bereits trübes Sekret vor, sollte bis zum Vorliegen des aktuellen Antibiogramms eine systematische Antibiotikatherapie mit einer breit wirksamen Antibiotikakombination eingeleitet werden, da das Risiko einer postoperativen Infektion höher zu werten ist als das einer blinden Antibiotikatherapie.

Werden diese Behandlungsgrundsätze eingehalten, hat das postoperative Wundhämatom nach Unterschenkelfraktur eine gute Prognose. Die Hämatomrate, die einer operativen Intervention bedurfte, betrug im eigenen Krankengut 4,7%. Nach der Hämatomausräumung entwickelte sich lediglich in 2 Fällen ein letztlich zu beherrschender Frühinfekt, während alle anderen Frakturen verzögerungsfrei heilten.

20.2 Thrombose

Thrombosen sind die weitaus häufigste Komplikationsmöglichkeit der Unterschenkelfraktur. In Abhängigkeit vom antithrombotischen Behandlungskonzept wird die Thromboserate nach Eingriffen an der unteren Extremität auf 60–70% geschätzt und dürfte am Unterschenkel, der der direkten Gewebetraumatisierung besonders intensiv ausgesetzt ist, eher noch höhere Werte erreichen. Im Gegensatz zum sensitiven Radiofibrinogentest, mit dem Thromboseraten bis zu 80% an der unteren Extremität bestimmt werden konnten [24], treten selbst bei phlebographisch gesicherten Thrombosen in weniger als ⅓ der Fälle klinisch relevante Symptome auf. Erst eine nach Monaten auftretende venöse Insuffizienz oder die unerwartet erfolgende Lungenembolie macht auf eine bis dahin stumme Venenthrombose aufmerksam. Eine wirksame Thromboseprophylaxe ist deshalb zur Verhütung von Folgeschäden der Unterschenkelfraktur unabdingbar.

20.2.1 Ursachen

Die thrombogenen Faktoren, wie sie bereits durch die Virchow-Trias beschrieben werden, wirken auch beim Trauma. Schwellung und Immobilisation fördern die *Stase*. Durch die Gewebetraumatisierung lokal freigesetzte Gerinnungsfaktoren fördern die *Hyperkoagulabilität* und die Kontusion der Gefäße — noch gesteigert durch eine fakultative Ischämie — verursacht den *Endothelschaden* am Gefäßsystem.

20.2.2 Prophylaxe

Von diesen 3 Faktoren sind nur Stase und Hyperkoagulabilität therapeutisch beeinflußbar. Eine dosierte Kompression durch elastische Binden und Strümpfe beschleunigt den Blutfluß im venösen System, ist aber bei Verletzungen an der unteren Extremität nur eingeschränkt zu verwenden, ebenso wie eine aktive Übungstherapie. Da auch nur eine Komponente, nämlich die Stase, auf diese Weise beeinflußt werden kann, ist der Effekt zur Thromboseprophylaxe nicht ausreichend und muß durch pharmakologische Reduzierung der Hyperkoagulabilität ergänzt werden. Dennoch muß in der postoperativen Phase streng auf das Tragen eines komprimierenden Strumpfes geachtet werden, um schwellungsbedingte Störungen der Weichteilheilung zu vermeiden.

Zur medikamentösen Gerinnungshemmung werden heute 3 Wirkprinzipien eingesetzt: Kumarine, Dextrane und die Heparinisierung in unterschiedlichen Dosierungen. Kumarine und Dextrane scheiden in der postoperativen Phase wegen schlechter Steuerbarkeit für den Routineeinsatz aus. Bewährt hat sich die Heparinisierung. In mehreren gut dokumentierten Studien wurde die thrombosehemmende

Wirksamkeit der Low-dose-Heparinisierung mit 3mal 5000 IE Heparin nachgewiesen [3, 9, 11, 14], die aber gerade in der Traumatologie eine nicht unbeträchtliche Komplikationsrate durch lokale Nachblutungen zur Folge hat [9, 14]. Wir bevorzugen die Gabe von 2mal 5000 IE Heparin in Kombination mit 0,5 mg Dihydroergotamin oder auch 3mal 2500 IE Heparin mit DHE, dessen Wirksamkeit in mehreren kontrollierten Studien und auch im eigenen Haus bestätigt werden konnte [3, 4, 12, 13]. Die Rate der gesicherten Thrombosen ging gegenüber einem Vergleichszeitraum von 3 Jahren mit Dextranprophylaxe um ⅔ zurück und es wurde keine tödliche Lungenembolie beobachtet. Gesicherte Thrombosen nach Unterschenkelfrakturen sahen wir lediglich in 3 Fällen [23].

Dem Dihydroergotamin kommt über eine venentonisierende Wirkung eine Erhöhung der venösen Flußrate ohne sonstige Kreislaufwirksamkeit zu [15]. Somit werden durch dieses Kombinationspräparat die beiden der Therapie zugänglichen Faktoren der Thrombogenese, die Stase und die Koagulabilität, beeinflußt [4, 14]. Bei zwei- bis dreimaliger subkutaner Gabe ist die Therapie gut im stationären Routinebetrieb praktikabel, zumal keine spezielle gerinnungsphysiologische Überwachung erforderlich ist [4, 12, 13]. Wünschenswert ist allerdings eine routinemäßige Kontrolle der PTT zur Bestimmung der Gerinnbarkeit des Blutes.

Allerdings sind beim Einsatz einer Antikoagulanzienprophylaxe mit Heparinderivaten und speziell beim Dihydroergotamin Kontraindikationen zu beachten, um gefahrlos mit diesem Präparat zu arbeiten. Frühere gastrointestinale Blutungen, ein schwerer Hypertonus (RR > 220/120), eine frische intrazerebrale Blutung und operative Eingriffe am Zentralnervensystem lassen eine routinemäßige Antikoagulation mit Heparin nicht zu. Das individuell abzuschätzende Risiko, eine thromboembolische Komplikation zu erleiden, relativiert allerdings diese Gegenanzeigen, so daß im wohl abgewogenen Einzelfall durchaus auch bei den angegebenen Kontraindikationen eine Antikoagulation mit Heparin indiziert sein kann. Eine Gabe von *DHE* ist *immer kontraindiziert* bei Schock, Sepsis und Koronarleiden mit schwerer Angina pectoris sowie in Kombination mit Sympathikomimetika. Eine Anwendung beim Polytraumatisierten kommt deswegen nicht in Betracht. In allen diesen Fällen ist die alleinige Verwendung von Heparin in einer Dosierung von 3mal 5000 IE zu empfehlen.

Eine seltene, in ihrer Kausalität bisher nicht geklärte, aber bei ihrem Eintritt fatale Komplikation kann nach bisherigen Erfahrungen vom Dihydroergotamin ausgehen. Möglicherweise in Zusammenhang mit der Schwere des erlittenen Weichteiltraumas und einer diagnostisch nicht zu fassenden Disposition kann ein Arteriospasmus entstehen, der dem klassischen Ergotismus entspricht [1, 5]. Bei posttraumatischen Durchblutungsstörungen unter DHE-Gaben muß nach Ausschluß einer Kompartmentischämie an diese Komplikationsmöglichkeit gedacht werden. Wird in Unkenntnis des Krankheitsbildes eine rechtzeitige Therapie versäumt, sind schwere Defektheilungen zu erwarten, wie ein Beispiel aus der Frühphase der Präparateinführung beweist, als diese dramatische, aber äußerst seltene Komplikation noch nicht bekannt war.

Bei einer 18jährigen Patientin wurde eine primär zweitgradig offene Fraktur nach Rückkehr aus einem Urlaubsaufenthalt sekundär unter Achsenkorrektur durch Plattenosteosynthese stabilisiert. Am 12.Tag nach der Operation unter Heparin-DHE-Prophylaxe Ischämiezeichen des operierten Unterschenkels. Ausschluß einer Kompartmentischämie durch Druckmessung und Nachweis einer Verengung der arteriellen Gefäßbahn ohne Stop durch Angiographie. Eine prophylaktische Fasziotomie und Arteriotomie mit Fogarty-Katheterdilatation am folgenden Tag konnte eine schwere Defektheilung mit Verlust des Vorfußes und Spitzfußstellung nicht verhindern (Abb.1,2).

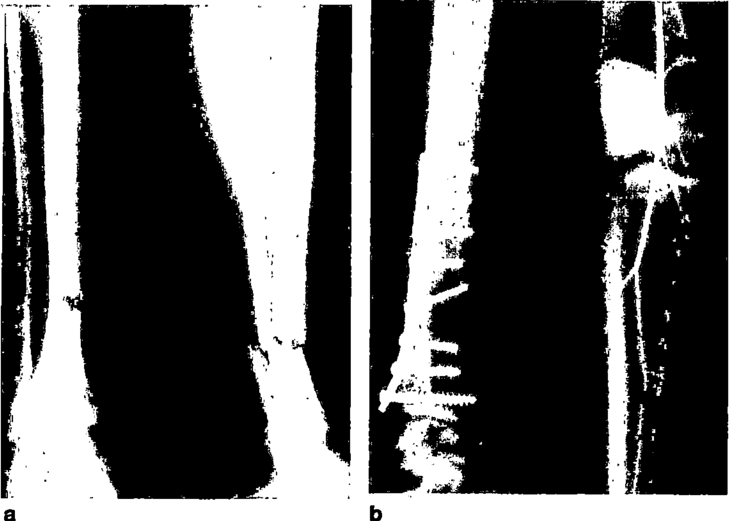

Abb. 1. a Distale Unterschenkelfraktur, klinisch zweitgradig offen. b Angiogramm 12 Tage nach Frakturstabilisation, ,Spastik' der Unterschenkelarterien und Verdämmern im distalen Drittel

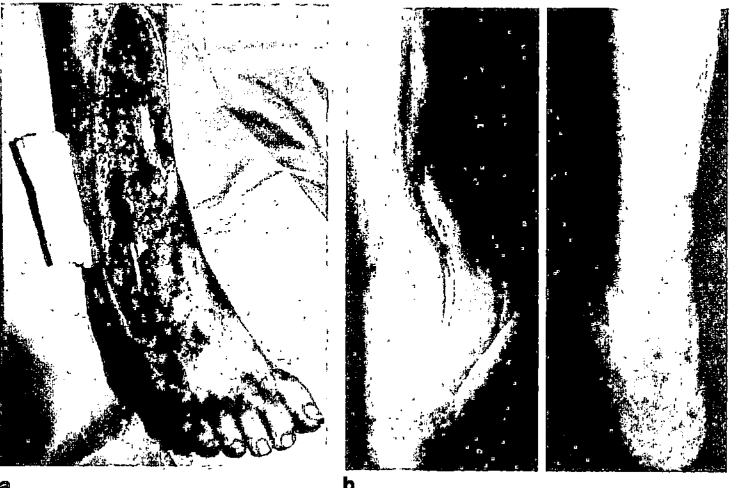

Abb. 2. a Vorfußdemarkation trotz Fasziotomie. b Defektheilung nach mehreren plastischen Eingriffen

In den folgenden Jahren beobachteten wir 3 ähnlich gelagerte Fälle, bei denen akute Unterschenkelischämien nach operativer Versorgung traumatisierter Unterschenkel auftraten. Durch sofortiges Absetzen des Dihydroergotamins und Spasmolyse der Gefäßmuskulatur durch Infusion von Nitropräparaten konnte in diesen Fällen eine nahezu schlagartige Wiederherstellung der Durchblutung erreicht und ein ischämischer Dauerschaden verhindert werden. Bei Kenntnis des seltenen Krankheitsbildes und der wirksamen Behandlungsmaßnahmen sollte diese Komplikationsmöglichkeit keine Gegenanzeige zum Einsatz des wirkungsvollen und ansonsten nebenwirkungsarmen Therapieprinzips darstellen. Die Behandlung ist nach Möglichkeit präoperativ zu beginnen und zur Risikominderung nur während der Phase der strikten Bettruhe fortzusetzen.

20.2.3 Therapie

Ist mangels oder trotz Antikoagulazientherapie eine Thrombose eingetreten, sind bis zur beginnenden Organisation der Thromben, d. h. für ca. 8 Tage eine Immobilisation mit Hochlagerung der betroffenen Extremität und lokale antiphlogistische Maßnahmen erforderlich. Die bisherige prophylaktische Low-dose-Heparinisierung oder andere Antikoagulationsverfahren werden in eine therapeutische Vollheparinisierung unter Kontrolle der Gerinnungsparameter umgewandelt. Die Dosierung erfolgt individuell wirkungsabhängig, wobei unter Dauerinfusion eine Verlängerung der PTT auf das 2fache bzw. der PTZ auf das 2- bis 3fache der Norm angestrebt werden muß.

Nach Abklingen der ersten entzündlichen Reaktion wird eine orale Antikoagulanzientherapie mit Kumarinen begonnen, um bei Erreichen des therapeutischen Wirkspiegels die Heparinisierung zu beenden. Um ein postthrombotisches Syndrom zu verhüten, ist die orale Antikoagulanzientherapie zusammen mit einer lokal wirksamen Venenkompression durch Bindenverbände oder Kompressionsstrümpfe über mindestens 6 Monate fortzusetzen. Massive frische Thrombosen, die bis in den Oberschenkel reichen und neben der Gefahr der Lungenembolie die Gefahr einer Phlegmasie beinhalten, müssen operativ ausgeräumt werden. Rezidivierende kleinere Lungenembolien lassen zur Verhütung einer deletären fulminanten Embolie die prophylaktische Kavasperre, vorzugsweise durch den Kim-Ray-Greenfield-Filter, angezeigt erscheinen.

20.3 Kompartmentischämie

Die für den Erhalt bzw. die Gebrauchstüchtigkeit gefährlichste Komplikation in der Frühphase nach Unterschenkelfraktur stellt die Kompartmentischämie dar.

Das Kompartmentsyndrom wird ausgelöst durch eine Gewebedruckerhöhung innerhalb eines geschlossenen Raumes — des Kompartments –, dessen Inhalt durch eine kompressionsbedingte Minderdurchblutung ischämisch geschädigt wird und deshalb vorübergehend oder dauernd seine physiologische Funktion einstellt.

Am Unterschenkel werden durch Tibia und Fibula und die verbindenden Faszien 4 Muskellogen gebildet, in denen eine Kompartmentischämie ablaufen kann. Diese kann sowohl durch Druckeinwirkung von außen durch Schienen, Kompressionsverbände und Gipse als auch durch eine Volumenerhöhung im Inneren durch ödematöse Schwellung und Einblutung induziert werden. Im kompressiblen Niederdrucksystem der Venen löst die Gewebedruckerhöhung als erstes einen Rückstau aus. Durch die so entstehende Minderung des arteriovenösen Druckgradienten verschlechtert sich die Perfusion des Gewebes, das nun seinerseits durch hypoxische Ödembildung das Kompartmentvolumen erhöht. Mit der hierdurch ausgelösten Drucksteigerung wird ein Circulus vitiosus in Gang gesetzt, der nur durch Druckentlastung von außen unterbrochen werden kann [6, 16].

20.3.1 Ursachen

Die unzureichende Ausdehnungsmöglichkeit des traumatisierten Gewebes ist die Ursache einer Kompartmentischämie. Bei der konservativen Frakturbehandlung erhöhen selbst gespaltene Gipsverbände den subfaszialen Gewebedruck um bis zu 60% [7].

Auch der nicht eröffnete Hautmantel kann eine kritische Drucksteigerung zur Folge haben [8]. Besonders gefährdet sind deshalb geschlossene, oft konservativ behandelte, Frakturen mit einer von außen nicht sicher zu beurteilenden Weichteilschädigung. Die gedeckte Marknagelung der Tibiafraktur birgt ebenfalls ein hohes Risiko, wenn das Operationshämatom nicht entlastet wird. In ähnlicher Weise können der erzwungene Hautverschluß, besonders bei distal gelegenen Frakturen, und die Nachblutung zu entsprechenden Druckerhöhungen mangels Dehnbarkeit des Gewebes führen.

Die Kompartmentischämie ist auch heute ein aus Unkenntnis noch zu selten diagnostiziertes Krankheitsbild. Zusammenstellungen über die Häufigkeit geben mit zunehmender Kenntnis des Krankheitsbildes in jüngerer Zeit steigende Erkrankungszahlen an. Älteren Zahlenangaben von nur 1% Inzidenz dieser Komplikation für den Unterschenkelbruch [10] stehen Beobachtungen von Owen u. Tsimbuktis [22] mit Häufigkeitsangaben von 10% und in jüngster Zeit von Echtermeyer [6] mit 17% entgegen. Neben einem wachsenden Krankengut mit schweren Weichteilschäden dürften heute wesentlich häufiger akute Kompartmentischämien diagnostiziert werden, von denen früher lediglich die Folgen als nicht recht erklärbare funktionelle Restschäden nach Frakturbehandlung in Erscheinung traten.

20.3.2 Prophylaxe

Die wichtigste Prophylaxe der Kompartmentischämie ist, daß diese Komplikationsmöglichkeit ständig im Auge behalten wird und alle eine Kompression der Unterschenkelweichteile verursachenden Maßnahmen unterlassen werden. Besonders gefährdet ist die geschlossene Fraktur des Unterschenkels mit schwerem Weichteilschaden. Die primäre gedeckte Marknagelung derartiger Frakturen steigert das Risiko der Kompartmentischämie erheblich durch die nicht entlastete Drucksteigerung im Frakturbereich. Bei konservativer Behandlung muß durch regelmäßige klinische Kontrolle jeder Hinweis auf einen zu engen Gipsverband oder Durchblutungsstörungen registriert und umgehend beseitigt werden. Bei der operativen Behandlung besteht das größte Risiko in einem erzwungenen Verschluß des Weichteilmantels unter Spannung. Aber auch das Unterlassen einer prophylaktischen Eröffnung noch intakter Faszienlogen in Fällen mit kontusionierter Muskulatur, unzureichende Blutstillung und insuffiziente Drainage der zu erwartenden Nachblutung in die Weichteile bergen ein hohes Risiko, ebenso wie unzweckmäßige schnürende Verbände und der Verzicht auf postoperative Hochlagerung auf gepolsterten Schienen [6].

Das zweckmäßige Vorgehen sei am Beispiel einer drittgradig offenen Fraktur eines 18jährigen vorgestellt. Primäre Stabilisation durch Plattenosteosynthese, Deckung des Implantats und Knochens durch eine primäre Muskellappenplastik, prophylaktische Fasziotomie aller 4 Unterschenkelkompartments und der Verzicht auf einen primären Wundverschluß lassen eine Weichteilheilung ohne sekundären Gewebeuntergang erzielen. Nach Spalthautplastik tragfähiger Weichteilmantel.

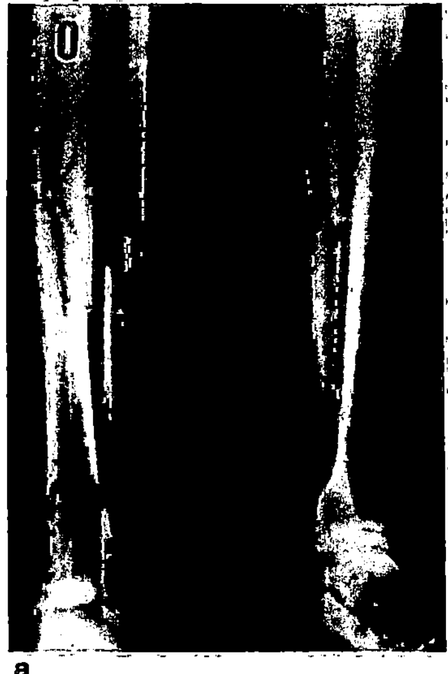 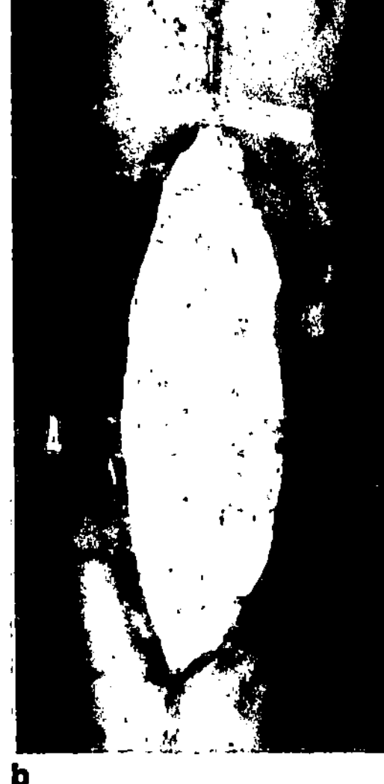

Abb.3. a Tibiaquerbruch im mittleren Drittel durch Rasanztrauma. b Plastische Deckung des Weichteildefekts durch primäre Muskellappen- plastik, Saugdrainage der Wundhöhle, temporäre Dek- kung mit Epigard

a   b

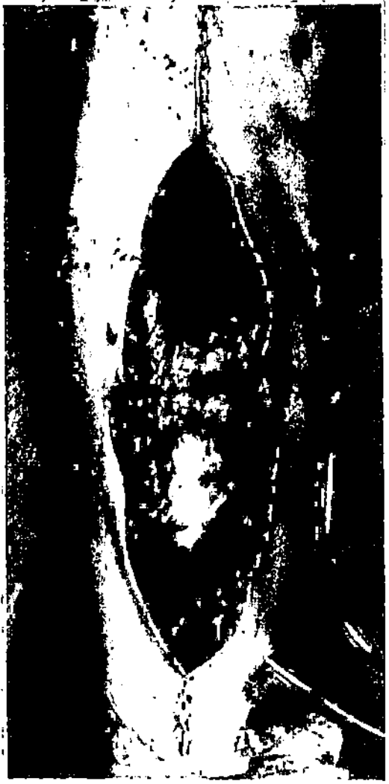 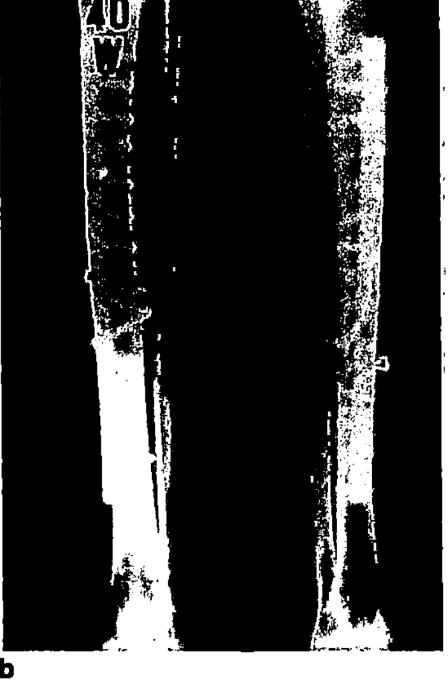

Abb.4. a Transplantationsrei- fer Untergrund 5 Tage nach Primäroperation. b Tragfähiger knöcherner Überbau nach 8 Monaten

a   b

Nach 8 Monaten ist die Fraktur tragfähig mit voll funktionstüchtigem Weichteil- mantel konsolidiert (Abb.3, 4).

Prophylaktische Fasziotomien führten wir im eigenen Krankengut in 40% der primären und 20% der sekundären Unterschenkelosteosynthesen durch. Postopera- tive Kompartmentischämien beobachteten wir nach großzügiger Indikation zur prophylaktischen Faszienspaltung nur noch in 3 Fällen.

20.3.3 Diagnose

Beim Menschen mit klarem Bewußtsein bereitet die Diagnose, wenn an das Krank- heitsbild gedacht wird, selten Schwierigkeiten.

Leitsymptome sind der den üblichen Wundschmerz übertreffende, kaum durch Analgetika zu kupierende, *brennend bohrende Ischämieschmerz,* eine Muskelverhärtung, passiver Dehnungsschmerz und *Funktionsschwäche* und letztlich der Ausfall der betroffenen Muskelgruppen. Während *Parästhesien* im sensiblen Versorgungsgebiet der das Kompartment durchziehenden Nerven frühzeitig auftreten, sind der komplette Sensibilitätsausfall und erst recht das Verschwinden des arteriellen Pulses Spätsymptome, die den irreparablen Dauerschaden ankündigen [9].

Schwierig zu diagnostizieren, und deshalb besonders leicht zu übersehen, ist die Ischämie der tiefen Beugerloge, da diese lediglich im unteren medialen Unterschenkeldrittel der direkten Palpation zugänglich ist. Gerade hier treten aber häufig Drucksteigerungen auf, die für Spätschäden verantwortlich gemacht werden müssen [7, 26].

Bei der Versorgung einer zweitgradig offenen Fraktur eines jungen Mannes wurde lediglich die Tibialis-anterior-Loge gespalten und auf primären Wundverschluß verzichtet. Bei ungestört ablaufender Frakturheilung entwickelte sich in den folgenden Monaten auf dem Boden einer übersehenen Ischämie in der tiefen Beugerloge ein schwerer Pes equinovarus, der erst durch ausgiebige Desinsertion der narbig kontrakten Beugemuskulatur mit einem funktionell befriedigenden Resultat zur Ausheilung gebracht werden konnte (Abb. 5-10).

Laboruntersuchungen sind für die Diagnose einer Kompartmentischämie ohne Bedeutung. Anhaltswerte für die Schwere des Gewebeuntergangs können durch Bestimmung des Myoglobinspiegels im Serum gewonnen werden, haben aber keine Bedeutung zur Bestätigung einer Verdachtsdiagnose, da die Myoglobinfreisetzung den bereits eingetretenen Schaden bestätigt.

Der Verdacht auf eine durch arterielle Gefäßverletzung ausgelöste Kompartmentischämie muß durch Angiographie ausgeräumt werden, die Abgrenzung eines Kompartmentsyndroms gegen die Läsion eines peripheren Nervs kann durch Prüfung der elektrischen Erregbarkeit von Nervenstamm und innervierter Muskulatur erfolgen.

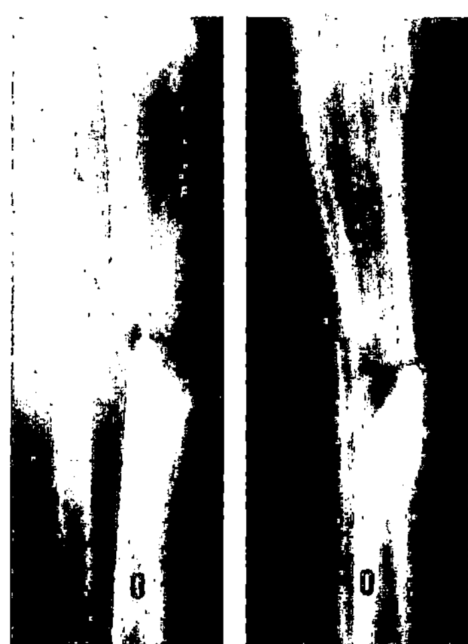

Abb. 5. Biegungsbruch der Tibia mit Substanzverlust

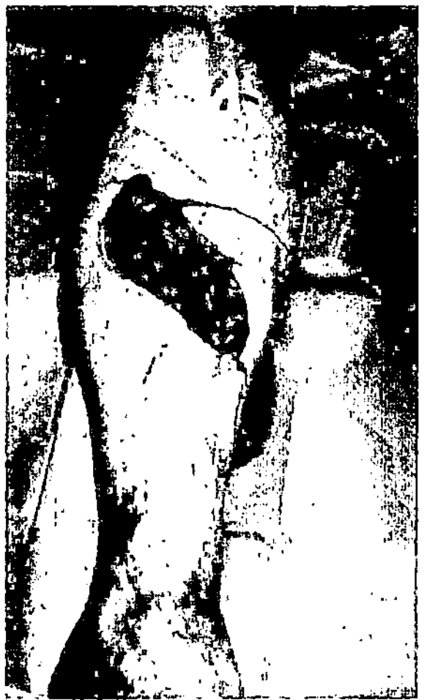

Abb. 6. Klinisch zweitgradig offene Fraktur mit Hautdefekt über der Vorderkante der Tibia

Abb.7. Zeitgerechte knöcherne Heilung
nach Plattenosteosynthese und primärer
Spongiosaplastik

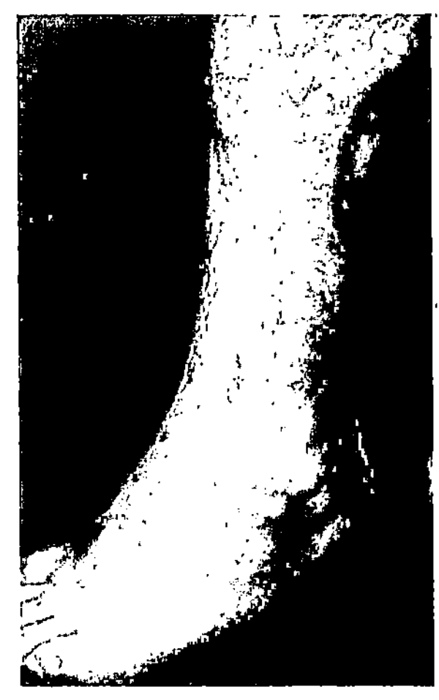

Abb.8. 1 Jahr nach Trauma schwerer
Pes equinovarus durch ischämische
Kontraktur der tiefen Beuger

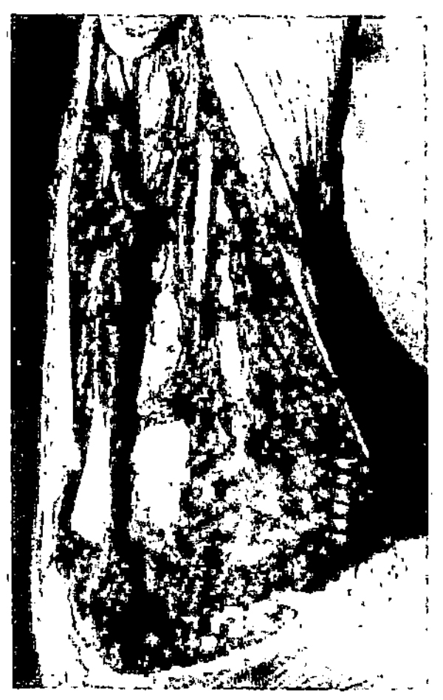

Abb.9. Korrektur der Muskelkontraktur durch
Arthrolyse des oberen Sprunggelenks und
Tenotomie

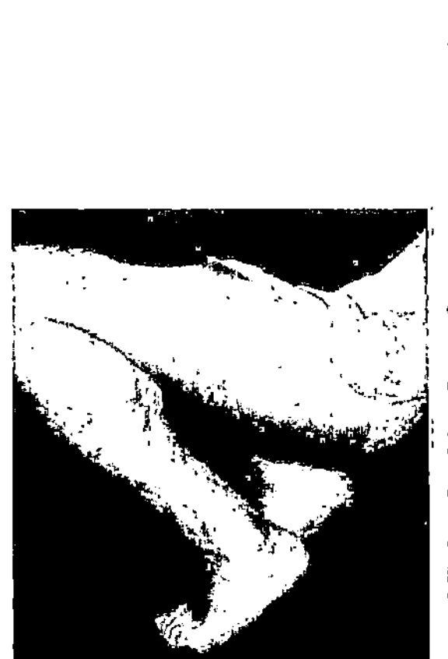

Abb.10. Beseitigung des Spitzfußes und
befriedigende Funktion im Oberschenkel-
gelenk 6 Monate nach dem Eingriff

Die eindeutige Bestätigung eines erhöhten intrafaszialen Drucks erfolgt durch
direkte Messung des erhöhten subfaszialen Gewebedrucks. Bei jeder Unsicherheit
in der klinischen Diagnose eines Kompartmentsyndroms empfiehlt sich der Einsatz
der einfachen Meßmethode. Die 1.einfache Meßanordnung, die für klinische
Belange hinreichend reproduzierbare Werte liefert, wurde von Whithesides [25]
angegeben. Genauer, aber aufwendiger, da sie den Einsatz eines Druckmeßplatzes
erfordert, ist die von Matsen [18] angegebene Technik, die über in die zu messenden
Kompartments eingelegte Meßkatheter die kontinuierliche Beobachtung des sub-

faszialen Drucks erlaubt. Von der Industrie werden entsprechend ausgelegte Meß-
plätze und Kathetersets angeboten (Fa. Howmedica, Kiel). Besonders bei Bewußt-
losen und Polytraumatisierten, bei denen die klinische Diagnose einer Kompartmentischämie auf erhebliche Schwierigkeiten stößt, empfiehlt sich der Einsatz der
direkten Meßmethoden.

Der normale subfasziale Gewebedruck liegt um 0–5 mmHg. Werden bei der
Druckmessung Werte von 30–40 mmHg festgestellt, droht eine Kompartmentischämie, auch wenn Funktionsausfälle noch nicht nachgewiesen werden können. Liegt
die Differenz zwischen Gewebedruck und diastolischem Blutdruck unter
30 mmHg, ist mit einer schweren, Funktionsausfälle hinterlassenden Ischämie zu
rechnen, wenn nicht umgehend eine Entlastung der komprimierten Weichteile
erfolgt [20].

20.3.4 Therapie

Droht eine Kompartmentischämie, d.h. werden erste Schmerzen ohne Funktionsausfälle oder erhöhte Druckwerte festgestellt, sind erste Maßnahmen die Abnahme
jeglicher Verbände, die Lagerung der Extremität in Herzhöhe zur Optimierung des
arteriovenösen Druckgradienten und, bei bestehender Schocksituation, eine aggressive Volumentherapie zur Anhebung des arteriellen Blutdrucks, um die Perfusion
zu verbessern [27]. Eine abwartende Haltung ohne operative Intervention kann nur
eingenommen werden, wenn unter engmaschiger klinischer Kontrolle — möglichst
in Verbindung mit kontinuierlicher subfaszialer Druckmessung — ein Rückgang
der Symptomatik erkennbar wird [20]. Besteht Unsicherheit in der Beurteilung einer
Progredienz oder sind bereits Ausfälle nachweisbar — *manifeste* Ischämie —, muß
unverzüglich durch eine notfallmäßige, komplette Fasziotomie dekomprimiert werden. Sollten die abnorm erhöhten Gewebedrücke länger als ca. 8 h erhöht bleiben,
sind die eingetretenen Ausfälle in der Regel irreversibel.

Die Entlastung gelingt leicht durch eine mediale und laterale Längsinzision des
gesamten Unterschenkels mit Eröffnung aller 4 Faszienlogen. Eleganter und kosmetisch besser ist die Eröffnung der Faszienlogen durch einen lateralen Längsschnitt nach der von Matsen [19] angegebenen Methode, die allerdings eine sorgfältige operative Technik der Präparation voraussetzt, um alle Faszienräume
ausreichend und schadensfrei zu eröffnen (Abb. 11).

Bei der Revision sind die Weichteile auf bereits eingetretene ischämische Schäden zu kontrollieren. Nicht mehr blutendes, nicht kontraktiles oder gar bereits
lehmfarbenes Gewebe wird sofort reseziert, fraglich vitales Gewebe aber besser
belassen, da die Regenerationsfähigkeit des von Nekrosen durchsetzten Gewebes
nicht sicher beurteilt werden kann. War zum Zeitpunkt der Fasziotomie noch keine
Osteosynthese erfolgt, muß diese in gleicher Sitzung erfolgen, um nach Ausfall der
Weichteilschienung die Fraktur zu stabilisieren und der Infektion vorzubeugen. Die
Wahl des Stabilisationsverfahrens ist vom eingetretenen Weichteilschaden abhängig. In der Regel ist dem Fixateur wegen der größeren Weichteilschonung der Vorzug zu geben. Nach Spalten der Faszien unterbleibt bei jeder therapeutischen Fasziotomie der Hautverschluß. Bis zum Abklingen der ischämischen Schwellung wird
der Hautdefekt mit Kunststoffolien (Epigard o.ä.) abgedeckt. Danach ist ein Verschluß durch Sekundärnaht problemlos möglich. Ein zu frühzeitiger Verschluß
unter Spannung kann ein Reboundkompartment auslösen. Soll aus Gründen der
Infektionsprophylaxe ein frühzeitiger Weichteilverschluß erfolgen, ist der Spalt-

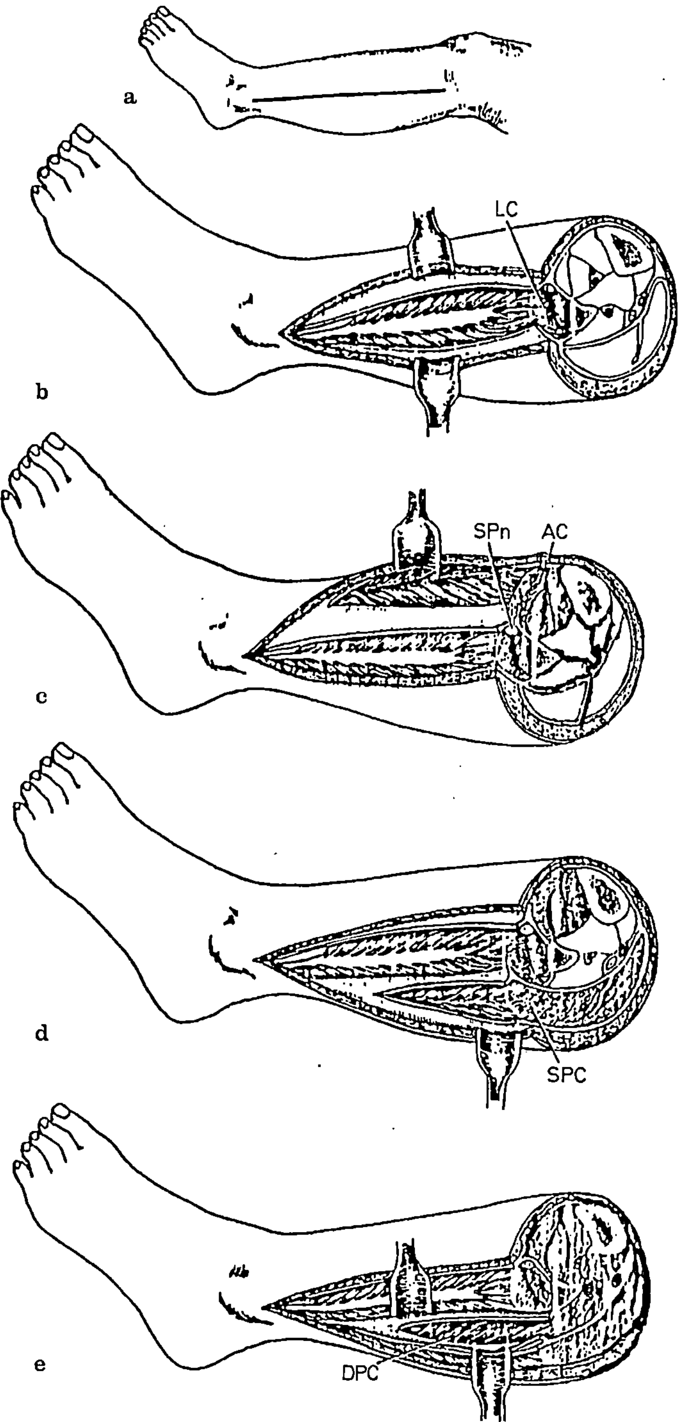

Abb. 11. Fasziotomie des Unterschenkels durch lateralen Zugang nach Matsen mit Eröffnung aller 4 Kompartimente

hautplastik der Vorzug zu geben. Bei rechtzeitigem entlastendem Eingriff darf mit einer vollständigen Wiederherstellung der Funktion gerechnet werden.

20.4 Zusammenfassung

Die postoperativen Frühkomplikationen gefährden den Erfolg der operativen Frakturbehandlung. Das Hämatom ist dabei die zunächst harmloseste Komplikation, die aber in jedem Fall die Möglichkeit der bakteriellen Kontamination und damit der postoperativen Osteomyelitis in sich birgt. Die unerkannte Kompartmentischämie gefährdet die Gebrauchstüchtigkeit der operierten Extremität durch Ausfall der Weichteilfunktion. Sowohl das Hämatom wie die Kompartmentischämie lassen sich in der Mehrzahl der Fälle durch sorgfältige lokale Weichteilbehandlung vermeiden und durch rechtzeitige Diagnose und zielgerichtete Therapie ohne wesentliche Verzögerung des Heilungsverlaufs und ohne Dauerschaden zur Ausheilung bringen. Die Thrombose ist eine nicht ursächlich beeinflußbare Komplikation der Weichteilschädigung durch Trauma und Operation. Hier muß die physikalische und die nach Operationen an der unteren Extremität bedeutendere medikamentöse Thromboseprophylaxe den Schaden auf die unmittelbar geschädigten Gefäßbezirke beschränken und Auswirkungen auf den Gesamtorganismus vermeiden. Trotz Schädigungsmöglichkeiten bei nicht sorgfältiger Beachtung der Gegenindikationen hat sich bei uns die medikamentöse Thromboseprophylaxe mit dem Kombinationspräparat Heparin-DHE insofern hervorragend bewährt, als seitdem keine Fälle fulminanter Lungenembolie nach Operationen am Unterschenkel beobachtet wurden und postthrombotische Syndrome zur Rarität wurden.

20.5 Literatur

1. Berg van den E, Walterbusch G, Gotzen L, Rumpf KD, Otten B, Fröhlich H (1982) Ergotismus eine wichtige Komplikation der medikamentösen Thromboembolie-Prophylaxe. Dtsch Med Wochenschr 107: 716
2. Burri C (1974) Posttraumatische Osteitis. Aktuel Probl Chir 18: 223
3. Bùttermann G, Theisinger W, Weidenbach A, Hartung R, Welzel D, Pabst HW (1977) Quantitative Bewertung der postoperativen Thromboembolieprophylaxe. Med Klin 72: 1624
4. Buttermann G, Haluszynski I, Theisinger W, Pabst HW (1981) Postoperative Thromboembolieprophylaxe mit reduziertem low-dose-Heparin-Anteil und Dihydroergotamin in fixer Kombination. Münch Med Wochenschr 123: 1213
5. Echterhoff HM, Kottmann UR (1981) Ergotismus eine wichtige Komplikation in der medikamentösen Thromboembolieprophylaxe. Dtsch Med Wochenschr 106: 1718
6. Echtermeyer V, Oestern HJ (1983) Kompartmentsyndrom Aetiologie-Pathophysiologie-Lokalisation-Diagnostik-Therapie. Hefte Unfallheilkd 162: 75
7. Garfin SR, Mubarak SJ, Evans KL, Hargens AR, Akeson WH (1981) Quantification of intracompartimental pressure and volume under plastercasts. J Bone Joint Surg [Am] 63: 449
8. Gaspard DJ, Kohl RD (1975) Compartimental syndromes in which the skin is limiting boundary. Clin Orthop 113: 65
9. Gruber UF (1982) Prevention of fatal postoperative pulmonary embolism by heparin dihydroergotamine or Dextran 70. Br J Surg [Suppl] 69: 54
10. Heim U, Grete W (1972) Das Tibialis-anterior-Syndrom nach Osteosynthese am Unterschenkel. Helv Chir Acta 39: 667
11. Kakkar VO, Bently PG, Lawrence D, Haas de HA, Ward VP (1979) Die Prophylaxe der postoperativen venösen Thromboembolie. Münch Med Wochenschr 121: 1152
12. Koppenhagen KO, Haering R (1981) Vergleichende Untersuchung zwischen Heparin-Dihydergot 2500 und low-dose Heparin. Klinikarzt 10: 785

13. Koppenhagen K, Haering R (1981) Thromboembolieprophylaxe mit vermindertem Blutungsrisiko. Med Welt 32:1022
14. Koppenhagen K, Matthes M (1982) Heparin-Dihydergot oder Heparin allein zur Thromboseprophylaxe. Med Welt 33:216
15. Lange L (1977) Herz Kreislauf 9:427
16. Lanz M (1979) Ischämische Muskelnekrosen. Springer, Berlin Heidelberg New York (Hefte zur Unfallheilkunde, Bd 139)
17. Matsen FA III, Clawson DK (1975) The deep posterior compartmental syndrom of the leg. J Bone Joint Surg [Am] 57:34
18. Matsen FA III, Mayo KA, Sheridan GW, Krugmire RB (1976) Monitoring of intramuscular pressure. Surgery 79:702
19. Matsen FA III, Winquist RA, Krugmire RB Jr (1980) Diagnosis and management of compartmental syndromes. J Bone Joint Surg [Am] 62:286
20. Matsen FA III, Wyss CR, Krugmire RB et al. (1980) The effects of limb elevation and demency on local arteriovenous gradients in normal human limbs with particular reference to limbs with increased tissue pressure. Clin Orthop 150:187
21. Muhr G (1983) Frühkomplikationen nach Frakturen mit Weichteilschaden. Hefte Unfallheilkd 162:125
22. Owen R, Tsimbukis B (1967) Ischaemia complicating closed tibial and fibula shaft fractures. J Bone Joint Surg [Br] 49:268
23. Schaarschmidt U, Towfigh H, Schaarschmidt H (1984) 3-jährige Erfahrungen mit der generellen Heparin-Dihydergot-Prophylaxe in der Unfallchirurgie. Hefte Unfallheilkd 164:405
24. Tscherne H, Westermann K, Trentz O, Pretschner P, Mellmann J (1978) Thromboembolische Komplikationen und ihre Prophylaxe beim Hüftgelenkersatz. Unfallheilkunde 81:178
25. Whitesides TE Jr, Honey TC, Morimoto K, Hirada H (1975) Tissue pressure measurements as a determinant for the need of fasciotomie. Clin Orthop 113:43
26. Wissing H (1980) Die Bedeutung der Kompartmentdruckmessung in der Beurteilung des Weichteilschadens am Unterschenkel. Hefte Unfallheilkd 85:941
27. Zweifach SS, Hargens AR, Evans KI, Gonsalves MR, Smith RK, Mubarak SJ (1980) Skeletal muscle necrosis in pressurized compartments associated with hemorrhagic hypotension. J Trauma 20:941

21 Frühinfektion

B. Friedrich

Nach den Gesetzen der allgemeinen Chirurgie ist jede offene Wunde, also auch die Operationswunde, stets als kontaminiert oder sogar als infiziert zu betrachten. Die Ausbildung einer klinisch manifesten Infektion jedoch wird nicht nur begünstigt durch Art und Vitalität der beteiligten Keime, sondern auch sehr wesentlich, wenn nicht gar ausschließlich, durch einen entsprechenden Nährboden, auf dem diese Keime sich vermehren können. So spielen also die Vitalität und damit die Abwehrkraft einer Wunde für das Angehen einer bakteriellen Infektion eine ganz entscheidende Rolle. Es ist die logische Folge, daß den Wundheilungsstörungen jeglicher Art in der postoperativen Frühphase eine besondere Bedeutung zukommt.

Die 3 wesentlichen Komplikationen nach Osteosynthesen am Unterschenkel sind

1. die postoperative Nachblutung, das Hämatom,
2. die Überlastungsreaktion und
3. die akute bakterielle Infektion.

21.1 Postoperatives Hämatom

Einen geradezu idealen Nährboden für eine Infektion bieten postoperative Hämatome, die nach Burri in über 20% der Fälle bakteriell kontaminiert sind [4]. Es gehört zur gezielten Infektionsprophylaxe bei der operativen Frakturbehandlung, im Zweifel lieber mehr als zu wenige Drainagen zu benutzen und sie postoperativ nicht früher zu entfernen, als bis sie weniger als 5 ml am Tage fördern.

Das postoperative Hämatom wird klinisch deutlich, wenn sich nach Stunden oder Tagen im Operationsgebiet Schwellungs- und Spannungsschmerzen, Fluktuation, lokale Rötung und Funktionsschmerzen bemerkbar machen. In dieser Situation wird man sich stets aktiv verhalten und dafür sorgen müssen, daß ein solches Hämatom, und das damit erhöhte Infektionsrisiko, so rasch wie möglich beseitigt wird. Mit der Diagnose des postoperativen Hämatoms ist immer auch gleichzeitig die Indikation zur unverzüglichen Entleerung gestellt. Das darf nicht dadurch geschehen, daß einige Fäden eröffnet werden, damit das Hämatom abläuft. Hier kann einmal bei kleinen, oberflächlich subkutan gelegenen Hämatomen von der gesunden Seite her punktiert werden: Unter sterilen Kautelen wird das Hämatom nach Lokalanästhesie und Stichinzision mit einer ausreichend dicken Kanüle punktiert und abgesaugt. Bei größeren Blutansammlungen muß aber immer (unter aseptischen Bedingungen) eine operative Ausräumung des Hämatoms vorgenommen werden. Nach gründlicher Revision und Blutstillung sowie subtilem Débridement wird die Wunde über Redon-Drainagen wieder verschlossen. Eine solche Situation gilt als Notfall und soll, wann immer sie entdeckt wird, so rasch wie möglich aktiv bereinigt werden [4, 6].

Die Tibiaschaftfraktur beim Erwachsenen
Hrsg.: K. P. Schmit-Neuerburg, K. M. Stürmer
© Springer-Verlag Berlin Heidelberg 1987

Wichtig im Zusammenhang mit Osteosynthesen gerade am Unterschenkel ist der Hinweis, daß die Operationswunde prinzipiell am 1. postoperativen Tag zu kontrollieren ist und daß Verbände auch beim sog. reizlosen Zustand nicht tagelang belassen werden dürfen. Häufig wird der primär durchblutete Verband durch Antrocknen so hart, daß er nicht wie ein Polster wirkt, sondern sogar zu Druckläsionen und Nekrosen der Haut führen kann. Die offene Wundbehandlung mit Entfernung jeglichen Verbandes nach 24 oder spätestens 48 h zeigt, daß eine Wundinfektion von außen zu diesem Zeitpunkt nicht mehr möglich ist, daß aber der Vorteil besteht, die Wunde ständig kontrollieren zu können, so daß bereits bei ersten Anzeichen einer Heilungsstörung Gegenmaßnahmen schon in einer sehr frühen Phase getroffen werden können.

21.2 Überlastungsreaktion

Treten nach einer Osteosynthese mit zunächst komplikationslos verlaufener Wundheilung während der Frühmobilisation oder auch später bei der Belastung sog. Entzündungsymptome auf, also Rötung und Überwärmung der Haut, Schwellung, Schmerzen und damit eine zunehmende Funktionsstörung, so ist der Gedanke an eine sich entwickelnde bakterielle Infektion oft leider nur allzu berechtigt.

Mit dem klinischen Bild einer manifesten Infektion völlig identisch, auch histopathologisch als echte Entzündung definierbar, pathogenetisch allerdings grundverschieden, ist das sog. Überlastungssyndrom. Hier liegt biomechanisch stets eine relative Instabilität vor als biologische Antwort auf die mechanischen Alterationen eines ohnehin schon sehr aktiven, stark vaskularisierten, in Ab-, Um- und Aufbau begriffenen Gewebes: Mikroblutungen mit Hämatombildung, resorptive und reparative Vorgänge bestimmen sowohl das histologische als auch das klinische Bild, nämlich das einer Entzündung mit allen typischen Merkmalen, sogar bis hin zur Perforation nach außen. Bei der Erhebung des klinischen Befundes vermißt man allerdings in der Regel die für die bakterielle Infektion kennzeichnende Beeinträchtigung des Allgemeinbefindens wie auch das Fieber. Eine Leukozytose besteht meist nicht, die Beschleunigung der Senkung ist deutlich geringer. Schmerzen, Rötung und Schwellung sind erst unter der Belastung aufgetreten und lassen in Ruhe sofort wieder nach.

Verkennt man allerdings diese Symptomatik, dann kann es tatsächlich zu einer Perforation des Hämatoms nach außen und schließlich zu einer Superinfektion von außen nach innen mit allen Folgen der manifesten bakteriellen Infektion kommen.

Entsprechend seiner Pathogenese besteht die Therapie des Überlastungssyndroms in einer Wiederherstellung der Stabilität: Ruhigstellung, ggf. auch im Gipsverband, Entlastung in Hochlage, vorübergehende Einstellung aller Mobilisierungs- oder Belastungsversuche bringen die gestörte Bruchheilung wieder in Gang und führen zu schnellem Abklingen aller klinischen Symptomatik. Situationsgerechte und angepaßte Übungsbehandlung unterstützt dann den späteren Heilverlauf.

21.3 Akute bakterielle Infektion

Die bakterielle Infektion des Knochens und der Weichteile nach einer Fraktur stellt zweifellos die gravierendste Komplikation und für Arzt und Patient gleichermaßen ein gefürchtetes und ernstes Krankheitsbild dar, das Allgöwer im Zusammenhang mit und als Folge von Osteosynthesen sogar als Katastrophe bezeichnet hat [1]. Im Gegensatz zu der vorwiegend im Kindesalter auftretenden hämatogenen Osteomyelitis, bei der es sich um die Lokalmanifestation einer septischen Allgemeinerkrankung handelt, verläuft die posttraumatische Osteitis in der Regel als lokalbegrenzte Entzündung des Knochens, oft ohne septische Erscheinungen. So steht bei der Therapie der hämatogenen Osteomyelitis die systemische Antibiotikagabe ganz im Vordergrund, jedoch setzt die Therapie der posttraumatischen Osteitis überwiegend lokal an. Dabei entscheidet der pathologisch-anatomische Verlauf der Knocheninfektion ganz wesentlich über die Art des therapeutischen Vorgehens [5, 6, 8].

21.3.1 Morphologie

Während die akute hämatogene Osteomyelitis nach der Ansiedelung der Keime im betroffenen Gewebe von Hyperämie und Zellreichtum begleitet ist, wird die posttraumatische Form der akuten Knocheninfektion durch Avaskularität gekennzeichnet. Die ätiologischen Faktoren — Trauma der Verletzung und der Operation — können je nach Ausmaß der Schädigung primär zu örtlichen Zirkulationsstörungen führen, die im Stadium der Infektion durch Mikrothrombosen noch verstärkt werden. So kommt es über die Ernährungsstörung zu Knochennekrosen, die als Sequester aus dem vitalen Gewebe herausgelöst werden und ihrerseits wieder die Entzündung im Sinne einer Fremdkörperreaktion unterhalten. Die Ausheilung einer solchen Entzündung ist dann in der Regel erst zu erwarten, wenn diese Sequester abgestoßen oder entfernt sind. In den Randgebieten der Entzündung entsteht durch Zunahme der Kapillaren und Arteriolen ein Schutzwall, der den Prozeß über reaktiven Knochenanbau — die Sklerose — örtlich begrenzt [9]. Daraus wird verständlich, daß mit einer systemischen Antibiotikatherapie bestenfalls eine Begrenzung des Prozesses, kaum jedoch eine Keimfreiheit im infizierten Gebiet zu erwarten ist.

21.3.2 Klinische Symptomatik

Die posttraumatische Osteitis ist zwar eine lokal begrenzte entzündliche Erkrankung des Knochens, aber immer sind auch die Weichteile der Nachbarschaft in den ganzen Entzündungsprozeß mit einbezogen [1, 6, 9].

Wichtig ist es, in der postoperativen Phase nach lokalen Ödemen im Operationsbereich zu fahnden, sind sie doch nicht selten das erste Anzeichen einer sich anbahnenden Infektion.

Klinisch finden sich oft bereits wenige Stunden, Tage oder auch erst Wochen nach der (offenen) Fraktur oder der Osteosynthese alle Zeichen der lokalen Entzündung im Sinne von Dolor, Tumor, Rubor, Calor und Functio laesa, begleitet von einem Anstieg der Körpertemperatur, einer Leukozytose und einer Beschleunigung der Blutsenkung. Jeder postoperative Temperaturanstieg, besonders wenn er nach einigen Tagen auftritt, wird so lange für eine lokale Infektion zu halten sein, bis das Gegenteil bewiesen ist. Später erst kommt es zur Einschmelzung und Abszeßperforation nach außen mit Ausbildung einer oder mehrerer Fistelöffnungen und eitriger

Sekretion. Temperaturerhöhung und Leukozytose klingen dann meist rasch wieder ab, eine hohe bis mittelhohe Senkungsbeschleunigung bleibt bestehen und signalisiert die Tendenz der Entzündung zur chronischen Verlaufsform.

21.3.3 Therapie

Die erste Therapiemaßnahme wird wie bei jeder frischen Entzündung die Ruhigstellung der betroffenen Extremität sein, am besten unter Hochlagerung.

Solange die akute lokale Symptomatik der Weichteilinfektion — noch ohne Einschmelzung — im Vordergrund steht, wird stets die Indikation zur allgemeinen antibiotischen Therapie zu diskutieren sein, auch wenn in diesem Stadium eine bakteriologische Diagnostik und Resistenzbestimmung noch nicht möglich sind. Hier darf jedoch nicht übersehen werden, daß gerade durch die Antibiotikatherapie im akuten Stadium der klinische Befund einer Infektion nicht selten verschleiert und damit die dringend erforderliche chirurgische Revision zumindest unnötig verzögert wird. Hier ist zu erinnern an die subakuten, sog. blanden Verlaufsformen postoperativer Infektionen, die manchmal wochen- oder sogar monatelang eine umschriebene, leicht schmerzhafte Rötung im Operationsgebiet zeigen und spätestens nach der Perforation doch noch und endlich der chirurgischen Revision unterzogen werden. Prinzipiell ist immer schon beim Verdacht auf eine postoperative Infektion und erst recht dann, wenn es im Entzündungsgebiet zur Einschmelzung gekommen ist, die Indikation zur chirurgischen Entlastung gegeben. In einer solchen Situation soll man sich im Zweifelsfalle immer für die operative Revision entscheiden. Eine ausreichend große Inzision ermöglicht dann die radikale Säuberung des Wundgebiets von nekrotischem Gewebe sowohl der Weichteile als auch des Knochens und die Gewinnung von Material für die bakteriologische Untersuchung. Die ausgiebige Drainage der infizierten Wunde erfolgt mit Hilfe von Redon-Drainagen, die stets separat und weit entfernt von der Wunde herausgeleitet und wenn möglich als Spüldrainage, bei fehlender Einschmelzung als reine Saugdrainage installiert werden sollen.

Über den Wert antibiotischer Zusätze zur Spülung wird viel diskutiert. Bei stark infiziertem Wundgebiet kann ein Lokalantibiotikum die aggressive Infektion in ein blandes Stadium zurückdrängen. Der wesentliche Effekt der Spülung liegt nach wie vor in ihrem mechanischen Reinigungsvermögen [11]. Bei sehr aggressiven Infektionen hat sich eine Spülung für einige Tage mit einem 2-‰-Zusatz von Nebacetin zur Ringer-Lösung bewährt. Wieweit Zusätze von Antiseptika (Polyvidon-Jod, Taurolin o. ä.) oder von Medikamenten zur Aktivierung der Phagozytose durch Anheben des Redoxpotentials im Gewebe (Oxoferin) eine antibakterielle Wirkung in klinischem Ausmaß erzielen können, wird sich noch zeigen müssen [10].

Gerade beim Vorhandensein einer akuten postoperativen Infektion wird natürlich die Indikation einer systemischen Antibiotikatherapie zu diskutieren sein. Diese Indikation besteht zweifellos, wenn eine frische, akute bakterielle Infektion vorliegt und sich durch Temperaturanstieg und Leukozytose ein septisches Krankheitsbild darstellt. Auch bei der lokalen Phlegmone, also immer dann, wenn die lokale Entzündung sich in die Umgebung ausbreitet oder gar zur Sepsis entgleist, wird und kann niemand auf die Hilfe einer antibiotischen Therapie verzichten. Diese Therapie soll dann aber konsequent, gezielt und in richtiger Dosierung gegeben werden. Prinzipiell aber sollte eine routinemäßige Antibiotikagabe prä- und intraoperativ, auch bei der Osteitis nicht im Vordergrund der therapeutischen Überlegungen stehen; entscheidend ist immer die konsequente chirurgische Therapie des infizierten Gebiets, die medikamentöse Behandlung muß stets den Stellenwert einer adjuvanten Therapie behalten.

Das Argument, eine einmal begonnene Antibiotikatherapie müsse für mindestens 1 Woche fortgeführt werden, ist nicht begründet. Gerade der lange Gebrauch antibiotischer Medikamente erhöht die Gefahr der Selektion und der Resistenzentwicklung. Auch wenn nach 1 oder 2 Tagen noch Fieber besteht, sollte man das Antibiotikum ab- oder zumindest umsetzen, weil sich seine Wirksamkeit eben nicht erwiesen hat. Andererseits muß bei Fortbestehen von Fieber unter oder trotz Antibiotikatherapie immer auch an die Möglichkeit des Medikamentenfiebers gedacht werden, das gar nicht so selten rasch nach dem Absetzen des Medikaments ebenfalls verschwindet.

21.4 Prä- und perioperative Antibiotikaprophylaxe

In zahlreichen und z.T. aufwendigen Studien ist eine große Reihe von Präparaten aus allen Substanzklassen zur perioperativen parenteralen Antibiotikaprophylaxe getestet worden. Zwar konnten mit allen propagierten Methoden die Letalität und die Häufigkeit schwerer postoperativer Komplikationen nicht signifikant reduziert werden, es scheint aber doch die Verringerung der entzündlichen Wundheilungsstörungen relevant zu sein. Ausgehend von dieser Situation ist die perioperative Prophylaxe dann gerechtfertigt, wenn vom Operationstyp her mit einer hohen Rate von primären Wundinfektionen zu rechnen ist oder wenn individuelle Risikofaktoren bestehen, die eine solche Infektion sehr wahrscheinlich machen. Dabei ist aber immer zu beachten, daß das Risiko der Antibiotikanebenwirkungen geringer sein muß als das der Infektion. Unter Berücksichtigung dieser Gesichtspunkte ergibt sich folgende Indikation für eine prophylaktische Gabe von Antibiotika:
Operationen mit hohem Gasbrandrisiko, z.B. bei schweren arteriellen Durchblutungsstörungen.

Bei Risikopatienten mit Hinweisen für eine herabgesetzte körpereigene Abwehr, die einer längeren Operation entgegensehen oder bei Patienten mit einem potentiellen Streuherd sollte eine individuelle kritische Indikationsstellung erfolgen.

Das gleiche gilt für Eingriffe, bei denen Implantate in schlecht durchblutetes Gewebe eingebracht werden, etwa nach ausgedehnter Traumatisierung und wenn eine Infektion verheerende Folgen für den Patienten haben würde, etwa in der Gelenk- oder in der Gefäßprothetik.

Da das Ziel der Prophylaxe die Vermeidung einer Wundinfektion ist, muß das gewählte Antibiotikum eine gute Gewebediffusion aufweisen, und die erste Dosis sollte möglichst 1–2 h vor Operationsbeginn i.v. appliziert werden. Die Dauer der perioperativen Antibiotikaprophylaxe sollte nicht mehr als 24 h betragen. Jede Verlängerung erhöht das Risiko der Keimselektion und bringt hinsichtlich der Wundinfektion keine Vorteile. Wichtig bei der Auswahl des Medikaments ist die Kenntnis von Art und Resistenzlage der zu erwartenden Keime, die häufig hospitaltypisch sind.

Sollten die Versuche, mit einer einzigen präoperativen Antibiotikagabe einen ausreichenden Infektionsschutz zu erreichen, überzeugende Ergebnisse liefern, so wäre das sicherlich wegen der Kostenersparnis und des verminderten Nebenwirkungsrisikos die ideale Prophylaxe der Zukunft.

21.5 Chirurgische Lokaltherapie

Es steht außer Zweifel, daß bei der chirurgischen Lokaltherapie die Entfernung des infizierten Gewebes zusammen mit der Ausräumung aller sequestrierten und avitalen Knochenanteile an die erste Stelle gehört. Je besser und gründlicher es gelingt, durch Entfernung des nekrotischen Gewebes vitale Wundverhältnisse wieder herzustellen, desto eher wird das infektiöse Geschehen zu beherrschen sein. Hier bewährt sich häufig die Ganzkörperanfärbung mit Disulfinblau, die einen recht guten Überblick über die Vitalitätsgrenzen insbesondere am Knochen zuläßt.

So wie der Sequester einen ungünstigen Einfluß auf den Verlauf der Infektion hat, so kann natürlich auch jedes Osteosynthesematerial die gleiche Wirkung ausüben [3]. Es stellt sich hier die Frage nach der Metallverwendung am infizierten Knochen. Damit ist zugleich die Stabilität angesprochen, einer der wichtigsten Faktoren in der Gesamtproblematik der Knocheninfektion. Experimentelle Untersuchungen haben gezeigt, daß eine klinisch manifeste Osteitis nach Osteosynthese nur bei Instabilität auftrat, nie aber bei stabilen Frakturverhältnissen [5]. Die Beobachtung entspricht auch den klinischen Erfahrungen [8]. Logische Folgerung muß deshalb auch für die Behandlung der posttraumatischen Osteitis die Forderung nach Stabilität sein, unter deren Schutz trotz vorhandener Infektion die Heilung des Knochenbruchs und auch der Weichteile voranschreiten kann. Das bedeutet, daß auch beim Vorliegen einer Knocheninfektion nach Osteosynthese kein Osteosynthesematerial entfernt werden darf, das noch Stabilität gewährleistet [2, 5]. Im Gegenteil: Wenn der Knochenbruch bei Vorhandensein einer Infektion instabil ist, dann muß er in jedem Fall stabilisiert werden. Am ehesten eignen sich dazu äußere Spanner, aber man braucht sich auch nicht zu scheuen, nötigenfalls eine interne Stabilisierung, etwa durch eine Platte, vorzunehmen; denn im Vordergrund aller Bemühungen um eine Knochenheilung bei Infektion muß das Erzwingen der Stabilität stehen.

Nach der gründlichen operativen Ausräumung des Infektionsherdes und aller Nekrosen verbleibt nicht selten ein Defekt des Knochens, der die Kontinuität vollständig unterbricht oder zumindest die Stabilität gefährdet. In Ausnahmefällen wird man hier eine primäre Verkürzungsosteotomie durchführen können. Auch große und langstreckige Defekte lassen sich heute mit autologer Spongiosa auffüllen. Wichtige Vorbedingung für die Spongiosaplastik ist jedoch eine konsequente Vorbereitung des Transplantatbettes, dessen Vitalität und Infektionsfreiheit für das Einheilen des Transplantats von entscheidender Bedeutung ist. Das Risiko für das Angehen der Spongiosa ist um so geringer, je besser das Lager ist.

Für die Vorbereitung des Transplantatlagers hat sich die Willenegger-Spüldrainage nahezu millionenfach bewährt. Daneben ist als alternatives und ergänzendes Behandlungsprinzip die Anwendung von gentamycinhaltigem Knochenzement in Form der Septopalkugeln und -ketten getreten, insbesondere da, wo die aggressive Form der Knocheninfektion in ein mehr chronisches Stadium übergegangen ist. Dieses Prinzip stellt eine gute therapeutische Hilfe zur Senkung des lokalen Risikos bei zusätzlicher Anregung der Granulationen dar [6].

Die lokale Prognose ist auch in der septischen Knochenchirurgie stets abhängig von der Durchblutung und damit der Vitalität des (infizierten) Gewebes sowie von der Stabilität des Knochens. Die zentrale Bedeutung kommt — wie bei allen Infektionen — auch beim Knochen der Blutversorgung des infizierten Gebiets zu, die allein in der Lage ist, die lokalen Abwehrmechanismen zu mobilisieren und schließlich die Heilung der Infektion einzuleiten und zu bewerkstelligen. Sie ist es auch, die einem Antibiotikum erst den Weg zur Wirksamkeit ermöglicht. Hier ist nicht nur der Knochen selbst von Wichtigkeit, sondern ebenso und besonders die Vitalität der umgebenden Weichteile. Ihnen muß gerade bei der Frühinfektion besondere Aufmerksamkeit gewidmet werden, denn in kranker, schlecht durchbluteter Umgebung kann selbst gesunder Knochen nur schwerlich gedeihen, geschweige denn ein infizierter Knochen heilen.

21.6 Zusammenfassung

Wichtigste Komplikationen nach Osteosynthesen am Unterschenkel sind
— das postoperative Hämatom,
— die Überlastungsreaktion und
— die bakterielle Infektion.

Das postoperative Hämatom bedeutet immer ein hohes Infektionsrisiko; es sollte stets notfallmäßig, d. h. so rasch und so gründlich wie möglich entfernt werden.

Das Überlastungssyndrom entsteht als Folge einer relativen Instabilität im Frakturgebiet und bietet alle Zeichen der akuten Entzündung. Ihr fehlt aber die septische Komponente, und die Symptomatik klingt allein unter Ruhigstellung und Entlastung stets rasch wieder ab.

Die bakterielle Infektion ist zweifellos die folgenschwerste Komplikation im postoperativen Verlauf. Schon der Verdacht auf eine postoperative Infektion ergibt die Indikation zur chirurgischen Revision, deren Erfolgsaussichten um so besser sind, je eher sie durchgeführt wird. Dabei ist die radikale Säuberung des Wundgebiets von nekrotischem Gewebe sowohl der Weichteile als auch der Knochen und die Gewinnung von Material für die bakteriologische Untersuchung von entscheidender Bedeutung. Je nach dem Ausmaß der Infektion und ihrer Aggressivität wird entweder eine Spüldrainage installiert, das Wundgebiet mit oder ohne Einlage von antibiotischem Knochenzement über Saugdrainagen drainiert oder schließlich der offenen Wundbehandlung mit antiseptischen Verbänden der Vorzug gegeben. Die parenterale antibiotische Therapie behält stets hinter der chirurgischen Behandlung den Stellenwert einer adjuvanten Therapie. Therapieziel bei der akuten Infektion ist das Erhalten oder Schaffen der Stabilität, der Durchblutung und damit der Vitalität des infizierten Gewebes.

21.7 Literatur

1. Allgöwer M (1971) Weichteilprobleme und Infektionsrisiko der Osteosynthese. Langenbecks Arch Klin Chir 329: 1127
2. Böhler L (1945) Die Technik der Knochenbruchbehandlung im Frieden und im Kriege, Bd 3. Maudrich, Wien
3. Boitzy A, Zimmermann H (1974) Komplikationen bei Totalprothesen der Hüfte. Arch Orthop Unfallchir 66: 192
4. Burri C (1974) Posttraumatische Osteitis. Huber, Bern
5. Friedrich B (1975) Biomechanische Stabilität und posttraumatische Osteitis. Springer, Berlin Heidelberg New York (Hefte zur Unfallheilkunde, Heft 122)
6. Friedrich B (1984) Postoperative Frühinfektion bei Tibiafrakturen. Orthopäde 13: 312
7. Friedrich B, Romen W (1975) Biomechanische Stabilität und posttraumatische Osteomyelitis. Helv Chir Acta 42: 31

8. Friedrich B, Ferbert W, Kaufner HK, Lin D (1974) Zur Ätiologie der posttraumatischen Osteomyelitis. Monatsschr Unfallheilkd 77: 29
9. Könn G, Postberg B (1970) Zur Abgrenzung der posttraumatischen Osteomyelitis gegenüber anderen Knocheninfektionen vom Standpunkt des Pathologen. In: Hierholzer G, Rehn J (Hrsg) Die posttraumatische Osteomyelitis. Schattauer, Stuttgart
10. Lob G, Burri C, Mutschler W (1983) Die lokale antibakterielle Therapie mit Taurolin-Gel 4% bei akuter und chronischer Osteitis. Springer, Berlin Heidelberg New York Tokyo (Hefte zur Unfallheilkunde, Heft 165, 216)
11. Willenegger H, Ledermann M, Wahl HG, Plaass U (1970) Über das Wesen der Spüldrainage. In: Hierholzer G, Rehn J (Hrsg) Die posttraumatische Osteomyelitis. Schattauer, Stuttgart

22 Frühe Instabilität

P. J. Flory, K. G. Hermans und O. Trentz

22.1 Der Begriff der „frühen Instabilität"

Dem Thema „frühe Instabilität" sollten einige Bemerkungen über Stabilität und Knochenheilung vorausgeschickt werden:
1. Stabilität darf nicht auf Kosten der Fragment- und Weichteilvitalität erzwungen werden.
2. Die primäre Knochenheilung ist der sekundären mit Kallusbildung keineswegs überlegen und sollte nicht ein um ihrer selbst willen erstrebtes Behandlungsziel sein. Matter [3] berichtete 1977 bei der Auswertung von 221 Tibiaosteosynthesen mit DC-Platten aus Stahl oder Titan über das Auftreten von Fixationskallus in 32 bzw. 35% der Fälle.
3. Allzu rigide Montagen können für die definitive Frakturheilung Probleme bringen. So wird seit einiger Zeit über Möglichkeiten einer flexiblen Fixation diskutiert [4].
Der Begriff „frühe Instabilität" sollte daher nur im folgenden Rahmen benutzt werden:
1. Berücksichtigt werden nur Osteosyntheseverfahren, mit denen prinzipiell eine stabile Montage erreichbar ist.
2. Verzögerte Heilungen durch Knochennekrosen oder Infekte scheiden aus.
3. Die Instabilität muß relevant für die Frakturheilung innerhalb von 6 Monaten sein.
4. Die Instabilität muß als Konsequenz eine zusätzliche Stabilisierung primär oder sekundär bis hin zur Reosteosynthese nach sich ziehen.

22.2 Ursachen und primäre Prophylaxe

Die Ursachen für primäre Instabilität sind u. a. in Fehlern bei der Osteosynthesetechnik und/oder der Indikationsstellung zu suchen. Besonders sei auf fehldimensionierte Implantate, fehlplazierte Platten und biomechanisch falsch konzipierte Montagen hingewiesen.

Bestimmte Frakturformen, die nicht mit Standardverfahren stabilisierbar sind, bilden weitere Ursachen; ebenso sind Kompromißsituationen zu nennen, bei denen eine „biologische Osteosynthese" als Überbrückung indiziert ist oder eine „kalkulierte Instabilität" bei geplantem zweizeitigem Vorgehen in Kauf genommen wird. Das letztere ist insbesondere bei Polytraumen nicht selten. Weiterhin treten Frühinstabilitäten auch im Rahmen der Nachbehandlung auf, besonders dann, wenn Operateur oder Patient die Stabilität der Montage überbewerten oder überfordern.

Die Tibiaschaftfraktur beim Erwachsenen
Hrsg.: K. P. Schmit-Neuerburg, K. M. Stürmer
© Springer-Verlag Berlin Heidelberg 1987

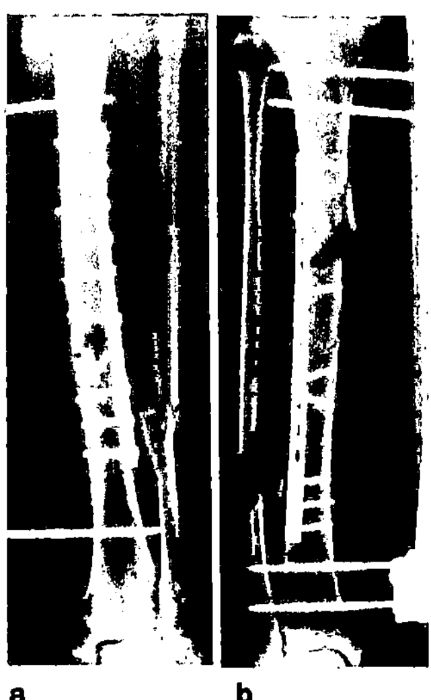

a   b

Abb. 1a, b. Osteosynthese mit lateraler Platte und Zusatzstabilisierung mit medialem Klammerfixateur bei a kurzstreckiger Defekttrümmerzone und b langstreckiger Überbrückung einer Mehrfragment- und Trümmerzone

---

1. Mediale Platte — *Fibulaplatte*
2. Laterale Platte — Medialer *Klammerfixateur*
3. Kleine *Doppelplatte*
4. Fixateur externe — *Zugschrauben*

Läßt sich eine Tibiaschaftfraktur bei der primären Osteosynthese nicht ausreichend stabilisieren, sollten bereits intraoperativ Zusatzmaßnahmen durchgeführt werden. So erfordern kurzstreckige Trümmerzonen oder langstreckige Überbrükkungen von Mehrfragment- und Trümmerbrüchen bei medialer Plattenlage eine zusätzliche Fibulastabilisierung über eine Plattenosteosynthese. Bei gleicher Konstellation, aber lateraler Plattenlage, kann die Zusatzstabilisierung mit Vorteil über einen medial angelegten Klammerfixateur erfolgen (Abb. 1). Beide Möglichkeiten sind von Gotzen et al. [2] in ihrer Biomechanik untersucht worden und haben sich in der beschriebenen Form klinisch bewährt. Ähnliches gilt für kleine Doppelplatten, die in Ausnahmefällen durch zusätzliche Abstützung oder Zuggurtung die Gesamtmontage wesentlich stabilisieren können [5]. Für den Fixateur externe gilt, daß sich bestimmte Montagen durch 1 oder 2 Zugschrauben erheblich stabiler machen lassen [1].

22.3 Postoperative Therapie

Wird eine Instabilität erst postoperativ oder im Rahmen von Kontrolluntersuchungen entdeckt, bieten sich je nach Situation zunächst die Observation unter konsequenter Entlastung an oder aber die temporäre externe Protektion der Fraktur in Form eines Gips- oder Castverbandes. Läßt sich mit diesen Kompromißlösungen keine Frakturheilung erzielen, kommt die Reosteosynthese, ggf. mit sekundärer Spongiosaplastik, zum Zuge. Als Verfahren der Wahl bei Reosteosynthesen muß bei der nichtinfizierten Fraktur des Tibiaschafts heute die Marknagelung mit und ohne Verriegelung angesehen werden. Weller [8] und viele andere Autoren haben

Tabelle 1. Tibiaschaftfrakturen von 1982-1984 (n = 133)

n	%
54 Fr. G. 0-III	~40,6
17 Fr. O. I	
36 Fr. O. II	~59,4
22 Fr. O. III	
4 Fr. O. IV	

Tabelle 2. Tibiaosteosynthesen (n = 133)

n	%
76 Platten	~57,1
21 Marknägel	~15,8%
36 Fixateur externe	~27,1

wiederholt auf die beschleunigte Frakturheilung nach verzögerter Nagelung hingewiesen.

22.4 Ergebnisse

Dieses Konzept wird am Krankengut der Homburger Unfallchirurgie der letzten 3 Jahre näher demonstriert.

In den Jahren 1982-1984 wurden an der Abteilung für Unfallchirurgie der Chirurgischen Universitätsklinik Homburg/Saar 133 Tibiaschaftfrakturen bei Erwachsenen operativ versorgt (Tabelle 1). In 39 Fällen waren Polytraumatisierte betroffen. 40,6% der Frakturen wurden als geschlossen klassifiziert, wobei der Weichteilschaden [7] in den meisten Fällen leider nicht näher spezifiziert und dokumentiert wurde. 59,4% der Frakturen waren offen, darunter waren 4 Replantationsfälle. Als primäres Osteosyntheseverfahren (Tabelle 2) wurde in 57,1% die Plattenosteosynthese gewählt, in 15,8% die Marknagelung und in 27,1% der Fälle die Stabilisierung im Fixateur externe. 13mal wurde primär eine Spongiosaplastik durchgeführt.

In diesem Kollektiv mußte eine Infektrate von 16,5% hingenommen werden, was deutlich über den meisten publizierten Statistiken liegt. Bereinigt man die Infektrate durch 4 Amputationen, bei denen es sich ausschließlich um Replantationsfälle handelte, bleibt eine Infektrate von 13,5%. Berücksichtigt man den hohen Anteil an offenen Frakturen von fast 60%, so liegt die Infektrate in der Größenordnung, wie sie Szyszkowitz et al. [6] 1981 für 366 offene Unterschenkelschaftfrakturen mit 18% angegeben haben.

Unsere Pseudarthroserate lag nach klassischer Definition bei 8,3%.

Instabilitäten im oben beschriebenen Sinne beobachteten wir in 14 Fällen, entsprechend 10,5%. Hierbei waren 11 Reosteosynthesen erforderlich, wobei überwiegend von Platten auf Marknägel oder vom Fixateur auf Marknagel gewechselt wurde.

1 Marknagel	⟶	Marknagel
1 Platte	⟶	Platte
4 Platten	⟶	Marknägel
1 Fixateur	⟶	Platte
4 Fixateur	⟶	Marknägel

Besonders hervorzuheben sind 4 Fälle, die mit einer lateralen Platte ihre Grundstabilisierung erfuhren und zusätzlich durch einen medialen Klammerfixateur geschützt wurden. In dieser Gruppe waren nur eine sekundäre Spongiosaplastik

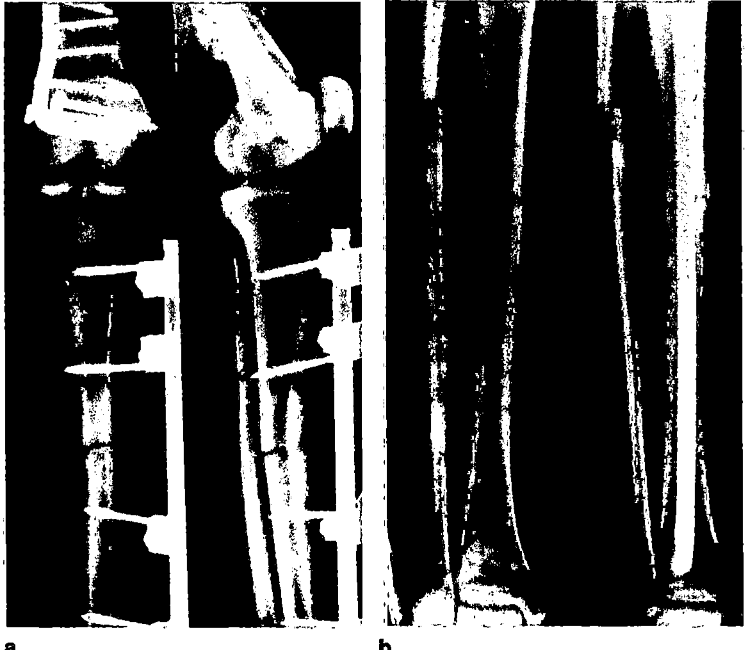

a   b

Abb. 2. a Schonende, zeitsparende Stabilisierung einer nagelgerechten Unterschenkelfraktur bei
Polytrauma. b Nach Erholung des Patienten sekundäre Marknagelung unter Zwischenschalten
einer kurzen Beobachtungs- und Abheilungsphase der Schraubeneintrittsstellen im Gipsverband

und eine sekundäre Marknagelung erforderlich. Eine weitere Gruppe von 4 Patienten mit Polytraumen sei hervorgehoben. Hier wurde im Rahmen der Erstversorgung der Tibiaschaft bei nagelgerechter Frakturform nur mit einem Fixateur
externe versorgt. Nach Erholung des Allgemeinzustandes und der Weichteilsituation wurde nach 6–8 Wochen auf einen Marknagel umgesetzt, wobei eine 2- bis
3tägige Beobachtungs- und Heilungsphase der Nageleintrittsstellen im Gipsverband als Sicherheitsmaßnahme zwischengeschaltet wurde (Abb. 2).

22.5 Schlußfolgerungen

Bei kritischer Analyse der Ergebnisse sehen wir uns zu folgenden Schlußfolgerungen veranlaßt:
1. Die hohe Infektrate läßt sich möglicherweise durch größere Zurückhaltung bei
   der Plattenosteosynthese senken zugunsten einer etwas weniger stabilen, aber
   weichteilschonenderen externen Fixation.
2. Die aufgetretenen Instabilitäten hätten sich bei konsequenter Nutzung der oben
   genannten Zusatzstabilisationen weitgehend vermeiden lassen.
3. Zumindest bei Polytraumen sollte der Monofixateur als Ersatz für die herkömmliche konservative Behandlung mit Extension und Gipsverband häufiger eingesetzt werden. Ist die Fraktur damit nicht auszubehandeln, wird sekundär auf ein
   anderes Osteosyntheseverfahren gewechselt.

22.6 Literatur

1. Etter C, Burri C, Kinzl L, Raible M (1982) Belastungsstabilität in Abhängigkeit von Osteosyntheseverfahren, Verlauf und Komplikationen bei offenen Unterschenkelfrakturen mit schwerem Weichteilschaden. Aktuel Traumatol 2: 78
2. Gotzen L, Haas N, Tscherne H (1981) Risiken bei der Plattenosteosynthese von Tibiaschaftfrakturen und ihre operationstechnische Beherrschung. Hefte Unfallheilkd 153: 234
3. Matter P, Holzach P (1977) Behandlungsergebnisse von 221 Unterschenkelosteosynthesen mit schmalen dynamischen Kompressionsplatten (DCP) aus Stahl oder Titan. Unfallheilkunde 80: 195
4. Perren SM, Cordey J, Steinemann S (1984) Flexible Fixation — notwendig, sicher und realisierbar? 5. Vortragsreihe des DVM-Arbeitskreises „Implantate" und der Deutschen Sektion der AO-International, Berlin 1985, S 171
5. Schmit-Neuerburg KP (1984) Die Plattenosteosynthese geschlossener Tibia-Schaftfrakturen. Orthopäde 13: 271
6. Szyszkowitz R, Reschauer R, Seggel W (1981) Gefahren der Plattenosteosynthese und Möglichkeiten des Fixateur externe in der Frakturversorgung. Hefte Unfallheilkd 153: 179
7. Tscherne H, Oestern HJ (1982) Die Klassifizierung des Weichteilschadens bei offenen und geschlossenen Frakturen. Unfallheilkunde 85: 111
8. Weller S, Kuner E, Schweikert CH (1979) Medullary nailing according to Swiss Study Group Principles. Clin Orthop 138: 45

23 Verzögerte Frakturheilung

R. Szyszkowitz, M. Fellinger und J. Passler

23.1 Einleitung – Krankengut

Allgöwer [1] resümiert, daß die Indikation für die innere Stabilisierung der Tibiaschaftfraktur teilweise zu weit gestellt wurde. Dies betrifft nach unserer Meinung besonders die zweit- und drittgradig offene Fraktur sowie die Mehrfragment- und Trümmerbrüche. Zahl und Ausmaß der Komplikationen [20] bleiben das hervorstechendste Kriterium für die Wahl des Behandlungsverfahrens.

Anläßlich einer eigenen Nachuntersuchung einer ununterbrochenen Serie von 301 frischen geschlossenen und offenen Unterschenkelschaftbrüchen (Tabelle 1) fanden wir bei 48 Komplikationen – knapp hinter den Infektionen – als häufigste aseptische Knochenheilungsstörung in 4,9% verzögerte Frakturheilungen. Dann folgten Achsenfehlstellungen, z. B. von über 5° varus bzw. über 7° valgus, Verdrehungen sowie Verkürzungen um mehr als 1 cm bei sicherer knöcherner Konsolidierung.

4 drittgradige offene Unterschenkelbrüche wurden mit mehr oder weniger ausgedehnten Gefäßverletzungen primär amputiert und 3 Patienten überlebten eine Pulmonalembolie. 8 Polytraumatisierte verstarben aufgrund ihrer schweren Begleitverletzungen. Je eine Pseudarthrose bei einem Mehrfachverletzten bzw. bei einem unverläßlichen Patienten und 2 Refrakturen (bzw. Ermüdungsbrüche) sind ebenfalls anzuführen.

Die septischen Komplikationen und Refrakturen traten in unserer Serie überwiegend nach der operativen Behandlung auf, wobei jedoch der Großteil der offenen Frakturen durch Osteosynthesen (äußerer Festhalter, Platte) stabilisiert wurde. Obwohl wir – dementsprechend – bei der konservativen Behandlung relativ mehr einfachere Frakturformen hatten, zeigte diese häufiger verzögerte Heilungen, Fehl-

Tabelle 1. Stationäre Erstbehandlung von 301 Unterschenkelschaftbrüchen (1979–1982) sowie deren Komplikationen

	n	%
Serien- und Mehrfachverletzung (lebensbedrohend)	38	12,6
Offene Fraktur	75	24,9
Operative Behandlung (primär und sekundär)	185	61,5
Konservative Behandlung	116	38,5
Primäre Amputation	4	1,3
Tod (Polytrauma)	8	2,6
Infekt	17	5,6
Verzögerte Heilung	15	4,9
Pseudarthrose	2	0,6
Fehlstellung (mehr als 5° varus bzw. 7° valgus)	9	3,0
Pulmonalembolie	3	1,0
Refraktur	2	0,6

Die Tibiaschaftfraktur beim Erwachsenen
Hrsg.: K. P. Schmit-Neuerburg, K. M. Stürmer
© Springer-Verlag Berlin Heidelberg 1987

Tabelle 2. Aufteilung der Komplikationen bei konservativer bzw. operativer Behandlung

	116 Konservativ		185 Operativ		301 Insgesamt	
	n	%	n	%	n	%
Infekte	4	3,4 (1 operiert)	13	7,0 (13 reoperiert)	17	5,6
Verzögerte Heilung	13	11,2 (9 operiert)	2	1,0 (1 reoperiert)	15	4,9
Fehlstellung	6	5,2 (6 operiert)	3	1,6 (2 reoperiert)	9	3.0
Pseudarthrose	2	1,7 (2 operiert)	0		2	0,6
Pulmonalembolien	2	2,7	1	0,5	3	1,0
Refrakturen	0		2	1,0 (2 reoperiert)	2	0,6
Komplikationen	27	23,3	21	11,3	48	15,9

stellungen und Pseudarthrosen, so daß die gesamte Komplikationsrate bei der konservativen Behandlung doppelt so hoch war (Tabelle 2). Allerdings sind die Korrekturen der aseptischen Komplikationen relativ einfacher und die Ergebnisse besser als bei den septischen Zuständen.

Jahna [8] fand nur in 3,27% verzögerte Heilungen, allerdings bei geschlossenen Unterschenkelbrüchen und bei einer akzeptierten Ruhigestellungsdauer bis zu 5 Monaten im Oberschenkelgehgips. Eine ähnlich seiner konservativen Behandlungstechnik ausgefeilte, operative Versorgung sollte bei denjenigen Frakturen, die zu Knochenheilungsstörungen neigen, bessere Ergebnisse und eine kürzere stationäre und ambulante Behandlungszeit ermöglichen.

23.2 Terminologie – Pathogenese – Diagnostik – Prognose

Stellt sich beim Erheben der Anamnese heraus, daß ein Unterschenkelbruch 4–8 Monate nach dem Unfall noch nicht knöchern verheilt ist, so sprechen die meisten Unfallchirurgen von einer verzögerten Frakturheilung; ist der Unterschenkelbruch auch nach 8 Monaten nicht konsolidiert, handelt es sich – wenn kein Infekt vorliegt – um eine aseptische, sonst um eine septische Pseudarthrose [6, 12]. Nach Weber [22] liegt schon zum Unfallzeitpunkt eine potentielle Pseudarthrose vor, wenn die biologischen und/oder biomechanischen Voraussetzungen fehlen, die normalerweise zur Frakturheilung führen: Z. B. bei Unterschenkelschaftfrakturen mit Knochendefekten oder ausgeprägten Knochennekrosen. Weber [22] fordert daher, die biologischen und biomechanischen Voraussetzungen zur Frakturheilung sofort abzuschätzen und die entsprechenden therapeutischen Schritte möglichst primär durchzuführen.

Bei der klinischen Untersuchung einer verzögert oder nicht heilenden Fraktur fällt die abnorme Beweglichkeit, oft Fehlstellungen oder ein Reizzustand auf, der sich mit Schwellung, Rötung und Schmerzen, besonders bei Belastung, manifestiert. Bei nachfolgender Ruhigstellung klingt dieser Reizzustand in den folgenden Tagen ab.

Das Klopfen jenseits der Heilungsstörung auf den körperfernen Tibiaanteil wird in einem, auf die körpernahe, mediale Tibiafläche gelegten Stethoskop abgeschwächt gehört (s. auch Abb. 2 d). Bei eingetretener knöcherner Heilung wird das Klopfen körperfern bzw. körpernah gleich gut gehört, da die Schalleitung nicht mehr unterbrochen ist [18].

Das klinisch und röntgenologisch verifizierbare Falschgelenk mit Gelenkkopf bzw. Gelenkpfanne, evtl. Faserknorpel und Gelenkkapsel, im angloamerikanischen Sprachraum als „pseudarthrosis" beschrieben, finden wir nur bei den hypertrophen Pseudarthrosen [22]. Bei den oligo-, hypotrophen und besonders bei den atrophen Pseudarthrosen ist dieses Falschgelenk nicht ausgebildet und diese Heilungsstörung wird im angloamerikanischen Sprachraum als „nonunion" bezeichnet.

Bei unklarem Röntgenbefund, d. h. ob eine verzögerte Frakturheilung vorliegt oder nicht, sind Röntgenbilder in 4 Ebenen mit dem angrenzenden Knie- und Sprunggelenk bzw. Tomogramme in 2 Ebenen zu fordern; bei vorzunehmenden Achsenkorrekturen auch Ganzbeinaufnahmen im Stehen, bzw. eine exakte röntgenologische Beinlängenbestimmung. Manchmal ist es notwendig, den Unterschenkel unter Bildwandlerkontrolle bezüglich der Beweglichkeit einer straffen Pseudarthrose zu testen, bzw. in maximalen Fehlstellungen gehaltene Aufnahmen anzufertigen.

In Zweifelsfällen, besonders bei der Frage, ob eine Spongiosaplastik bzw. Stabilisierung durchgeführt werden soll, kann die Osteomedullographie entscheidende Hinweise geben [13].

Als häufigste Ursachen der verzögerten Frakturheilung finden wir:

1. Einen biologischen Defekt. Dieser kann durch eine fehlende oder stark reduzierte Durchblutung eines oder beider Fragmentenden, eines Drehkeils oder auch mehrer Keile bedingt sein. Eindeutig ist die Situation, wenn ein röntgenologisch sichtbarer Fragmentverlust vorliegt. In allen diesen Fällen ist im Szintigramm eine Aussparung oder Minderspeicherung in der Frakturzone vorhanden [4, 16]. Diese Frakturheilungsstörungen werden als biologisch reaktionsunfähige, d. h. avitale oder inaktive Pseudarthrosen bezeichnet [17, 22].

Röntgenologisch kann die Fragmentnekrose durch die nicht reagierenden Diaphysenanteile nach 2–4 Wochen nach dem Unfall diagnostiziert werden. Nekrotischer Knochen kann weder Kallus bilden noch entkalken, muß also reaktionslos und kalkdicht bleiben und erscheint somit, relativ zu seiner sich verändernden, sich entkalkenden Umgebung, sklerotischer, strahlenundurchlässiger, im Röntgennegativ weiß [18] (Abb. 1). Er kann allerdings sekundär durch Kallus spontan oder mit Hilfe einer Spongiosaplastik postoperativ eingescheidet und überbrückt werden [18, 19].

In der Literatur der letzten Jahre zeigte sich die große Problematik der Behandlung ausgedehnter infizierter Defektpseudarthrosen am Unterschenkel, besonders nach Verplattung offener Frakturen [20]. Daraus ergibt sich, daß die Vitalität der Diaphysenfragmente nicht dem Ziel einer besseren und optimalen Stabilität geopfert werden darf! Im Zweifelsfall muß — gegenüber der Stabilität — die Durchblutung als *wichtiger* angesehen werden! Konsequenterweise sollten bei gefährdeter Fragmentdurchblutung solche Behandlungsmethoden gewählt werden, die die Vitalität der Fragmente nicht zusätzlich gefährden, z. B. der äußere Festhalter. Da die Plattenosteosynthese die periostale, die Marknagel- und die Markdrahtosteosynthese die intramedulläre Durchblutung schädigen muß, dürfen diese Osteosynthesemethoden sowohl bei den zweit- und drittgradig geschlossenen [21] als auch bei den zweit- und drittgradig offenen Frakturen, Mehrfragment- und Trümmerfrakturen nicht angewendet werden.

2. Einen biomechanischen Defekt. Hier ist die Vitalität der Fragmentenden erhalten, aber durch mangelnde Ruhigstellung wie lockere Gipse, gelockerte Implantate usw., kommt es zu Achsen- und anderen Instabilitäten. Im Szintigramm zeigt sich

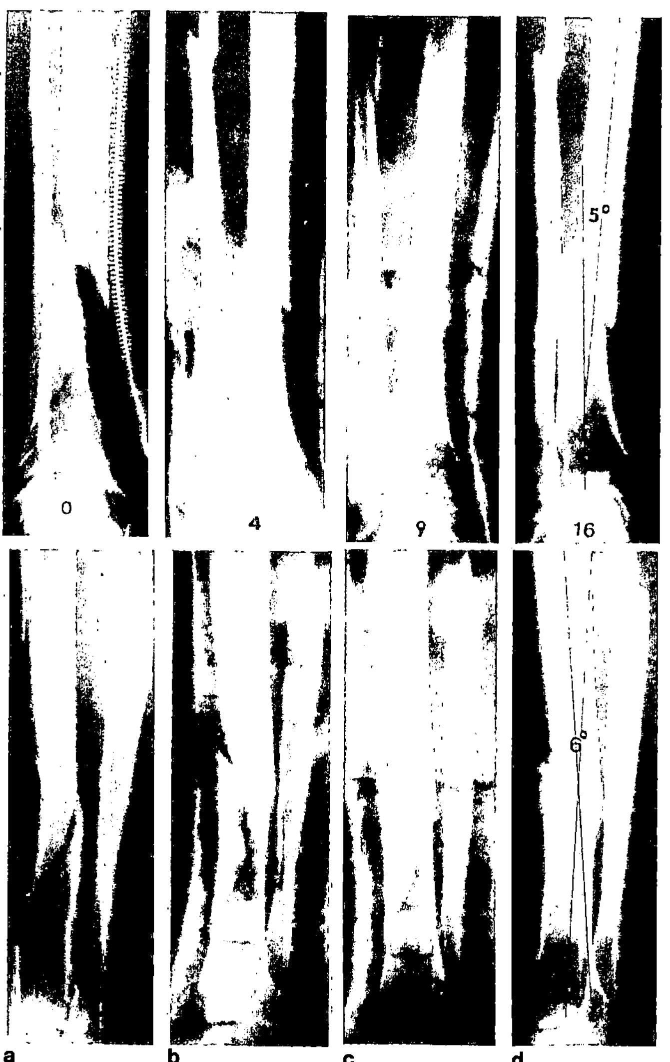

Abb. 1. a Unterschenkeldrehbruch bis in das obere Sprunggelenk reichend mit Verschiebung a.-p. um halbe Schaftbreite, Varus- und Rekurvationstendenz. b Entlassungsröntgenbild nach 2-maliger Achsenkorrektur 4 Wochen nach Unfall. c Neuerliche Achsenkorrektur durch Aufkeilen 9 Wochen nach Unfall. d 5° Varus- und 6° Rekurvationsfehlstellung 16 Wochen nach Unfall bei Abnahme des Oberschenkelgehgipsverbandes: Grenzindikation zur Korrekturosteotomie, auch vom Alter abhängig

eine vermehrte bzw., zeitlich gesehen, verlängerte Aktivität — im Vergleich zur normal verlaufenden Unterschenkelfraktur, bei der mit zunehmender Konsolidierung die Aktivität abnimmt [4, 16].

Bei der konservativen Behandlung sind es häufig unstabile Frakturformen, die zum verzögerten Knochenheilungsverlauf tendieren. Oft ist dabei der Fragmentkontakt durch eine Seitenverschiebung um halbe Schaftbreite oder mehr zusätzlich herabgesetzt. Eine so starke Seitenverschiebung ist für uns nicht nur wegen der drohenden verzögerten Frakturheilung ein Alarmzeichen, sondern auch wegen der daraus resultierenden Arthrose [23]. Da die Seitenverschiebung, Verkürzung und Verdrehung nach 4–6 Wochen nicht oder nur sehr schwer geschlossen korrigierbar ist, erfolgt die Indikationsstellung zur operativen Korrektur. Wird die Instabilität bzw. der nicht ausreichende Kontakt vitaler Fragmentenden nicht entsprechend behandelt, dann droht die verzögerte Heilung bzw. bei guter Durchblutung der Fragmentenden die hypertrophe Pseudarthrose. Weber [22] unterscheidet je nach Durchblutung und Kallusbildung den Elefantenfuß- vom Pferdefußtyp, bzw. bei schlechter Durchblutung den oligotrophischen Pseudarthrosentyp.

Auch nach der operativen Stabilisierung kommt es nicht selten, meistens wegen technischer Unzulänglichkeiten, besonders bei Mehrfragment- und Trümmerbrüchen, zu Instabilitäten [7, 11, 12, 14]. Diese beginnen mit der Wahl des falschen Implantats, z. B. Platten für Querbrüche in Schaftmitte, Marknägel oder Götze-Cerclagen [18] für zu weit distale bzw. proximale Schaftfrakturen oder zu kurze Implantate bzw. zu instabile Markdrähte. Wird das richtige Implantat gewählt, z. B. eine Platte, so muß auch die richtige und entsprechende Operationstechnik angewandt werden: Dazu gehört sowohl die gegenüberliegende Abstützung durch ein oder mehrere nicht denudierte Fragmente — oder evtl. durch eine Spongiosaplastik — als auch die notwendige Kompression durch Vorbiegen bzw. Vorspannung der Platte (s. Abb. 6 b) und die so wichtige Anwendung von Zugschrauben [12].

3. Einen biologischen und einen biomechanischen Defekt. Manchmal überwiegt die biologische, dann wieder die biomechanische Ursache; meist liegt eine Kombination beider Hauptursachen vor. Darüberhinaus ist oft die verzögerte Heilung, häufiger noch die Pseudarthrose mit verschiedenen Fehlstellungen und oft mit ungünstigen Weichteilverhältnissen kombiniert.

Bei zweifelhafter Beurteilung von Röntgenbildern in 2 Ebenen, sowohl im Verlauf der konservativen als auch der operativen Behandlung, sowie bei den instabilen Problemfrakturen, die zur verzögerten Heilung neigen, müssen Röntgenbilder in 4 Ebenen angefertigt werden. Dies weist schon — wie bei der Kahnbeinfraktur — auf die Problematik der Situation hin. Um bei der konservativen Behandlung aseptische, evtl. interponierte Fragmente oder die Fragmentenden selbst besser beurteilen zu können, hat sich die Tomographiekontrolle sehr bewährt. Dies gilt besonders dann, wenn bei hypertrophen Formen der noch bestehende Frakturspalt im Übersichtsröntgen durch Überlagerung mit Kallus aufgefüllt erscheint. Abrundung und sklerosierende, manchmal auch schnabelartige Kallusneubildungen an den Fragmentenden, sowie die sog. Abdeckelung der Markhöhle deuten auf die Gefahr der Pseudarthrosenbildung hin.

Nach stabilen Osteosynthesen und bei guter Durchblutung der Fragmentenden tritt die primäre Knochenbruchheilung ohne röntgenologisch sichtbare Kallusbildung ein [12]. Der Frakturspalt — falls postoperativ sichtbar — wird unschärfer und verschwindet im Verlauf des 3. Monats. Ein Reiz- oder Unruhekallus sowie das Weiterwerden des Frakturspalts sind als Zeichen mangelnder Stabilität einer Osteosynthese bei guter Durchblutung — wenigstens von *einem* angrenzenden Fragment — zu werten. Sowohl bei der operativen als auch bei der konservativen Behandlung ist die Fortsetzung des Frakturspalts als klar begrenzte Aufhellungszone, von der Kortikalis bis zum Ende des oft ausgezogenen Kallus, für eine fehlende Konsolidierung verdächtig.

Allerdings kann sichtbarer Kallus auch bei erstklassiger Stabilität entstehen, besonders bei Kindern, Jugendlichen und jungen Erwachsenen, um eine Nekrosezone rascher zu überbrücken; die natürliche Kallusbrückenbildung erfolgt nämlich rascher als die Revaskularisierung der avaskulären bzw. nektrotischen Fragmenten-den und als deren End-zu-End-Vereinigung. Liegt keine Infektion und keine Instabilität der Osteosynthese vor, dann sprechen wir von einem Nekrosekallus [19]. Die Nekrosekallusbildung beginnt an der Grenze des vitalen Fragmentendes zum avitalen Teil. Der Nekrosekallus wächst von den vitalen Abschnitten beider Fragmentenden in Richtung Nekrose und Frakturspalt, um diese zu überbrücken. Dies konnte auch im Tierversuch nachgewiesen und abgeklärt werden [19].

Die Analyse der Ursachen der Knochenheilungsstörungen stellt nicht nur den Maßstab für die primäre Verletzung und die Qualität der vorangegangenen Therapie dar, sondern sie zeigt auch den Weg der nun einzuschlagenden Weiterbehandlung auf.

Die Prognose des Unterschenkelbruchs bzw. die Gefahr einer verzögerten Frakturheilung in der täglichen Praxis sei anhand von 10 Alarmsituationen zusammengefaßt. Ist eine oder sind gar mehrere dieser Situationen gegeben, so droht mit zunehmender Wahrscheinlichkeit eine verzögerte Heilung bzw. bei passivem Zuwarten eine Pseudarthrose:

1. Ausgeprägte Haut- und Weichteilschäden, wobei nicht nur die zweit- und drittgradig offenen, sondern eben auch die zweit- und drittgradig geschlossenen Frakturen [21] zu berücksichtigen sind [18], besonders wenn Gefäßverletzungen oder andere Durchblutungsstörungen bestehen.

2. Ungünstige Frakturformen wie Zweietagen- oder Mehrfragmentbiegungsbrüche [9, 10], besonders bei primär weiter Dislokation (s. Punkt 1) wie auch bei offenen Defekt- und Trümmerbrüchen [22].

3. Fehlender Kontakt vitaler Fragmentenden. Dieser kann sowohl durch Interposition von Weichteilen [2, 18] oder von avaskulären Fragmentenden und Fragmenten [2, 18, 22] (s. Abb. 3) als auch durch eine Diastase infolge zu starker Extension [2] − besonders bei Biegungsbrüchen [8] − verursacht sein.

4. Höhergradige Instabilität (s. Punkte 1, 2 u. 3) besonders bei geringem Fragmentkontakt; hierher gehören viele Biegungsbrüche mit ausgebrochenem Biegungskeil [2, 8, 9, 10] (s. Abb. 2), besonders wenn im Behandlungsverlauf mehrere Repositionskorrekturen notwendig sind [2] (s. Abb. 1). Diese geschlossenen Biegungsbrüche lassen sich technisch relativ einfach mit Zugschrauben und Neutralisationsplatte stabilisieren; dagegen sind geschlossene Mehrfragment- und Trümmerbrüche operationstechnisch viel schwieriger zu stabilisieren, so daß der Frakturbereich nur von sehr erfahrenen Unfallchirurgen eröffnet werden sollte!

5. Halbe Drehbrüche [3], besonders wenn sie wandern [8].

6. Kurze, oft unstabile Schrägbrüche mit kleiner Trümmerzone, besonders im körperfernen Unterschenkeldrittel [5, 18].

7. Reitendes Hauptfragment trotz erzielter Verkürzung [18] (s. Abb. 2a oben).

8. Bei nur anatomischreponierter Fibula [18], da dann eine ähnliche Situation wie bei der isolierten Tibiafraktur besteht [2] (s. Abb. 3)

9. Verschiebung um halbe Schaftbreite während der konservativen Behandlung [18, 23], besonders bei unstabilen Biegungsbrüchen [8] (s. Abb. 2).

10. Tiefe Infektionen sowohl bei der konservativen, besonders aber bei der operativen Behandlung. Rittmann u. Perren [15] beschrieben zwar genauer die Knochenheilung auch bei bestehender Infektion, aber das wiederholte Débridement bzw. die schlechte Durchblutung, sowie die oft notwendige Sequestrektomie bzw. die dadurch erst besser sichtbaren Defekte erschweren und verzögern wesentlich den Heilungsfortschritt.

Tabelle 3. Wundheilungsstörung bei 301 Frakturen

Art der Wund-heilungs-störungen	185 Tibiaschaftosteosynthesen						Sekundär Operierte		Konservativ Behandelte	
	Primär operierte									
	Zusammen 102		Offen 48		Geschlossen 54		83		116	
	n	%	n	%	n	%	n	%	n	%
Hautnekrose	6	5,9	5	10,4	1	1,8	2	2,4	5	4,3
Oberflächliche Infektion	5	4,9	4	8,3	1	1,8	0		2	1,7
Tiefe Infektion	7	6,8	5	10,4	2	3,7	1	1,2	2	1,7

Tabelle 4. Zahl und Zeitpunkt der Spongiosaplastik bei 185 Osteosynthesen am Tibiaschaft

Spongiosa-plastik	Primäre Operation						Sekundäre Operation	
	Zusammen 102		Offen 48		Geschlossen 54		83	
	n	%	n	%	n	%	n	%
Primär	8	8	0	0	8	15	3	4
Sekundär	9	9	7	15	2	5	2	3
Zusammen	17	17	7	15	10	19	5	6

Zeigt sich in der eigenen Serie (Tabelle 3) eine Osteitisrate von 10,4% bei den primär stabilisierten offenen Unterschenkelfrakturen und von 3,7% bei den primär stabilisierten geschlossenen Frakturen, so sinkt die Osteitisrate auf 1,7% bei der konservativen Behandlung und auf 1,2% bei den sekundär stabilisierten — meist verplatteten — Unterschenkelschaftfrakturen. Um also verzögerte Heilungen zu vermeiden, sollten im Zweifelsfall, z. B. bei schlechten lokalen oder allgemeinen Situationen bzw. bei organisatorisch ungünstigen Voraussetzungen bezüglich der Asepsis oder des Operationsteams, die sekundäre Stabilisierung eindeutig vorgezogen werden.

23.3 Therapie der verzögerten Frakturheilung und Pseudarthrose

Die einzuschlagende Therapie hängt von der Pathogenese und diagnostizierten Art der verzögerten Heilung bzw. Pseudarthrose ab:

1. Bei der inaktiven, atrophischen und oligotrophischen Art besteht ein biologischer Defekt: dies bedeutet, daß eine Notwendigkeit für eine biologische Aktivierung durch eine Spongiosaplastik — bei längerem Behandlungsverlauf zusätzlich auch einer Dekortikation — vorliegt. Bei bestehender Stabilität einer durchgeführten Osteosynthese genügt die Spongiosaplastik allein [18].

Im eigenen Krankengut (Tabelle 4) führten wir bei der primären Stabilisierung offener Unterschenkelbrüche keine Spongiosaplastik durch, sondern warteten zuerst die blande Wundheilung ab. Primär geplant oder später als notwendig erkannt, erfolgte in 15% eine sekundäre Spongiosaanlagerung. Bei den geschlossenen Frakturen wurde primär auch in 15% Spongiosa angelagert. Da aber bei 2

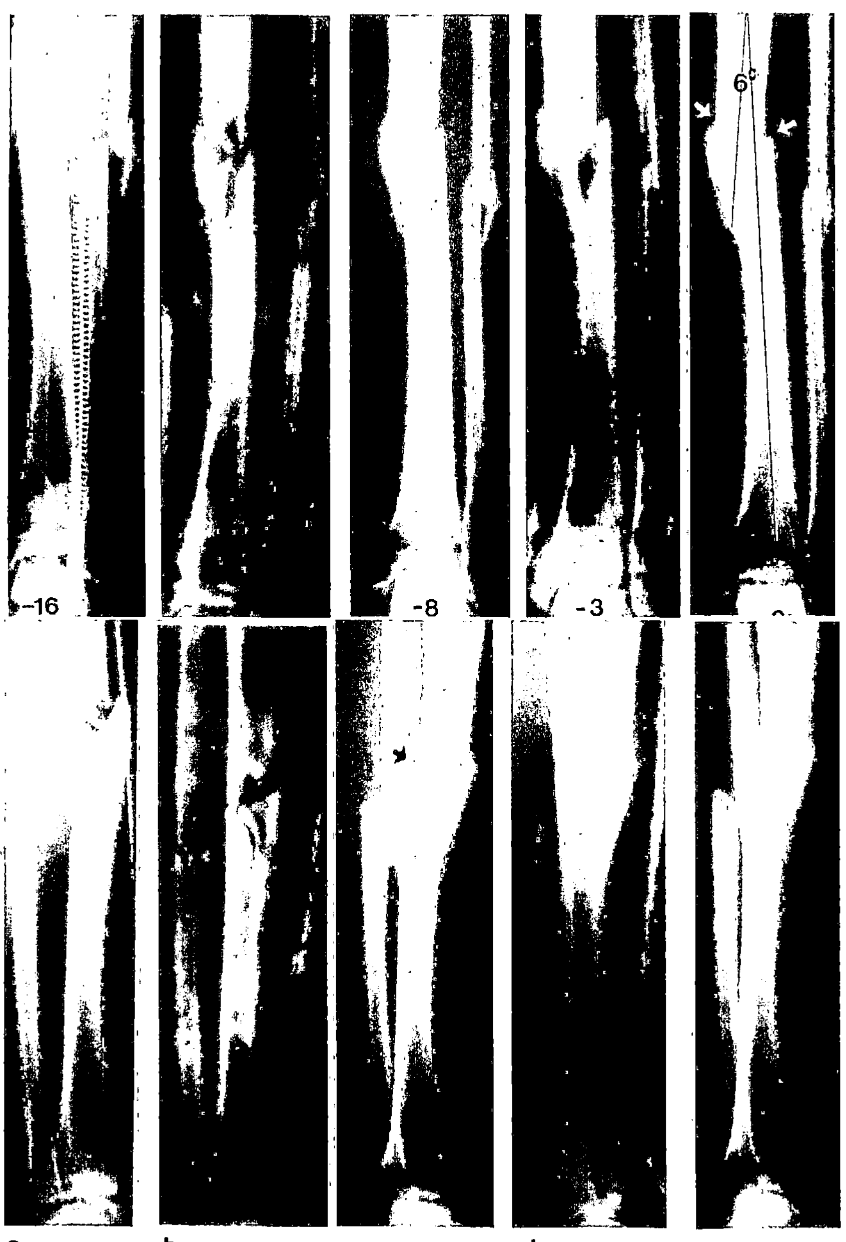

Abb. 2. a Biegungsbruch im proximalen Schaftbereich mit Valgus- und Antekurvationstendenz. b Kontrolle nach Reposition, Fersenbeinextension und Anlegen eines gespaltenen Oberschenkelliegegipses. c Wegen mangelnder Kallusbildung 8 Wochen später Gipsabnahme, klinische und röntgenologische Kontrolle: Fraktur federnd, nur angedeutete Kallusbildung lateral und dorsal *(Pfeil)*. d 13 Wochen nach Unfall Seitenverschiebung etwas zunehmend, Kallusbildung noch immer nicht ausreichend, bei der klinischen Prüfung die Fraktur noch federnd und schmerzhaft, Schallleitung proximal und distal der Fraktur verschieden, deswegen Oberschenkelgehgips für weitere 3 Wochen. e 16 Wochen nach Unfall Valgus von 6°, Verschiebung um halbe Schaftbreite nach lateral und dorsal, schmerzhafte verzögerte Heilung, die sich auf konservativem Weg nicht mehr achsengerecht einstellen läßt, deswegen Operationsindikation.

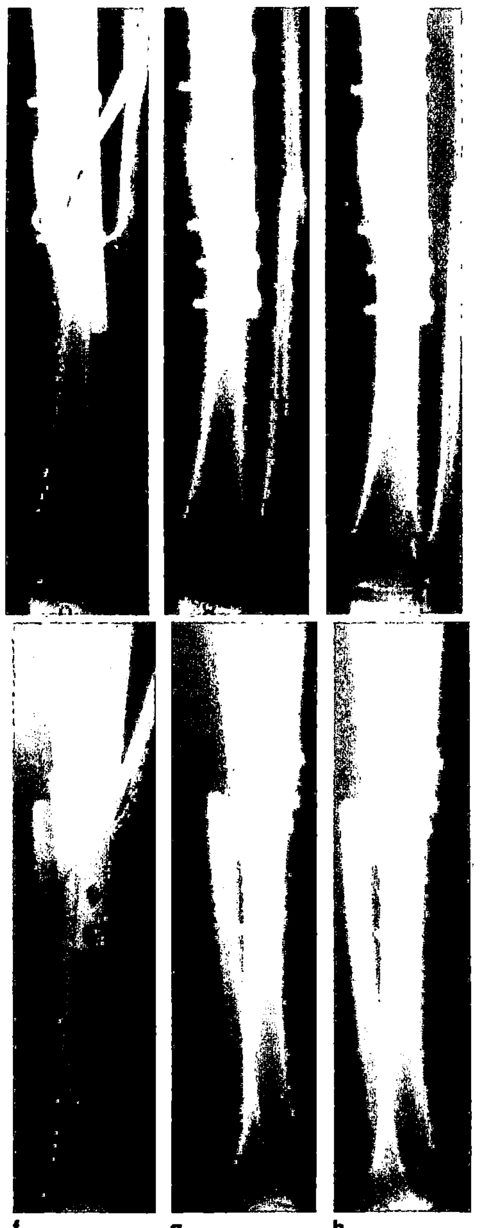

f Intraoperative Röntgenkontrolle nach Korrektur der Achsenfehlstellung und Seitverschiebungen, anschließend Einbringen von
3 Zugschrauben rechtwinkelig auf die Frak-
turebenen. g 8 Wochen nach Osteosynthese
genügende Kallusbildung, zunehmende Vollbelastung erlaubt. h Abschlußröntgenbild
12 Wochen postoperativ, Patientin beschwer-
defrei

geschlossenen Frakturen auch sekundär eine Spongiosaplastik notwendig war,
überwiegt mit 19% die Zahl der Spongiosaanlagerungen bei den geschlossenen
gegenüber den offenen Frakturen. Durchschnittlich zeigen die offenen Frakturen
jedoch größere Weichteilschäden, Gefäßzerreißungen und Nekrosen, so daß die
primäre Spongiosaplastik bei den geschlossenen Frakturen etwas zu häufig durchgeführt worden sein könnte.

Dagegen war bei den sekundär stabilisierten Frakturen nur bei ⅓ der Patienten,
nämlich in 6%, eine Spongiosaanlagerung notwendig, was wieder, wie bei der

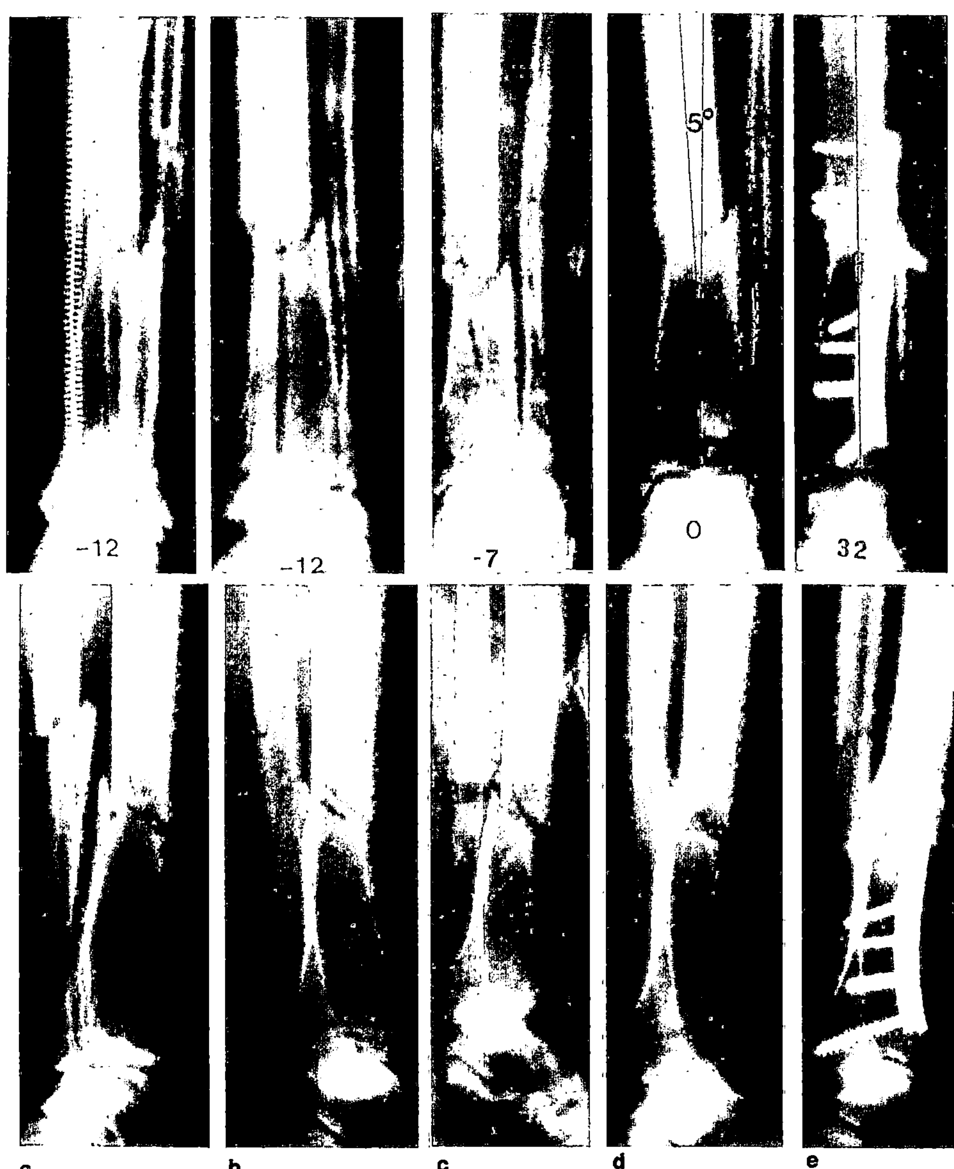

Abb. 3. a Kurzer Unterschenkelschrägbruch im distalen Schaftdrittel, Varustendenz. b Anatomische Reposition am Aufnahmetag nur der Fibula. c 5 Wochen nach Unfall Varuskorrektur durch Aufkeilen im Oberschenkelgehgipsverband. d 12 Wochen nach Unfall Varus- und Rekurvationsfehlstellung von je 5°, schmerzhafte, nicht verheilte Tibiafraktur, Patient lehnt weitere Gipsbehandlung wegen Schmerzen ab. e Röntgenkontrolle 32 Wochen nach Neutralisationsplatte und Zugschraubenosteosynthese, Restitutio ad integrum

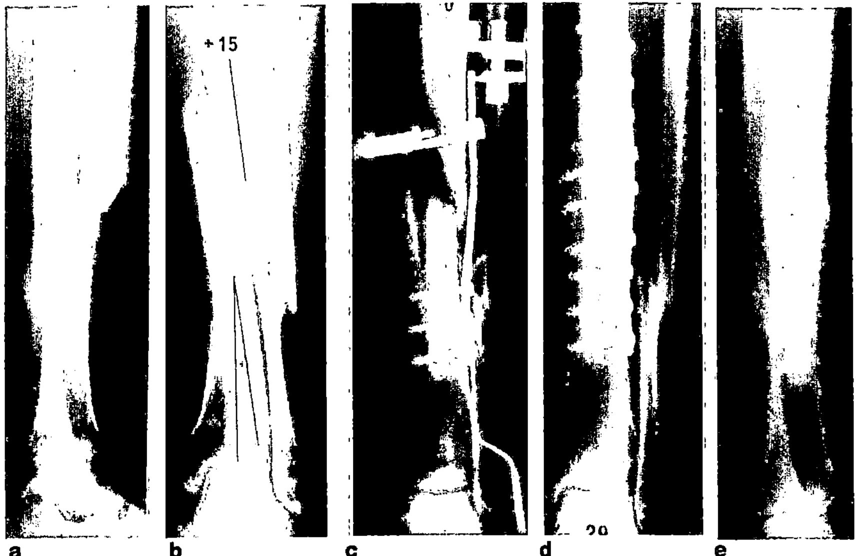

Abb. 4. a, b Schmerzhafte verzögerte Heilung nach Unterschenkeldrehbruch im proximalen Frakturbereich, Verschiebung um halbe Schaftbreite nach medial und dorsal und Varusfehlstellung von 8°, Verkürzung von 1 cm erwünscht. c Intraoperatives Kontrollröntgenbild nach Dekortikation und Korrektur der Achsenfehlstellung und Seitverschiebungen, Zuggurtungsplatte und liegender Kompressionsspanner. d, e Kontrollröntgenbild 29 Wochen nach Platten- und Zugschraubenosteosynthese, Restitutio ad integrum

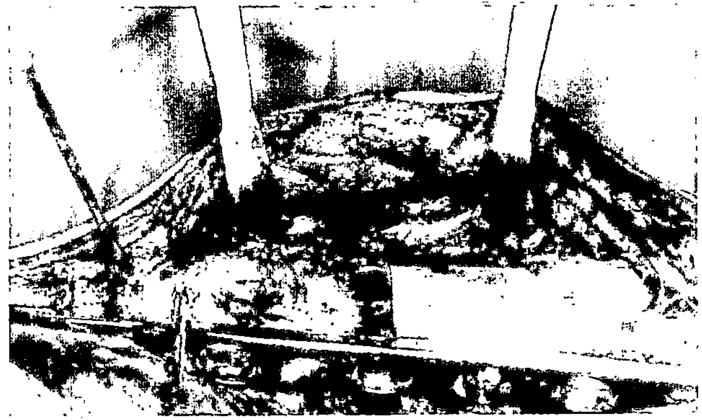

Abb. 5. Intraoperative Aufnahme nach Dekortikation und Korrektur der Achsenfehlstellung und Seitenverschiebungen bei angelegter lateraler Platte, links 2 rechtwinkelig zueinander liegende Kirschner-Drähte temporär eingebracht, um die Rotation und Achsenfehlstellungen leichter korrigieren zu können. Die beiden rechten, ähnlich eingebrachten Kirschner-Drähte im 2. Hauptfragment schon entfernt

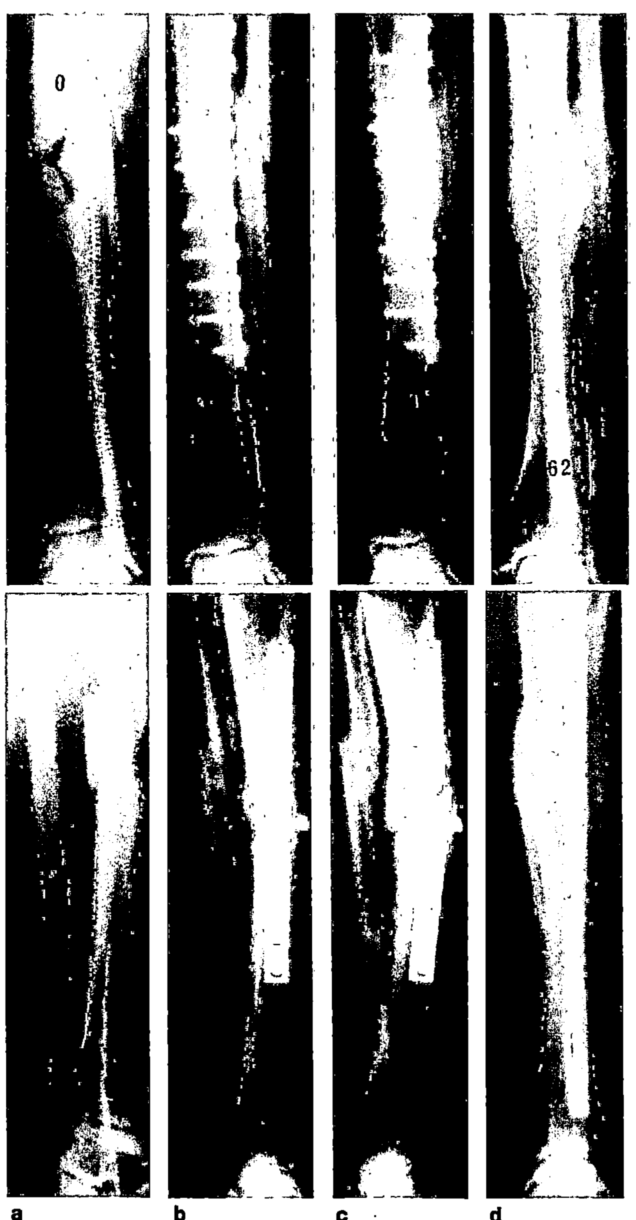

Abb. 6. a Zweitgradig offener Biegungsbruch in Schaftmitte mit Valgus- und Antekurvationstendenz, Fibulastückbruch entsprechend dem Direkttrauma. b Laterale Plattenlage wegen der schlechten Weichteilverhältnisse, fehlende Vorbiegung, Klaffen des Frakturspaltes medial, fehlende Zugschraube vom 3. Fragment in das proximale Hauptfragment, gute Kallusbildung dorsal, deswegen Vollbelastung erlaubt 20 Wochen nach primärer Osteosynthese. c Ermüdungsbruch der Platte bei verzögerter Knochenbruchheilung zwischen Biegungskeil und proximalen Hauptfragment, Antekurvationsfehlstellung, keine Seitenverschiebung. d Entsprechend Marknagelung und Vollbelastung durchgeführt, Kontrolle 52 Wochen nach Unfall, Restitutio ad integrum

Infektionsproblematik, für eine sekundäre Stabilisierung spricht, und zwar besonders in Zweifelsfällen.

Die relativ kurze Zeit, die durch eine sekundäre Versorgung verloren geht, wird um ein Vielfaches an größeren Zeitverlusten, Kosten und Sorgen aufgewogen, die durch die häufiger aufgetretenen Komplikationen nach der primären Stabilisierung, besonders geschlossener Brüche, zu beobachten waren.

Bei nicht gegebener Stabilität und biologischem Defekt muß sowohl eine Osteosynthese als auch eine Spongiosaplastik bzw. die Dekortikation (Abb. 4,5) ausgeführt werden.

2. Bei der hypertrophen Art finden wir dagegen gut durchblutete Fragmentenden und nur eine mechanische Unruhe als Ursache der verzögerten Heilung bzw. Pseudarthrose; entsprechend ist hier nur eine verläßliche Fixation notwendig, d. h. eine stabile Osteosynthese. Wir verwendeten als die häufigste Methode die Plattenosteosynthese, wenn möglich kombiniert mit Zugschrauben, die rechtwinkelig auf die persistierende Frakturebene eingebracht wurden (Abb. 2, 3, 4, 6). So bleibt das endostale Gewebe mit seiner Durchblutung weitgehend erhalten; die periostale Durchblutung im Frakturbereich kann durch die Dekortikation ebenfalls großteils geschont werden. Dabei meißeln wir rindenartig den Kallus im Frakturbereich mit den äußeren Anteilen der alten Kortikalis ab – in einer Länge von ungefähr 5 cm, so daß der Kallus an seiner weichteilbedingten Blutversorgung bleibt (Abb. 5). Wir verwenden dazu einen leicht gebogenen, sehr scharfen und relativ starken Meißel, der der Tibiakrümmung etwas angepaßt ist. Die ehemalige Fraktur wird durch die Dekortikation wieder beweglicher, Korrekturen der Seitverschiebung-, Achsen-, Rotations- und Längenfehlstellungen können leichter durchgeführt und eine entsprechende Platte einfacher angepaßt werden (Abb. 4).

Prinzipiell soll im Sinne des Zuggurtungsprinzips die Platte an der konvexen Seite liegen [12], um mit dem Spanngerät die Achsenkorrektur vervollständigen zu können (Abb. 4). Gelegentlich kann das Spanngerät auch als Distraktor – auf der konkaven Seite – eingesetzt werden. Besonders empfehlenswert erscheint uns das temporäre Einbringen von je 2 rechtwinkelig zueinander stehenden Kirschner-Drähten in jedem Hauptfragment, um die Achsenfehlstellungen und Verdrehungen exakt korrigieren zu können (Abb. 5). Danach erfolgt die intraoperative Röntgenkontrolle (Abb. 2f, 4c). Ein entsprechender Defekt wird auch bei der hypertrophen Pseudarthrose mit Spongiosa aufgefüllt [18] (Abb. 4a–d), um einen Totraum und damit eine Infektions- und eine spätere Refrakturgefahr zu vermeiden. Wichtig ist sowohl der Kontakt zu gut vaskularisierten Weichteilen als auch die ausreichende Stabilität und schließlich die Redon-Saugdrainagen, da es aus den Knochenwunden relativ stark nachblutet. Besonders an der distalen Tibia ist die mediale Plattenlage technisch einfacher [18] und vermeidet eine Verminderung der von den Weichteilen kommenden und so notwendigen Durchblutung von lateral und dorsal.

Bei Tibiafehlstellungen über 5° und konsolidierter Fibula wird diese – meistens schräg – osteotomiert und nicht reseziert, damit sie wieder konsolidieren kann.

Relativ selten fanden wir nicht verheilte Quer- und kurze Schrägfrakturen im mittleren Drittel des Schaftes, bei denen wir die Marknagelung vorziehen, da sie volle Belastungsstabilität gewährleistet (Tabelle 5, Abb. 6). Der Nachteil der Marknagelung liegt in der Zerstörung der endostalen Durchblutung und der schwieriger abzuschätzenden exakten Achsenstellung intraoperativ bzw. nach Einschlagen des Marknagels in den schwierigeren Korrekturmöglichkeiten. Bei Seitverschiebungen (Abb. 2d) müßte vor der Marknagelung eine Osteotomie durchgeführt werden. Bei

Tabelle 5. Wahl der Osteosynthesemethode bei 185 Frakturen

	n	%
Primäre Stabilisierung (102 Frakturen)		
Platte	74	72,6
Marknagel	8	7,8
Fixateur externe	20	19,6
Sekundäre Stabilisierung (83 Frakturen)		
Platte	78	94,0
Marknagel	4	4,8
Fixateur externe	1	1,2

längeren Schrägfrakturen und Drehbrüchen (Abb. 4) sowie am Übergang vom proximalen zum mittleren und vom mittleren zum distalen Drittel ziehen wir ebenfalls die Verplattung vor (Abb. 3). Hasert et al. [5] beschrieben bei der verzögerten Heilung konservativ behandelter Unterschenkelbrüche ebenfalls die relativ seltene Marknagelindikation; allerdings führten sie bei ⅓ der Fälle nur eine Spongiosaplastik durch und behandelten im Gipsverband weiter, während wir bei der notwendigen Operation aus biologischer Sicht stets gleich stabilisierten. Einmal haben wir sekundär einen Fixateur externe wegen zu schlechter Weichteile verwendet. Überraschend niedrig war die Komplikationsrate von nur 1,2% Infektionen und nur einer Korrekturoperation bei 83 sekundär durchgeführten Osteosynthesen, wobei in 94% verplattet wurde (Tabelle 5).

Allgemein wird anerkannt, daß relativ größere Knochendefekte mit Spongiosa baldmöglichst aufgefüllt werden sollten; daß jedoch größere nekrotische Fragmente und weit „gestripte" Fragmentenden, wie sie bei offenen Frakturen und nach ausgedehntem intraoperativem Denudieren und Isolieren von Fragmenten nicht selten zu finden sind, auch eine biologische Aktivierung benötigen, muß immer wieder betont werden! Andernfalls ist eben mit einer verzögerten Heilung und einer eventuellen Pseudarthrose relativ häufiger zu rechnen; diese Komplikationen werden dann oft der Osteosynthese und nicht der intraoperativen Technik angelastet.

So führten wir „prophylaktisch" bzw. nach Weber [22] „therapeutisch", besonders bei den zweit- und drittgradig offenen Frakturen in der Regel eine frühe sekundäre Spongiosaplastik durch. Diese ist auch deswegen wichtig, da bei den weit offenen Unterschenkelbrüchen aufgrund der schlechten Durchblutungsverhältnisse öfter auf eine optimale Stabilisierung verzichtet werden soll und muß, z. B. bei Verwendung des jetzt allgemein anerkannten äußeren Festhalters [20]. Die bei fehlender Spongiosaplastik häufiger eintretende verzögerte Kallusbildung bei diesen weit offenen Frakturen ist dann nicht durch den zu starren oder zu stabilen Fixateur externe, sondern durch die Nekrose der Fragmentenden zu erklären. Für die Knochenbruchheilung kann die Fragmentfixation nicht zu starr oder zu stabil sein. Gerade unter solchen Bedingungen wurde bei vitalen Fragmentenden die primäre Knochenbruchheilung nachgewiesen [15]. Nur der Knochenumbau wird unter zu starren Bedingungen verändert. Zur Knochenneubildung bzw. Kallusbildung ist jedoch die Vitalität die notwendige Bedingung! Auch bei erhöhter Instabilität muß die Vitalität vorhanden sein, damit Kallus entsteht. Ist die Kallusbildung aber vorhanden und tritt die Konsolidierung trotzdem nicht ein, dann benötigen wir eine stabilere Fixation, sonst entsteht die hypertrophe Pseudarthrose. Die Hoffnung, durch unstabilere Verhältnisse im Frakturbereich eine frühere Konsolidierung zu erreichen, erscheint pathophysiologisch und klinisch unbegründet.

Stellt sich bei der konservativen Behandlung nach 6–8 Wochen keine genügende Kallusbildung ein (Abb. 2c), sollte der Gipsverband abgenommen und eine vorsichtige klinische und röntgenologische Untersuchung durchgeführt werden, und zwar mit folgenden Fragestellungen: Wie ausgeprägt und schmerzhaft ist die abnorme Beweglichkeit? Wie ist die Schalleitung? – Finden sich Kallus bzw. Nekrosen? [5, 14, 20]. Bei einigen Patienten konnte durch eine sekundäre Stabilisierung und bei fehlender Kallusbildung auch durch eine Spongiosaplastik zu diesem Zeitpunkt die Behandlungszeit um viele Wochen bis Monate verkürzt werden. Wir versuchen daher den Zeitpunkt des notwendigen operativen Behandlungsbeginns nach diesen und Webers [22] Prinzipien so früh wie möglich festzusetzen. Der Grundsatz „so konservativ wie möglich, so operativ wie notwendig" [2] hat sich für uns insofern geändert, daß wir nicht erst dem Patienten die Operation vorschlagen, wenn sie notwendig ist, sondern wenn sie uns aufgrund unserer Erfahrungen als empfehlenswert, günstiger und angenehmer für ihn erscheint. So sollte zwischen Patient und Arzt eine Empathie entstehen.

Ähnlich frühzeitiges Einschreiten gilt auch nach Osteosynthesen, falls der Frakturspalt im Röntgenbild nicht verschwindet und Lockerungszeichen sichtbar werden [18]. Findet sich ein Reiz- oder Unruhekallus, so deutet dies auf eine gute Durchblutung der Fragmentenden und auf eine mangelnde Stabilisierung hin. Dann ist entweder eine Reosteosynthese oder eine zusätzliche Ruhigstellung im Gipsverband für 6–8 Wochen angezeigt.

Zeigt sich jedoch keine Kallusbildung im Bereich des weiterwerdenden Frakturspalts bzw. eine Nekrosezone [18], dann sollte mit der sekundären Spongiosaplastik nicht länger gewartet werden, sonst lockern sich die Implantate oder erliegen einem Ermüdungsbruch, der zu einer mehr oder weniger ausgeprägten Redislokation führt. Ausnahmsweise erlaubt ein Implantatermüdungsbruch allerdings ein Sintern im Frakturbereich und dadurch die Konsolidierung auf konservativem Weg — gelegentlich sogar in akzeptabler Stellung. In der Regel ist jedoch eine Entfernung der sperrenden Implantate und eine Reosteosynthese indiziert (Abb. 6d).

Eine Fehlstellung im Rahmen einer verzögerten Heilung oder Pseudarthrose wird wie eine angeborene nach Möglichkeit im Bereich der Fehlstellung korrigiert. Bei mehr als 5° varus, bzw. 7° valgus, 10° Rekurvation bzw. Antekurvation oder bei einem Drehfehler von über 15° schlagen wir dem Patienten unter 60 Jahren die möglichst rasche Korrektur und (Re-) Osteosynthese vor, um die Fraktur rascher zur Konsolidierung zu bringen und um eine posttraumatische, schmerzhafte Arthrose in den angrenzenden Gelenken zu vermeiden. Auch die Rolle der Seitenverschiebung um halbe Schaftbreite oder mehr auf die angrenzenden Gelenke darf nicht unterschätzt werden [23]. Selbstverständlich gehört eine Ganzbeinachsenaufnahme im Stehen zur Diagnostik sowie die individuelle Anamnese, wobei z.B. ein Zustand nach Meniskektomie medial die Entstehung einer Varusgonarthrose schon bei relativ geringer Varusfehlstellung unterstützt. Die operative Methode und Technik hängt wieder von den individuellen Umständen ab [7, 12].

23.4 Therapie der Refraktur und des Ermüdungsbruchs

Als Refraktur wird ein neuerlicher Kontinuitätsverlust in der urspünglichen Fraktur bezeichnet. Ursächlich liegt ein mangelnder oder begrenzter Durchbau — auf den ganzen Bereich der Frakturebene bezogen — vor: Es entstand ein Bruch der noch zu zarten Brücke bei einem relativ geringen Trauma.

Häufiger kommt es zu einem Ermüdungsbruch, der von einem Punkt verminderter Widerstandskraft ausgeht, wie z. B. von einer Nekrosezone, von einem Schraubenloch oder einer Umbauzone, z. B. am Plattenende, wobei die ursprüngliche Fraktur stabil bleibt. Beide Arten dieser in unserer Serie seltenen Frakturen müssen ebenso individuell und abhängig von der Pathophysiologie behandelt werden, wie die verzögerten Heilungen. Bei liegenden Implantaten und geringer Verschiebung ist eine konservative Behandlung risikoärmer. Bei sperrenden Implantaten und größeren Fehlstellungen muß in der Regel restabilisiert werden.

Wenn nach Metallentfernungen die Refraktur in jenem Diaphysenanteil erfolgte, der nicht gut revaskularisiert und entsprechend knöchern umgebaut war, so stellt sich die Frage, ob die Implantate nicht zu früh entfernt wurden. Bei guter Verträglichkeit sollten sie beim Erwachsenen mindestens 2 Jahre in situ bleiben, bei Zustand nach zweit- und drittgradig offenen Frakturen noch länger. Zeigt sich schon auf dem Röntgenbild, im Szintigramm oder intraoperativ eine Zone fehlender oder schlechter Durchblutung, so ist die Metallentfernung aufzuschieben bzw. intraoperativ eine Spongiosaplastik in diesem nekrotischen Bereich zur sicheren zusätzlichen Übergrückung indiziert. Diese mangelhafte Knochenheilung ist häufig auf das ausgeprägte primäre Trauma mit Gefäßzerreißungen bzw. auf eine Operationstechnik, die nicht genügend auf die Blutversorgung der Fragmente oder Fragmentenden Rücksicht genommen hat, zurückzuführen. Sie kommt daher — wie alle Komplikationen — in den sog. „Lehrjahren" häufiger vor.

Sowohl nach frisch verheilten Osteosynthesen als auch nach frischen Implantatentfernungen erlauben wir zwar die Vollbelastung, raten aber 3 Monate Schonung an, bezüglich des Springens, der Drehbewegungen mit stärkerer Belastung, wie beim Skifahren oder Waldlaufen, des Kontaktsports wie das Fußballspielen usw., um die Gefahr neuerlicher Frakturen zu vermindern. Das Auffüllen von Schraubenlöchern mit Spongiosa anläßlich einer routinemäßigen Implantatentfernung halten wir für nicht notwendig und überwiegend nachteilig.

23.5 Schlußfolgerungen

Es kann nicht oft genug betont werden, daß die Vitalität der Fragmentenden für die knöcherne Heilung die wichtigste Voraussetzung ist, d. h. die Erhaltung der Verbindungen der Fragmente zu den gefäßführenden Weichteilen. Wird eine größere Knochennekrose oder ein Knochendefekt diagnostiziert, so ist eine Spongiosaplastik als Überbrückung — bei Sekundäreingriffen in Kombination mit einer Dekortikation — frühzeitig durchzuführen.

Zusätzlich — bzw. bei vitalen Fragmentenden als einziges Ziel — streben wir eine solche biomechanische Stabilität an, die die Konsolidierung in der gewünschten Position innerhalb von 3 Monaten gewährleistet. Je stabiler die Fixation bei guten Durchblutungsverhältnissen ist, desto verläßlicher tritt die Konsolidierung ein; entsprechend wird, je ungünstiger der Heilverlauf ist — z. B. im zu lockeren Gipsverband oder nach instabiler Osteosynthese –, desto eher eine verläßliche Stabilisierung durchzuführen sein. Dabei hat sich bei uns die technisch relativ schwierige Plattenosteosynthese mit Zugschrauben am häufigsten bewährt. Im mittleren Schaftdrittel, bei erhaltener Länge, ziehen wir jedoch die Marknagelung, bei schlechten Durchblutungsverhältnissen der Weichteile oder bei Infektionen den äußeren Festhalter vor.

Eine mangelnde Stabilisierung im Extensions- oder im Gipsverband kann bei den instabilen und Problemfrakturen durch einen einfachen vorderen Fixateur externe weitgehend ausgeschaltet und dadurch der Klinikaufenthalt verkürzt werden.

Immer häufiger erfolgt frühzeitig aber auch die operative Stabilisierung einfacherer instabiler Frakturformen. 10 Alarmsituationen wurden herausgearbeitet, die zumindest die Diskussion auslösen sollten bezüglich eines evtl. vorteilhaften Wechsels des geplanten Behandlungsverfahrens oder auch des Behandlungsortes. Im Zweifelsfall erwies sich die sekundäre Stabilisierung, unter Beachtung der aufgezeigten Richtlinien, sowohl sicherer als auch angenehmer und ermöglicht es, die Zahl der verzögerten Heilungen und Pseudarthrosen zu verringern.

23.6 Zusammenfassung

Die Bedeutung des Erkennens eines biologischen und/oder biomechanischen Defekts wurde anhand einer Serie von 301 Unterschenkelschaftbrüchen mit den häufigsten Problemfällen herausgestellt; entsprechend ließ sich die individuell beste Behandlungsart ableiten. Als Osteosynthesemethode überwog die Verplattung; ihre sekundäre Anwendung war mit einer erstaunlich geringen Komplikationsrate verbunden. Abhängig von der Vitalität der Fragmentenden wurde eine Spongiosaplastik, bei Späteingriffen zusätzlich eine Dekortikation durchgeführt. Bei verzögerter Heilung von Quer- und kurzen Schrägbrüchen ist die Marknagelung wegen der frühen und vollen Belastbarkeit am günstigsten. Um aseptische und spetische Komplikationen zu vermeiden, sollte bei einem notwendigen Kompromiß zwischen Vitalität und Stabilität in der Regel zugunsten der Vitalität entschieden werden.

23.7 Literatur

1. Allgöwer M (1982) Die Behandlung der Tibiaschaftfraktur im Wandel der Zeit. Hefte Unfallheilkd 158: 417–421
2. Böhler L (1977) Die Technik der Knochenbruchbehandlung, Bd 2. Maudrich, Wien München Bern
3. Ender J, Krotschek H, Jahna H (1957) Behandlung und Behandlungsergebnisse von 1130 frischen geschlossenen Unterschenkelschaftbrüchen. Hefte Unfallheilkd 54: 14–92
4. Fueger GF, Tscherne H, Schwarz G, Szyszkowitz R (1971) Szintigraphische Untersuchungen mit 87-m-Sr-Zitrat zur Beurteilung der Frakturheilung. In: Glauner R (Hrsg) Angiographie und Szintigraphie bei Knochen- und Gelenkserkrankungen. Thieme, Stuttgart
5. Hasert H, Katthagen BD, Drücke A (1981) Die Indikation zur verspäteten Osteosynthese nach konservativer Behandlung von Tibiafrakturen. Unfallheilkunde 84: 49–54
6. Hierholzer G, Kleining R (1976) Behandlungsrichtlinien für die gestörte Knochenbruchheilung. Unfallheilkunde 79: 371–377
7. Hierholzer G, Müller KH (1984) Korrekturosteotomien nach Traumen an der unteren Extremität. Springer, Berlin Heidelberg New York Tokio

8. Jahna H (1977) Die konservative Behandlung des frischen geschlossenen Unterschenkelbruches. Unfallheilkunde 80: 287–377
9. Johner R (1981) Resultate nach operativer Behandlung von 291 Unterschenkelschaftfrakturen.
   Hefte Unfallheilkd 153: 224–228
10. Johner R, Wruhs O (1983) Classification of tibial shaft fractures and correlation with results
    after rigid internal fixation. Clin Orthop 178: 7–25
11. Ludolph E, Hierholzer G, Heusgen J (1983) Die gestörte Knochenbruchheilung. Unfallheil-
    kunde 86: 423–428
12. Müller ME, Allgöwer M, Schneider R, Willenegger H (1977) Manual der Osteosynthese. Sprin-
    ger, Berlin Heidelberg New York
13. Puranen J, Kaski P (1974) The clinical significance of osteomedullography in fractures of the
    tibia shaft. J Bone Joint Surg [Am] 56: 759–776
14. Rehn J, Lies A (1981) Die Pathogenese der Pseudarthrose, ihre Diagnostik und Therapie.
    Unfallheilkunde 84: 1–13
15. Rittmann WW, Perren SM (1974) Corticale Knochenheilung nach Osteosynthese und Infek-
    tion, Biomechanik und Biologie. Springer, Berlin Heidelberg New York
16. Sager W, Fueger GF, Thalhammer M (1977) Relative Speicherwerte von 99m-Tc-Diphosphat
    und deren zeitliche Änderung bei Skeletterkrankungen. Nucl Med 16: 18–25
17. Segmüller E, Cech O, Bekier A (1969) Die osteogene Aktivität im Bereich der Pseudarthrose
    langer Röhrenknochen. Z Orthop 106: 599
18. Szyszkowitz R, Fellinger M (1984) Aseptische Knochenheilungsstörungen nach Unterschenkel-
    schaftbruch. Orthopäde 13: 301–311
19. Szyszkowitz R, Weiss H, Muhr G (1974) Nekrossekallus nach stabiler Osteosynthese. Arch Ort-
    hop Trauma Surg 79: 281–295
20. Szyszkowitz R, Reschauer R, Seggl W (1981) Gefahren der Plattenosteosynthese und Möglich-
    keiten des Fixateur externe in der Frakturerstversorgung. Hefte Unfallheilkd 153: 179–183
21. Tscherne H, Oestern HJ (1982) Die Klassifizierung des Weichteilschadens bei offenen und
    geschlossenen Frakturen. Unfallheilkunde 85: 111–115
22. Weber BG, Cech O (1973) Pseudarthrosen. Huber, Bern Stuttgart Wien
23. Zierhöld G, Beck E (1977) Einfluß der Seitverschiebung geheilter Unterschenkelbrüche auf das
    Knie- und Sprunggelenk. Unfallchirurgie 3: 191–193

24 Allgemeine Diskussion zu Nachbehandlung und Komplikationen

Vorsitz: G. Muhr und K. P. Schmit-Neuerburg

24.1 Überlastung oder Frühinfekt?

Muhr: Herr Weiß, das Problem in der frühzeitigen Nachbehandlungsphase ist ja gelegentlich die Differenzierung zwischen Instabilität oder einem Frühinfekt, wenn Rötung, Schwellung und Schmerzen auftreten, weil der Patient zuviel belastet. Wie versuchen Sie das zu differenzieren?

Weiß: Zunächst hat man ja die BSG, die bei der alleinigen Instabilität nicht erhöht ist oder in der Regel nicht erhöht ist.

Muhr: Kontrollieren Sie bei jedem ambulanten Patienten die BSG?

Weiß: Die Patienten werden zunächst in den ersten 6 Wochen 14tägig bestellt und dabei wird die BSG kontrolliert, wenn sie bei Entlassung noch erhöht war.

Muhr: Sie kontrollieren also bei jeder ambulanten Kontrolle die BSG?

Weiß: Ja, alle 14 Tage, wenn sie erhöht bei der Entlassung war.

Friedrich: Wenn wir die Frühinfektion und das Überlastungssyndrom miteinander vergleichen, ist das eine sehr wichtige Differentialdiagnose. Es gibt nämlich einen zeitlichen Unterschied: Die Frühentwicklung ist wirklich innerhalb der ersten Tage, möglicherweise Wochen, diskutabel. In den ersten Tagen und Wochen belastet aber der normale Patient ja nicht, wenn er zuverlässig ist. Wenn der Patient dann aber dieses Syndrom aufweist mit Schmerz, Schwellung, Rötung, ist immer noch Zeit genug, die Temperatur und die Senkung zu kontrollieren. Mit diesen beiden Parametern kann man das septische vom aseptischen Krankheisbild gut auseinanderhalten. Im übrigen ist die Therapie ein sehr schönes Diagnostikum: Wenn Sie den Patienten in die Klinik nehmen und 2 Tage hochlagern, dann sehen Sie nämlich schon nach dem 1. Tag, falls die Beschwerden verschwinden, daß es sich um ein Überlastungssyndrom und nicht um einen Infekt handelt.

Muhr: Das ist das wesentliche: Die vorübergehende absolute Ruhigstellung der Extremität, die bei der Frühinstabilität sofort zur Beruhigung führt, beim Infekt dagegen nicht.

Syszkowitz: Zur Blutsenkung: Sie ist als Einzelwert nicht verläßlich und ist sowieso meist erhöht, speziell bei den Polytraumatisierten ist sie meist über 100. Aber auch bei isolierten Frakturen ist sie oft erhöht, so daß dann nur der Verlauf der BSG ein Korrelat wäre.

21.2 Messung des Kompartmentdrucks

Muhr: Herr Wissing, Sie haben die verschiedenen Apparaturen zur Kontrolle des Kompartmentsyndroms gezeigt. Messen Sie das immer routinemäßig?

Wissing: Nein, wir machen das nicht routinemäßig, aber der Meßplatz ist bei uns vorhanden, und er wird wirklich in jedem Zweifelsfall auch angewandt. Wir haben diesen Kompartmentmeßplatz seit 1 Jahr und er ist seitdem sicherlich 10mal, 15mal

Die Tibiaschaftfraktur beim Erwachsenen
Hrsg.: K. P. Schmit-Neuerburg, K. M. Stürmer
© Springer-Verlag Berlin Heidelberg 1987

im Einsatz gewesen, und zwar ausschließlich bei Verletzungen am Unterschenkel. Er hat einmal zur Differenzierung von Durchblutungsstörungen seine Bedeutung, dann aber auch in der Verlaufsbeobachtung, so daß man nach ein paar Stunden noch einmal nachmessen kann, ob eine abfallende oder ansteigende Tendenz besteht und damit die mögliche Rückbildungsfähigkeit einer drohenden Kompartmentischämie besser beurteilt werden kann. Ansonsten weiß man nicht genau, ob man jetzt fasziotomieren muß oder nicht. Mit dem Gerät kann man dann ruhig 1–2 h warten und wenn der Druck dann ansteigt, ist ganz sicher die Indikation zur Entlastung gegeben.

Muhr: Hier sind viele, die keine solchen Apparaturen besitzen. Was würden Sie denn als wichtigstes diagnostisches klinisches Kriterium zur Differenzierung des Kompartmentsyndroms empfehlen?

Wissing: Ich glaube, man muß sich wirklich auf die Warnzeichen, wie ich sie bei dem klinischen Bild aufgezählt habe, beschränken. Es sind eigentlich schon eindeutige Zeichen: der Funktionsausfall, die zunehmende nervöse Störung, Sensibilitätsstörungen, und insbesondere ist auch der Dehnungsschmerz betroffener Muskelgruppen sehr wichtig, der meistens nicht geprüft wird. Wenn man aber gezielt prüft, kann man ganz eindeutig die Muskelgruppen differenzieren, die betroffen sind.

Muhr: Besonders wichtig ist der ungewöhnlich starke Verbrauch an Schmerzmitteln — dies und der Muskeldehnungsschmerz sind die beiden wichtigsten Frühkriterien.

Schmit-Neuerburg: Es ist auch wichtig, alle Verbände und auch den Gipsverband zu entfernen, Eistherapie anzuwenden, mäßig hochzulagern, allerdings nicht zu hoch, je nach Kreislaufsituation. Nach meiner Auffassung ist der Verlauf ein ganz entscheidender Punkt. Wenn Sie innerhalb kürzester Zeit, d. h. 1–2 h, unter diesen Behandlungsmaßnahmen kein rasches Abklingen der Beschwerdesymptomatik haben, dann ist der Verdacht auf eine Kompartmentsymptomatik gegeben und dies ist meistens auch schon klinisch verifizierbar. Wir haben einen weiteren Meßplatz auf der Intensivstation, den Druckmeßplatz, wo man auch die Katheter für die Kompartmentmessung anschließen kann, mit dem eine Dauermessung und wiederholt gemessen werden kann. Das Ganze ist sehr empfehlenswert.

Walter: Gibt denn dieser Meßplatz ganz klare Aussagen oder gibt es auch Falschaussagen, z. B. wenn der Katheter nicht richtig liegt, wenn ich ihn subkutan lege oder ähnliches? Lohnt es sich, diesen Apparat für eine kleinere Klinik anzuschaffen?

Schmit-Neuerburg: Es lohnt sich durchaus, und zwar aus folgendem Grund: Einmal sind diese Katheter zur Mehrfachmessung des Druckverlaufs sehr gut geeignet. 2. ist das Gerät so einfach zu eichen wie eine Taschenuhr und 3. ist die Anwendung, v. a. wenn man sie auf höchstens 2 Meßpunkte beschränkt, so einfach, daß man kaum Fehlmessungen durchführen kann. Die Strecke, die der Katheter im Gewebe liegt, ist nämlich sehr kurz, und wenn der Katheter einmal umknicken sollte, kann man das sofort feststellen.

Muhr: Das am schwierigsten zu diagnostizierende und am häufigsten zu Spätschäden führende Kompartment ist das tiefe Beugerkompartment. Entsteht nicht allein dadurch eine Druckerhöhung, weil der Patient mit der Wade darauf liegt?

Schmit-Neuerburg: Nein, es entsteht keine maßgebliche Druckerhöhung. Der Druck liegt physiologisch unterhalb 20 mmHg, sobald aber eine Drucksteigerung vorliegt, geht er über 40 hinaus. Alles, was über 40 liegt, ist nach den in der Literatur bekannten Angaben als ein pathologischer Wert zu bezeichnen.

Große-Wilde: Gibt die Doppler-sonographische Kontrolle einen Hinweis auf das Kompartmentsyndrom?

Muhr: Nein. Der Doppler ist gut beim Schwerverletzten, der schockiert ist, bei dem man den peripheren Puls nicht fühlt. Beim Kompartmentsyndrom sind die Stammgefäße durchgängig, nur die Mikrozirkulation in der Muskulatur sistiert, und das kann man mit dem Doppler nicht erfassen.

Kliems: Das möchte ich bezweifeln, Herr Muhr. Ich kenne zwar Kompartment-syndrome nur klinisch, wir benützen aber den Doppler sehr viel. Es muß in einem Stadium zu einer Abnahme des Verschlußdrucks der Knöchelarterien kommen. Die Frage ist nur, ob Sie bei einem traumatisierten Unterschenkel wirklich noch eine zusätzliche Kompression anwenden sollen?

Muhr: Das ist sicherlich richtig. Aber es würde kaum möglich sein, routinemäßig bei einem traumatisierten Unterschenkel mit Fraktur den Druck am Unterschenkel zu messen, wobei man noch die Manschette anbringen muß, um den Druck zu messen. Eigentlich steht hier die klinische Symptomatik im Vordergrund.

Friedrich: Herr Schmit-Neuerburg, würden Sie auch bei einem Polytraumatisierten, den Sie von Osteosynthesen zurückstellen und bei dem Sie nur lebensnotwendige Eingriffe machen, bei der Diagnose eines Kompartmentsyndroms operieren oder nehmen Sie das Kompartmentsyndrom in Kauf?

Schmit-Neuerburg: Nein, auf keinen Fall. Das sind genau die Fälle für die Dauer-überwachung mit dem Katheter; dafür ist er eigentlich auch gedacht. Ein bei einem bewußtseinsklaren Patienten auftretendes Kompartmentsyndrom kann man ja ohne weiteres klinisch diagnostizieren. Aber bei den Polytraumen, wo man gerade den Unterschenkel aus klaren Gründen nicht operiert hat, ist die Überwachung dieses Drucks am Druckmeßplatz mit dem Katheter ideal. Sobald eine Drucksteigerung im kritischen Bereich auftritt, muß sofort operiert werden. Das haben wir in einigen Fällen so gemacht.

Ich wollte noch etwas zu der Angiographie sagen. Es wird immer wieder festgestellt, daß solche Patienten aufgrund der allgemeinen Weichteilschwellung keinen oder nur einen schlecht tastbaren Fußpuls haben. Deshalb wird meist sofort eine Angiographie gemacht, wobei das berühmte Bild herauskommt mit den gestreckten, verdämmernden bündelförmigen Gefäßen. In der Peripherie gibt es keine richtige Darstellung einer Arterie mehr, und es wird eine arterielle Störung diagnostiziert. Diese Mißinterpretation, die meist einem Radiologen unterläuft, der das Kompartmentsyndrom nicht kennt, die ist dann der Grund dafür, das Gefäß freizulegen und zu traumatisieren, und dies kann dann später bis zur Amputation führen.

24.3 Thromboseprophylaxe (1)

Muhr: Zur Darstellung der Thromboseprophylaxe von Herrn Wissing: Herr Weiß, machen Sie es ähnlich oder identisch?

Weiß: Ich gebe beim Unterschenkel kein Dihydergot, und zwar wegen der Gefahr des Gefäßspasmus.

Friedrich: Mit DHE?

Trentz: Mit Heparin-DHE.

Syskowitz: Wir arbeiten ohne DHE und wir antikoagulieren beim Kompartment-syndrom mit Marcumar. Ebenso verfahren wir bei allen Unterschenkelbrüchen, die konservativ behandelt werden, für 3 Monate, wenn die Patienten älter als 16 Jahre sind.

Kussmann: Die Thromboseprophylaxe ist ein großes und sehr schwierig darzustellendes Problem, aber Herr Wissing hat in sehr kurzer Weise, sehr pointiert und teilweise auch plakativ für das Heparin-DHE Position eingenommen und dies sollte in diesem Gremium nicht unwidersprochen bleiben.

Vielleicht genauso pointiert ein paar Punkte dazu:

1. Bis jetzt ist in keiner Studie nachgewiesen, daß die Rate der tödlichen postoperativen Lungenembolien durch die Medikation von Heparin-DHE tatsächlich gesenkt werden kann.
2. Herr Wissing, Sie haben in einer retrospektiven Analyse festgestellt, daß Heparin-DHE dem Dextran, das Sie früher angewendet haben, überlegen ist. Erstens ist die Art der Studiendurchführung für diese diffizile Fragestellung nicht zulässig. Zweitens hat Herr Gruber in Basel in einer prospektiven, kontrollierten Studie nachweisen können, daß Heparin-DHE und Dextran gleichwertig sind. Also hier scheinen Widersprüche aufzutreten. Und drittens haben Sie von 3 Fällen in Ihren Krankengut berichtet, bei denen nach Unterschenkelfrakturen ein Verdacht auf Ergotismus bestand. Dies gab es unter alleiniger Heparinmedikation bisher nicht. Prof. Schmit-Neuerburg berichtete gestern in seiner Zusammenstellung der offenen Unterschenkelfrakturen über 9 Patienten mit arteriellen Thrombosen. Da anzunehmen ist, daß auch hier als Thromboseprophylase Heparin-DHE benutzt wurde, stellt sich die Frage, ob nicht bei diesen 9 arteriellen Thrombosen auch noch der eine oder andere medikamentös induzierte Vasospasmus dabei war? Also ich möchte vor einer generellen Empfehlung des Heparin-DHE zur Thromboseprophylase doch warnen, speziell bei der Unterschenkelfraktur.

Rehn: Ich möchte noch einmal unterstreichen, daß Heparin-DHE der derzeit beste Weg, aber keine komplette Thromboseprophylaxe ist und es auch niemals war. Herr Szyszkowitz, Sie haben die Befunde einer größeren Zahl von konservativ Behandelten und Sie haben mit Cumarin gute Erfahrungen gemacht. Wenn die Cumarinprophylaxe ordnungsgemäß durchgeführt wird, ist sie die einzig mögliche ausreichende Prophylaxe. Wir haben das Heparin wegen der Osteosynthesen alle benutzt, weil wir nichts besseres haben, aber wir müssen uns darüber klar sein, daß viel mehr Unterschenkelthrombosen unter dieser Prophylaxe auftreten, als wir glauben.

24.4 Kompartmentspaltung

Bertram: Kann jemand etwas über behandlungsbedürftige Spätschäden nach Spaltung eines Kompartmentsyndroms sagen? Speziell für den Kliniker, der keine Druckmessung macht und möglicherweise prophylaktisch und nicht voll indiziert ein Kompartmentsyndrom spaltet? Gibt es störende Faszienlücken und dergleichen?

Wissing: Behandlungsbedürftige Spätschäden sind uns nicht bekannt. Es ist alles durch Sekundärnaht oder durch Spalthautplastik so verschlossen worden, daß weitere Eingriffe nicht erforderlich wurden.

Kliems: Die Behandlung in der Schwangerschaft bei Thromboserisiko übrigens setzt selbstverständlich eine Heparinisierung voraus; das ist keine Kontraindikation, ganz im Gegenteil! Man muß hochdosiert mit 20 000 oder 30 000 IE Heparin vorgehen. Der Mobin-Udin-Schirm auch sollte verlassen werden, da er rethrombosiert, disloziert. Der Greenfield-Schirm ist jetzt der Schirm der Wahl!

Szyskowitz: Herr Schmit-Neuerburg, wir spalteten, wenn eine eindeutige Symptomatik im Extensorenkompartment war, dann aber auch prophylaktisch die anderen Kompartments, wobei wir einen Nachteil sahen. Beim 4. tiefen Beugerkompartment kam es dann doch häufiger zu starken venösen Nachblutungen. Wir machen jetzt nur noch ein kleines Stück auf und wenn es dann nicht zu einem Vorquellen der Muskulatur aus der Tiefe kommt, lassen wir das zu. Denn wenn man da zuviel spaltete, hatten wir zweimal Nachblutungen gesehen. Haben Sie diese Erfahrungen auch gemacht?

Schmit-Neuerburg: Grundsätzlich ist im tiefen Beugerkompartment der Druck am höchsten. Wenn also der Druck hoch ist, dann muß man speziell dieses Kompartment spalten. Man braucht sonst gar keines zu spalten.

Szyskowitz: Aber da gibt es am meisten Komplikationen!

Schmit-Neuerburg: Ja, das ist von medial her leichter und risikoloser.

Szyskowitz: Leichter, als wenn man den einen Schnitt von lateral nur wählt?

Schmit-Neuerburg: Ja.

Muhr: Der alleinige Schnitt von lateral für alle 4 Kompartments ist ein sehr aufwendiger und nicht ganz einfacher Eingriff. Wenn man um das Wadenbein herumgeht, dann erwischt man diese Venen und v. a. die perforierenden Venen von der oberflächlichen zur tiefen Beugeschicht. Der zweite Punkt ist: Durch die Faszienspaltung verliert der Unterschenkel an Stabilität. Die Viskoelastizität nimmt ab, und unter konservativer Weiterbehandlung ist die Pseudarthroserate in der angloamerikanischen Literatur hoch. Deshalb operieren wir dann.

24.5 Thromboseprophylaxe (2)

Muhr: Aus der ganzen Literatur geht hervor, daß die niedrigste Thromboserate bei der Kombination Heparin mit DHE besteht. Was aber in zunehmendem Maße jetzt auftritt, sind Berichte über arterielle, vaskuläre Komplikationen. Sie haben zwar noch den Charakter von Einzelfällen, aber ich bin sicher, daß in 2–3 Jahren eine deutliche, in Prozentzahlen ausdrückbare Komplikationsrate vorliegen wird. Wie sollte der Unterschenkel am günstigsten vor einer Thrombose bewahrt werden und wie sollte man dazu vorgehen?

Schmit-Neuerburg: Zur Prophylaxe:

1. Sie können bei 50% aller Unterschenkelfrakturen eine Thrombose erwarten und damit fest rechnen, wenn Sie keine Prophylaxe machen. Das ist eine Zahl, die nicht umzustoßen ist.
2. Herr Breddin hat in Europa die beste prospektive Studie mit Heparin-DHE gemacht und nachgewiesen, daß dieses in der Dosierung von 2500 IE 3mal appliziert das derzeit beste Verfahren darstellt, um eine Thromboseprophylaxe aussichtsreich zu betreiben. Er hat auch dargestellt, welche Kontraindikationen bestehen: v. a. koronare Erkrankungen oder bekannte Neigungen zu peripheren Gefäßspasmen unter Kälteeinwirkung u. ä.
3. Die Studie Gruber ist fragwürdig, weil sie multizentrisch angelegt ist und mit ganz verschiedenen Voraussetzungen an ganz verschiedenen Krankenhäusern arbeitet. Sie ist scheinbar eine große Studie, aber in Wirklichkeit ein Gemenge verschiedener klinischer Anwendungen.

4. Der Fall, der oben beschrieben wurde, ist deswegen eingetreten, weil man beim ersten Auftreten eines peripheren Gefäßspasmus, der bei jeder Verletzung auftreten kann — bekanntlich auch unter Dopaminbehandlung — nicht Nitro gegeben hat. Und die Nitrotherapie ist ganz entscheidend bei jeglicher Störung, die im Verlauf einer Heparin-DHE-Therapie gelegentlich auftritt. Wenn Sie kein Nitro geben, dann machen Sie keine Antidotbehandlung. Heute weiß man das, und mit Nitro ist die Erscheinung dann auch sofort verschwunden. Bei diesen Patienten damals hatte auch noch die falsche Vorstellung bestanden, daß es sich um einen Gefäßverschluß handeln könnte. Von den 9 arteriellen Thrombosen waren 3 Polytraumen, 2 hatten einen Gefäßschaden im Alter von über 60 Jahren, einer hat eine traumatische Läsion der Intima gehabt. Die anderen 3 Monotraumatisierten hatten ebenfalls aufgrund ihres Lebensalters zwischen 60–82 Jahren erhebliche Gefäßvorschäden und in 2 Fällen waren es traumatische Läsionen, die nicht erkannt worden sind. Also hatte das Problem in allen Fällen mit dem Heparin-DHE nichts zu tun. Wir haben es auch damals noch gar nicht gegeben. Diese Fälle sind ja bis 1983 nachuntersucht worden und die Thrombosen hatten schon zu einem früheren Zeitpunkt stattgefunden.

Kussmann: Herr Professor Schmit-Neuerburg, ich möchte Ihnen zustimmen, daß es 50% Thrombosen gibt im Bereich des Unterschenkels nach Fraktur und daß sie dringend prophylaxebedürftig sind. Es ist sehr wichtig, daß man eine Prophylaxe betreibt, und es war auch nicht mein Ziel, jemanden von dieser Thromboseprophylaxe abzuhalten. Nur wird inzwischen sogar in der Firmenwerbung des Heparin-DHE vor einer Thromboseprophylaxe bei Unterschenkelfrakturen und bei Polytrauma und bei Sepsis gewarnt. Bei diesen Frakturen kommt es ja, wie Professor Tscherne nachweisen konnte, zu häufigen Vasospasmen, die dann möglicherweise zusätzlich durch das Heparin-DHE akzeleriert werden können.

Professor Breddin, auf dessen Studie Sie vorher hingewiesen haben, hat eine große kontrollierte prospektive Studie gemacht, allerdings nicht bei unfallchirurgischen Patienten, sondern bei allgemeinchirurgischen Patienten. Er konnte nachweisen, daß die Gabe von 3mal 2500 IE Heparin-DHE beim Jod-Fibrinogen-Test eine gleiche Zahl von tiefen Venenthrombosen ergab wie das Heparin 3mal 5000 appliziert. Bei der 3mal-5000-Gabe plus DHE war die Thromboserate niedriger. Es gibt noch keine Studie, die nachweisen kann, daß der „fatal clinical outcome", die tödliche Lungenarterienembolie, durch dieses teurere und möglicherweise auch gefährlichere Medikament tatsächlich reduziert werden konnte. Aus diesen Gründen habe ich meine Bedenken zu DHE nochmals geäußert.

Muhr: Sie haben sicherlich mit Ihren Bedenken Recht. Vielleicht darf ich auf die Frakturen ohne Weichteilschaden zurückkommen, wo wir alle gehört haben: *Man trägt wieder Callus am Unterschenkel.* Wesentlich ist dabei, daß die Patienten früh aus dem Bett geholt werden. Wir haben bei dem hier von Herrn Schmit-Neuerburg vorgestellten Fall gesehen, daß der Gefäßspasmus erst nach dem 10. Tag aufgetreten ist. Zu diesem Zeitpunkt sollte der Patient in der Regel bei einer funktionsstabilen operativen Behandlung schon draußen herumgehen und einen elastischen Verband tragen, so daß eine Thrombose-Prophylaxe vielleicht gar nicht mehr notwendig ist. So können wir auch im Krankenhaus die Kosten senken.

24.6 Frühinfekt: Antibiotika, Spüldrainage?

Muhr: Herr Friedrich, Sie haben angegeben, man könne bei eingetretenen Infektionen mit gutem Gewissen zuerst Antibiotika geben und dann warten, ob die Infektion zur Ausheilung kommt. Habe ich das richtig verstanden?

Friedrich: Das ist eine schwierige Frage. Ich meine, diese Situation, bei der wir 1, 2, 3 Tage nach der Operation eine Vorwölbung, eine leichte Rötung finden, vielleicht auch das unmittelbar postoperative Fieber noch nicht zurückgegangen ist. Da fragt man sich immer, ob man eingreifen muß oder noch zuwarten darf? Insbesondere dann, wenn der Operateur selbst die Entscheidung zu fällen hat. Wenn jemand anders operiert hat, ist die Indikation zur Revision immer viel schneller und einfacher zu stellen. Man hat einen infektiösen Befund vor sich, denn wir haben Temperatur. Konsequent wäre es, das gebe ich gern zu, sofort aufzumachen und auszuräumen. Aber, ehrlich gesagt, wer versucht nicht doch hier und da, eine solche Problematik ohne Operation zu meistern? Es gelingt nämlich manchmal. Aber wahrscheinlich war es dann in Wahrheit gar kein Infekt gewesen?

Muhr: Es ist von der Pharmakodynamik her wenig verständlich, wie das Antibiotikum in einen abgekapselten Totraum mit dem entsprechenden Wirkspiegel hinkommen soll. Aus diesem Grund würde ich doch dafür plädieren, daß bei den Zeichen der Rötung, der Schwellung und des Fiebers nicht sekundär mit dem Antibiotikum hinterhergelaufen wird, sondern daß man operativ interveniert und erst nach Sanierung der Lokalsituation zur besseren Heilung u. U. dann gezielt ein Antibiotikum einsetzt. Dann noch der zweite Punkt, die Spüldrainage: Ich könnte mir vorstellen, daß eine Spüldrainage dann sinnvoll ist, wenn man einen Totraum spült. Eine Infektion wird hervorgerufen durch den Totraum, der sich mit Hämatom oder mit infiziertem Hämatom füllt. Bei einer dichten Gewebeschicht bin ich mir nicht ganz sicher, ob ich hier spülen sollte. Toträume sind beispielsweise Gelenkhöhlen oder Markhöhlen.

Friedrich: Das ist völlig richtig. Auch beim Totraum, d.h. bei der großen Höhle etwa in der Markhöhle oder gerade im Gelenk, ist ja die Frage, wo die Spülflüssigkeit hingelangt? Es ist bisher noch nie voll nachgewiesen worden, ob diese Spüldrainage überhaupt in alle Ecken kommt. Wenn man dies einmal röntgenologisch kontrolliert, dann finden sich immer Straßen, die den kürzesten Weg zwischen zu- und ableitendem Drain suchen. Und gleichwohl wirkt natürlich die Spüldrainage in großen Höhlen. Hierbei muß man darauf hinweisen, daß gerade in der Markhöhle am 1. Tag mit sehr viel Flüssigkeit gespült werden muß, damit keine Thromben auftreten und somit eine Verstopfung der Drainagen. Richtig ist es, die Spüldrainage dort anzuwenden, wo sie geht. In geschlossenen Räumen und zwischen Muskeln werden Sie eine Spüldrainage nicht anlegen, aber da haben wir heute ja die Alternative in den Ketten.

Muhr: Das sollte man besonders betonen: die Spüldrainage geht oft nicht!

Friedrich: Dem kann ich nur zustimmen.

**Teil V
Korrektur und Wiederherstellung**

25 Korrekturbedürftige Fehlstellungen

K. H. Müller

25.1 Einleitung

Besonders an der belasteten unteren Extremität ist das Ziel der Korrektur einer Diaphysenfehlstellung, die physiologischen Achsenverhältnisse wiederherzustellen und die Gelenkflächenbelastung so zu normalisieren, daß der spiralförmig sich verschlimmernde arthrotische Prozeß gebremst wird. Gleichzeitig sollen die negativen Rückwirkungen auf die Wirbelsäule vermieden werden. Nachfolgende Darstellungen beruhen auf der Auswertung von 44 *Korrekturosteotomien* an der Tibiadiaphyse, die von 1976–1983 am „Bergmannsheil Bochum", Universitätsklinik, durchgeführt wurden. Die Vielzahl der Korrekturosteosynthesen ist in dieses Krankengut nicht eingeschlossen. Hier wird mit der operativen Frakturbehandlung gleichsam selbstverständlich die Korrektur der Achsenabweichung einzeitig vorgenommen (Abb. 1). Den wichtigen Impuls erhält dieser Beitrag aus den theoretischen und praktischen Literaturhinweisen [1, 3, 5, 6, 9, 10, 13, 14, 15]. Vor allem die biodynamischen Überlegungen im Hinblick auf Gelenkbeanspruchungen und die daraus sich ableitenden Konsequenzen in der Ausführung diaphysärer Tibiakorrekturen lehnen sich eng an die Analysen von Hörster an [5] (Abb. 2).

25.2 Ursache und Indikation

Eine häufig sich wiederholende Ursache von diaphysärer Varusfehlstellung resultiert aus ungenügend überwachter konservativer Behandlung isolierter Tibiafrakturen (Abb. 3). Allgemein sind unzureichende Kontrollen von konservativ zu behandelnden Unterschenkelfrakturen, instabile Bruchformen mit eher operativer Indikationslage und operative Komplikationen mit aseptischen und septischen Heilungsstörungen sowie ungenügend technisch ausgeführte Osteosynthesen die häufigsten Ursachen für diaphysäre Achsenfehler mit nachfolgender Korrekturindikation. Objektive Kriterien für die Korrekturen am Tibiaschaft sind die Störungen der Biomechanik, der Funktion und der Morphologie (Abb. 2, 4). Letztere bestimmen an den betroffenen Gelenken als weitgehend kausale Störquellen die Knorpel- und Bandläsionen sowie die Pathophysiologie des synovialen Systems. Subjektiver Anlaß für den Entschluß, einen Achsenfehler zu korrigieren, sind Schmerzen und nicht selten kosmetische Auffälligkeiten [3]. Am einfachsten läßt sich die Indikation bei einem numerischen Achsenfehler von 10° und mehr bei Varusdeformitäten des Tibiaschafts angeben. Die Indikation richtet sich aber gleichermaßen nach der Form der Achsen in allen anderen Ebenen, nach Kombinations- und Rotationsfehlern und muß individuelle Gegebenheiten berücksichtigen. So werden vielfach gleichrangig mit dem Grad der Skelettdeformität Alter, Zustand der Gelenke, Anamnese des Heilvorganges bei der auslösenden Fraktur und der diaphysäre Weichteilmantel in das Behandlungskalkül einbezogen [3, 4, 8, 10, 15,

Die Tibiaschaftfraktur beim Erwachsenen
Hrsg.: K. P. Schmit-Neuerburg, K. M. Stürmer

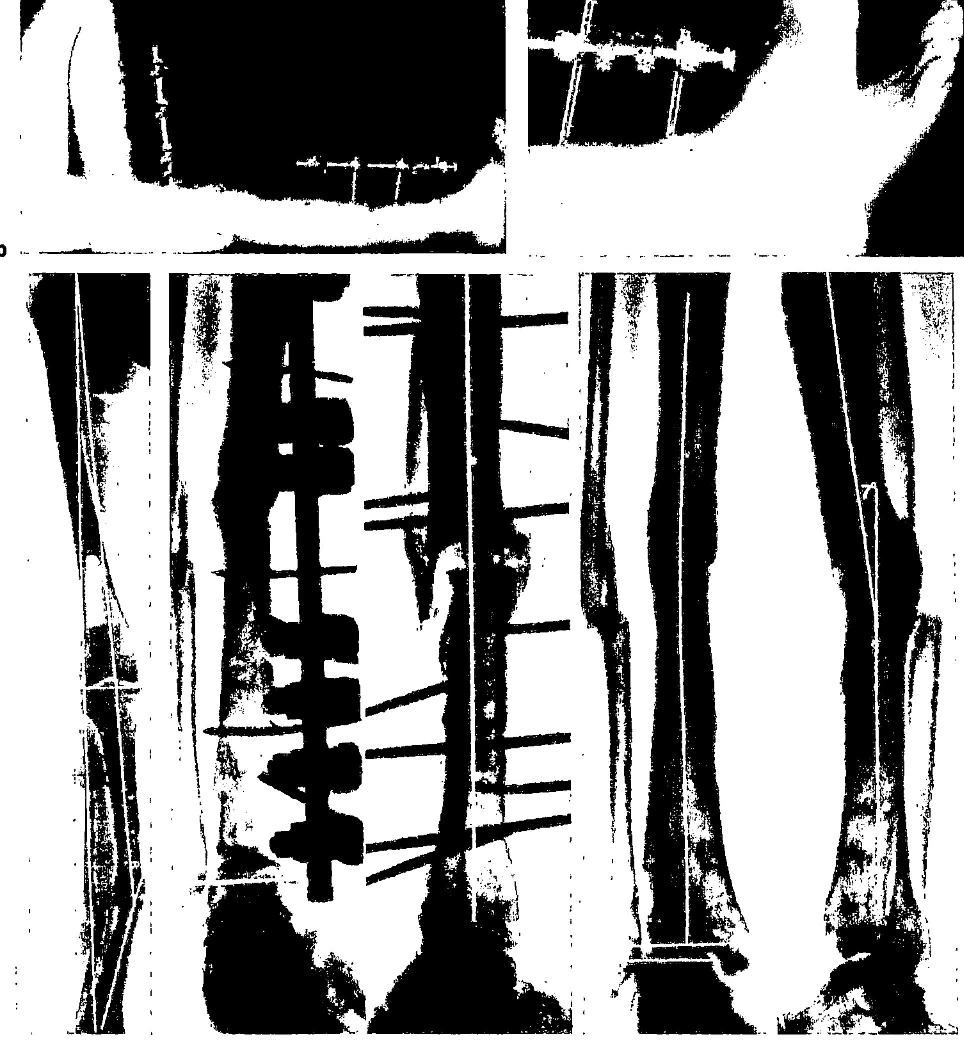

Abb. 1 a–d. Behandlungsbeispiel für eine Korrekturosteosynthese nach offener diaphysärer Tibiafraktur mit Pseudarthrose: männlich, 22 Jahre, Motorradunfall. a Aufnahmebefund 14 Monate nach Unfall und Erstosteosynthese anderenorts mit Unterschenkelpseudarthrose in Varusstellung. b Operative Korrektur mit Rechtwinkelfixateur bei aufbruchgefährdeten, mangelhaft gedeckten Weichteilverhältnissen, Spongiosaplastik, der medial liegende Klammeranteil des Fixateur entspricht der Zuggurtungsseite, Funktionsaufnahmen 1 Monat nach der Korrektur; c postoperative Röntgenkontrolle in 2 Ebenen unter Ausgleich der Fehlstellung. d Kontrolluntersuchung 16 Monate postoperativ, freie Knie- und Sprunggelenkbeweglichkeit, fester knöcherner Umbau bei funktionell unbedeutender Rekurvation

---

Abb. 2 a–e. Theoretische und klinische Darstellung biomechanischer, biodynamischer und biorege- ▷ nerativer Aspekte. a Unterscheidungskriterien zwischen Traglinie und Belastungsachse (ausführliche Erklärung siehe Text). b In dynamischem Gleichgewichtszustand verläuft unter physiologischen Bedingungen die Belastungsachse unter varischer Beanspruchung (schematische Zeichnung nach G. Hörster) [5]. c Belastung von Knie- und Sprunggelenk durch Biegungskräfte und Scherkräfte bei gleich großem diaphysären Tibia-Varus- und Valgusfehler (schematische Zeichnung nach G. Hörster) [5]. d Röntgenologisches Beispiel für die biologische Erholung der Kniegelenkstrukturen bei Korrekturosteosynthese eines 42jährigen Mannes 3 Jahre nach Unfall. e 9 Jahre nach der Korrektur kein Fortschreiten der Arthrose, freie Kniegelenkbeweglichkeit, zentrierte Tragachse

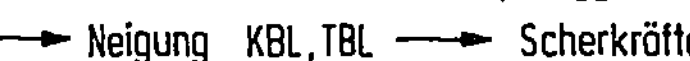

Unterscheide:
Traglinie   qualitative Belastungsänderung
                   Gelenke

Belastungsachse quantitative Belastungsänderung
⟶ Abstand von Knie- und Sprunggelenk ⟶ Standphase
⟶ Neigung KBL,TBL ⟶ Scherkräfte

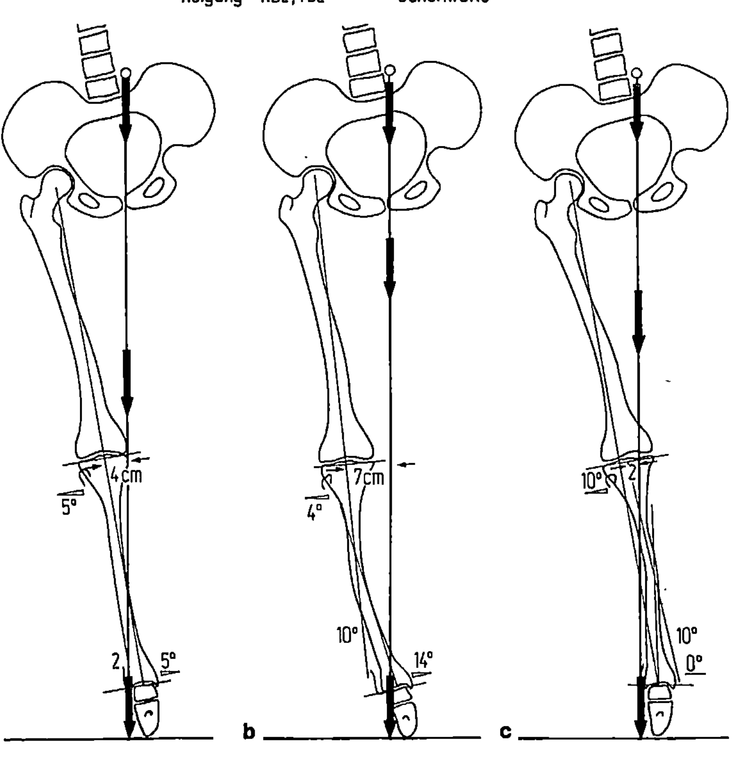

4 cm
5°
2 5°
a

7 cm
4°
10°
14°
b

10° 2
10°
0°
c

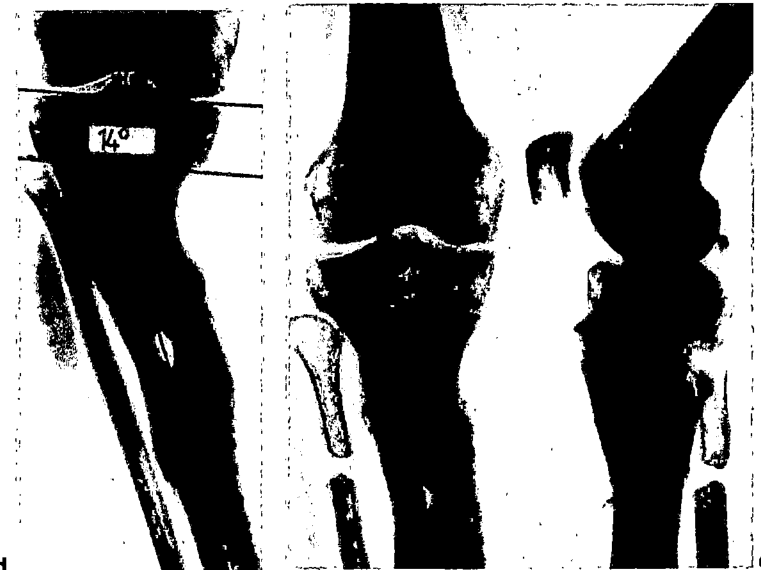

14°
d
e

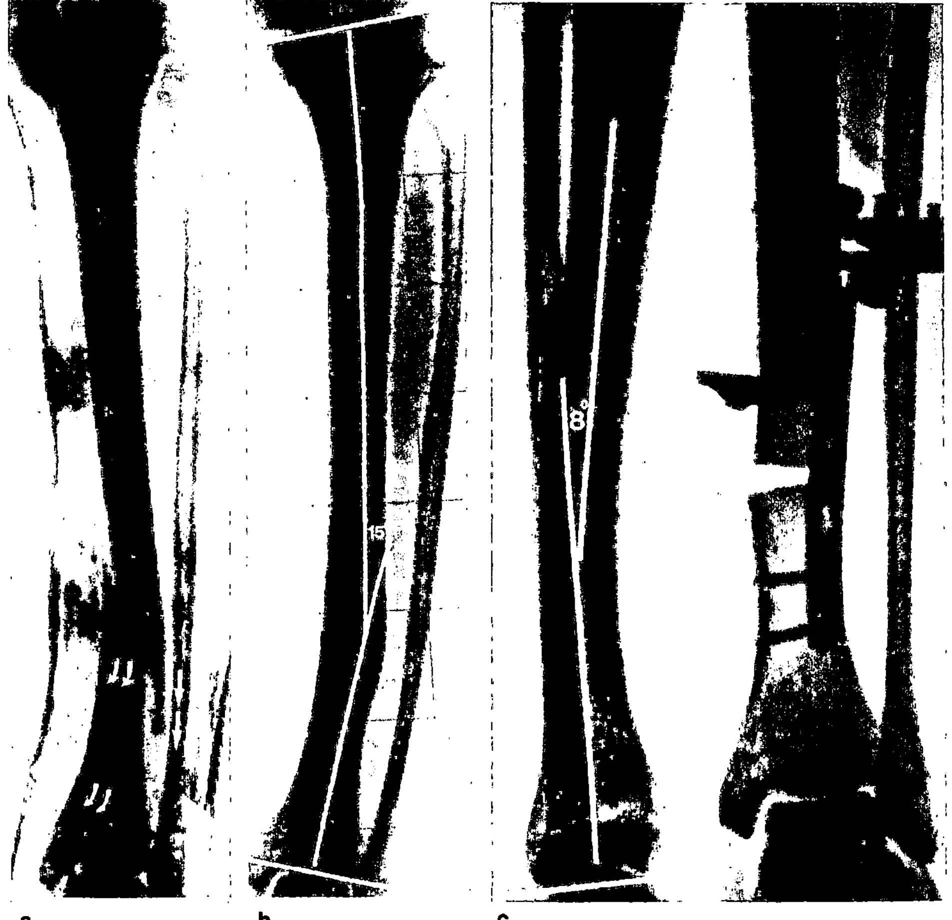

a   b   c

Abb. 3 a–e. Behandlungsbeispiel für eine Varusfehlstellung bei distaler isolierter Tibiafraktur nach konservativer Behandlung: männlich, 18 Jahre, Sportunfall. a Zunehmende Varusdislokation des Tibiaschrägbruchs bei intakter Fibula. b Kombinierte Fehlstellung in Varus und Rekurvation nach Ausheilung 2 Jahre nach Unfall. c Additive valgisierende Korrekturosteotomie, intraoperative Röntgenkontrolle mit Impaktierung eines kortikospongiösen Spanes mit konkavseitiger Basis. d Postoperative Aufnahme in der Aufsicht und nach 5 Monaten. e Ganzbeinaufnahmen auf der rechten unverletzten Seite, präoperativ und nach der Korrektur 16 Monate nach der Operation

16]. Mit diesen allgemein gültigen Einschränkungen wird man bei Valgus- und Drehfehlern i. allg. erst bei einem Fehlwinkel von mehr als 10° die Indikation zur Operation stellen. Kombinierte Fehlstellungen, insbesondere bei Fehlern in der Frontalebene verbunden mit Rekurvationsabweichungen der Diaphyse und Seitverschiebungen, verlangen aufgrund der biodynamischen Gegebenheiten bei einem Grenzwert von 10° ebenfalls eine Achsenkorrektur (Abb. 5) [3, 5]. Je nach den übrigen aufgezählten Indikationskriterien wird der isolierte Drehfehler am Unterschenkelschaft ab 10–15° eine Indikation für eine korrigierende Osteotomie bedeuten.

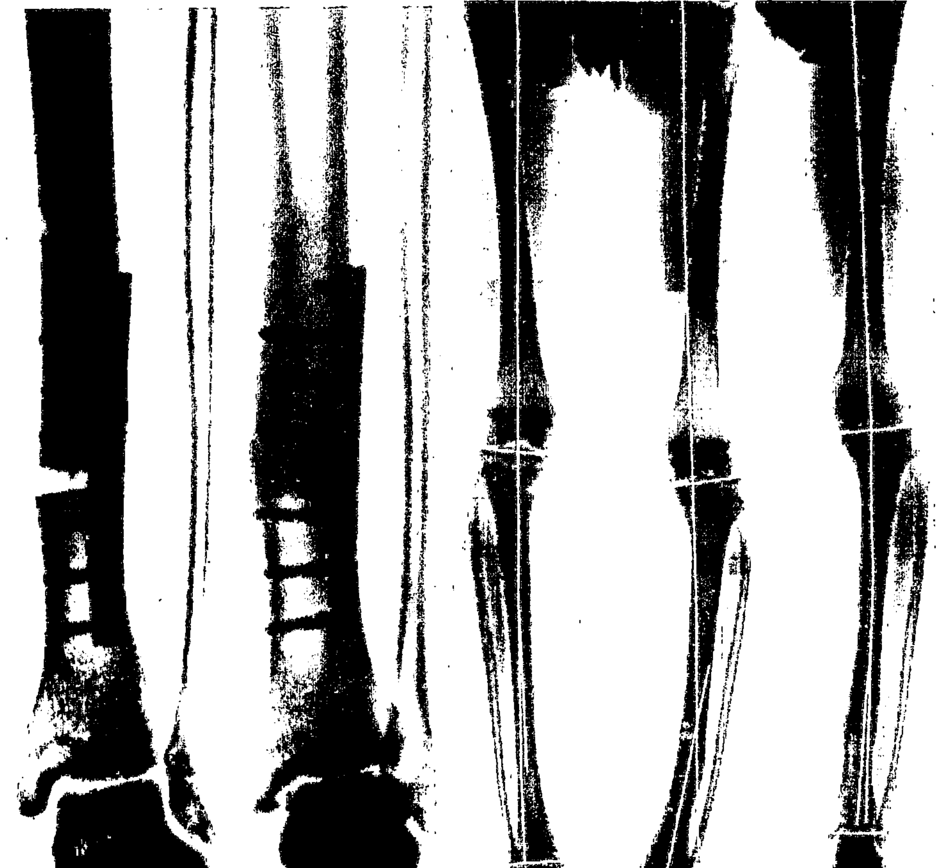

d   e

Abb. 3 d, e

25.3 Biomechanische und biodynamische Aspekte

Für die Entwicklung einer Arthrose ist weniger der Fehlwinkel eines Achsenfehlers entscheidend als seine ungünstige Rückwirkung auf die Dynamik des Gehmechanismus [3, 5, 6]. Diese komplizierte Betrachtungsweise ist heute allerdings an aufwendige apparative Messungen im Ganglaboratorium gebunden. Solange uns routinemäßig derartige detaillierte Analysen aus dem Ganglabor fehlen, müssen wir die Beanspruchungsmuster unter definierten Kriterien aus zeichnerischen Belastungsdiagrammen gewinnen [5]. Wesentlicher Kraftvektor ist dabei die Belastungsachse im dynamischen Gleichgewichtszustand beim Einbeinstand während des Gehens (Abb. 2b, c). Die Belastungsachse ist als das Lot aus dem Körpergewicht unter Abzug des Belastungsbeins definiert [6, 13, 14]. Im dynamischen Gleichgewicht fallen die Unterstützungsfläche des belasteten Fußes und der Fußpunkt der Belastungsachse durchaus nicht zusammen. Ob unter klinischer Beobachtung oder zeichnerischer Untermauerung oder aber im Ganglabor sichtbar gemacht, ist es von entscheidender Bedeutung, daß die Belastungsachse bereits unter physiologischen Bedingungen medial am inneren Kompartment des Kniegelenks verläuft und eine varische Beanspruchung verursacht (Abb. 2a) [5, 6, 13, 15]. Diese Erkenntnis ist so

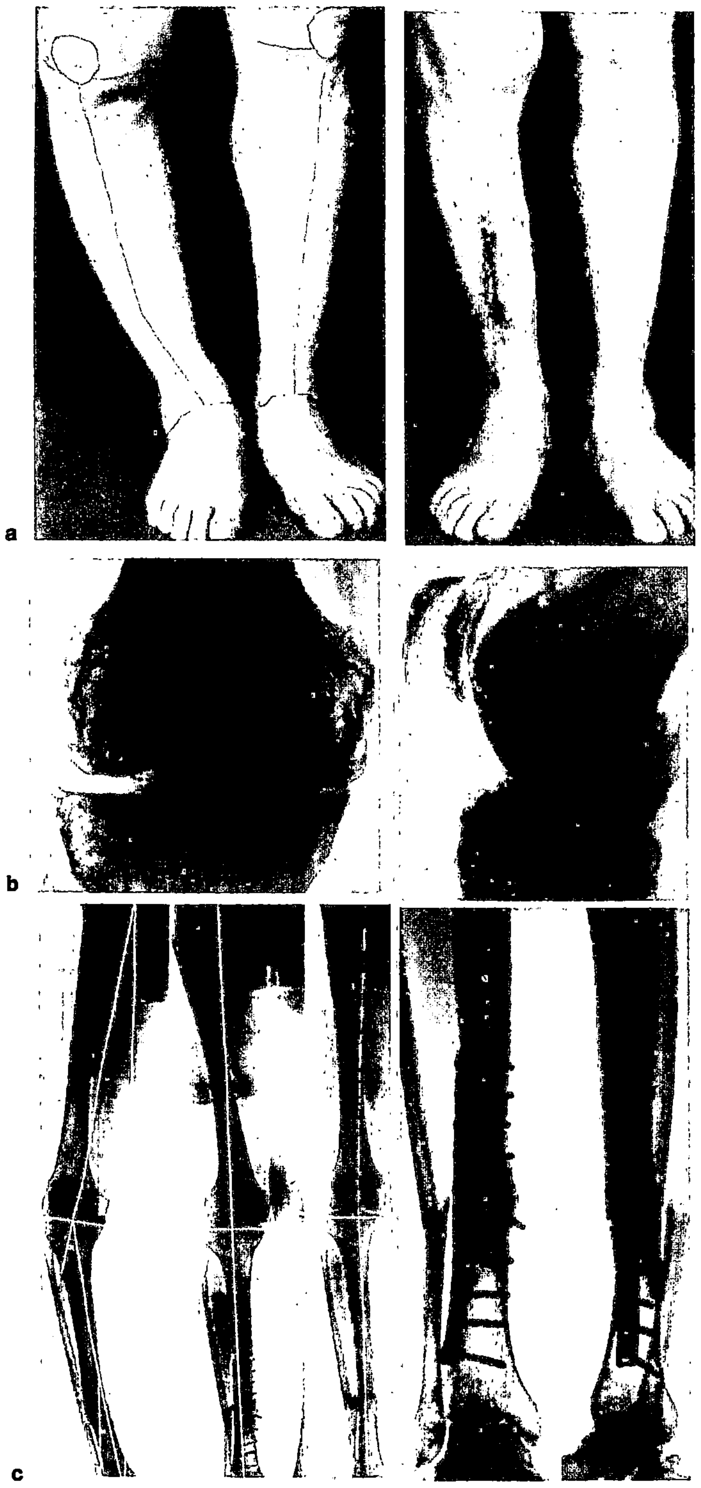

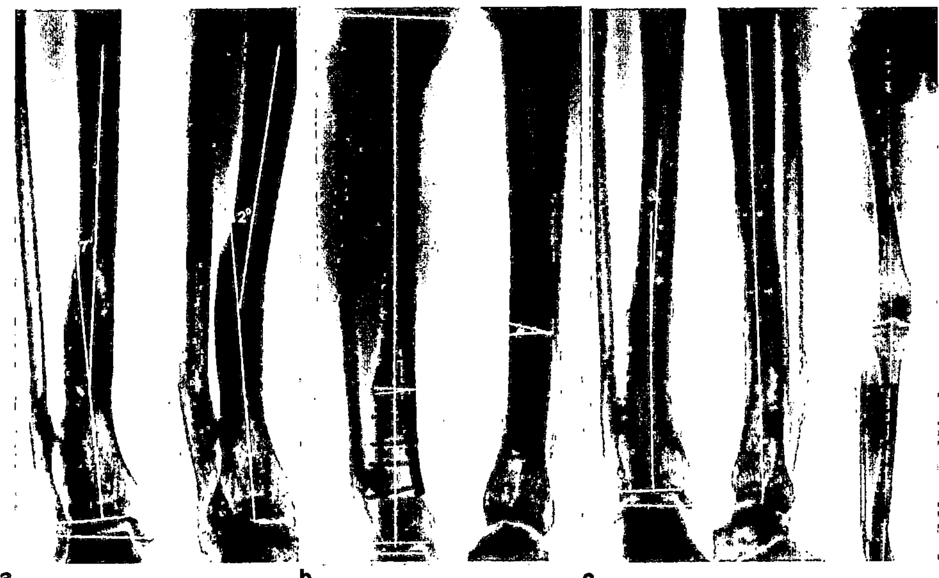

Abb. 5a–c. Behandlungsbeispiel für die Korrektur eines kombinierten Achsenfehlers im Varus-
und Rekurvationssinn mit Hilfe einer additiven wiederaufrichtenden Querosteotomie: männlich,
19 Jahre, geschlossener Freizeitunterschenkelbruch. **a** Achsendeformität in 2 Ebenen nach konservativer Behandlung bei Übernahme 15 Monate nach Unfall. **b** Additive korrigierende Osteotomie
in beiden Ebenen unter medialer Plattenlage und Impaktierung eines kortikospongiösen Spanes.
c Ausheilung nach Plattenosteosynthese mit Normalisierung der Gelenkverhältnisse im Bereich des
Sprunggelenks mit parallelem Stand der Talusbasislinie, regelrechter Verlauf der Traglinie in der
Ganzbeinaufnahme

elementar, daß sie dem Wiederherstellungschirurgen nachdrücklich bewußt sein
muß. Die Beanspruchung des Beins wird physiologisch durch eine entsprechend
kräftig entwickelte laterale Oberschenkelmuskulatur im Gleichgewicht gehalten.
Wesentlich bekannter ist uns die Mittelpunktsgerade der Gelenke an der unteren
Gliedmaße, die wir als Traglinie bezeichnen [1, 2, 10, 12]. Für die Beurteilung von
Deformitäten ist es notwendig, Traglinie und Belastungslinie sorgfältig voneinander zu trennen. Während bei Achsenfehlern die Traglinie nur die qualitative Änderung der Belastung der Gelenke angibt, zeigt die Belastungsachse auch die quantitative Beanspruchung an (Abb. 2a) [5]. Diese Beanspruchung ist einerseits aus dem
Abstand vom Gelenkmittelpunkt und zum anderen durch die geänderte Neigung
der Gelenkbasislinien abzulesen. Einfach und darum eindrucksvoll illustriert das
Schema von Hörster die Belastungsverhältnisse bei einem Varus- und Valgusfehler
von 10° in Diaphysenmitte der Tibia (Abb. 2c) [5]. Bei diaphysärer Varusdeformität

---

Abb. 4a–c. Behandlungsbeispiel für die späte Korrektur einer diaphysären Unterschenkelvarusfehlstellung 30 Jahre nach Unfall mit reaktiver schwerster Innenspaltgonarthrose: männlich,
65 Jahre, Arbeitsunfall. **a** Klinisches Bild der Varusfehlstellung des rechten Beines und Zustand
nach Korrektur. **b** Präoperative reaktive schwerste Gonarthrose mit Betonung des inneren Kompar-
timents aufgrund extremer Biegedruckgeanspruchung **c** Ganzbeinaufnahmen vor der Korrektur,
nach Plattenosteosynthese am Scheitelpunkt der Fehlstellung und 3 Jahre postoperativ strukturelle
Erholung des Kniegelenks, postoperative Teilaufnahmen nach subtraktiver Korrekturosteotomie
mit lateraler Plattenlage, Zugschraube und Dekortizierung mit Spongiosaplastik sowie Wadenbeinosteotomie

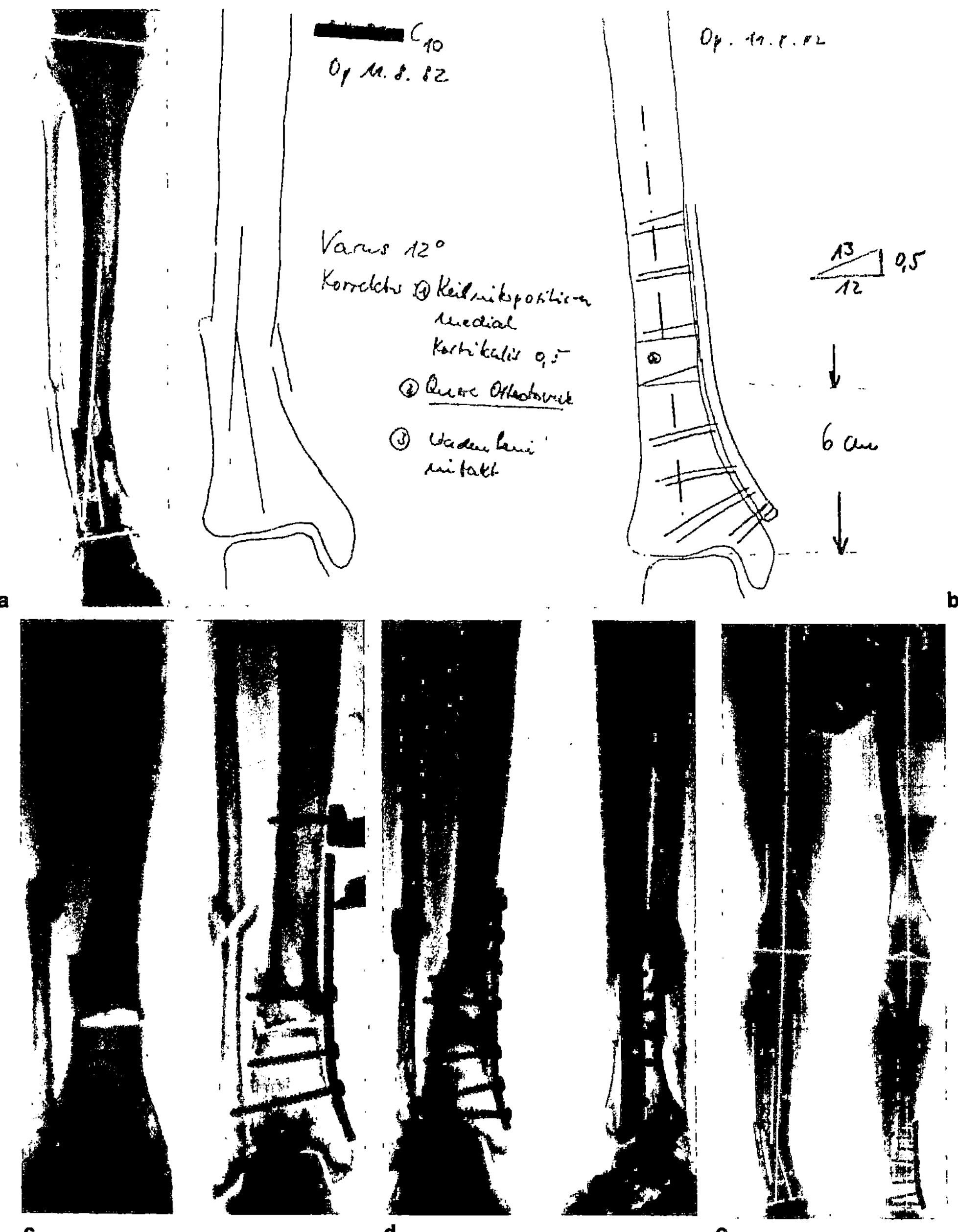

Abb. 6a–e. Behandlungsbeispiel für eine distale Unterschenkelvarusfehlstellung mit arthrosefördernden Scherkräften. Präoperative röntgenologische, zeichnerische und operativ dispositive Planung des Eingriffs: weiblich, 41 Jahre, häuslicher Unfall. a Distale Varusfehlstellung 8 Monate nach konservativer Behandlung des distalen Unterschenkelbruchs mit O-Fehlstellung von 12°, varischer Verlauf der Talusbasislinie mit arthrosefördernden Scherkräften auf den Syndesmosenbereich. b Zeichnerische Planung der valgisierenden queren, additiven Osteotomie mit Ausmessung der Keilgröße. c Intraoperative Zwischenaufnahme nach Korrektur mit Interponat des kortikospongiösen Keils nach Plattenanlage und interfragmentärer Kompression, zusätzliche Wadenbeinosteotomie. d Ausheilung der Fehlstellung unter Normalisierung der Achse und der Talusbasislinie in 2 Richtungen bei Kontrolle 12 Monate postoperativ, freie Sprunggelenkbeweglichkeit. e Ganzbeinaufnahmen prä- und postoperativ im Vergleich

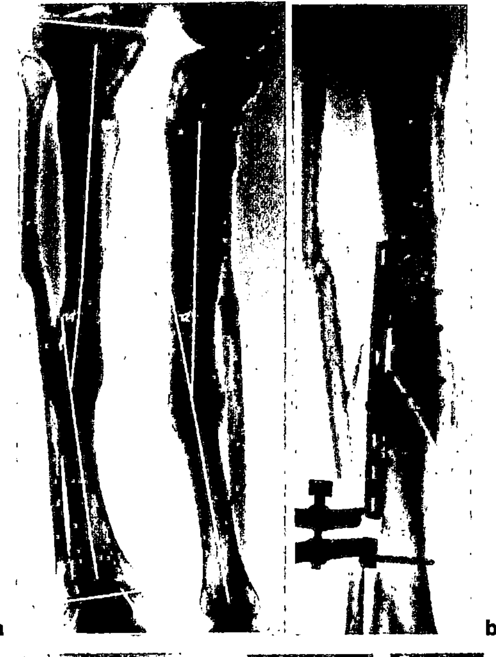

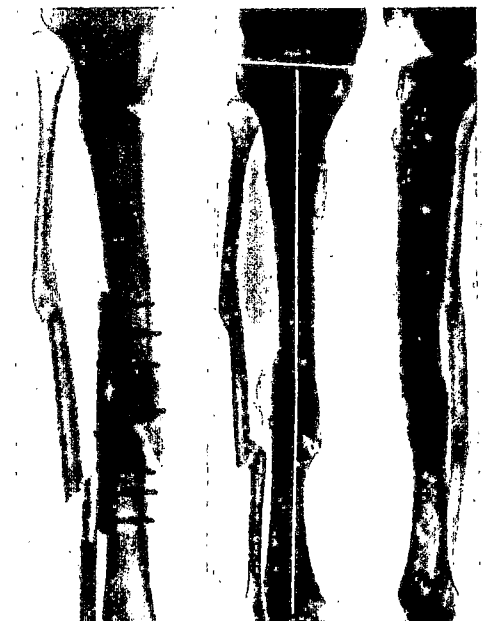

Abb. 7 a–d. Behandlungsbeispiel für eine Achsenfehlstellung der Tibiadiaphyse in 2 Ebenen mit schräger Osteotomie, Dekortikation und Spongiosaplastik: männlich, 32 Jahre, Sportunfall. a Aufnahmebefund bei Zustand nach konservativer Behandlung des Unterschenkelschaftbruchs und Schienbeinkopfosteosynthese anderenorts 10 Monate nach Unfall. b Intraoperative Röntgenkontrolle bei schräger Osteotomie mit vergrößerter Kontaktfläche und interfragmentärer Zugschraube, zusätzlich Dekortikation und Spongiosaplastik. c 1 Monat nach Osteosynthese. d Kontrolluntersuchung 18 Monate nach Korrektureingriff, achsengerechte Verhältnisse in beiden Ebenen, freie Knie- und Sprunggelenksbeweglichkeit

vergrößert sich der Abstand der Belastungsachse am Kniegelenk um etwa das Doppelte. Dies vergrößert den Hebelarm der auf das Kniegelenk einwirkenden Druckkraft aufgrund des geänderten Drehmomentes der Körperschwere wesentlich. Die diaphysäre 0-Fehlstellung wird die Druckbelastung am inneren Anteil des Kniegelenks erheblich erhöhen, der die gegenspielende Muskulatur nicht mehr gewachsen ist [3, 5, 6, 7, 9]. Unschwer ist diese Belastung als theoretische Erklärung für die mediale Verschleißanfälligkeit des inneren Kniekompartments beim *Varusfehler* zu erkennen (Abb. 2d, e, 4) [5, 6, 7, 8, 9, 15, 16]. Andererseits senkt die *valgische* Belastungsachse die auf das Kniegelenk einwirkenden Biegekräfte. Erst wenn die Belastungsachse die Außenseite der Kniegelenkmitte überschreitet, kommt es zu verschleißfördernden Gelenkbelastungen aus der Valgusdeformität des Unterschenkels, da am medialen Oberschenkel anatomisch kompensierende Mechanismen fehlen. Am Sprunggelenk dagegen sind sowohl bei einem Varus- als auch bei einem Valgusfehler die auftretenden Druck- und Biegekräfte auf der Belastungsachse aufgrund des kürzeren Hebelarms gering. Deshalb haben wir hier biomechanisch und biodynamisch die Neigungen der Basislinien der Gelenke zu beachten. Sie sind verantwortlich für die einwirkenden Scherkräfte. Die Scherkräfte vergrößern sich bei der Valgusdeformität am Kniegelenk und beim Varusfehler am Sprunggelenk. Die distale varische Schrägstellung der Basislinie des Sprunggelenks führt zu Scherbelastungen im Syndesmosenbereich, ohne sie kompensatorisch durch eine Pronationsbewegung aufzufangen. Diese biodynamische Situation wird somit auch, wie eine 0-Fehlstellung an der körperfernen Schienbeinhälfte, die Indikation für eine Korrektur bestimmen, weil der Gelenkknorpel den einwirkenden Scherkräften auf die Dauer nicht gewachsen ist (Abb. 6a) [5, 17, 18]. Die in den Abb. dargestellten klinischen Beispiele bestätigen die Richtigkeit der theoretischen Argumentationen (Abb. 2d, e, 3, 4, 5, 6, 7).

25.4 Operationsplanung

Die operative Ausführung eines Korrektureingriffs am fehlgestellten Unterschenkelschaft gehört aus den Gründen des anfälligen Weichteilmantels, der verlängerten Heilungszeit der diaphysären Kompakta und aus operationstechnischen Gründen zu den schwierigen Aufgaben der posttraumatischen Wiederherstellungschirurgie. Zur Planung eines diaphysären Korrektureingriffs an der Tibia gehört eine röntgenologische, eine zeichnerische und eine operativ-dispositive Vorbereitung [2, 3, 9, 16]. Die operativen Schritte werden somit vorausschauend simulierend überprüft. Zur röntgenologischen Vorbereitung gehören die Standardröntgenaufnahmen, Beinganzaufnahmen zur Bestimmung der Traglinie, wobei auf beidbeinige Belastung in genauer a.-p.-Richtung und den Ausgleich etwaiger Beinverkürzungen zu achten ist (Abb. 3e, 4c, 6a) [12]. Bei begleitenden Gelenkverletzungen ist gelegentlich ein Tomogramm erforderlich. Die Seitenaufnahmen reichen von der Hüfte bis zum Kniegelenk und von dort mit einer zweiten Aufnahme bis zum Sprunggelenk (Abb. 7). Ein Vergleich mit der gesunden Seite ist notwendig. Bei Rotationsfehlern hilft zur Winkelbestimmung ein Computertomogramm (Abb. 8f). Die zeichnerische Planung legt neben der Korrekturlokalisation auch den Korrekturwinkel und die Korrekturform fest (Abb. 6b, 8b). Am fehlgestellten Schienbein ist es biomechanisch optimal, den Achsenfehler im Scheitelpunkt umzustellen. Wenn es die Weichteilsituation erlaubt, gilt es damit nahezu für regelhaft, im Bereich der ehemaligen Bruchstelle die Korrekturlokalisation festzulegen (Abb. 1, 3, 4, 5, 6, 7). Der Korrekturwinkel für die Tibiakorrektur ist zeichnerisch so zu ermitteln, indem man die Traglinie über den Mittelpunkt des Kniegelenks so weit verfolgt, bis er die geplante Osteotomieebene kreuzt. Dieser Schnittpunkt bildet mit einer 2. Linie bis zur Sprunggelenksmitte einen Winkel. Diesem Winkel entspricht nach Oest unmittelbar der Korrekturwinkel (Abb. 3b, c, 4c, 5a, 7a) [2, 12].

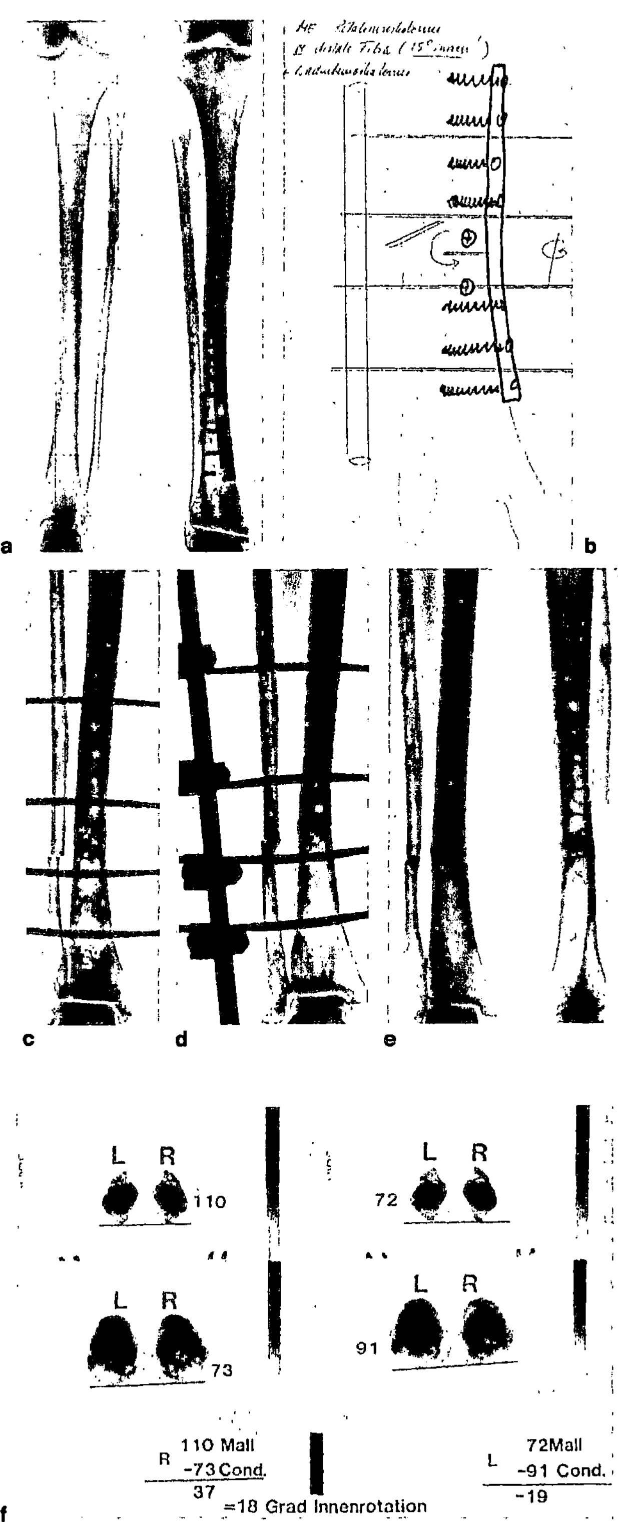

Abb. 8a–f. Behandlungsbeispiel für eine Derotationsosteotomie an der Tibiadiaphyse: weiblich, 29 Jahre, Arbeitsunfall. a Aufnahmebefund im Vergleich mit der unbetroffenen linken Seite zeigt eine valgisch verlaufende Talusbasislinie rechts als Ausdruck eines distalen Außendrehfehlers nach operativer Versorgung anderenorts. b Zeichnerische Planung der Korrekturosteotomie mit Durchtrennung des Wadenbeins und Innendrehung des distalen Tibiafragments um 15°; Vorbereitung für Plattenosteosynthese und Fixateur externe. c Postoperative Aufnahme unter Korrektur des Drehfehlers mit horizontal verlaufender Talusbasislinie. Wegen kortikalen Vaskularisationsstörungen Verwendung des Fixateur externe. d Verlängerte knöcherne Heilungszeit durch quere Osteotomie 6 Monate nach Operation. e Knöcherne Ausheilung in normalisierter Drehachse 10 Monate postoperativ. f Drehfehlerbestimmung mit dem Computertomogramm (nicht identisch mit dem Behandlungsbeispiel den Abb. a–e). Der Unterschied, den die Winkel zwischen der Ebene der Knöchelgabel und des Auflagepunktes an der hinteren Oberschenkelrolle bilden, gibt den Korrekturwinkel am verletzten linken Bein an; hier 18° distale Innenrotation

Unter den Osteotomieformen unterscheiden wir subtraktive, additive, quere und
keilförmige Osteotomien. Additive Osteotomien, bei denen ein kortikospongiöser
Span den Achsendefekt ausfüllt, bedeuten neben der Aufrichtung gleichzeitig eine
Verlängerung (Abb. 3, 5, 6). Die reduzierte Heilungstendenz der Diaphyse muß bei
der Planung berücksichtigt werden. So wird bei älteren Patienten eher die subtraktive Osteotomie zur Anwendung kommen (Abb. 4). Während die quere Osteotomie
die technisch einfachste Form der Osteotomie darstellt, ist sie gleichzeitig mit der
geringstmöglichen ossären Kontaktfläche verknüpft (Abb. 8 d). Die schräge Osteotomie verbessert durch die größere Kontaktfläche die knöcherne Heilung, ist aber
operationstechnisch anspruchsvoller (Abb. 7). Der entscheidende Vorteil der schrägen Osteotomie ist aber die Tatsache, daß mit einer Zugschraube interfragmentäre
Kompression ausgeübt und damit die Stabilität des Osteosyntheseverbundes
wesentlich erhöht werden kann (Abb. 4 c, 7 b) [3, 11]. Bei der Vorbereitung der schrägen Osteotomie ist ein wichtiges Detail zu beachten. Die Spitze der Keilentnahme
muß stets in Höhe des Achsenschnittpunktes, d. h. der Osteotomieebene liegen,
damit die Belastungsachse normalisiert verläuft (Abb. 7 b) [5]. Wird die Basis des
Keils in Höhe des Achsenschnittpunkts entnommen, so bewirkt dies eine Verschiebung der Belastungsachse nach medial [5]. Eine derartige Belastungsänderung führt
wiederum zu einer Begünstigung der arthrotischen Entwicklung. Auch die valgisierende schräge Osteotomie mit Verlängerung und zusätzlicher Spongiosaplastik
erfordert die genaue Beachtung der Traglinie bzw. der Belastungsachse. Mit Vorteil
wird man bei allen Osteotomieformen mit einer sachgerecht durchgeführten Dekortikation und Spongiosaplastik die knöcherne Heilung beschleunigen (Abb. 4, 5, 7).
Voluminöse ossäre Deformitäten fordern dies geradezu optisch heraus. Das
Wadenbein muß osteotomiert werden, wenn der Fehler größer als 10° ist, wenn
eine subtraktive Osteotomie vorgenommen wird oder wenn ein Drehfehler zu beseitigen ist (Abb. 2 e, 4 c, 6 c, 7 b, 8 b, e). Bei schlechten diaphysären Weichteilverhältnissen muß man gelegentlich die Korrektur nach metaphysär — in der Regel zum
Tibiakopf hin — verlegen. Dabei müssen 2 Punkte beachtet werden. Der Korrekturwinkel aus den Achsenschnittpunkten ist kleiner als derjenige am Scheitelpunkt des
diaphysären Fehlers in Höhe der ehemaligen Bruchzone. Des weiteren verursacht
die Verschiebung der Korrekturlokalisation geänderte, nicht mehr parallel verlaufende Basislinien von Knie- und Sprunggelenk. Damit wachsen die Scherkräfte mit
ihren negativen Folgen v. a. für das Kniegelenk [2, 5, 6, 8, 9].

Rotationsfehler erkennt man neben der klinischen Untersuchung bereits am Verlauf der Talusbasislinie unter der Voraussetzung, daß exakt achsengerecht geröngt
wird. Hierbei bedeutet eine valgisch verlaufende Talusbasislinie einen Außendrehfehler (Abb. 8 a), während umgekehrt eine Innenrotation des ehemaligen distalen
Hauptfragments mit einem Varus der Talusbasislinie verbunden ist [5]. Das Computertomogramm ist eine wertvolle Hilfe, den Achsenfehler am Unterschenkel genau
festzulegen. Dabei werden definierte Punkte an der Oberschenkelrolle und der
Malleolarebene an beiden Beinen vermessen. Der Unterschied, den die Winkel zwischen Malleolarebene und Condylenebene am gesunden und am verletzten Bein
bilden, gibt gleichzeitig den Korrekturwinkel im Sinne eines Außen- oder Innen-
drehfehlers wieder. Zu beachten sind dabei Längenunterschiede, die zu falschen
Meßergebnissen führen können (Abb. 8 f). Als Osteosynthesemittel der Wahl gilt in
der Regel die Platte mit Zugschraube (Abb. 3, 4, 6, 7). In manchen Fällen eignet sich
der Nagel, bei distalen Fehlstellungen der Verriegelungsnagel. Liegen ungünstige
Weichteil- und (oder) Knochenverhältnisse vor, wird man mit Vorteil den Fixateur

externe verwenden, besonders, wenn eine Rechtwinkelkonstruktion bei einem Valgusfehler mit dem medial liegenden Klammeranteil der Fixateurmontage die Zuggurtungsseite bietet (Abb. 2, 8). Vorteilhaft ist es zur Erhöhung der Stabilität, die Montage des Fixateur externe mit einer freien Zugschraube zu kombinieren.

Werden die dargelegten planerischen Gesichtspunkte mißachtet, so ist neben intraoperativen Störungen mit einer verlängerten Operationszeit und den damit verbundenen Komplikationen zu rechnen [9]. Die Konzentration während der Operation muß auf die Technik des Eingriffs gerichtet sein und darf nicht durch Zweifel an der Richtigkeit der Vorgehensweise belastet werden. Im günstigsten Fall resultiert nur eine Über- oder Unterkorrektur des Fehlers. Andererseits müssen wir bei komplexen posttraumatischen Fehlstellungen — insbesondere in Kombination mit abgelaufenen Gelenkfrakturen — therapeutische Kompromisse tolerieren. Traumatische Vorschäden und damit verbundene aktuelle und prospektive Komplikationen verlangen das richtige Augenmaß für das operativ Vertretbare.

25.5 Zusammenfassung

Die wohlbedachte Indikation zur diaphysären Tibiakorrektur, die sachgerechte Bestimmung der Lokalisation, die genaue Planung und die subtile Operationstechnik bilden eine Einheit bei der Korrektur. Erst derart vorbereitete Operationen werden das Behandlungsziel mit Wiederherstellung physiologischer Achsenverhältnisse und normalisierter Gelenkflächen erreichen. Unsere Ergebnisse nach 44 Korrekturosteotomien am Tibiaschaft der letzten 8 Jahre haben uns diesbezüglich bestätigt. An Komplikationen haben wir ein Kompartmentsyndrom mit bislang als saniert zu bezeichnender Osteomyelitis hinzunehmen gehabt. In einigen Fällen konnte der Achsenfehler nicht winkelgetreu beseitigt werden. Der Operateur ist immer wieder verpflichtet, sich mit den biomechanischen und den biodynamischen Gesetzmäßigkeiten des fehlgestellten Unterschenkels in der Zusammenschau mit dem gesamten Bewegungsablauf des Beins auseinanderzusetzen und den Eingriff präoperativ durch Planung vorzubereiten.

25.6 Literatur

1. Bragard K (1932) Das Genu valgum. Z Orthop Chir [Suppl] 57
2. Frank W, Oest O, Rettig H (1974) Die Röntgenganzaufnahme in der Operationsplanung von Korrekturosteotomien der Beine. Z Orthop 112: 344
3. Hierholzer G, Müller KH (Hrsg) (1984) Korrekturosteotomien nach Traumen an der unteren Extremität. Springer, Berlin Heidelberg New York Tokyo
4. Hippe P (1976) Die Indikation zur Korrektur diaphysärer Achsenfehler der unteren Extremität. Orthop Prax 3/12: 299
5. Hörster G (1984) Korrekturosteotomien am Tibiaschaft. In: Hierholzer G, Müller KH (Hrsg) Korrekturosteotomien nach Traumen an der unteren Extremität. Springer, Berlin Heidelberg New York Tokyo, S 135
6. Maquet TGJ (1976) Biomechanics of the knee. Springer, Berlin Heidelberg New York
7. Maquet TGJ (1977) Korrekturosteotomien in der Behandlung der Kniearthrose. Orthopädie 8: 296
8. Müller KH, Biebrach M (1977) Korrekturosteotomien und ihre Ergebnisse bei kniegelenknahen posttraumatischen Fehlstellungen. Unfallheilkunde 80: 359
9. Müller KH, Müller-Färber J (1984) Indikation, Lokalisation und Planung kniegelenknaher Osteotomien nach Traumen. In: Hierholzer G, Müller KH (Hrsg) Korrekturosteotomien nach Traumen an der unteren Extremität. Springer, Berlin Heidelberg New York Tokyo, S 213

10. Müller ME (Hrsg) (1977) Posttraumatische Achsenfehlstellungen an der unteren Extremität. Huber, Bern Stuttgart
11. Müller ME, Allgöwer M, Schneider R, Willenegger H (1977) Manual der Osteosynthese, 2. Aufl. Springer, Berlin Heidelberg New York
12. Oest O (1973) Röntgenologische Beinachsenbestimmung. Z Orthop 111: 497
13. Pauwels F (1965) Gesammelte Abhandlung zur funktionellen Anatomie des Bewegungsapparates. Springer, Berlin Heidelberg New York
14. Pauwels F (1973) Atlas zur Biomechanik der gesunden und kranken Hüfte. Springer, Berlin Heidelberg New York
15. Wagner H (1976) Indikation und Technik der Korrekturosteotomie bei der posttraumatischen Kniegelenkarthrose. Hefte Unfallheilkd 128: 155
16. Wagner H (1977) Prinzipien der Korrekturosteotomie am Bein. Orthopäde 6: 14
17. Weller S (1984) Indikation und Technik der Korrekturosteotomie an der distalen Tibia und der Knöchelgabel. In: Hierholzer G, Müller KH (Hrsg) Korrekturosteotomien nach Traumen an der unteren Extremität. Springer, Berlin Heidelberg New York Tokyo
18. Weller S, Lenapp U, Eck T (1977) Ergebnisse nach Korrektureingriffen am oberen Sprunggelenk (Sammelstelle der Deutschen AO International). Unfallheilkunde 80: 213

26 Rekonstruktion des Weichteilmantels

H. R. Siebert und A. Pannike

26.1 Primärversorgung

Die Probleme der Behandlung von Unterschenkelschaftfrakturen mit ausgedehntem offenem oder gedecktem Weichteilschaden liegen vorwiegend bei der Behandlung der begleitenden Weichteilläsion. Lange Zeit war man bemüht, insbesondere prätibial gelegene Defekte durch primären Weichteilverschluß mittels Naht unter Entlastungsinzision wadenwärts zu erzwingen. Erst als man erkannt hat, daß zum einen ein erzwungener Wundverschluß häufig ausgedehnte Weichteilnekrosen zur Folge hat — wegen der zusätzlichen Störung der Durchblutung des Weichteilmantels —, zum anderen die Möglichkeit einer Entzündung, insbesondere durch Anaerobier vergrößert wird, hat sich die Rate der schweren und bleibenden posttraumatischen Osteitiden nach Unterschenkelschaftfrakturen mit Weichteilschaden gesenkt. Durch das in den vorherigen Kapiteln bereits beschriebene standardisierte Vorgehen bei der primären Behandlung mit großzügigem Wunddébridement, ausgiebiger Wundspülung und primärer übungsstabiler Osteosynthese werden iatrogene Fehler bei der Primärbehandlung vermieden [14].

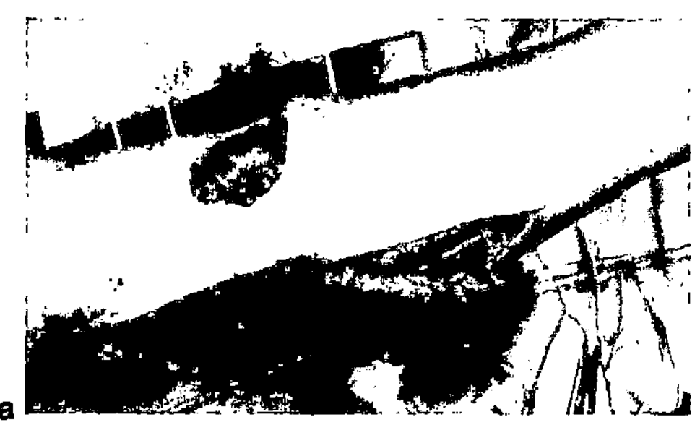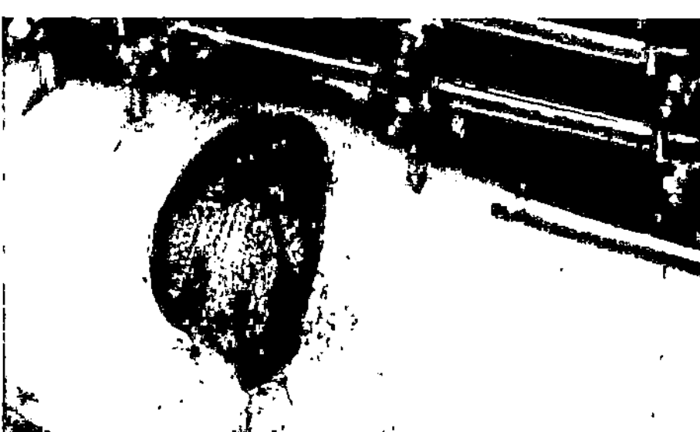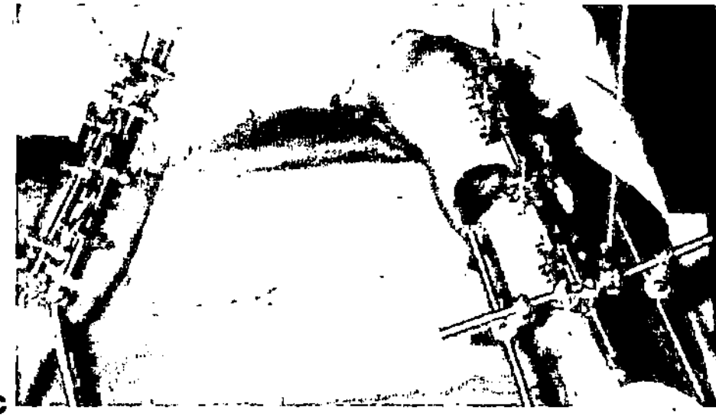

Abb. 1a–c. Mehrfachverletzter, beidseits Unterschenkelschaftfrakturen stabil, Schädel-Hirn-Trauma, Thoraxkontusion, Mittelfußfrakturen rechts und links, Primärversorgung am Unfalltag, Fixateur externe (beidseitig) als ventraler Klammerfixateur, Ausschneidung der Kontusion prätibial medial am linken Unterschenkel, Präparation des medialen Gastrocnemius, Einschlagen und Durchziehen unter der nicht verletzten Haut in den Defekt, primärer Verschluß der Entnahmestelle, Sekundärheilung der durch den Gastrocnemius gedeckten Weichteilwunde, prätibial

Die Tibiaschaftfraktur beim Erwachsenen
Hrsg.: K. P. Schmit-Neuerburg, K. M. Stürmer

Um eine spätere definitive Rekonstruktion des Weichteilmantels nicht zu erschweren, ist es sinnvoll, bei der Anwendung eines Fixateurs externe die Steinmann-Nägel so zu positionieren, daß sekundäre Muskel- oder fasziokutane Schwenklappen ohne größere Behinderungen durch die Steinmann-Nägel durchgeführt werden können. Auch sollten zusätzlich Entlastungsinzisionen des Weichteilmantels zur Behandlung des Kompartmentsyndroms so durchgeführt werden, daß die Bildung eines sekundären fasziokutanen Schwenklappens möglich bleibt. Es hat sich in einigen Fällen gezeigt, daß bei zircumskripten Haut- und Weichteilläsionen nach ausgiebiger Ausschneidung eine primäre Schwenklappenbildung mittels eines fasziokutanen Lappens oder eines proximal gestielten Gastroknemiuslappens möglich ist (Abb. 1). Dennoch halten wir ein derartiges Vorgehen nur in wenigen speziellen Fällen für sinnvoll und führen in der Regel die Rekonstruktion des geschädigten Weichteilmantels innerhalb der ersten 4–10 Tage nach dem Unfall nach vorausgegangener „Second-look-Operation" und *radikalem* Entfernen minder- oder nicht durchbluteten Gewebes durch. Vorteile dieses Vorgehens liegen auf der Hand: Bis zu diesem Zeitpunkt hat sich das Ausmaß des vorliegenden Weichteilschadens vollständig ausgebildet, der Allgemeinzustand des häufig mehrfach verletzten Patienten hat sich stabilisiert, die taktische Planung des bestmöglichen Weichteilersatzes steht nicht unter Zeitdruck, diagnostische Möglichkeiten konnten ausgeschöpft werden (Angiographie).

Freiliegendes Knochengewebe wird unter Verwendung von geeignetem temporärem Hautersatz oder Verband (neuere Verbandsmaterialien und Lösungen: Mesalt®, Oxoferrin®-Lösung), wenn überhaupt, nur an seiner oberflächlichsten Schicht geschädigt. (Wir sind vollständig davon abgekommen, temporäre Hautersatzmittel zu verwenden, da diese gegenüber den neuartigen oben beschriebenen Verbandsmaterialien u. E. keine Vorteile bringen.)

26.2 Prinzipien der sekundären Deckung

Wir wissen, daß die Biologie der Frakturheilung im wesentlichen gekennzeichnet ist durch die periostalen Umbauvorgänge, die wesentlich früher als die endostalen ablaufen. Voraussetzung für das Ingangkommen einer periostalen Frakturheilung ist *die ausreichende periostale Durchblutung,* die im wesentlichen durch die am Periost ansetzenden Weichteile gewährleistet wird [3]. Es muß deshalb Ziel der definitiven Behandlung von Frakturen mit ausgedehntem Weichteilschaden sein, den Weichteilmantel und damit die Durchblutung in Frakturnähe so ausreichend wie nötig und so frühzeitig wie möglich wiederherzustellen.

Prinzipiell stehen *lokale* plastische Maßnahmen wie Schwenklappen mit Haut, Muskel, Muskel-Haut oder die Übertragung *freier* Muskel- und Muskelhaut- oder Hautlappen zur Verfügung. Die Wahl des geeigneten Verfahrens richtet sich nach der *Lokalisation,* der *Ausdehnung* des Weichteilschadens sowie der *knöchernen Fraktursituation.* Während eine stabil durch Osteosynthese versorgte Quer-, Schräg- oder Spiralfraktur der Tibia in der Regel keine spätere Knochengewebeübertragung erfordert und damit die Rekonstruktion des Weichteilmantels lediglich „einen stabilen Weichteilmantel" um den verletzten Knochen verlangt, sind bei ausgedehnten Defekt- und Trümmerfrakturen zusätzliche Anforderungen an die Rekonstruktion des Weichteilmantels in der Gestalt zu stellen, daß der wiederhergestellte Weichteilmantel zum einen einen stabilen mechanischen Schutz gewährleistet, zum anderen eine *möglichst optimale Perfusion* erhält, um als *Transplantatlager* für die spätere Knochengewebeübertragung zu dienen.

26.3 Fasziokutane Schwenklappen

Die Systematik der rekonstruktiven Maßnahmen zur Wiederherstellung eines stabilen Weichteilmantels durch freie und gestielte Muskel-, Muskelhaut- oder fasziokutane Lappen wurde bereits mehrfach beschrieben [2, 4, 6, 15]. Besonders hinzuweisen ist · auf den von Mathes u. Nahai [6] erarbeiteten Atlas der Muskel- und Muskelhautlappen. Weniger bekannt sind die fasziokutanen Lappen, die von Pontén [8] wieder aufgegriffen wurden und zur Behandlung von kleineren bis mittleren Weichteildefekten bei der Wiederherstellung von frischen oder veralteten Weichteilverletzungen Anwendung finden [13]. Im Gegensatz zu den früher verwendeten und auch heute noch mancherorts gebräuchlichen Hautschwenklappen, die zufällig gewählt und häufig zur partiellen oder vollständigen Nekrose führen, berücksichtigen die fasziokutanen Schwenklappen die recht konstante Gefäßversorgung der tiefen Unterschenkelfaszie und ermöglichen somit eine vom Ort der Verletzungsstelle unabhängige und ausreichende Blutversorgung. Sowohl am distalen wie auch mittleren Unterschenkeldrittel lassen sich diese fasziokutanen Schwenklappen immer dann mit Erfolg durchführen, wenn das Ausmaß der Verletzung umschrieben ist und der proximale Weichteilmantel unverletzt geblieben ist. Die nachfolgende Kasuistik beschreibt ein derartiges Vorgehen:

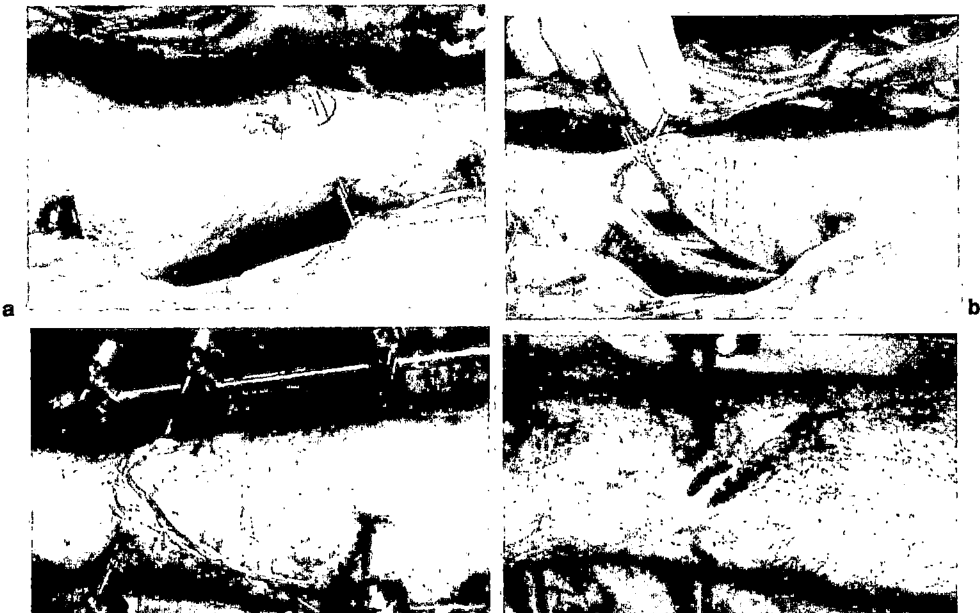

Abb. 2. a Prätibial medialer Defekt im Übergang vom mittleren zum distalen Unterschenkeldrittel. b Zustand nach Wundausschneidung. c Bildung eines fasziokutanen Lappens. d Ausheilungsbild 3 Wochen nach Schwenklappenbildung

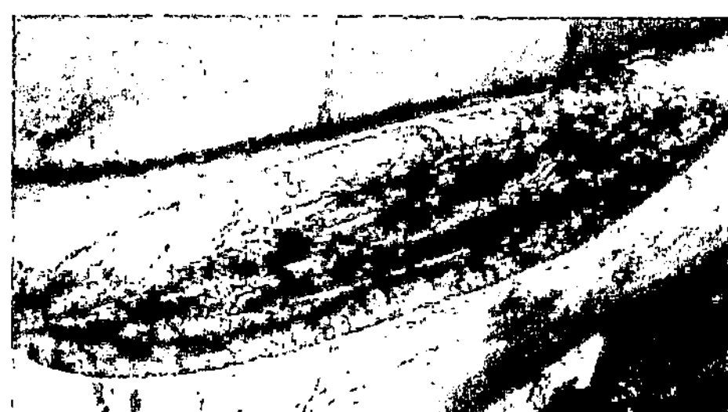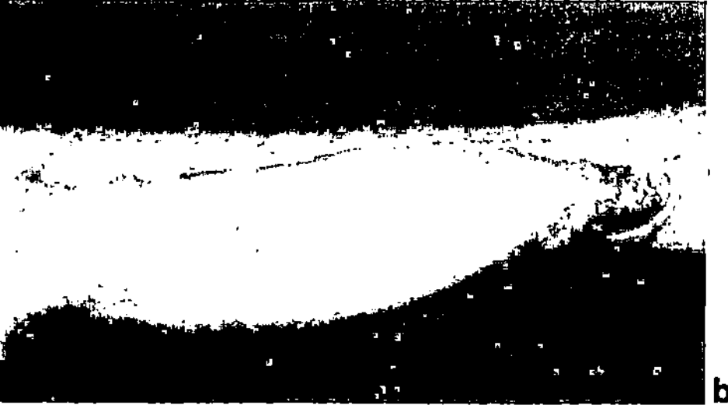

a ·   b

Abb. 3. a Zustand nach Schußverletzung Kniekehle, 12jähriger Junge, Zustand nach Revaskularisation, Muskelnekrose im Unterschenkelbereich; b Bildung eines fasziokutanen Lappens 4 Wochen nach Nekrektomie, Lappenlänge zu Lappenbreite etwa 4:1

25jähriger Mann mit zweitgradig offener Unterschenkelschaftfraktur am Übergang vom mittleren zum distalen Drittel ohne große Trümmerzone. Unfallhergang: Stoßstangenverletzung mit umschriebener Weichteilzerstörung. Am Unfalltag Anlegen eines ventralen Klammerfixateurs, Wundausschneidung, übungsstabile Versorgung der Fraktur. 2 Tage später erneutes Débridement, 5 Tage später Defektdeckung durch einen medialen fasziokutanen Schwenklappen (Abb. 2).

Wesentlich ist, daß die distale Umschneidung des Lappens distal des Defekts erfolgen muß und Haut, subkutanes Gewebe und tiefe Faszien en bloc gehoben werden. Die weitere Präparation auf den Muskeln ist mühelos. Das Länge-Breiten-Verhältnis dieser Lappen kann am Unterschenkel bis auf ein Verhältnis von 4:1 ausgedehnt werden (Abb. 3). Der gehobene und geschwenkte Lappen soll ohne Spannung eingenäht werden, der entstandene Hautdefekt wird durch ein Meshgraft in derselben Sitzung gedeckt. Auf einen distal gestielten fasziokutanen Lappen haben wir bislang wegen der Unsicherheit der Blutversorgung verzichtet. Eine Kombination eines myokutanen und fasziokutanen Lappens stellt der von Salibian [9] vorgestellte „bipedicle-gastrocnemius"-Lappen dar. Dieser kombinierte Lappen verwendet bei distalen Unterschenkelweichteildefekten den proximal gestielten M. gastrocnemius mit der Haut sowie Anteile der tiefen distalen Unterschenkelfaszie mit darüberliegender Haut. Mit diesem Verfahren können in der Länge sehr ausgedehnte Weichteildefekte am distalen Unterschenkel sicher rekonstruiert werden.

26.4 Gestielte, muskulokutane Lappen

Wie wir bereits eingangs hervorgehoben haben, fordern instabile Frakturen mit ausgedehnten Weichteildefekten in der Regel die Schaffung eines gut durchbluteten Transplantatbetts in Form eines Muskel- oder Muskelhautlappens. Im proximalen und mittleren Drittel des Unterschenkels stehen hierfür v. a. der proximal gestielte mediale oder laterale *Gastrocnemius* als Muskel- oder Muskelhautlappen zur Verfügung, um Defekte bis zu einer Breite von 5–8 cm zu decken. Da die arterielle Blutzufuhr vom Ansatz des M. gastrocnemius lateral oder medial am distalen Femur erfolgt, ist dieser Muskel häufig nicht durch die Verletzung am Unterschenkel in seiner Vitalität betroffen. Um Fehlschläge mit diesem Verfahren zu vermeiden, ist es günstig, zuvor im Sektionssaal einen derartigen Muskellappen zu präparieren, um die insbesondere proximal zuführenden Arterien bei der Präparation schonen zu können. Dieses Verfahren sollte u. E. vorwiegend sekundär durchgeführt werden, da eine Mitverletzung des M. gastrocnemius häufig erst am 4.–7. Tag manifest wird.

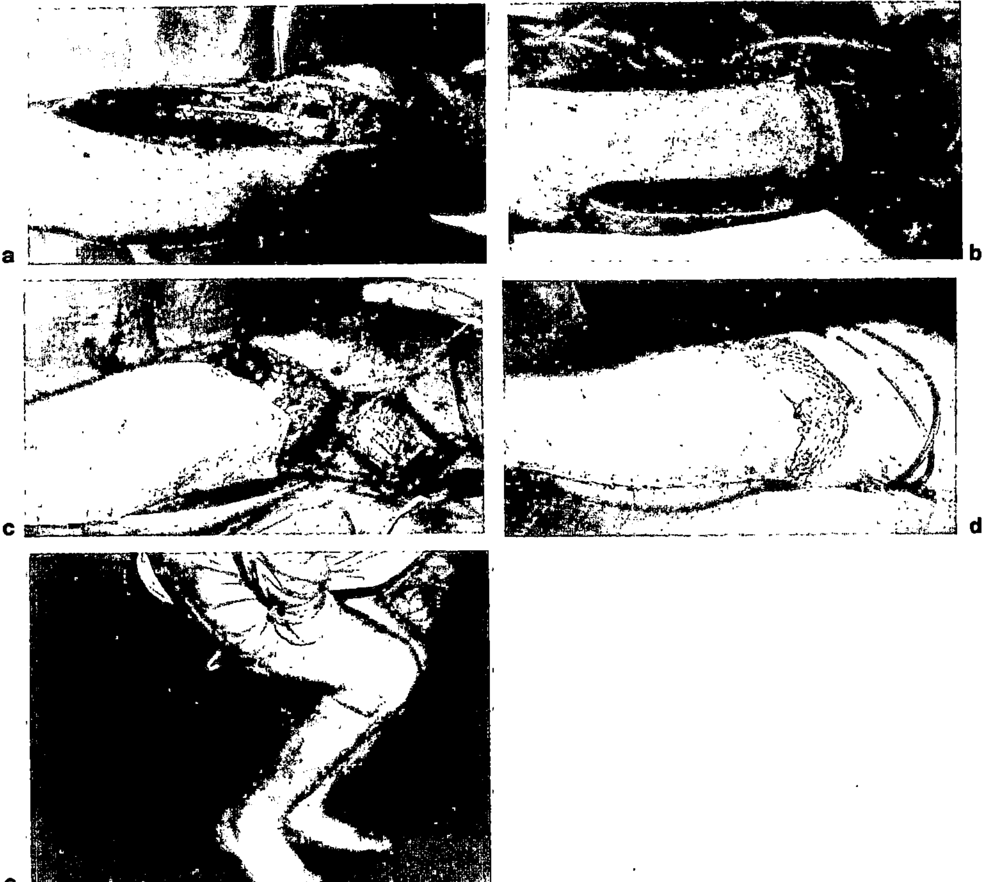

Abb.4. a 41jähriger Patient mit Tibiakopffraktur, sekundäre Weichteilnekrose und Osteitis. b Bildung eines lateralen Gastrocnemius proximal gestielt. c Längsinzision der Faszie des Gastrocnemius. d Meshgraftdeckung des eingeschlagenen Muskels. e Ausheilungsbild 6 Monate nach dem Unfall

Wegen des Fibulaköpfchens sowie des N. peronaeus ist der laterale M. gastrocnemius schwieriger zu präparieren und kann lateralseitig nur proximal am Unterschenkel für größere Defekte zur Verfügung stehen. Von einer wadenseitigen Inzision stellen wir distal den M. gastrocnemius dar und durchtrennen nach Anlegen von Haltefäden seinen sehnigen Ansatz. Der Muskel läßt sich meistens mühelos stumpf nach proximal präparieren, wenn der mediale und laterale Anteil identifiziert und durchtrennt ist. Einige wenige perforierende Gefäße werden ligiert. Die proximale Präparationshöhe richtet sich nach der Lokalisation und dem Ausmaß des zu deckenden Defekts. Die tiefere Faszie des M. gastrocnemius wird durch Längsinzision perforiert, um eine Zirkulationsstörung bei den häufig auftretenden Ödemen nach Durchführung der Schwenkung zu vermeiden (Abb.4). Wir versuchen, den Lappen unter die Haut am Empfängerort einzunähen und verwenden neuerdings die aus der Abdominalchirurgie bekannten Nahtsets zum Verschluß eines Platzbauches. Auf eine breitflächige Auflage des eingeschwenkten Muskels am Defektort ist zu achten.

Tabelle 1. Ergebnisse bei M.-latissimus-dorsi-Transfer 1979–1983, Unfallchirurgische Universitätsklinik Frankfurt am Main: *WT* Weichteil, *K* Knochen

Freie Latissimus dorsi Übertragungen:
drittgradig offene Unterschenkelfrakturen

Zeitpunkt	<14 d	<2 Mo	<4 Mo
n =	10	8	12
Knochentranspl. >2 ×	3	4	1
Wt-Infekt post op.	0	0	0
K.-Infekt post op.	0	4	1
Knöcherne Überbrückung nach 8 Monaten	9	6	10

Tabelle 2. Ergebnisse der Muskellappenplastiken 1980–1984, Unfallchirurgische Universitätsklinik, Frankfurt am Main: *WT* Weichteil, *K* Knochen

Muskelnahlappenplastik (M. gastrocnemius, M. soleus)
proximaler Unterschenkel und Mitte 1980–1984

Zeitpunkt	<8 d	<14 d	>1 Mo
n =	8	7	3
Präop. WT-Infekt	2	2	1
Präop. K.-Infekt	1	1	0
Ausheilungsquote nach 10 Monaten	8	6	3

Besteht ein größerer Knochendefekt, versuchen wir den Muskel als sog. Muskelplombe einzulagern und führen eine autologe oder homologe *Spongiosatransplantation* immer dann *gleichzeitig* durch, wenn das vorausgegangene Débridement keinen Zweifel an einer ausreichenden Durchblutung des ortsständigen Transplantatbetts läßt und mit einem sicheren Einheilen des Lappens zu rechnen ist. Aufgrund unserer bisherigen Erfahrungen neigen wir dazu, die Knochendefektauffüllung möglichst primär zugleich mit einem plastisch rekonstruktiven Verfahren durchzuführen, dies insbesondere nach frischen Verletzungen, die primär zur Behandlung kommen [10, 11] (Tabellen 1, 2). Dieses einzeitige Vorgehen sichert einen Zeitgewinn, sichert jedoch auch eine bessere Einheilungsrate des transplantierten Knochengewebes [2]. In all den Fällen, in denen das Überleben des verpflanzten Muskel- oder Muskelhautlappens unsicher ist, führen wir die notwendige Knochengewebeübertragung innerhalb der 2.–6. Woche nach Rekonstruktion des Weichteilmantels durch, da wir insbesondere bei der Verwendung von freien M.-latissimus-dorsi-Lappen gelernt haben, daß der Muskel zu diesem Zeitpunkt noch keine wesentliche Atrophie und Narbenbildung erfahren hat. Es liegen bislang nur kasuistische Beiträge zur Frage des funktionellen Durchblutungsverhaltens eines frei transplantierten oder gestielten Muskellappens in Abhängigkeit von der Zeit nach der Rekonstruktion vor (Abb. 5). Wir selbst haben Muskelbiopsien aus transplantierten Latissimus-dorsi-Muskeln zu verschiedenen Zeitpunkten nach der Transplantation entnommen und fanden in Abhängigkeit von der Zeit wie auch noch nicht geklärter anderer Faktoren ein unterschiedliches Ausmaß an Atrophie der Muskelfasern bei jedoch nahezu konstanter Anzahl von offenen Gefäßen (Abb. 6). Damit ist jedoch noch kein Nachweis der tatsächlich erreichten funktionellen Durchblutung gegeben [5].

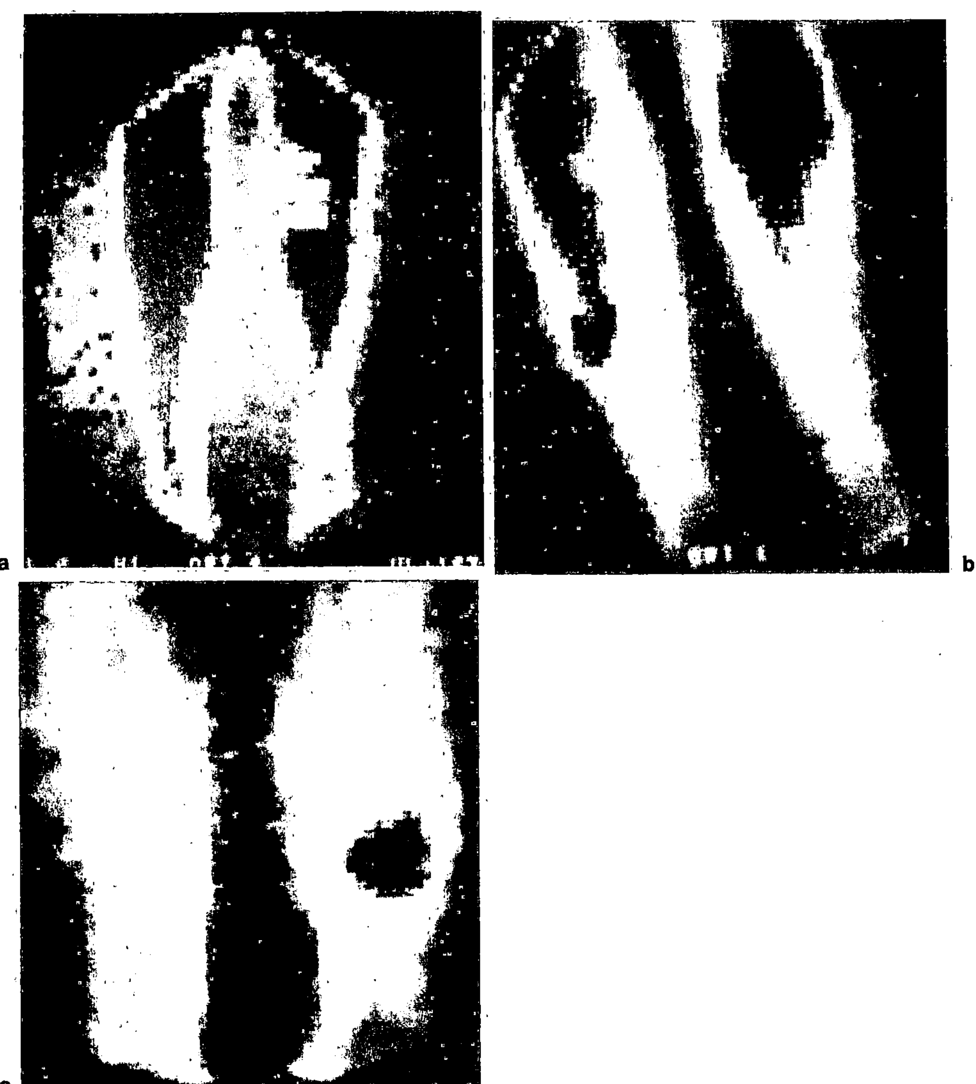

Abb. 5. a Szintigraphische Durchblutungsstudie der Unterschenkelmuskulatur bei Zustand nach posttraumatischer Unterschenkelosteitis links präoperativ. b Zustand nach freiem Latissiumus-dori-Transfer linker Unterschenkel 14 Tage postoperativ. c Kontrollszintigramm 6 Monate nach Operation. Deutliche Hyperperfusion des übertragenen Muskelgewebes (Diese Aufnahmen verdanke ich Herrn Priv. Doz. Dr. K. Jäger, Chirurgische Universitätsklinik Bonn)

Auch bei primär infizierten Defekten kann das gleichzeitige Verfahren angewendet werden, wenn ein radikales Débridement ohne Rücksicht auf den entstandenen Defekt erfolgte. In diesem Zusammenhang ist auf das Ergebnis einer experimentellen Arbeit von Chang [1] hinzuweisen, die eine deutlich erhöhte Resistenz des gestielten Muskelhautlappens gegenüber der Inokulation von Bakterien im Vergleich zu einem freien Hautlappen nachweisen konnten. Bei zweizeitigem Vorgehen haben wir bislang in keinem Fall einen Platzhalter in Form eines biokeramischen Werkstoffs verwendet.

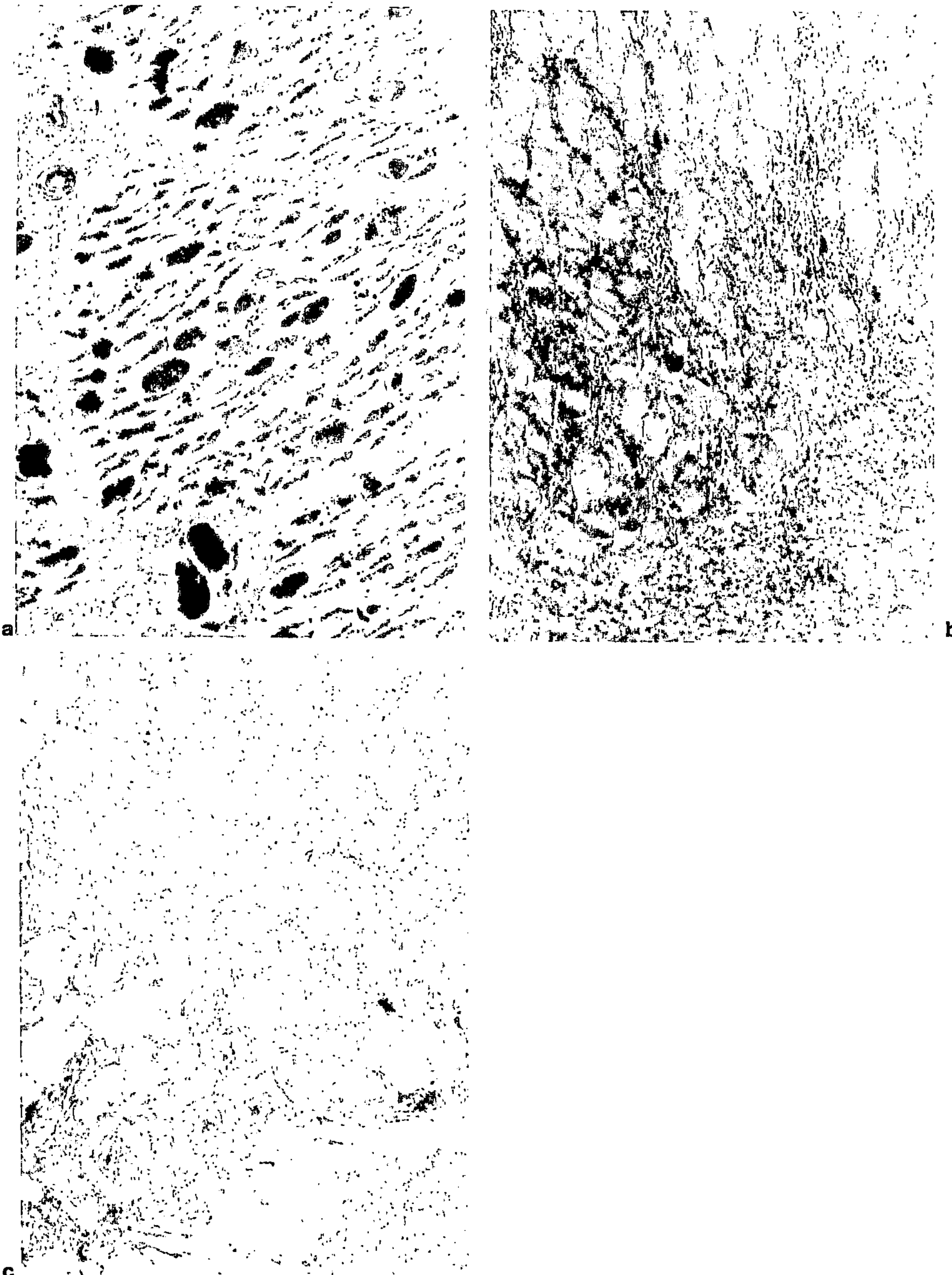

Abb. 6. a Muskelbiopsie aus frei transplantierten Latissimus dorsi 3 Monate nach Transfer: Die HE-Färbung zeigt eine deutliche Atrophie der Muskelfasern, im Schnitt finden sich mehrere offene Gefäßlumina. **b** Muskelbiopsie aus Latissimus dorsi frei transplantiert, 8 Wochen postoperativ. Die HE-Färbung zeigt schollige Degenerationen mit rundzelligen Infiltraten in die Muskelsepten. **c** Muskelbiopsie HE-Färbung 6 Monate nach freier Übertragung eines M. latissimus dorsi an den Unterschenkel. Der Bildausschnitt zeigt eine erhebliche Atrophie der Muskulatur mit fettiger Degeneration bei zahlreich offenen Gefäßlumina

Die Verwendung von *kleineren Muskeln* der Unterschenkelmuskulatur, insbesondere der *Extensoren* halten wir in den meisten Fällen für nicht empfehlenswert und auch nicht erforderlich, da mit diesen gestielten Muskeln nur kleinere Defekte rekonstruiert werden können und sie häufig mit verletzt sind. Hier stehen andere Verfahren, insbesondere der fasziokutane Lappen zur Verfügung. Auch die Verwendung des *M. soleus* scheidet in den meisten Fällen aus, da dieser Muskel besonders bei schwerer Weichteilschädigung häufig teilweise oder vollständig beschädigt ist.

26.5 Frei transplantierte Muskellappen

Das wesentliche Problem der Rekonstruktion von ausgedehnten Haut- und Weichteildefekten am Unterschenkel stellen die Defekte im distalen Drittel mit ausgedehnten Knochendefekten dar. Hierzu wurde zur Technik des Verfahrens und zur Möglichkeit der Verwendung verschiedener axial gestielter frei transplantierter Muskel- und Muskelhautlappen in den vorausgegangenen Referaten das meiste angesprochen (s. auch Zusammenfassung: Der Chirurg Heft 3, 57, 1986).

Die beste Erfahrung haben wir mit der Verwendung des frei transplantierten *Latissimus-dorsi*-Lappen als Muskelhaut-, Muskelhautinsel- oder freien Muskellappen gesammelt [11]. Dieses Verfahren ist bei einiger Übung technisch relativ einfach. Der M. latissimus dorsi hat eine recht konstante Gefäßarchitektur und ermöglicht es, auch ausgedehnte Defekte zu decken. Verzichtet man auf einen myokutanen Lappen und entnimmt lediglich den Muskel, evtl. mit einer Hautinsel, dann kann der entstandene Hebedefekt unter Verwendung von Z-Plastiken mühelos verschlossen werden. Es hat sich nicht nur bei uns bewährt, die Anastomose möglichst epizentrisch End-zu-End anzulegen. Die Rate der Mißerfolge wird dadurch erheblich verringert, auch das Zwischenschalten eines freien Venentransplantats ermöglicht die epizentrische Lage, insbesondere bei infizierten Defekten. Wiewohl häufig kosmetisch störend, schafft die übertragene große Muskelmasse günstige Voraussetzungen für eine primäre oder spätere Knochenübertragung bei zirkulären Knochendefekten (Abb. 7).

26.6 Gestielter Cross-leg-Lappen des M. gastrocnemius

Zum Schluß möchten wir noch ein Verfahren vorstellen, das bei jüngeren Patienten als Alternative zur freien Lappenübertragung in manchen Fällen, insbesondere bei Defekten am distalen Drittel des Unterschenkels Verwendung finden kann. Es stellt sicherlich keine elegante Methode dar und verlangt gegenüber der freien Lappenübertragung mehr Geduld vom Patienten wie vom behandelnden Arzt, ist jedoch technisch weniger anspruchsvoll. Der gekreuzte proximal gestielte M.-gastrocnemius-Lappen kann auf diese Weise distale Haut- und Weichteildefekte schließen. Dieses Verfahren ist insbesondere dann angezeigt, wenn sekundäre rekonstruktive Maßnahmen wie Sehnenersatz oder Knochengewebeübertragung notwendig werden. Unter Verwendung eines Fixateur externe läßt sich die Zwangshaltung der Beine über die Dauer von 2–3 Wochen mühelos einhalten. Länge und Breite der distalen ⅔ des M.-gastrocnemius-Lappen werden bestimmt durch die Ausdehnung des zu schließenden Defekts; darüberhinaus muß gewährleistet sein, daß der übertragene Lappen innerhalb von 2–3 Wochen einen ausreichenden vaskulären

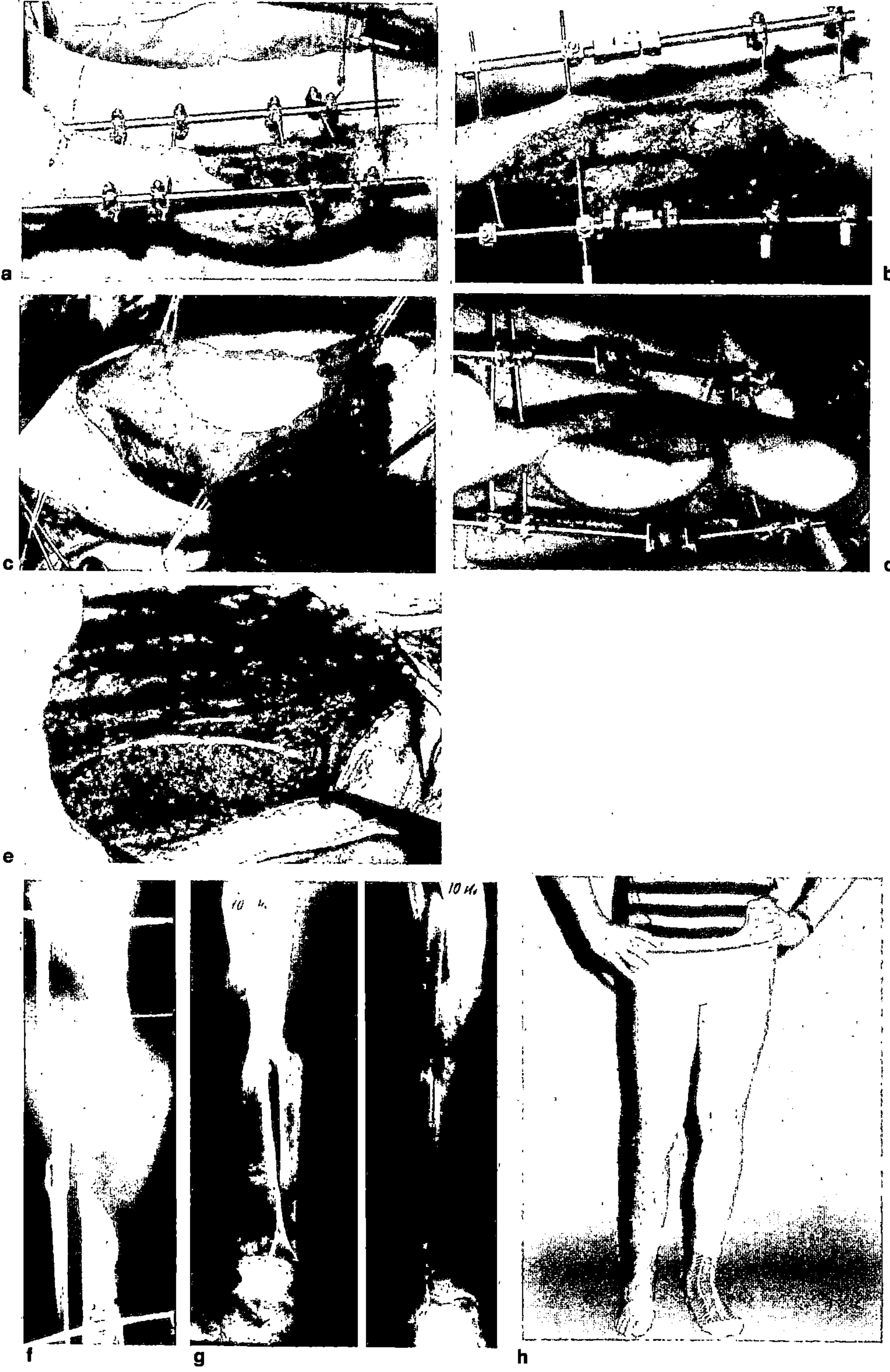

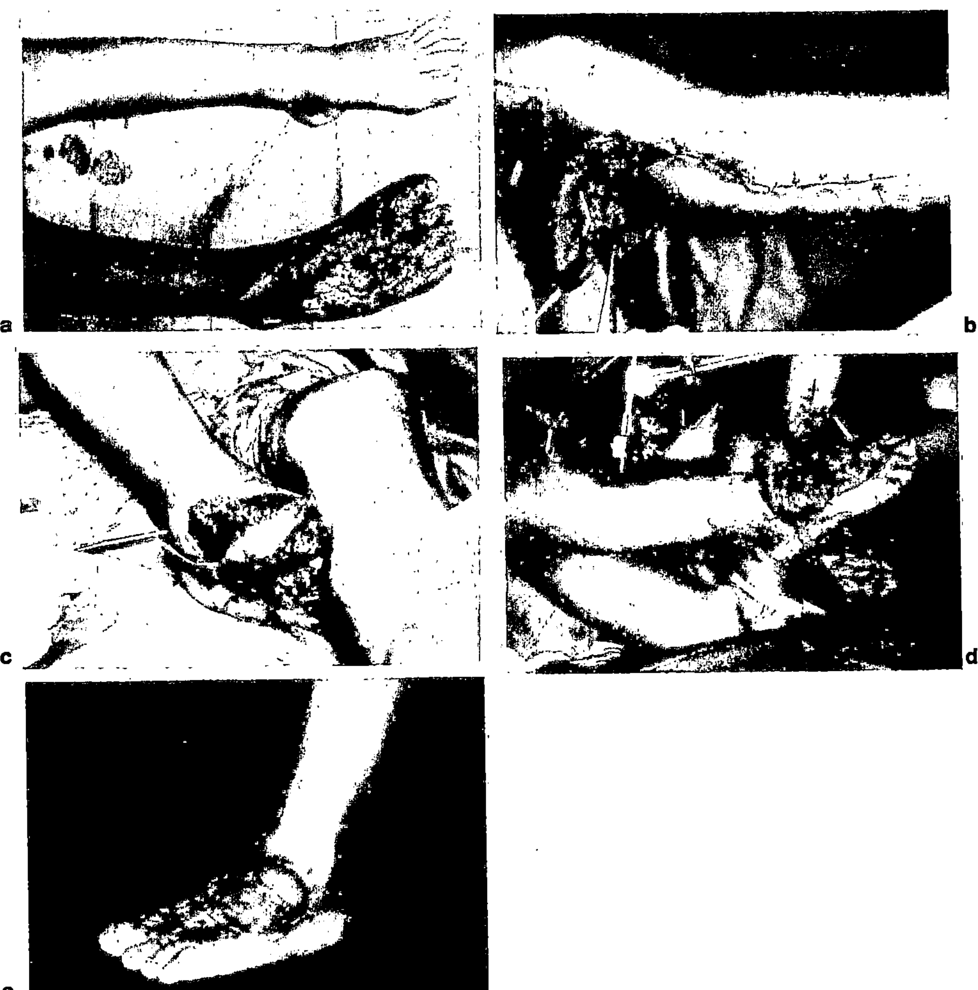

Abb. 8 a–e. Verlaufsserie nach Vorfußtrauma mit ausgedehntem Weichteilverlust bei 7jährigem Jungen. Defektdeckung mittels medialem, proximal gestieltem myokutanem Gastrocnemiuslappen unter Verwendung eines Fixateur als gekreuzter Beinlappen. **e** 6 Wochen nach Durchtrennung des Lappens

◁ **Abb. 7 a–h.** 22jähriger Motorradfahrer mit drittgradig offener Unterschenkelstückfraktur links. Primäre Stabilisierung ohne ausreichendes Wunddébridement. **a, b** Situation 2 Wochen nach dem Unfall. **c** Gehobener latissimus-dorsi-Lappen mit Hautinsellappen vor Übertragung auf den Unterschenkel. **d** Situation nach Transfer des M. latissimus dorsi in den Defekt am Unterschenkel 6. postoperative Woche. **e** Knöcherne Defektüberbrückung mittels Rippentransplantat und autologen und homologen Spongiosachips in situ. **f** Röntgenbild vor der Kontinuitätswiederherstellung mittels freiem Rippentransplantat, homologer und autologer Spongiosa sowie Fibula-pro-Tibiaplastik. **g** Röntgenbild 12 Monate nach knöchernem Kontinuitätswiederherstellungseingriff. **h** 2 Jahre nach dem Unfall. Der Patient trägt noch einen Schienenhülsenapparat

Anschluß am Empfängerort findet. Wir meinen, daß damit eine weitere Methode zur Rekonstruktion von Defekten am distalen Unterschenkel zur Verfügung steht. Am Beispiel eines 7jährigen Jungen mit einem Vorfußquetschtrauma soll ein derartiges Vorgehen illustriert werden. Nach ausgiebigem Débridement haben wir in derselben Sitzung den medialen Gastrocnemius des unverletzten rechten Unterschenkels mobilisiert und proximal gestielt in den Defekt eingenäht. Die Zwangshaltung wurde durch einen das Kniegelenk überbrückenden Fixateur externe eingehalten. Nach knapp 3 Wochen wurde der eingeheilte Gastrocnemiuslappen proximal durchtrennt, die Entnahmestelle vollständig durch Naht verschlossen, der Fixateur externe entfernt und die nicht mit Haut bedeckten Anteile des Gastrocnemius mit Meshgraft bedeckt. 8 Wochen später erfolgt die Rekonstruktion der Extensorensehnen durch freie Sehnenübertragung (Abb. 8).

26.7 Zusammenfassung

Die Rekonstruktion von Weichteil- und Knochendefekten am Unterschenkel beginnt bei der Primärversorgung. Durch die Wahl des den Knochen stabilisierenden Verfahrens, durch die Wahl der Hautinzision bzw. durch die Plazierung der Steinmann-Nägel dürfen spätere plastische Maßnahmen nicht behindert werden. Eine primäre Weichteilrekonstruktion durch fasziokutane, myokutane Schwenklappen oder freie Muskel- und Muskelhautlappen bleibt dem speziellen Einzelfall vorbehalten. In der Regel erfolgt die Rekonstruktion nach Stabilisierung der Defektwunde innerhalb der ersten 4–10 Tage, wobei reine Hautschwenklappen nicht mehr zur Anwendung kommen sollten. Bei *stabilen Knochenbruchformen* und kleineren prätibialen Defekten bietet der fasziokutane proximal gestielte Lappen die sicherste Gewähr zur stabilen Rekonstruktion. *Muskellappen* als freie oder gestielte Lappen sollten immer dann Verwendung finden, wenn *instabile Trümmerbereiche* oder *Defektbereiche* vorliegen, die eine Knochengewebeübertragung erforderlich machen. Die Indikationsskala, die sich bei uns bewährt hat, wird aus den Tabellen 3 und 4 ersichtlich. Das größte Risiko birgt der freie übertragene Muskel- oder Muskelhautlappen, so daß dieser nur bei entsprechend strenger Indikationsstellung und entsprechend technisch und personeller Ausstattung durchgeführt werden sollte. Als Alternative bietet sich am distalen Unterschenkel der gekreuzte und proximal gestielte Gastrocnemiuslappen an. Der akute wie chronische Infekt stellt keine Gegenindikation zur Anwendung von Muskellappenplastiken dar, vor-

Tabelle 3. Unser Indikationsschema bei großen Defekten am Unterschenkel

Secundäre Weichteilersatz-Unterschenkel
— große Defekte ventral und lateral —

Proximaler US.	Beide MM. gastrocnemii
	Freier Muskelhautlappen
	(Latissimus dorsi)
US. Mitte	M. soleus + Flex. dig. + ext.
	Digitorum
	Freier Muskel — Hautlappen
Distaler US.	Frei Muskel-/Muskel-
	Hautlappen

Tabelle 4. Unser Indikationsschema bei kleineren Defekten am
Unterschenkel

Sec. Weichteilersatz-Unterschenkel UUK FFM	
— „Kleine Defekte" < 6 × 3 cm vorne/seitlich —	
Prox. US	Gestielter Gastrocnemius med. o. lat.
US Mitte	Gestielter M. soleus fasciocutane Lappen
Dist. US	Bipedicle fasciocutan dist. gestielter Soleus?

ausgesetzt, daß eine radikale Ausräumung des Infekts möglich ist. Die herkömmliche Cross-leg-Plastik [7] halten wir — auch bei chronischen Infekten — wegen der relativ hohen Versagerquote nicht mehr für empfehlenswert.

Defektauffüllung mittels autologem oder homologem Knochengewebe kann u.E. immer dann gleichzeitig mit der Weichteilrekonstruktion vorgenommen werden, wenn nach ausgiebigem und radikalem Débridement ein gut durchblutetes Transplantatlager geschaffen werden kann. Dies trifft auch für die Eingriffe bei chronischer Osteitis zu. Wird ein sekundäres Vorgehen notwendig, sollte der Zwischenraum zeitlich nicht mehr als 6 Wochen betragen.

26.8 Literatur

1. Chang NS, Mathes J (1982) Comparison of the effect of bacterial inoculation in musculo cutaneous and random pattern flaps. Plast Reconstr Surg 70: 1
2. Cierny G, Byrd HS, Jones RE (1983) Primary versus delayed soft tissue coverage for severe open tibial fractures. Clin. Orthop 178: 54
3. Eitel F, Schweiberer L (1983) Die Spongiosaplastik beim chronisch posttraumatischen Knochendefekt unter ausreichender Weichteildeckung. Orthopädie 12: 183
4. Godina M (1985) Leg reconstruction with microvascular tissue transfer. Vortrag: 31.Congress Int Soc Surg, Paris
5. Jäger K (1984) Der microchirurgische Latissimus dorsi Transfer. Tierexperimentelle und klinische Ergebnisse. Habilitationsschrift, Medizinische Fakultät der Universität Bonn
6. Mathes SJ, Nahai F (1982) Clinical applications for muscle and musculocutaneous flaps. Mosby, St Louis Toronto
7. Müller KH, Rehm J (1982) Der gekreuzte Beinlappen mit der Fixateur externe Technik. Aktuel Traumatol 12: 53
8. Pontén B (1982) The fasciocutaneous flap; its use in soft tissue defects of the lower leg. Br J Plast Surg 34: 18
9. Salibian AH (1982) Bipedicle gastrocnemius musculocutaneous flap. Plast Reconstr Surg 70: 18
10. Siebert HR, Steinau U (1983) Der Lat. dorsi Lappen bei der Behandlung von ausgedehnten Weichteil- und Knochendefekten am Ober- und Unterschenkel. Hefte Unfallheilkd 165: 165
11. Siebert HR, Jäger K, Steinau U (1986) Erfahrungen mit der freien und gestielten Muskelgewebeübertragung bei der Behandlung der chron. posttraumat. Osteomyelitis. Unfallchirurgie 12: 107
12. Steinau HU (1986) Der microvasculäre Latissimus dorsi Transfer. Chirurg 57: 126
13. Tolhurst DE, Haeseker B, Zeemann RJ (1982) Fasciocutaneous flaps. Chir Plast 7: 11
14. Tscherne H (1983) Prinzipien der Primärversorgung von Frakturen mit Weichteilschaden. Orthopädie 12: 9
15. Tscherne H, Gotzen L (1983) Fraktur und Weichteilschaden. Springer, Berlin Heidelberg New York (Hefte zur Unfallheilkunde, Heft 162)

27 Defektüberbrückung

K. H. Jungbluth*

27.1 Transplantat und Vaskularisation

Dauerhafte Defektüberbrückung an der Tiba kann nur durch knöcherne Heilung, und das bedeutet durch Knochentransplantation, erzielt werden. Die Problematik liegt dabei vornehmlich im Bereich der Weichteile und erst in zweiter Linie beim Transplantat. Nicht nur, daß die Weichteile bevorzugtes Ziel der Fußballstiefel und Autostoßstangen sind, sondern die Knochendurchblutung selbst ist gegenüber anderen Skelettabschnitten vermindert. Wir haben das seinerzeit mit Flour-18 nachweisen können. Diese Untersuchungen sind heute weitgehend mit Mikrosphären bestätigt worden. Bei Störung der Weichteildurchblutung liegt eine ähnliche Situation vor, wie wir sie bei den Segmentaussprengungen an den Röhrenknochen haben. Es ist wichtig, mit dem Transplantat möglichst frühzeitig Anschluß am proximalen und distalen Knochen- bzw. an die Markraumdurchblutung zu gewinnen.

Bewährt hat sich für diese Vorbereitung des Transplantatlagers insbesondere die Dekortikation. Zwischen die abgelösten Späne wird das Transplantat eingelagert und hat so eine frühe Anschluß- und Übergangsmöglichkeit. Zudem ist der Zugang zum entsprechenden Transplantationsgebiet i. allg. präparatorisch leichter. Liegen durchblutungsgestörte Fragmente vor, so hat sich die Anbohrung dieser Fragmente bewährt, um das Einsprießen von Gefäßen in den Knochen zu ermöglichen.

27.2 Phasen der Transplantateinheilung

Die Transplantateinheilung können wir folgendermaßen unterteilen: 1. in eine Frühphase, und zwar die *Vaskularisation.* Dabei gewinnen die Gefäße Anschluß an das Transplantat. Die Eigenleistung ist durch unter den Transplantatoberflächen liegende Zellen gegeben, die durch entsprechende Diffusion erreicht werden können und sofort mit der Osteogenese beginnen. In der 2. Phase sehen wir die *Reparation.* Die Gefäße sprießen in das Transplantat ein, resorptive Vorgänge, aber auch osteogenetische Vorgänge finden statt. In der 3. Phase erfolgt dann die *funktionelle Strukturierung* des Transplantats. Sie ist die langwierigste Phase, die sich oft über Monate und Jahre hinzieht.

27.3 Autologe oder homologe Transplantate

Hinsichtlich der Wertigkeit der Einheilung sehen wir zunächst einen Unterschied zwischen autologen Transplantaten und homologen Transplantaten. Selbstverständlich werden heute die autologen Transplantate bevorzugt und stehen ja auch in ausreichender Menge zur Verfügung. Immerhin können wir auf die homologen

---

* Tonbandmitschrift, von den Herausgebern überarbeitet

Die Tibiaschaftfraktur beim Erwachsenen
Hrsg.: K. P. Schmit-Neuerburg, K. M. Stürmer
© Springer-Verlag Berlin Heidelberg 1987

Transplantate nicht immer ganz verzichten und die homologe Spongiosa kann in manchen Fällen ähnliche Effekte erzielen, wie die autologe Spongiosa. Allerdings gibt es Zwischenfälle, bei denen immunologische Vorgänge, die wir bisher noch nicht in allen Einzelheiten abschätzen können, das Angehen der homologen Spongiosa verhindern. Heterologe oder alloplastische Transplantate spielen am Unterschenkel praktisch auf Dauer keine Rolle.

27.4 Spongiosatransplantate

Die Spongiosa wird einmal in der verkleinerten Form verwendet, mit erhaltener, anhaftender Kortikalis. Im infizierten Lager oder im infektgefährdeten Lager werden wir aber mehr auf die alleinige Spongiosaimplantation übergehen. Gesichert werden kann das Transplantat durch die lokale Anwendung von Antibiotika. Die offene Transplantation spielt eine große Rolle, insbesondere bei kompliziertem Lager. Die offene Spongiosa dient im wesentlichen zur Transplantation bei infektgefährdeter Situation, aber auch zur Auffüllung von größeren Defekten durch Einfüllen direkt in die Markhöhle.

Eine Frau mit einem solchen Defekt, die eigentlich an einer sehr bedeutenden anderen Klinik amputiert werden sollte, kam erschreckt zu uns. Wir haben eine Transplantation versucht. Zunächst die gedeckte Anlagerung an der Hinterfläche der Hinterkante in den Weichteilen. Nachdem dieses Transplantat angegangen war, Entfernung des Nagels bei gleichzeitiger offener Transplantation von Spongiosa und Defektauffüllung. Auf diese Weise gelingt es oft, ein tiefes Einsinken der Weichteile an der Tibiavorderfläche zu vermeiden. 91 Wochen danach war die Fraktur durchstrukturiert.

Ein anderer Fall eines jungen Mädchens, gleichzeitige Pfählungsverletzung mit Zerreißung des Beckens, Polytrauma mit schwerem Schädel-Hirn-Trauma. Sie war einer autologen Spongiosaplastik gegenüber abgeneigt, so daß wir zum homologen Bankknochen Zuflucht nehmen mußten. Wir nahmen eine Transplantation vor und, wie das häufig der Fall ist, kurze Zeit später Resorption der homologen Spongiosa. Es kam zu trophischen Störungen und erst nach Einlagerung autologer Spongiosa — allerdings auch bei zusätzlicher Fixierung durch eine Platte — erfolgte eine entsprechende Ausheilung. Wir haben die Beobachtung gemacht, daß die homologe Spongiosa, insbesondere bei Restinstabilität des Lagers, sehr problematisch ist.

Eine Beobachtung, die man seit längerem macht, ist, daß bei der Markraumaufbohrung oder Aufweitung des Markraums Bohrspäne oder Bohrmehl praktisch in die Umgebung der Weichteile treten. Nach 5 Wochen sieht man dann den Effekt eines autologen Transplantats. Es sind die fein verteilten Bohrspäne, die diesen Effekt bewirken. Diese Tatsache machen wir uns heute zunutze, indem wir Kortikalissegmente entsprechend durch Verkleinerungsverfahren aufbereiten, in kleine Späne bringen und diese dann anlagern; ein Verfahren, das allerdings am Unterschenkel noch weitgehend in den Hintergrund tritt.

27.5 Kortikospongiöse Transplantate

Alle Spongiosatransplantationen haben den Nachteil, daß die 3. Phase, d. h. der funktionelle Durchbau, die Durchstrukturierung, sehr zögernd vonstatten geht. Im Interesse einer Frühstabilisierung nehmen wir gerne zu kortikospongiösen Transplantaten Zuflucht. Diese können, wie Sauer gezeigt hat und auch die Arbeitsgruppe in Ulm, in die Osteosynthese einbezogen werden und wir gewinnen damit einen Stabilitätszuwachs von etwa dem 2- bis 2,5fachen. Diese Stabilität geht annähernd sogar an die Doppelplattenosteosynthese heran. Schöttle konnte zeigen, daß auch bei gespaltenen Kortikalistransplantaten ein sehr früher, schon in der 12. Woche erfolgter Anschluß an den Knochen erfolgt und daß die Knochenneubildung nach 12 Wochen im Frakturspalt aktiviert wird. Dagegen wird bei einer Doppelplattenosteosynthese zwar kegelförmig Material gebildet, aber die Untersuchungen zeigen, daß nach 40 Wochen stets eine Pseudarthrose entsteht, während bei entsprechender Spanstabilisierung eine Durchbauung erfolgt.

Bei einem in solcher Situation freiliegenden Knochen muß reseziert werden. Obwohl eine blande Infektion vorlag, haben wir uns bei Stabilität dann zur Kombination autologer Spongiosa und einer Knochenspantransplantation entschlossen, wobei der Knochenspan unter den Weichteilen lag, die autologe Spongiosa aber offen transplantiert wurde. Die Ausheilung mit entsprechender Granulation und dann die Deckung konnte 48 Wochen danach dokumentiert werden.

Als gutes und sehr langes Transplantat hat sich der Rippenknochen bewährt. Er wird nur allzu selten angewendet. Wir können damit lange Transplantate gewinnen. Bei einem Kind z. B. haben wir eine großstreckige Überbrückung und nach Einheilung wird frühzeitig Stabilität gewährleistet.

Daß diese Transplantate, die nicht immer angeschraubt werden müssen, in die Stabilisierung einbezogen werden müssen, kann am Beispiel einer Tumorexstirpation gezeigt werden. Ein osteogener Tumor, weite Resektion, große Defektstrecke mit Weichteilresektion, Überbrückung zunächst mit einer Platte, Chemotherapie, Überzug der Weichteile und Schluß der Weichteile. Dann später Transplantation mit kortikospongiösen Beckenspänen in diesen Defekt und die allmähliche Einheilung dieser Transplantate. Die gleichzeitig mit angelagerte Fibula wurde zur Stabilisierung angeschraubt. Ich hatte damals versäumt, sie zu spalten und mußte sie später wieder entfernen, da sie in das Transplantat nicht mit aufgenommen worden war. Hier das Ergebnis nun 8 Jahre nach Transplantation mit entsprechendem funktionellem Umbau.

27.6 Fibula-pro-Tibia-Technik

Gerade am Unterschenkel bietet sich in sehr verzweifelter Situation eine andere plastische Operationsmethodik, die Fibula-pro-Tibia-Technik an. Sie geht zurück auf Hahn (1884). Er hat proximal osteotomiert und die Tibia in den Schaft eingestellt. Es resultiert daraus natürlich eine Fehlbelastung der Fibula mit einer schweren Störung im Sprunggelenk. Die Methode wurde deshalb von Brandes (1920) in genialer Weise verändert, indem er die gesamte Fibula in die Belastungsachse der Tibia einstellte. Der Trick bei dieser Operation ist, daß er zuerst den einen Schritt machte, wie er von Hahn angegeben worden ist und erst nach Einheilung die distale Einstellung der Fibula vornahm. Diese Methode wurde 1966 nach Cabalacci u. Sonoli verändert. Sehr auffällig ist die operative Technik: Ein Knochenspan muß den Kontakt zum Knochen herstellen und distal wird die Fibula dann an das distale Fragment angeschraubt.

Unsere heutige Technik wird in den einzelnen Kliniken unterschiedlich modifiziert so angewandt, daß ein großes Transplantat gebildet wird und dieses proximal und distal verschraubt wird. Meist ist es erforderlich, daß zusätzlich eine Spongio-satransplantation durchgeführt wird. Das ist sinnvoll, denn diese Transplantate werden mit ihrem vaskulären Gefäßanschluß, d.h. vaskuläre Transplantate, verlagert und ihre osteoinduktive Wirkung ist relativ begrenzt — deswegen die gleichzeitige Spongiosaanlagerung. Die A. nutritia tritt bei der Fibula sehr weit distal ein und der Kanal mündet etwa im mittleren Abschnitt, so daß diese Osteotomien sehr weit proximal und distal an der Fibula ausgeführt werden müssen. Die Ernährung erfolgt entweder über die Tibialis-anterior-Gefäße im Rahmen der Membrana interossea oder aber durch die A. nutritia über die A. fibularis. Deren Darstellung ist außerordentlich schwierig und nach Möglichkeit sollte man darauf verzichten. Die Membrana interossea mit ihrem Gefäßreichtum reicht i. allg. aus, um die Fibula medial zu erhalten.

Hierzu nun ein Beispiel: Ein junges Mädchen mit Polytrauma, u.a. eine offene Fraktur am Oberschenkel und eine erhebliche Zerstörung der Weichteile am Unterschenkel mit offener Unterschenkelfraktur; daraus ist ein furchtbarer Defekt entstanden: Weichteildefekt und knöcherner Defekt. Hier nahmen wir Zuflucht zu einer Fibula-pro-Tibia-Operation, nachdem die Weichteile abgeheilt waren. Wir verschraubten das Transplantat, das eigentlich noch etwas länger hätte sein können, und stützten es durch einen Fixateur externe ab. Dadurch läßt sich die Fibula-pro-Tibia-Plastik sehr gut sichern. Der weitere Durchbau des Transplantats kam gut voran, und 1 Jahr nach Verletzung war das Bein belastbar.

Ein ähnlicher Fall in anderer Situation: große, freiliegende Knochenanteile, ebenfalls bei einem jungen Patienten. Ein Fibulaanteil mußte sekundär reseziert werden. Auch in dieser Situation war die Fibula-pro-Tibia-Plastik der einzige Ausweg, der uns gangbar erschien. Gleichzeitig benützten wir eine autologe Spongiosaplastik. 26 Wochen nach der Transplantation war sie ausgeheilt, 49 Wochen danach konnte der Fixateur externe entfernt werden und eine freie Teilbelastung erlaubt werden. Heute, 5 Jahre nach dieser schweren Verletzung, haben wir ein befriedigendes Ergebnis, allerdings mit Arthrodese im Sprunggelenk.

Bei solchen Erhaltungsversuchen muß man sich natürlich stets fragen, ob diese gerechtfertigt sind oder nicht. Ich glaube, daß wir sie wegen der langen Verlaufszeit doch nur jungen Patienten zumuten können und daß sonst die Frage der Amputation gestellt werden muß.

28 Posttraumatische Osteitis

G. Lob und C. Burri

Kommt es nach einer Unterschenkelfraktur zu einer posttraumatischen Osteitis, so ist mit Allgöwer von einer Katastrophe zu sprechen.

Für den Patienten bedeutet dies ein wesentlich verlängertes Krankenlager mit Gefährdung seines Arbeitsplatzes und seiner Stellung in Familie und Gesellschaft. Für die Allgemeinheit ergeben sich Kosten, die Klemm [9] für das Jahr 1976 mit ca. DM 500000 hochgerechnet hat.

28.1 Definition

Es wird zwischen akuter und chronischer posttraumatischer Osteitis unterschieden. Poigenfürst [21] rechnet alle während des ersten stationären Aufenthalts entstandenen Osteitiden zur Frühinfektion.

Eine zeitlich definierte Abgrenzung gibt Lob [12]: „Kommt es bei einer akuten Osteitis nicht innerhalb der ersten 6 Wochen zur Abheilung, so ist von einer chronischen Form zu sprechen."

Neben diesen beiden, nicht immer klar abgrenzbaren Formen der akuten und chronischen Osteitis wird von einigen Autoren der Begriff „schleichende Infektion" verwendet [10]. Hierunter ist auch die von Popkirov [22] angegebene „Osteomyelitis antibiotica" einzuordnen. Unter unzureichender Antibiotikagabe, bei falschem Medikament, zu geringer Dosierung und langfristiger Anwendung kann es zu einer scheinbaren Unterdrückung der Bakterien kommen. Der Infekt ist jedoch nicht saniert, sondern bricht nach unterschiedlicher Zeit erneut auf.

28.2 Statistik

An der Unfallchirurgischen Klinik der Universität Ulm wurden in den Jahren 1977–1978 1664 Osteosynthesen durchgeführt. Die statistische Auswertung ergibt die höchste Gesamtkomplikationsrate mit 10,65% für die Unterschenkelfraktur [18]. Aus Tabelle 1 ist ersichtlich, daß von insgesamt 310 Osteosynthesen am Unterschenkel 33 (10,65%) zu Komplikationen führten. Somit war jede 10. Osteosynthese am Unterschenkel komplikationsbelastet. Von insgesamt 71 Komplikationen nach Osteosynthesen betrafen 33 (46,5%) den Unterschenkel, d. h. jede 2. Komplikation nach Osteosynthese trat am Unterschenkel auf.

Die Gesamtzahl der oberflächlichen und tiefen Frühinfekte bei den ausgewerteten 1664 Osteosynthesen lag bei 23 (1,38%). Davon waren 10 Infekte (3,2%) nach Osteosynthesen am Unterschenkel aufgetreten. Allerdings waren 9 dieser 10 Infekte nach offenen Frakturen entstanden.

Die Frage nach Zuordnung der Infektion zum Osteosynthesematerial läßt sich mit großen Zahlen einer Sammelstatistik von Maatz [17] für die Marknagelung und

Die Tibiaschaftfraktur beim Erwachsenen
Hrsg.: K. P. Schmit-Neuerburg, K. M. Stürmer
© Springer-Verlag Berlin Heidelberg 1987

Tabelle 1. Frühkomplikationen nach Osteosynthese von Frakturen, Unfallchirurgische Klinik der Universität Ulm 1977–1978 [18]

	Eingriffe insgesamt	Anzahl der komplikations-belasteten Osteosynthesen (der Komplikationen) n		Komplikations-häufigkeit %
Oberarm	183	4	(4)	2,18
Unterarm	239	4	(4)	1,67
Hand	155	1	(1)	0,65
Wirbelsäule	72	–	–	–
Becken	71	5	(5)	5,63
Schenkelhals	137	5	(5)	3,65
Oberschenkel	191	6	(9)	3,14
Patella	55	4	(5)	7,27
Unterschenkel	310	33	(54)	10,65
Malleolen	166	5	(9)	3,01
Fuß	71	5	(9)	7,04
Andere	14	–	–	–
Insgesamt	1664	71	(105)	4,27

Tabelle 2. Osteitiden nach gedeckter oder offener Nagelung geschlossener Frakturen [17]

	Gedeckte Marknagelung n	Offene Marknagelung n	Infekte n	%
Femur 3682	1996		13	0,65
		1686	58	3,4
Tibia 2270	2096		36	1,7
		174	12	6,9

der AO-Dokumentationszentrale in Bern für die Plattenosteosynthese beantworten.

Bei der Auswertung von 38 Publikationen errechnete Maatz [17] folgende Zahlen: 2270 Marknagelungen an der Tibia gliedern sich in 2096 gedeckte Marknagelungen mit 36 Osteitiden (1,7%), während bei 174 offenen Marknagelungen 12 Osteitiden (6,9%) aufgetreten waren (Tabelle 2).

Die Auswertung der bei der AO-Dokumentationszentrale in Bern gemeldeten und nachuntersuchten Plattenosteosynthesen bei Tibiaschaftfrakturen ergibt folgende Gesamtzahlen der Infekte: Bei geschlossenen Unterschenkelschaftfrakturen wurden 757 Plattenosteosynthesen durchgeführt. Es kam zu 23 Infekten (3,0%). Die Nachkontrolle nach offenen Frakturen mit Plattenosteosynthese ergibt bei 206 Patienten 10 posttraumatische Osteitiden (4,9%; Tabelle 3).

Auch bei konservativer Therapie können Infekte entstehen, wie Tausch [23] angibt.

Bei den bisher genannten Zahlen sind verschiedene Frakturtypen und Schweregrade der Weichteilverletzung nicht berücksichtigt.

So kommt Mommsen [19] in einer AO-Sammelstatistik mit Auswertung von 98 Unterschenkeletagenbrüchen zu einer Gesamtinfektrate von 28%. Bei 52 Patienten mit erst- bis drittgradig offenen Frakturen waren 24 Osteitiden (46,1%) zu verzeichnen.

Tabelle 3. Unterschenkelschaftfraktur von 1150 nachkontrollierten Patienten bei der AO-Dokumentationszentrale Bern 1980–1984

		n	Infekt	
			n	%
Geschlossene	Platte	757	23	3,0
Fraktur	Marknagelung	138	4	2,9
Offene	Platte	206	10	4,9
Fraktur	Marknagelung	49	4	8,1
Gesamt		1150	41	3,6

Die posttraumatische Osteitis hat immer mehrere Ursachen. Die Schwere der Verletzung und die anatomischen Besonderheiten, z. B. die Gefäßversorgung der Tibia, sind von Bedeutung. Hinzu kommen die Wahl der präoperativen Versorgung [24], der Zeitpunkt der Osteosynthese, die Art des Operationsverfahrens und die Nachbehandlung [2].

Auf die präoperative Behandlung hat Tscherne besonders hingewiesen. Er gibt an, daß bei offenen Frakturen die Infektrate wesentlich vom 1. Verband und dessen Belassen bis in den Vorbereitungsraum zum Operationssaal abhängt. Bei 116 Patienten mit offenen Frakturen und durchgehend bis in die Operationsabteilung belassenem Verband kam es in 5 Fällen (4,3%) zu einer posttraumatischen Osteitis, während bei mehrfach eröffnetem Verband von 77 Patienten (19,2%) wegen einer posttraumatischen Osteitis behandelt werden mußten.

Die Indikationsstellung und intraoperative Komplikationen können die Entstehung einer Infektion begünstigen. Als Beispiel sei der Verlauf bei einer 68jährigen Patientin angeführt (Abb. 1).

Wegen pulmonaler Komplikationen wurde die Osteosynthese der Unterschenkelfraktur erst 4 Wochen nach dem Unfall durchgeführt. Es fand sich eine im Röntgenbild nicht dargestellte Trümmerzone des Pilon tibiale bei starker Osteoporose. Zur Rekonstruktion wurde ein groß dimensioniertes Implantat gewählt. Wegen einer intraoperativ aufgetretenen Lungenembolie mußte auf der Intensivstation eine Vollheparinisierung eingeleitet werden. Das im Wundbereich auftretende Hämatom konnte wegen des schlechten Allgemeinzustandes der Patientin nicht operativ ausgeräumt werden. Es kam zur Hautnekrose und posttraumatischen Osteitis. Das freiliegende Implantat wurde 6 Wochen später entfernt und der Defekt mit einem mikrovaskulär gestielten Radialisvollhauttransplantat gedeckt. Hierdurch wurde die Vaskularisation des Pilon-tibiale-Bereichs wesentlich verbessert. Die Extremität konnte bei guter Sprunggelenksbeweglichkeit nach 12 Wochen voll belastet werden.

Von größeren postoperativ aufgetretenen Hämatomen kann eine Infektion der Osteosynthese ausgehen. Im eigenen Krankengut [18] ergab die bakteriologische Untersuchung von 103 postoperativ aufgetretenen Hämatomen 43 bakterielle Kontaminationen. Dies entspricht den Angaben von Weller und Willenegger, die über 20% bzw. 28% bakterieller Verunreinigungen in postoperativen Hämatomen berichten.

Bei der Suche nach der Ursache einer posttraumatischen Osteitis muß auch an ungewöhnliche Befunde gedacht werden.

Nach der Entfernung eines Unterschenkelmarknagels kam es zur Fistelung im Frakturbereich (Abb. 2). Die sorgfältige Analyse der Röntgenbilder zeigte eine Doppelkontur in der Markhöhle. Die Fistelfüllung ließ ein in der Markhöhle „ver-

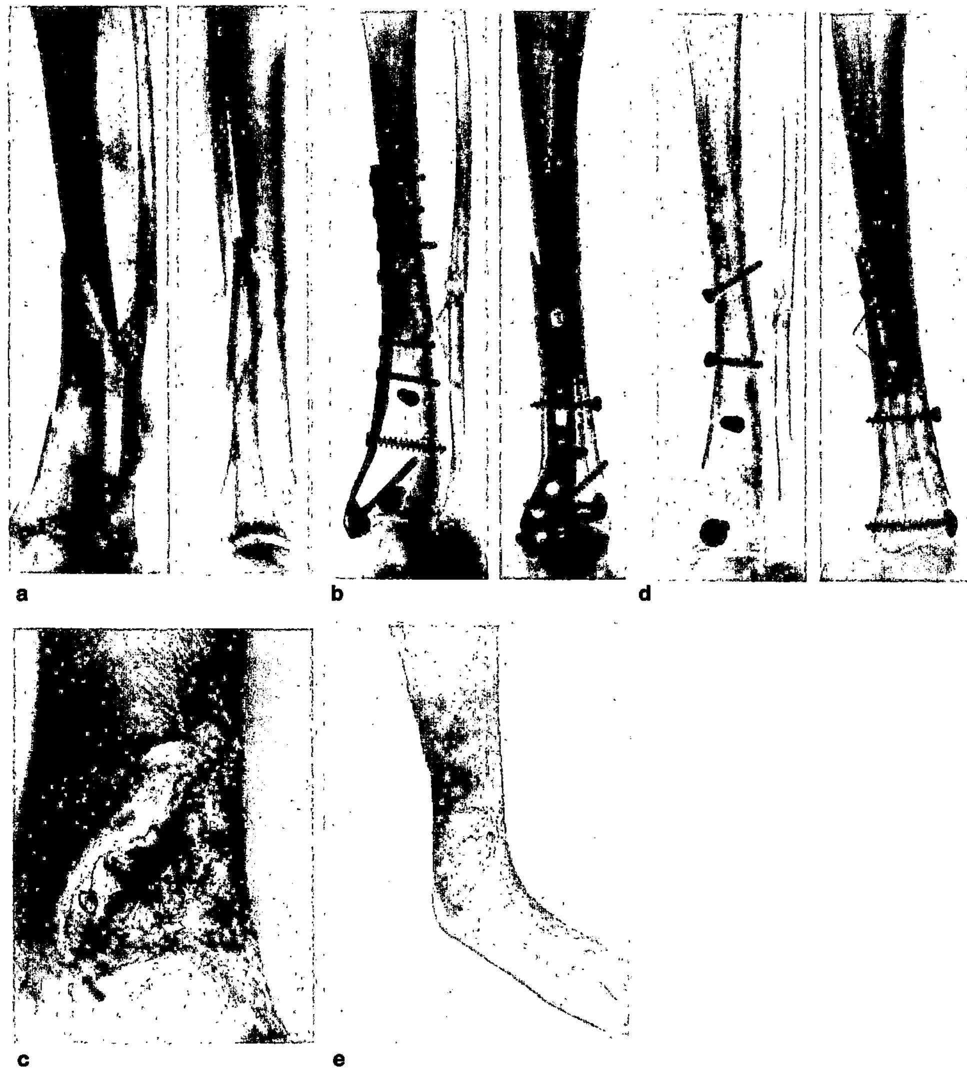

Abb. 1a–e. 68jährige Patientin. a Distale Unterschenkelfraktur, Ruhigstellung im Gips bis 4 Wochen nach dem Unfall. b Osteosynthese mit Spezialimplantat wegen Pilon-tibiale-Trümmerfraktur und Osteoporose. c Hautnekrose, freiliegendes Implantat, posttraumatische Osteitis. d Teilmetallentfernung nach 6 Wochen. e Mikrovaskuläres Radialisvollhauttransplantat, 12 Wochen nach Osteosynthese volle Belastbarkeit der Extremität

gessenes" Drain erkennen. Nach Entfernung des Fremdkörpers und Reinigung der Markhöhle durch Aufbohren wurde Infektfreiheit erreicht.

28.3 Diagnostik

Die Diagnose der akuten posttraumatischen Osteitis ist i. allg. leicht zu stellen [2, 3, 12, 14]. Es finden sich die klassischen lokalen Infektzeichen: Dolor, Rubor, Tumor, Calor. Allgemeine Entzündungsreaktionen mit erhöhter Blutkörperchensenkung,

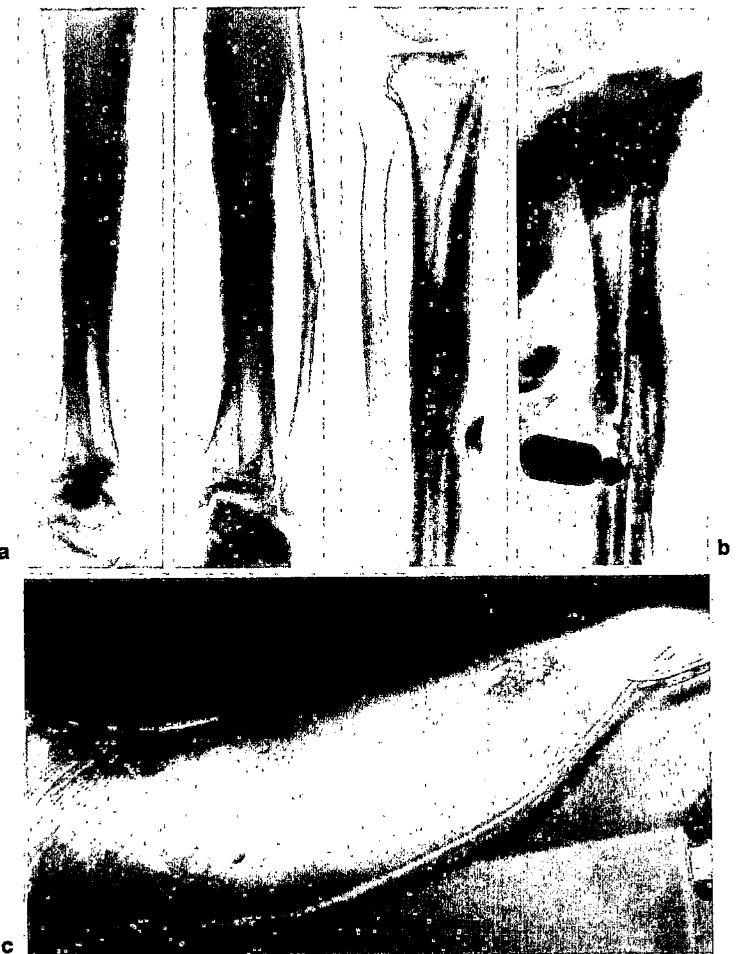

Abb. 2a–c. 21jähriger Patient. a Nach Marknagelentfernung Fistel über der Tibiakante; in der Markhöhle Doppelkontur erkennbar. b Fistelfüllung: in der Markhöhle „vergessenes" Drain sichtbar. c Entfernen des Drains; Aufbohren der Markhöhle zur Reinigung: reizlose Abheilung

Leukozytose und Fieber sind regelmäßig vorhanden. Das Röntgenbild ist innerhalb der ersten 14 Tage nicht aussagekräftig, da es noch zu keiner typischen Veränderung des Knochens gekommen ist. Der kurz zurückliegende Unfall und die Operationsanamnese erhärten die Diagnose.

Die chronische Form der Osteitis ist durch einen oder mehrere vorausgegangene Infektschübe gekennzeichnet. Sie kann in verschieden aggressiver Form auftreten. Der akute Schub einer chronischen Osteitis zeigt alle für die akuten Infektionen typischen Zeichen. Bei der persistierend chronischen Osteitis sind die allgemeinen Infektzeichen inkonstant; die Fisteleiterung mit typischer Veränderung im Röntgenbild ist beweisend. Die Ausdehnung der Fistelgänge kann durch die Fisteldarstellung im Röntgenbild sichtbar gemacht werden. Kommen Sequester auf der Röntgenübersicht nicht klar zur Darstellung, so kann die Tomographie hilfreich sein. Die Szintigraphie ist fast immer unnötig, da keine zusätzliche Aussage gewonnen wird.

Tabelle 4. Verschiedene Ursachen der körpereigenen
Abwehrschwäche [13]

Polytrauma	Agammaglobulinämie
Verbrennung	Hypogammaglobulinämie
Gefäßverschlüsse	Agranulozytose
Malignome	Leukämie
Zirrhose	Urämie
Bestrahlung	Lymphome
Kortikosteroide	Thymusaplasie
Zytostatika	Diabetes
Antibiotika	
Alkoholismus/Drogen	
Adipositas	

Vorsicht ist geboten bei zusätzlichen Erkrankungen, die eine Infektion begünstigen (Tabelle 4). So kann z. B. bei Patienten unter Dialyse oder Immunsuppression eine verminderte köpereigene Reaktion das Krankheitsbild verschleiern. Die notwendige chirurgische Therapie sollte durch eine Fehleinschätzung des Infektgeschehens nicht verzögert werden [12, 14].

28.4 Bakteriologie

Zu einem möglichst frühen Zeitpunkt muß eine bakteriologische Differenzierung der Keime erfolgen. Bei der akuten wie chronischen Osteitis werden während der operativen Revision Bakterienproben aus verschiedenen Bereichen des Herdes entnommen. Es erfolgt die sofortige Überimpfung auf ein Transportmedium. Die Proben sollten am Tage der Abnahme im Labor aufgearbeitet werden. Nur so können empfindliche Keime wie auch Anaerobier erfaßt werden.

Die entnommenen bakteriologischen Proben aus der Fistel müssen nicht zwingend das Keimspektrum im knöchernen Infektherd wiedergeben.

28.5 Therapie

Das Ziel der heutigen Osteitisbehandlung definiert Burri [3] folgendermaßen: „Möglichst weitgehende funktionelle und anatomische Wiederherstellung der betroffenen Extremität, d. h. Schaffung der Belastungsstabilität zu einem möglichst frühen Zeitpunkt bei erhaltener Länge und richtiger Achsenstellung des Knochens, bei funktionstüchtiger Muskulatur und Gelenken unter Sanierung des Infektherdes."

Eine klare Systematik ist notwendig, um dieses Ziel der funktionellen Wiederherstellung ohne Zeitverlust zu erreichen.

Die Behandlung läuft nach dem in Tabelle 5 angegebenen Schema ab.

Bei Diagnosestellung wird die Extremität hochgelagert und in einer Gipsschale ruhiggestellt.

Tabelle 5. Behandlungsschema der posttraumatischen Osteitis

Lokal	*Allgemein*
Ruhigstellen, Hochlagern	Antibiotika
Eröffnen des Herdes,	z. B. Kombination
Débridement	Cephalosporin und
Überprüfung der Stabilität	Aminoglykosid
Reosteosynthese	
Infektsanierung	Sobald als möglich
Spül-Saug-Drainage	nach Antibiogramm
Taurolin-Gel 4%	
Septopal-Kugeln/Ketten	Behandlung von Begleit-
Drainage	erkrankungen
Defektauffüllung	
Revaskularisierung	

28.5.1 Débridement

Die operative Revision erfolgt möglichst frühzeitig. Alle Nekrosen und Sequester werden ausgeräumt. Die Markhöhle wird nach kranial und kaudal eröffnet, um die Revaskularisation aus den intraluminalen Gefäßen zu ermöglichen. Die Vitalität des Knochens ist an den auftretenden frischen Blutpunkten erkennbar. Eine Vitalfärbung halten wir für unnötig.

28.5.2 Stabilität

Die Stabilität wird intraoperativ überprüft. Stabilisierende Implantate können nur dann belassen werden, wenn sie die Revaskularisierung des Infektbereichs nicht behindern. Am Unterschenkel ist aus dieser Überlegung eine äußere Stabilisierung mit Fixateur externe in vielen Fällen sinnvoll [4]. Der Infektbereich kann frei von störenden Faktoren der Metallimplantate abheilen [6].

Der Fixateur externe wird am Unterschenkel in Rechtwinkelform angelegt. So kann eine stabile Montage ohne Perforation von Muskelgruppen erreicht werden. Die funktionelle Nachbehandlung ist hierdurch erleichtert, das Risiko einer Infektion an der Hautperforation der Schanz-Schrauben vermindert [4].

Der Fixateur externe sollte nicht länger als 3 Monate belassen werden, um eine Spongiosierung des Knochens durch die sog. Stressprotektion zu vermeiden.

Sobald die Fraktur Zeichen der knöchernen Überbrückung zeigt, kann eine funktionelle Behandlung im Sarmiento-Gips angeschlossen werden (Abb. 3).

28.5.3 Lokale Infektsanierung

Entscheidend für die lokale Infektsanierung ist die konsequente Eröffnung aller Infektbereiche und die Ausräumung von totem Gewebe. Die bakterielle Kontamination des anschließend vitalen Knochen- und Weichteillagers kann durch zusätzliche antibakterielle Maßnahmen bekämpft werden. Zur lokalen antibakteriellen Therapie hat sich bei uns das Chemotherapeutikum Taurolin-Gel 4% bewährt [3, 13, 16]. Es enthält das bakterizide Taurolidin, das aus 2 Molekülen der im Körper natürlich vorkommenden Aminosäure Taurin besteht. Die Abtötung der Bakterien erfolgt durch Übertragung einer hydrolytisch entstandenen Methylolgruppe auf die

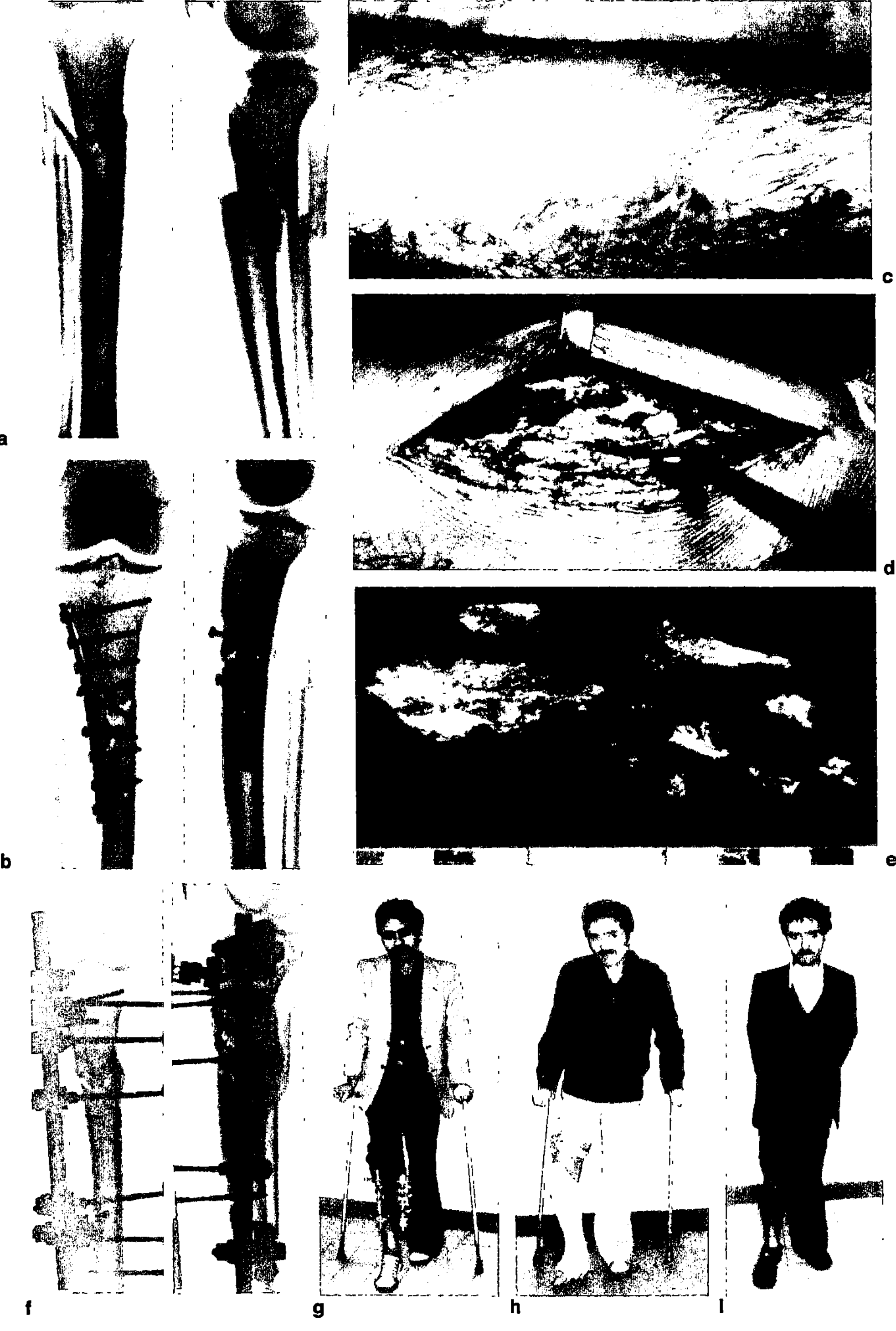

Bakterienwand. Eine Resistenzentwicklung wie bei den Antibiotika ist daher nicht möglich. Das Gel wird als Trägersubstanz verwandt und ist voll resorbierbar, so daß eine Entfernung nicht notwendig ist.

Bei jeder Revision eines Osteitisbereichs wird der primäre Verschluß des Operationssitus angestrebt. Eine ausgiebige Drainage ist notwendig. Dies gilt besonders bei der Anwendung von Taurolin-Gel 4%. Taurolin-Gel 4% löst eine vermehrte Sekretion aus dem Infektbereich aus. Ein Flüssigkeitsverhalt muß durch Drainage sicher verhindert werden.

Die Spül-Saug-Drainage verwenden wir am Unterschenkel nur noch bei Markraumphlegmonen nach Marknagelung. Ein Marknagel sollte nur dann belassen werden, wenn ein sicherer Durchbau der Fraktur gewährleistet ist. Ansonsten wird der Marknagel entfernt, die Markhöhle zur Reinigung von infiziertem Granulationsgewebe vorsichtig aufgebohrt, Taurolin-Gel 4% eingebracht und ein Fixateur externe angelegt.

Zur lokalen antibakteriellen Therapie werden zahlreiche weitere Methoden angegeben:

Die von Klemm [8] entwickelten Gentamycin-PMMA-® Kugelketten (Septopal) werden in die Infekthöhle eingelegt. Das Antibiotikum wird über längere Zeit in hoher Konzentration aus dem Knochenzement abgegeben. Resistenzen gegen Aminoglykoside sind zu beachten. Die Ketten wirken als Fremdkörper und sollten nach Empfehlung von Klemm wieder entfernt werden. Über verschiedene andere Kombinationen von Antibiotikum mit unterschiedlichen Trägersubstanzen wird berichtet. Größere klinische Zahlen sind nur zu Septopal veröffentlicht.

Die Indikation zur lokalen Anwendung von Antibiotika muß sehr sorgfältig gestellt werden. Alle Nachteile der lokalen Antibiotikagabe (Resistenzentwicklung, Allergisierung usw.) müssen bedacht werden [13].

Aus amerikanischen Kliniken wird über die lokale Therapie von Knocheninfektionen mit elektrischem Strom berichtet, z. B. Silberanodenbehandlung nach Webster [25].

28.5.4 Allgemeine Maßnahmen

Sofort nach Diagnosestellung geben wir systemisch Antibiotika. Zunächst werden Substanzen verabreicht, die die zu erwartenden Keime abdecken. Wir verwenden Gramaxin und Certomycin (3mal 2 g Gramaxin/Tag und 3mal 100 mg Certomycin/Tag). Sobald das Antibiogramm vorliegt, wird, wenn notwendig, auf andere Antibiotika umgestellt. Die Dauer der Antibiotikagabe richtet sich nach dem Infektgeschehen, ist jedoch selten länger als 5 Tage notwendig.

Begleiterkrankungen (s. Tabelle 4) müssen gleichzeitig behandelt und sorgfältig überwacht werden.

◁ **Abb. 3 a–i.** 30jähriger Patient. **a** Geschlossene Unterschenkelfraktur. **b** Geschlossene Unterschenkelfraktur behandelt mit Plattenosteosynthese. **c** Akute posttraumatische Osteitis: Rubor, Dolor, Calor, Tumor usw. **d** Sofortige operative Revision der akuten posttraumatischen Osteitis: Sequesterentfernung, Lyse in den Schraubenlöchern. **e** Entfernte Sequester der akuten posttraumatischen Osteitis. **f** Reosteosynthese mit Fixateur externe und autologer Spongiosaplastik: knöcherner Anbau. **g** Mobilisation mit Fixateur externe. **h** Nach 8 Wochen Übergang auf „Sarmiento-Gips". **i** Infektfrei, volle Belastung nach 16 Wochen

28.5.5 Defektauffüllung

Die Defektauffüllung ist abhängig von der Vaskularisation, der Größe des Weichteil- und Knochendefekts und der bestehenden Stabilität oder Instabilität.

Bei ausreichender Belastungsstabilität können gestielte Muskellappen einen Defekt schnell und sicher auffüllen.

Nach ausgedehnter Sequesterentfernung kann fehlender Knochen durch Spongiosatransplantation ersetzt werden. Im Infekt ist, wenn immer möglich, autologe Spongiosa zu verwenden. Homologe Spongiosa wird vom infizierten Lager schnell resorbiert oder abgestoßen.

Der Kontinuitätsverlust der Tibia kann durch autologe kortikospongiöse Späne überbrückt und stabilisiert werden. Zur Ruhigstellung des Transplantatlagers wird ein Fixateur externe angelegt.

Größere Mengen autologer Spongiosa und kräftige cortikospongiöse Späne lassen sich gut aus dem dorsalen Beckenkamm entnehmen.

Die von Lexer [11] geprägten Begriffe des ersatzkräftigen, ersatzschwachen und ersatzunfähigen Transplantatlagers müssen beachtet werden. Ausgedehnte Spongiosatransplantationen können nur im ersatzkräftigen, also gut vaskularisierten Lager einheilen. Bei ersatzschwachem Lager ist eine mehrzeitige Spongiosaüberpflanzung angezeigt, um nicht wertvolles autologes Material durch Mangeldurchblutung zu verlieren. Ersatzunfähiges Transplantatlager muß vor der Knochenüberpflanzung durch Revaskularisierung aufbereitet werden.

28.5.6 Revaskularisierung

Nur bei ausreichender Durchblutung kann ein Knocheninfekt zur Abheilung gebracht werden. Durch das Débridement und die Sequesterentfernung werden alle avitalen Gewebe entfernt. Die verbleibende „Knochenhöhle" zeigt jedoch kein einheitliches Vaskularisationsmuster.

Böhm [1] unterscheidet aufgrund von Angiogramm und histologischen Kriterien 3 Osteitisformen mit von Typ zu Typ schlechterer Durchblutung,
— die chronisch aggressive Osteitis,
— die chronisch persistierende Osteitis und
— die chronisch narbige Osteitis.

Je nach Art der Osteitis und Größe der notwendigen Knochentransplantation müssen unterschiedliche operative Verfahren zur Revaskularisation gewählt werden. Folgende operative Möglichkeiten bestehen [15]:
— Markraumeröffnung,
— Beck-Pridie-Bohrung,
— Dekortikation und
— plastische Verfahren.

Abb. 4a–g. 25jähriger Patient. a Geschlossene Zweietagenunterschenkelfraktur. Osteosynthese: ▷ Osteitis mit Nekrose des mittleren Schaftfragmentes. b 9 cm lange Nekrose des mittleren Tibiaschaftfragmentes. c Aufbau des Defekts mit 2 autologen kortikospongiösen Spänen und autologer Spongiosa aus dem dorsalen Beckenkamm, Fixateur-externe-Osteosynthese. d Zur Revaskularisation: Anbohren des autologen kortikospongiösen Spanes und Darüberziehen eines gestielten Lappens vom M. soleus. e Sofortige Deckung der Muskelplastiken mit Spalthaut. f Einheilen der autologen Transplantate und Ausbildung einer neuen Kortikalis unter axialer Belastung. g Funktionelles Endergebnis

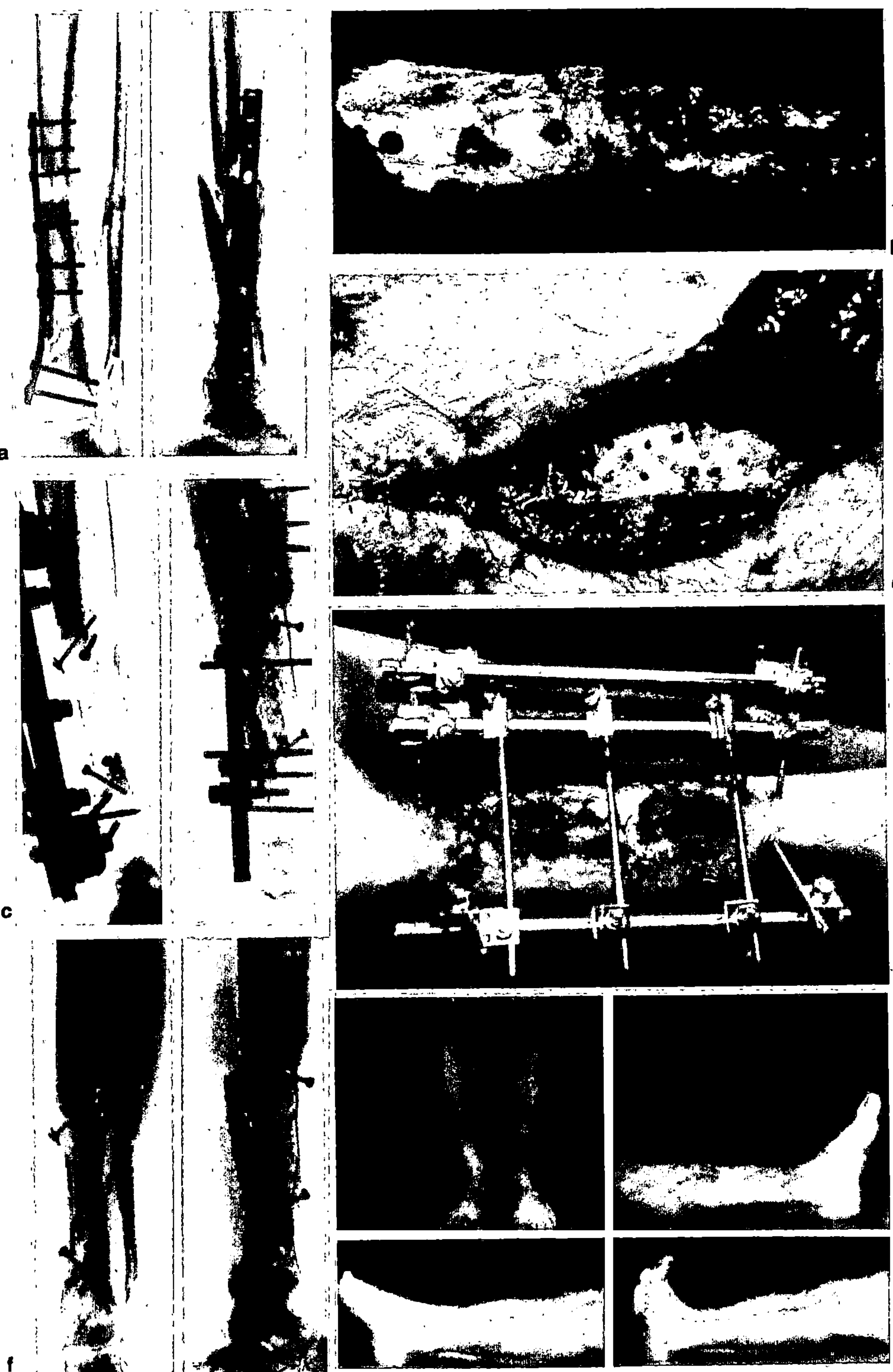

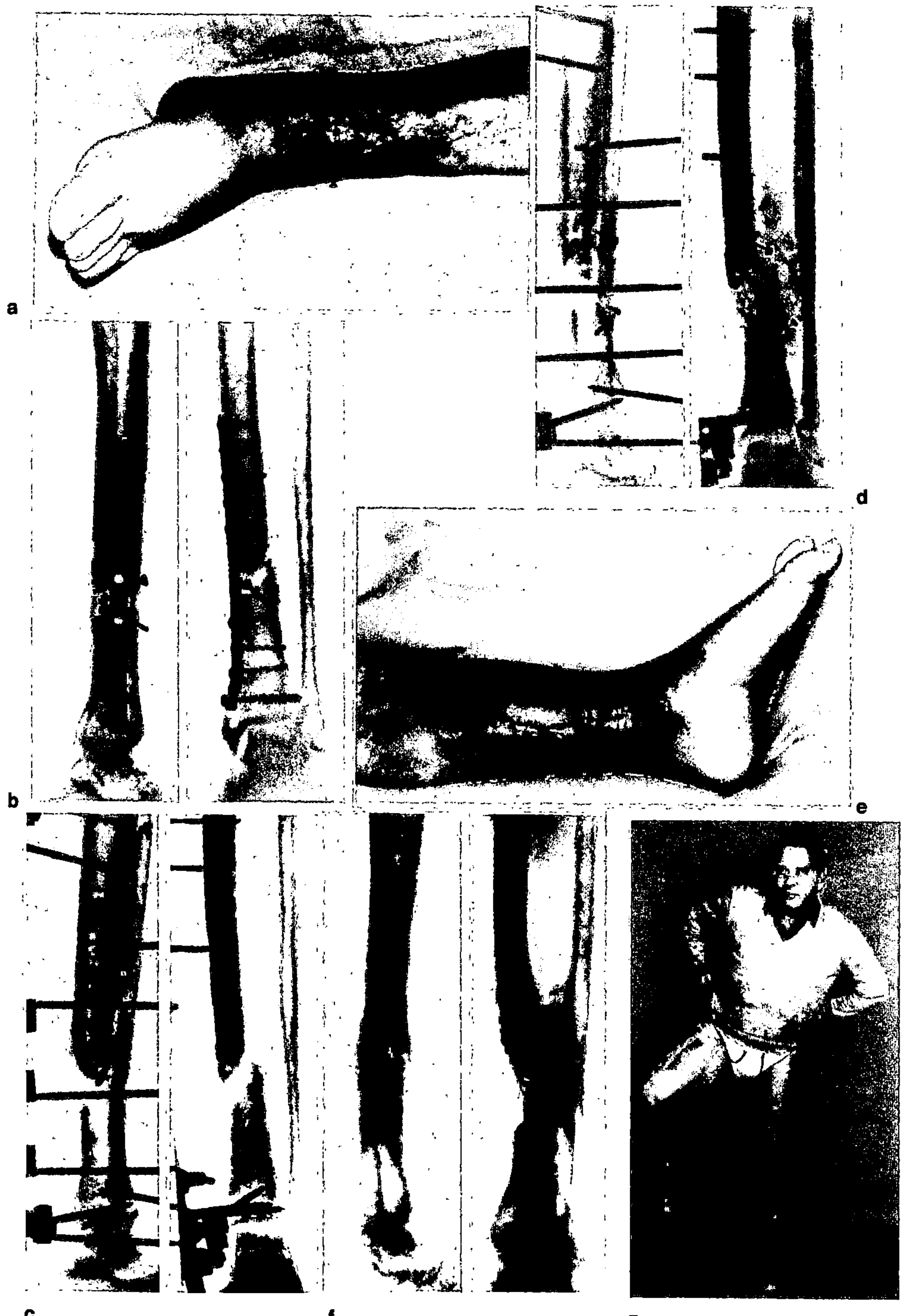

Abb. 5 a–g. 51jähriger Patient. a Chronische posttraumatische Osteitis, zirkuläre Vernarbung am distalen Unterschenkel mit mehreren Fisteln, 1 Jahr nach Osteosynthese. b Röntgenbild 1 Jahr: Sklerosierung der frakturnahen Tibia und Sequester. c Metallentfernung – Fixateur externe, Débridement. Wegen der schlechten Durchblutung und der floriden Infektion ist der 1. Schritt die Herdsanierung mit Taurolin-Gel 4%. d 2. Schritt: Transplantation von autologer Spongiosa und autologem kortikospongiösem Span. e Transplantation eines Radialisvollhautlappens mit mikrovaskulärem Anschluß zur Sanierung der Weichteile und Revaskularisierung der sklerosierten Tibia. f „Ruhende Osteitis", belastungsstabile Verblockung von Tibiaenden und Fibula. g 3 Jahre nach Unterschenkelfraktur: Behandlung abgeschlossen

Die plastischen Verfahren gliedern sich in Nah- und Fernplastiken:
— Nahplastik: Gestielter Vollhaut-/Vollhaut-Faszienlappen, gestielte Muskellappen, z.B. Gastrocnemius, Soleuslappen; vaskulär gestielte Fibulaverschiebelplastiken.
— Fernplastik: Cross-leg-Plastik; freie Vollhaut-Muskel-Knochentransplantate mit mikrovaskulärem Anschluß (z.B. Latissimus, Radialistransplantat usw.).

Bei ausgedehnten Defekten sollte die Knochentransplantation gleichzeitig mit der Muskelverlagerung durchgeführt werden. So erreicht man, daß der verlagerte Muskel zusätzliche Blutgefäße an das Knochentransplantat heranführt und dessen Einheilung sichert. Ein mehrzeitiges Vorgehen mit der Knochentransplantation im 1. operativen Schritt und der Muskeltransposition in einer 2.Sitzung erhöht die Sicherheit nicht, sondern gefährdet das Knochentransplantat und führt zu einem Zeitverlust (Abb.4).

Bei der chronisch narbigen Osteitis der distalen Tibia findet sich regelmäßig eine langstreckige Sklerosierung des Knochens und eine um den Unterschenkel reichende Vernarbung der Weichteile.

Um eine Revaskularisierung dieses Narbenbereichs zu erzielen, sind frühzeitig freie Muskel- oder Vollhauttransplantate mit mikrovaskulärem Gefäßanschluß einzubringen. Die Erhaltung oder Wiederherstellung der Fibula ist bei knöchernen Defekten an der distalen Tibia besonders wichtig. Eine Verblockung der beiden Tibiaenden mit der intakten Fibula ist oft der einzige Ausweg, eine belastungsstabile Extremität wiederherzustellen (Abb.5).

28.6 Nachbehandlung

Der Blick auf die Sanierung von Knochen- und Weichteildefekten darf das Ziel der Behandlung, eine in ihrer Funktion voll wiederhergestellte Extremität, nicht aus dem Auge verlieren.

Lange Perioden der Ruhigstellung im Gipsverband sind für die Behandlung der Osteitis unnötig.

Nach Infektberuhigung kann mit aktiven Übungen unter Anleitung einer erfahrenen Krankengymnastin begonnen werden. Am Unterschenkel erleichtert der in Rechtwinkelposition eingebrachte Fixateur externe die Nachbehandlung, da keine Muskelgruppen von Schanz-Schrauben oder Steinmann-Nägeln perforiert werden müssen.

Zusätzlich kann die Motorbewegungsschiene zur kontinuierlichen passiven Bewegung des Kniegelenks erfolgreich eingesetzt werden.

Beim ambulanten Patienten ist eine kurzfristige Kontrolle notwendig, um den Zeitpunkt der Remobilisation nicht zu versäumen.

28.7 Ergebnisse

In den Jahren 1981–1982 wurden nach den angegebenen Prinzipien 255 Patienten mit posttraumatischer Osteitis behandelt. 64 dieser Patienten litten an einer Osteitis von Tibia und/oder Fibula (9 akute und 55 chronische posttraumatische Osteitiden).

Bei 29 Patienten konnte nach einem Eingriff, bei weiteren 31 Patienten nach mehreren operativen Eingriffen eine „ruhende Osteitis" erreicht werden. Insgesamt konnte bei 60 von 64 Patienten eine belastungsfähige Extremität wiederhergestellt werden. 4 Patienten hatten bei der Nachuntersuchung wieder oder noch eine Fisteleiterung. Bei 3 dieser Patienten waren Implantate in situ, bei einem Patienten war eine erneute Sequestrierung aufgetreten [16].

28.8 Komplikationen

Die wesentlichen Komplikationen sind:
— Ermüdungsbruch/Refraktur,
— Sepsis,
— Amyloidose und
— Malignom.

Oestern [20] berichtet über 20 Ermüdungsbrüche und 4 Refrakturen nach Osteitiden, die in den Jahren 1972–1979 an der Unfallchirurgischen Klinik Hannover beobachtet worden waren. Über die Hälfte der Ermüdungsbrüche (11 von 20) und 2 von 4 Refrakturen waren am Unterschenkel aufgetreten.

Die Behandlung dieser Bruchformen richtet sich nach den oben angegebenen Prinzipien. Für die Ruhigstellung hat sich am Unterschenkel der Fixateur externe bewährt. In einigen Fällen ist eine Gipsbehandlung mit axialer Kompression der Fraktur möglich. Einer erneuten Fraktur kann durch Transplantation von autologer Spongiosa oder durch Einbringen eines autologen kortikospongiösen Spanes vorgebeugt werden.

Eine Sepsis haben wir bei einer isolierten Osteitis des Unterschenkels in den letzten Jahren nicht beobachtet. Die frühzeitige Erkennung, sofortige Eröffnung des Infektherdes und gezielte Behandlung von Begleiterkrankungen hat die Zahl der septischen Komplikationen stark verringert.

Eine Amyloidose als Folge einer chronischen Osteitis wird in älteren Lehrbüchern angegeben. Untersuchungsreihen mit immunologischen Analysen und Rektumbiopsien zum histologischen Nachweis von Amyloid haben keine Amyloidablagerungen bei Patienten mit chronischer posttraumatischer Osteitis nachweisen lassen [7]. Es wäre denkbar, daß die konsequente Herdsanierung die immunologischen Faktoren ausschaltet, die zur Bildung von Amyloid führen. Dies könnte erklären, warum heute, im Gegensatz zu früheren Untersuchungen, keine Amyloidose bei posttraumatischer Osteitis mehr gefunden wird.

Die maligne Entartung der chronischen Osteitis wird in der Literatur zwischen 0,2%–2,7% angegeben [2, 5]. Es können Fistelkarzinome sowie -sarkome vorkommen. Die maligne Entartung im Bereich der Osteitis ist nicht von der Dauer der chronischen Fistelung abhängig. Das Malignom kann sich am Fistelausgang sowie im Bereich der Osteitishöhle ausbilden. Eine plötzliche Änderung der Sekretion mit Blutbeimischungen und geändertem Geruch sollte zur genauen histologischen Abklärung Anlaß geben.

Eine frühzeitige Behandlung nach den Richtlinien der Tumorchirurgie entscheidet über die Prognose.

28.9 Schlußfolgerungen

1. Eine gezielte Infektprophylaxe ist nur möglich bei genauer Kenntnis von Entstehung und Verlauf der akuten und chronischen posttraumatischen Osteitis.
2. Das Ziel der Behandlung einer posttraumatischen Osteitis ist es, eine volle funktionelle Wiederherstellung der Extremität und damit eine Wiedereingliederung des Patienten in Arbeitswelt und Familie zu erreichen. Nur eine systematische Behandlung, die jeden unnötigen Zeitverlust vermeidet, kann hier erfolgreich sein.

28.10 Zusammenfassung

Nach operativer Behandlung von Tibiafrakturen ist im Vergleich mit anderen Röhrenknochen die höchste Komplikationsrate zu erwarten. Aufgrund der anatomischen Bedingungen (Gefäßversorgung, Weichteildeckung usw.) sind bei der Behandlung der posttraumatischen Osteitis der Tibia besondere Fragen zu lösen.

Die sorgfältige Ausräumung von Nekrosen und Sequestern kann erfolgreich mit einer lokalen antibakteriellen Therapie kombiniert werden (Taurolin-Gel 4%). Die Stabilität wird am Unterschenkel am besten durch den Fixateur externe in Rechtwinkelanordnung erreicht. Ausgedehnte Knochendefekte werden durch autologe Spongiosa und autologe kortikospongiöse Späne aufgefüllt. Im gleichen operativen Schritt werden gestielte oder freie Muskelplastiken mit mikrovaskulärem Anschluß durchgeführt. Hierdurch wird die Revaskularisierung des Infektfoyers und der Einbau der Transplantate beschleunigt.

28.11 Literatur

1. Böhm E, Oehlenberg W (1983) Die Bedeutung von Durchblutungsstörungen für den Verlauf der chronischen posttraumatischen Osteomyelitis. Unfallheilkunde 86: 482
2. Burri C (1979) Posttraumatische Osteitis, 2. Aufl. Huber, Bern Stuttgart Wien
3. Burri C (1984) Die chronische Osteitis am Unterschenkel. Orthopäde 13: 316
4. Burri C, Claes L (1981) Indikation und Formen der Anwendung des Fixateur externe am Unterschenkel. Unfallheilkunde 84: 177
5. Dränert K, Rüter A, Burri C (1976) Fistelmalignome bei chronischer Osteomyelitis. Arch Orthop Unfallchir 84: 199
6. Hierholzer S, Hierholzer G (1984) Metallallergie als pathogenetischer Faktor für die Knocheninfektion nach Osteosynthesen. Unfallheilkunde 87: 1
7. Hutzelmann H, Petracic B, Schäfer R, Dürr W (1978) Amyloidose nach posttraumatischer Osteitis. Internationales Symposion: Posttraumatische Osteomyelitis Duisburg 7.-8. April 1978
8. Klemm K (1979) Indikation und Technik zur Einlage von Gentamycin-PMMA-Kugeln bei Knochen- und Weichteilinfektionen. Aktuel Probl Chir Orthop 12: 121
9. Klemm K, Junghanns H (1976) Behandlungs- und Folgekosten bei posttraumatischer Osteomyelitis des Ober- und Unterschenkels. Berufsgenossenschaften 6: 3
10. Kuderna H (1982) Der schleichende Infekt. Hefte Unfallheilkd 157: 208
11. Lexer E (1924) Die freien Transplantationen. Neue Deutsche Chirurgie, Teil 2. Enke, Stuttgart, S 74
12. Lob G (1980) Chronische posttraumatische Osteitis. Springer, Berlin Heidelberg New York (Hefte Unfallheilkunde, Heft 145)
13. Lob G (1985) Lokale Antibiotikatherapie bei Knochen-, Gelenk- und Weichteilinfektionen. Chirurg 56: 564-567
14. Lob G, Burri C (1982) Bakterielle Wundinfektion, Erregerspektrum – Behandlungsgrundsätze. BGU Med 51: 207

15. Lob G, Spier W, Burri C (1982) Maßnahmen zur Verbesserung der Transplantatlagerdurchblutung bei infizierten Pseudarthrosen. Z Orthop 120: 591
16. Lob G, Burri C, Ulrich C, Mutschler W (1985) Postoperative Behandlung nach Anwendung von Taurolin®-Gel 4% in der Osteitis-Therapie, Ergebnisse bei 255 nachkontrollierten Patienten. In: Brückner, Pfirrmann (Hrsg) Internationales Taurolin-Symposion. Urban & Schwarzenberg, München, Wien, Baltimore 158–163
17. Maatz R (1983) Zur Infekthäufigkeit nach gedeckter oder offener Nagelung geschlossener Frakturen. Aktuel Traumatol 13: 175
18. Mangold B (1983) Umschriebene intra- und postoperative Komplikationen (Frühkomplikationen) nach unfallchirurgischen und orthopädischen Operationen der Klinik für Unfallchirurgie in Ulm von 1977 und 1978. Dissertation, Universität Ulm
19. Mommsen U, Stammer HJ, Jungbluth KH (1980) Der Unterschenkeletagenbruch. Unfallchirurgie 6/3: 178
20. Oestern H-J, Behfar S (1982) Der Ermüdungsbruch – Komplikation nach infizierten Frakturen. Hefte Unfallheilkd 157: 282
21. Poigenfürst I (1982) Der klinische Verlauf der posttraumatischen Osteomyelitis. Hefte Unfallheilkd 157: 8
22. Popkirov SG (1968) Chirurgie der eitrig-septischen Erkrankungen. VEB Verlag Volk und Gesundheit, Berlin
23. Tausch W, Hofmann HAF, Hildebrandt G (1983) Komplikationen bei der Behandlung von Unterschenkelbrüchen. Zentralbl Chir 108: 1217
24. Tscherne H (1983) Management offener Frakturen: In Fraktur und Weichteilschaden. Hefte Unfallheilkd 162: 10
25. Webster Dwight A, Spadaro JA, Becker RO, Kramer S (1981) Silver anode treatment of chronic osteomyelitis. Clin Orthop 161: 105

29 Indikation zur Amputation

J. Probst

Der zu den ältesten und wirkungsvollsten zählende, zu allen Zeiten sowohl hinsichtlich der Durchführung als auch des Ergebnisses beeindruckende Eingriff der Amputation hat trotz seiner eindeutigen Zuordnung zu den lebensrettenden Operationen ständig Wandlungen nicht nur seiner Technik, sondern insbesondere auch seiner Indikationsstellung erfahren. Dafür waren die sich selbst wandelnden Verletzungsarten ebenso maßgeblich wie neue Erfahrungen in der Amputationstechnik, der Wundbehandlung, der Nachsorge, der prothetischen Versorgung. Äußere Umstände, v.a. im Felde, die Entwicklung der Narkose, Asepsis und Gewebeschonung haben ihre Anteile an dieser Entwicklung.

29.1 Amputation als individuelle Notwendigkeit

Das ursprüngliche Ziel der Amputation, das Leben zu erhalten, besteht weiter; hinzugetreten ist das Bestreben, fortwirkende Schäden abzuwenden, Gefahren und Behinderungen zu beseitigen, v.a. aber die Funktion, speziell Gehen und Stehen, wieder herzustellen. Die „Verstümmelung", der Makel der gewollten Unbrauchbarmachung einer Gliedmaße, ist kaum mehr als eine alibihafte Ausrede; denn mit dem Hinweis auf den Behindertenzustand ist nichts gewonnen und nichts zu gewinnen, jedoch der Betroffene leicht zu verunsichern.

Wenn Amputationen stets aus einer individuell begründeten Notwendigkeit indiziert werden, verbleibt für die „Verstümmelung" als gedachte Kontraindikation kein Raum und keine Berechtigung. Freilich darf eine Amputation nicht ohne schlüssige Begründung und nicht ohne Notwendigkeit indiziert werden.

Die gegenwärtigen Fortschritte der Unfall- und Gefäßchirurgie haben die Indikationsstellung zur Unterschenkelamputation erneut verändert. Die Indikation ist teils eingeengt, teils schlechthin schwieriger geworden; der Prozeß der Übernahme der Verantwortung wurde immer schwerer, das wird auch für die zukünftige Entwicklung, die vermutlich weitere Verbesserungen für die Gliedmaßenerhaltung schaffen wird, gelten. Umgekehrt wird die Verantwortung für das Wohl des Patienten zunehmend entstehen, als die Indikation nicht aus vordergründigen Erwägungen hinausgeschoben werden darf. So kommt es z.B. nicht auf die Erhaltung einer vielleicht mit außergewöhnlicher Mühe angebrachten Osteosynthese an, sondern allein darauf, das Lebensglück des Betroffenen zu fördern.

Die Einordnung der Amputation im Thema der Behandlung der Tibiaschaftfraktur ist nicht mißzuverstehen als Position der ultima ratio und auch nicht als Eingeständnis von Macht- und Hoffnungslosigkeit gegenüber einem vermeintlich schicksalsmäßigen, nicht beeinflußbaren Krankheitsverlauf. Die Amputation steht vielmehr gleichwertig in der Reihe aller erhaltenden Maßnahmen, von denen sich die übrigen stets auf das vorhandene Glied stützen, um diesem seine Funktion zurückzugeben. Demgegenüber muß das amputierte Bein seine Funktion wahrneh-

Die Tibiaschaftfraktur beim Erwachsenen
Hrsg.: K. P. Schmit-Neuerburg, K. M. Stürmer
© Springer-Verlag Berlin Heidelberg 1987

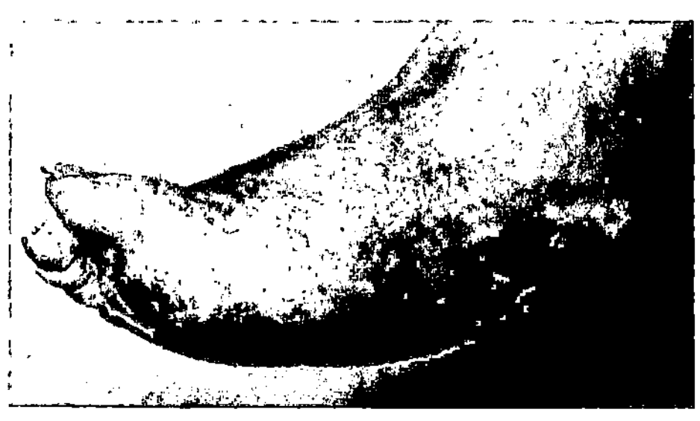

Abb. 1. Handtellergroßes Wundgeschwür nach operativ versorgter Kalkaneusfraktur. Keine Wiederherstellungsmöglichkeit der Geh- und Stehbelastung. Indikation im Interesse der Rückgewinnung einer funktionstüchtigen Gliedmaße

men, indem es ohne den anatomischen Gliedabschnitt mit Hilfe eines Ersatzstücks auskommt.

Noch vor bis etwa 100 Jahren war die Amputation ein mit hoher Mortalität belasteter Eingriff; selbst die Sanitätsberichte über die Kriege nach der Mitte des vorigen Jahrhunderts weisen die Amputation noch als Notfallmaßnahme aus, weil Wege und Mittel zur schonenden Absetzung noch nicht zur Verfügung standen. Die Indikation konnte infolgedessen nur unter dem Zwang der Verhältnisse, unausweichlich notfallmäßig gestellt werden. Eine differenzierte Indikationsstellung vorwiegend unter funktionellen Gesichtspunkten kam praktisch nicht in Betracht.

Das früher allein angestrebte Ziel der Amputation, die Lebenserhaltung, ist jetzt die Ausnahme. Regelindikation ist jetzt die Wiederherstellung der Beinfunktion unter veränderten anatomischen Bedingungen. Angestrebt wird der schmerzfreie, muskelkräftige, gut durchblutete Stumpf, der befähigt ist, eine vollwertige Ersatzfunktion aufzunehmen. Geblieben ist auch die Indikation zur Amputation im Sinne der Befreiung von einem hinderlichen oder gefahrbildenden Gliedmaßenabschnitt; diese Indikation kann heute großzügiger gestellt werden angesichts der verbesserten Versorgungsmöglichkeiten, die die technische Orthopädie zur Verfügung stellt (Abb. 1).

Als Behandlungsprinzip erledigt sich die Amputation nicht mit der Absetzung und nicht mit der Wundversorgung des Stumpfes. Erst die langwierige Nachbehandlung und das Ergebnis der prothetischen Versorgung sowie die Wiederherstellung der dauerhaften und der gebrauchstüchtigen Gehfähigkeit des Patienten entscheiden über die Qualität des Eingriffs.

29.2 Traumatologische Indikationen

Die hauptsächlichen Indikationen im traumatologischen Bereich sind:
1. Traumatische Gliedmaßenabtrennung, ggf. der Zustand nach Replantation,
2. ausgedehnte drittgradige nicht rekonstruktionsfähige Knochen-, Gelenk-, Weichteilverletzungen unter Mitberücksichtigung der Gefäß- und Nervenverletzungen,
3. Gasbrandinfektion,
4. Tetanusinfektion,
5. thermische Verletzungen,
6. chemische Verletzungen,
7. posttraumatische Gangrän, Kompartmentsyndrom,
8. posttraumatische Nekrose, Gefäßverschluß sui generis,

9. posttraumatische Osteomyelitis,
10. Form- und Stellungsfehlerzustände,
11. Stumpfkrankheiten unter besonderer Berücksichtigung des Kronensequesters und
12. posttraumatische maligne Gewebeentartungen.

Aus dieser Aufzählung ergeben sich bereits unterschiedliche Dringlichkeitsgrade und Bedeutung der Indikationen sowie absolute und relative Indikationen. Ein bestimmtes Zuordnungsprinzip gibt es nicht. Immer gehören zu den Indikationsgrundlagen neben dem eigentlichen Verletzungszustand der Allgemeinzustand, das Lebensalter sowie soziale Verhältnisse, insbesondere der Beruf des Verletzten.

29.2.1 Traumatische Amputation

Gelingt nach traumatischer Amputation die Replantation, richten sich alle Folge-Indikationen daran aus, ob die Gefäß- und Nervenversorgung sowohl für die Beinfunktionen als auch für weitere Eingriffe ausreichen. Sind weitere rekonstruktive Eingriffe notwendig, aufgrund der Gefäß- und Weichteilsituation jedoch nicht möglich, stellt sich die „funktionelle Indikation" zur Amputation.

Die Erhaltung eines replantierten Gliedmaßenabschnitts ohne funktionelle Nutzbarkeit ist nicht zu rechtfertigen, sobald feststeht, daß die Reinnervation ausbleibt. Die Entscheidung hierüber ist bereits 2–3 Monate nach der Replantation nötig. Auf keinen Fall dürfen jetzt noch andere Körperabschnitte, z. B. durch ausgedehnte Plastiken, in den Erhaltungsversuch einbezogen werden, vielmehr muß zu dieser Zeit im Interesse der Gesamtwiederherstellung des Verletzten die Amputationsindikation im genauen Wortsinn zielstrebig gestellt werden.

Unter Berücksichtigung der unmittelbar posttraumatischen Wundsituation empfiehlt sich vielfach bei der traumatischen Amputation die zweizeitige Weichteilversorgung, die die Komplikationsmöglichkeiten der sofortigen endgültigen Stumpfversorgung umgeht (Abb. 2).

29.2.2 Drittgradige offene Verletzung

Im wesentlichen gelten hierfür die bereits genannten Prinzipien der Versorgung nach traumatischer Amputation. Unter Berücksichtigung einer nicht auszuschließenden Amputationsnotwendigkeit empfiehlt sich die Versorgung der Frakturen mit dem Fixateur externe, der für eine etwaige spätere Amputation die günstigsten Voraussetzungen liefert.

29.2.3 Gasbrandinfektion

Diese Indikationsstellung bezieht sich nur auf die nachgewiesene Infektion, also den Zustand der manifesten Krankheit. Aus vitaler Indikation wird unter Berücksichtigung der gegebenen Situation in den meisten Fällen nur die Absetzung am Oberschenkel in Betracht kommen.

29.2.4 Tetanusinfektion

Demgegenüber kommt es bei der Amputation wegen Tetanuserkrankung darauf an, nur den Ort der Infektion auszuschalten. Da es sich einerseits um eine periphere, im

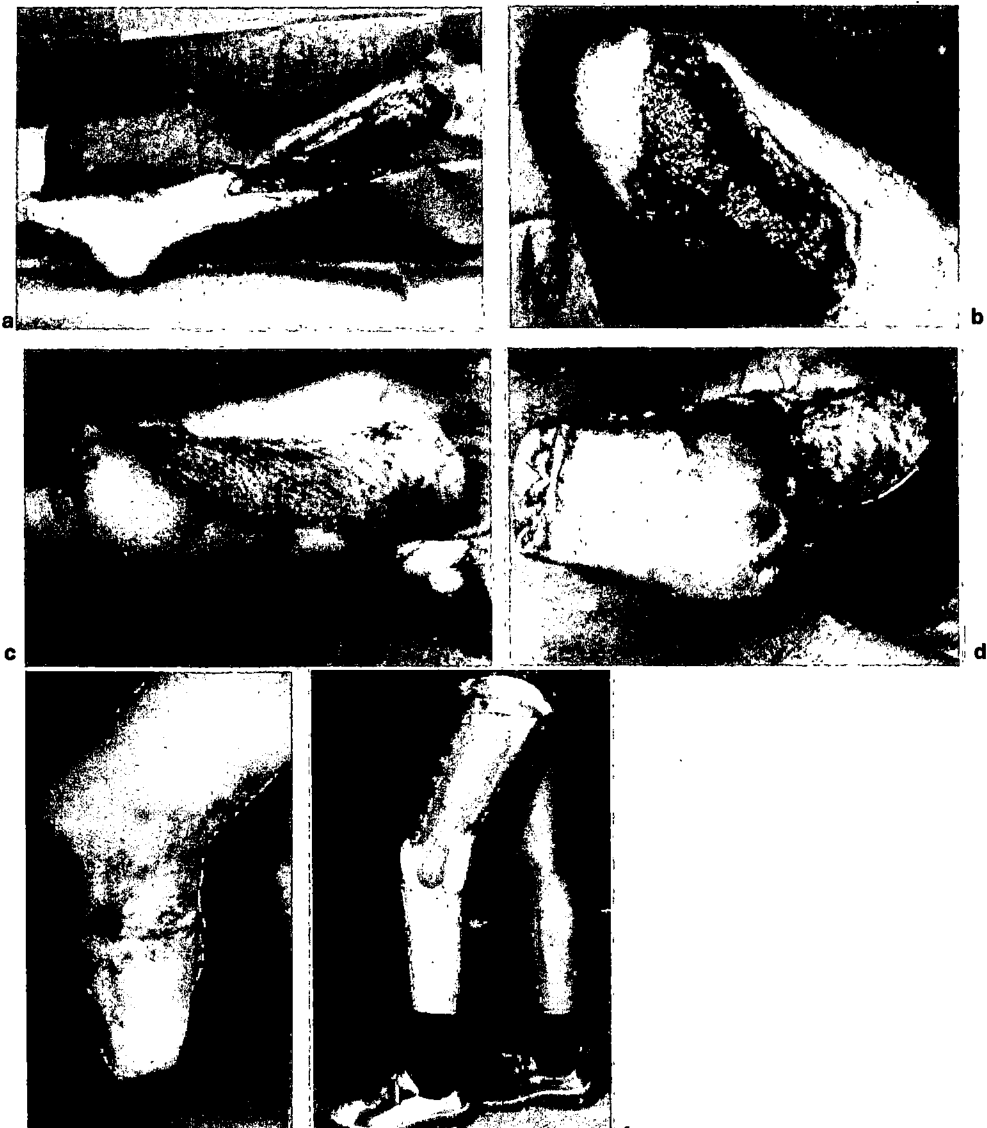

Abb. 2 a–f. Drittgradig offener Unterschenkelbruch mit zusätzlicher Sprunggelenksverletzung. Zerreißung aller Nervenbahnen, nicht gelungener Anschluß der A. tibialis anterior ; primäre Marknagelung, breitflächige Weichteilnekrosen, Infektion, Übernahme nach 10 Tagen mit gangränösem lateralem Kompartment; primär Ausräumung desselben, Exstirpation des Wadenbeines. a Zustand 4 Wochen nach Fallübernahme, Wundflächen gereinigt, Amputation. b 3 Wochen nach Amputation frischer Granulationsrasen. Jetzt Meshgraftdeckung. c Zustand 4 Wochen danach. d Aus dem bewußt überschüssig gehaltenen Weichteilstumpf wird ein voller Haut-Muskel-Lappen nach proximal umgeschlagen und in das exzidierte Weichteilbett gelegt. e Zustand des Stumpfs 6 Monate später. f Prothetische Versorgung

weichteilarmen Bereich gelegene Wunde handeln dürfte, andererseits ein konsumierendes, schweres Krankheitsgeschehen eingesetzt hat, verbieten sich alle umfangreicheren Maßnahmen über die offene Amputation hinaus.

29.2.5 Thermische Verletzungen

Zu unterscheiden ist zwischen flächenhaft ausgedehnten Verbrennungen oder Verbrühungen, tiefreichenden Verbrennungen, z.B. durch Lichtbogen, und elektrischen Verletzungen infolge des Stromdurchflusses mit Muskelverkochungen und Knochennekrosen. Die Amputationsindikation stellt sich kaum dringlich, da die Allgemeinbehandlung des Verletzten im Vordergrund steht. Nach Beseitigung des Schockzustandes ist abwartendes Verhalten bis zur Abgrenzung des nekrotischen Gewebes gestattet, wobei auf die Möglichkeit und die Gefahr tiefer Abszesse zu achten bleibt.

29.2.6 Chemische Verletzungen

In Betracht kommen Industrieverletzungen, die dadurch entstanden sind, daß der Verletzte in eine ebenerdige, Säure oder Lauge enthaltende Wanne getreten ist. Hierbei werden Fuß und Unterschenkel stiefelförmig verletzt. Die Sofortbeurteilung der tiefen Schädigung ist schwierig. Die Demarkation ist abzuwarten. Die Amputation erfolgt sekundär im sicher gesunden Gewebe.

Bei der häufig zunächst nur den Fuß betreffenden Flußsäureverätzung kann sich im Laufe der Behandlung doch die Indikation zur Amputation ergeben, wenn die gefürchtete „kriechende" Nekrotisierung der tiefen Gewebeschichten, einhergehend mit starken Schmerzzuständen, nicht aufzuhalten ist. In diesem Fall muß man auch daran denken, rechtzeitig sekundäre funktionelle Schäden, z.B. Kniegelenkskontraktur, abzuwenden.

29.2.7 Posttraumatische Gangrän, Kompartmentsyndrom

Die frühzeitige Amputation, nötigenfalls am Oberschenkel, muß erfolgen, wenn sie aus vitaler Indikation erforderlich ist. Im Interesse der späteren Stumpfbildung ist es bei beherrschtem Allgemeinzustand sinnvoll, zunächst nur eine periphere Abtragung vorzunehmen, den proximalen Amputationsschenkel offen zu behandeln.

Demgegenüber stellt das Kompartmentsyndrom, soweit es Fuß oder Unterschenkel betrifft, keine primäre Amputationsindikation dar. Diese stellt sich erst, wenn der Zustand in eine chronisch-fistelnde, aufgrund der gestörten Durchblutungsverhältnisse wahrscheinlich nicht zu sanierende Osteomyelitis, verbunden mit einer Myositis, übergegangen ist oder aber die Unterschenkelmuskulatur funktionslos und der Fuß gar in Spitzfußstellung kontrakt geworden ist. Zu beachten sind auch die einer dauerhaften Wiederherstellung der Gebrauchsfähigkeit des Fußes entgegenstehenden trophischen Störungen der Fußsohle (Abb. 3).

Eine akut gefährliche Entwicklung des Kompartmentsyndroms kann sich bei vorbestehend eingeschränkter Strombahn ergeben, wenn die am Oberschenkel plazierte Blutsperre in abhängigen Partien ein Kompartmentsyndrom bewirkt hat. Hier kann sich binnen kürzester Frist die vitale Amputationsindikation am Oberschenkel stellen, selbst wenn der Krankheitsherd weit peripher liegt.

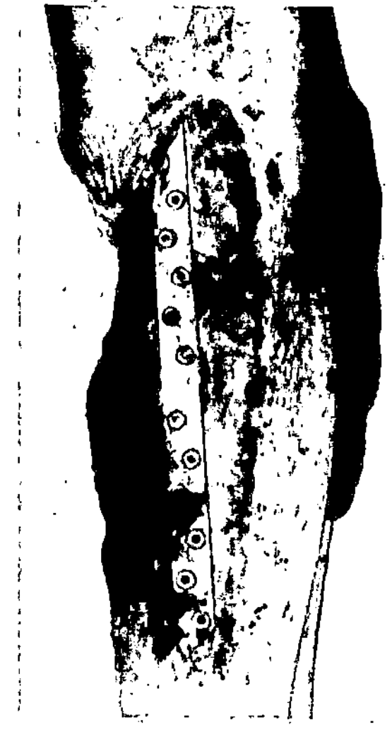 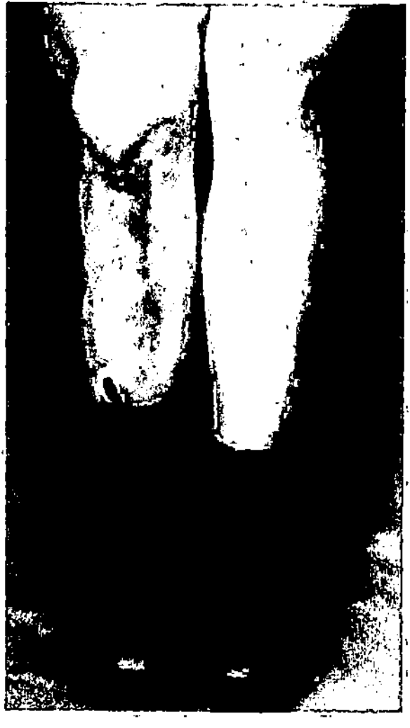

Abb. 3a, b. Kompartmentsyndrom nach drittgradig offenem
Unterschenkelbruch mit sofortiger
Plattenosteosynthese. a Zustand
16 Tage postoperativ. Keine
Amputationsindikation. b Situation 9 Jahre später bei Begutach-
tung. Mit orthopädischer Schuh-
versorgung voll belastbar. Weiter
als Gemeindearbeiter einsatzfähig

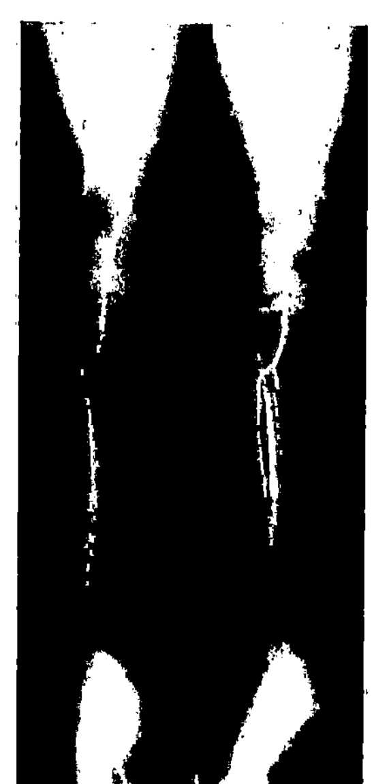 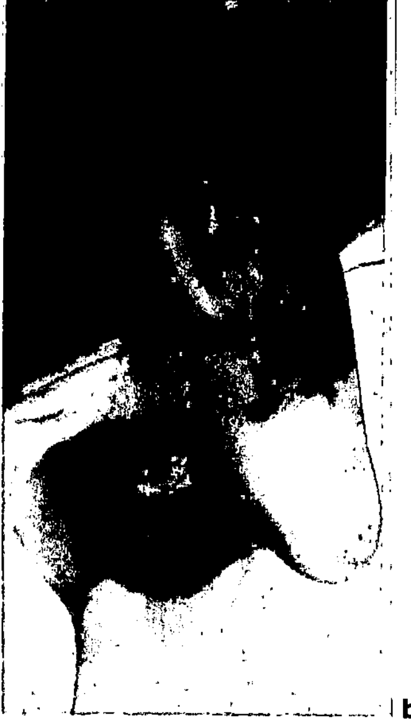

Abb. 4a, b. Gefäßverschluß
(bedingt durch DHE?). a Angio-
graphieserie zeigt Totalverschluß.
Gefäßchirurgische Intervention
zwecklos. b Vorfußnekrose. Klinischer Zustand entscheidet über
die Amputation

29.2.8 Posttraumatische Nekrose, Gefäßverschluß

Gefäßverschlüsse sind zunächst als solche zu behandeln. Durch Angiographie ist
festzustellen, mit welchen Durchblutungsverhältnissen in den einzelnen Etagen
noch gerechnet werden kann. Danach hat sich auch die Art der chirurgischen
Behandlung auszurichten. Sobald sich eine arterielle Durchblutungsstörung als
irreparabel erwiesen hat, verschiebt sich die Indikation zur Amputation zur Dring-
lichkeit aus vitalen Gründen ebenso wie um der Erhaltung eines nicht durch Kata-
bolismus vorgeschädigten Weichteilmantels willen; denn die Stumpfqualität hängt
später wesentlich von diesem ab (Abb. 4).

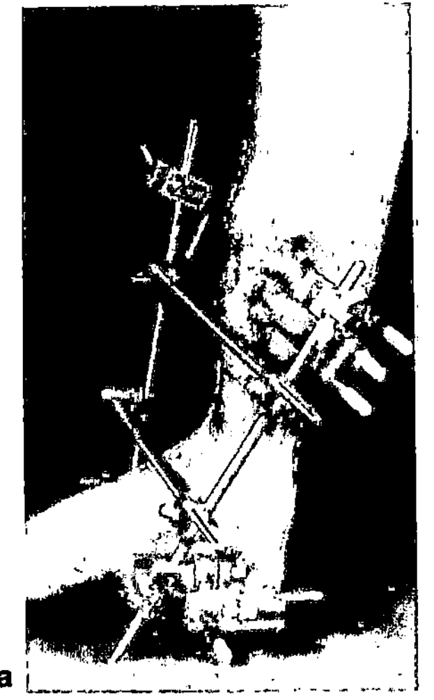
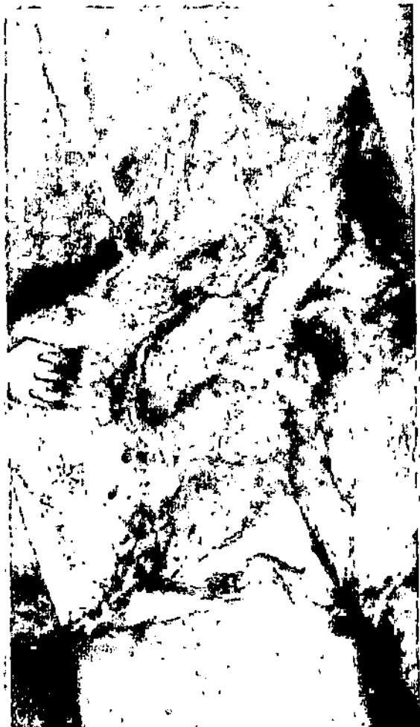

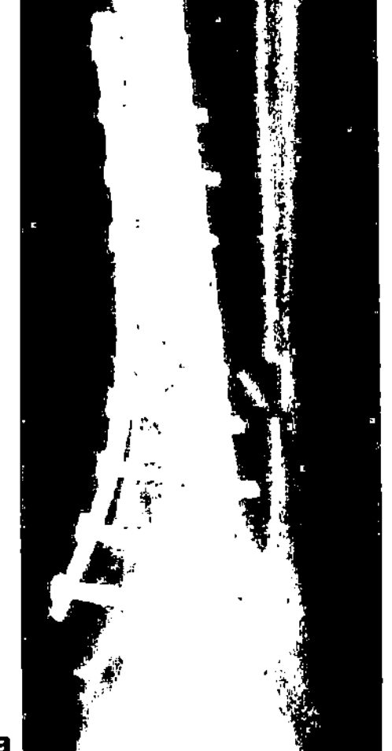
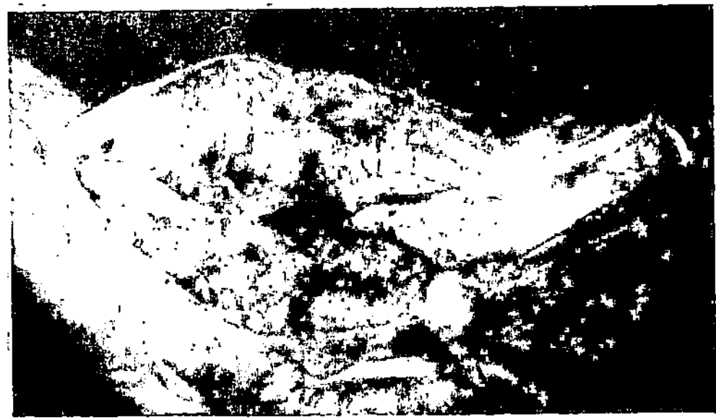

Abb. 5a, b. 3 Jahre alte distale Unterschenkelfrakturosteomyelitis nach 11 „Eingriffen". a Überbrükkung der Defektpseudarthrose, ulzeröse Hautpartien, breite Narbenflächen, Hohlfuß, Sprunggelenk zerstört. b Freilegung nach Amputation zeigt ausgedehnte, jeder Wiederherstellung entgegenstehende Weichteilvernarbung

Abb. 6a, b. In das obere Sprunggelenk eingewanderte Infektion. a Röntgenbild zeigt eine mindestens 3 Monate alte, destruierende Infektarthritis. Indikation zur Unterschenkelamputation anstelle der Resektionsarthrodese wegen schlechter Weichteilverhältnisse bei 57jährigem Mann und begrenzter Durchblutungskapazität. b Präparat des Amputats zeigt desolate innere Weichteilverhältnisse

29.2.9 Posttraumatische Osteomyelitis

Die Indikation zur Amputation bei und wegen posttraumatischer/postoperativer Osteomyelitis ist ebenso schwierig wie vielseitig zu stellen. Auch unter Berücksichtigung der eigenen Erfahrungen bei etwa 400 Amputationen in den letzten 10 Jahren (an Unter- und Oberschenkel) erweist es sich immer wieder als notwendig, die individuellen Voraussetzungen zur Indikation festzustellen. Eine Generalindikation besteht nicht. Wenn jedoch ein offenkundig unbeeinflußbarer Zustand fortbesteht und eine Fistelrevision die andere, eine Sequestrektomie die vorherige ablöste, sollte desto zielstrebiger die Indikation gestellt werden; denn es geht jetzt nicht nur darum, die bis dahin verschmähte prothetische Versorgung erfolgreich zu gestalten, sondern der Verletzte muß auch aus seiner fatalen sozialen Situation herausgeführt werden (Abb. 5).

Im einzelnen setzen sich die Faktoren zur Amputationsindikation aus der individuellen Situation unter Einschluß von Faktoren aus Beruf, Familie und Lebensalter, sodann aus unbeherrschbarer Eiterung, fortgesetzter Sequestration, Ausdehnung krankhafter Knochenveränderungen, Irreparabilität des Knochens in ehemaligen Frakturstrecken, Durchblutungsnot des Weichteilmantels, auch Verbrauch aller Spongiosareservoire, adhärenten und rigiden Narben, allgemeiner Durchblutungsnot der Gliedmaße schon in Ruhe, Gelenkkontrakturen mit der Erwartung nicht mehr wiederherstellbarer Bewegungsabläufe, auch durch Arthrodese nicht zu beherrschender Infektion des Sprunggelenkbereichs, motorischer und sensibler Funktionsaufhebung sowie funktionell wirksamen gröberen Fehlstellungen zusammen. Nicht selten ergeben sich weitere Probleme aus Alkoholismus und Überernährung. Schließlich stellt sich die Frage, welche Beinfunktionen der Arbeitsplatz erfordert (Abb. 6).

Gelegentlich wird in diesen Fällen die Unterschenkelamputation keine ausreichende Indikation darstellen, sondern unter Berücksichtigung der orthopädischen Versorgungsmöglichkeiten sogar die Amputation im Oberschenkel in Betracht zu ziehen sein. Die Verfahrenswahl darf gerade in diesen Fällen nicht nur kausal, sondern sie muß final getroffen werden.

Eine andere Indikation bei posttraumatischer Osteomyelitis stellt sich bei Eintritt einer Allgemeininfektion. Hier handelt es sich sowohl im toxischen Schock als auch bei septisch-metastatischer Absiedelung um eine vitale, unverzügliches und großzügiges Handeln erfordernde Situation.

29.2.10 Form- und Stellungsfehlerzustände

Schwierigkeiten, die sich aus technisch-prothetischen Gründen ergeben, sollen so gelöst werden, wie es für die Wiederherstellung der Gehfähigkeit den größten Nutzen verspricht. So bietet sich bei einer Beugekontraktur des Kniegelenks und dadurch erschwerter prothetischer Versorgung des im Unterschenkel abgesetzten Beins nicht etwa eine die Beugekontraktur belassende Kürzung des Unterschenkelstumpfs und auf keinen Fall die Amputation im Oberschenkel an, sondern die suprakondyläre Umstellungsosteotomie des Femurs, durch die die funktionelle Streckstellung unter Opferung eines Teils der ursprünglichen Kniebeugefähigkeit erreicht und die prothetische Versorgung bzw. der funktionell einwandfreie Gebrauch des Kunstbeins ermöglicht wird. Die Opferung der vollen Beugefähigkeit darf bedenkenlos erfolgen, da diese bei Gebrauch der Prothese ohnehin nicht ausnutzbar wäre (Abb. 7).

Dies gilt sinngemäß für Drehfehler und für übergeordnete Kontrakturen (z. B. am Hüftgelenk). Die Amputationsindikation wird hier die seltene Ausnahme sein. Aus den Formverhältnissen hergeleitete orthopädietechnische Versorgungsschwierigkeiten müssen in der Regel durch formverbessernde Eingriffe im Sinne der Nachamputation mit oder ohne Deckung am Knochenstumpf beseitigt werden.

Eine nicht sehr häufige, aber doch wichtige Amputationsindikation bieten die durch Umstellungsosteotomie nicht zu verbessernden posttraumatischen Fehlstel-

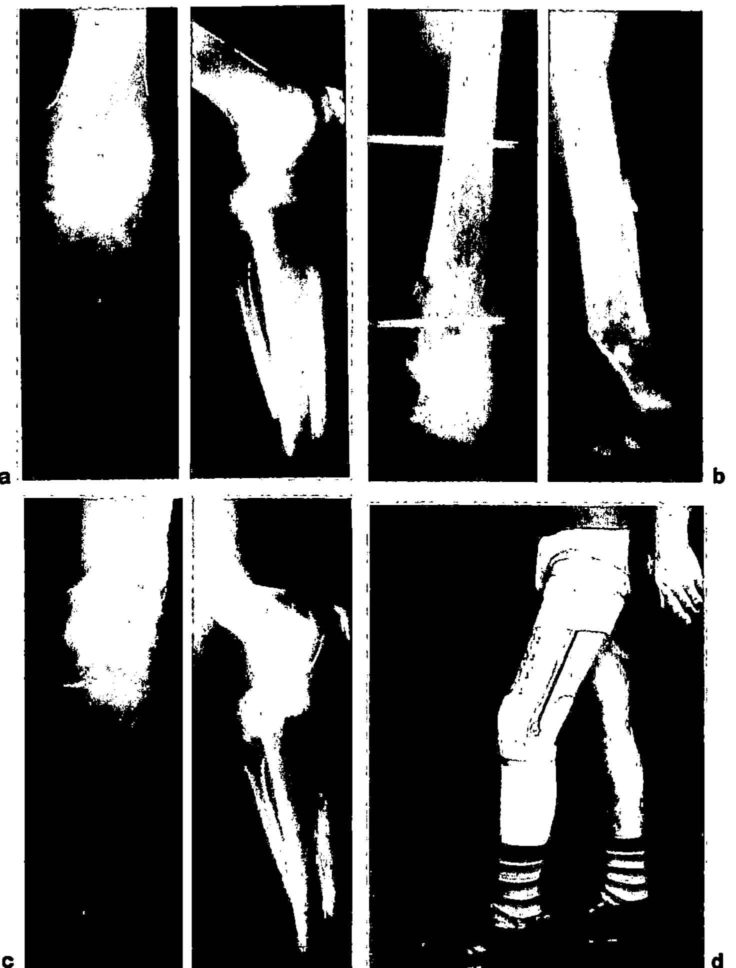

Abb. 7a–d. Beugekontraktur des Kniegelenks nach Unterschenkelverlust und gleichseitiger Ober-
schenkelschaftfraktur sowie Schädel-Hirn-Trauma. Kontraktur weder physikalisch-therapeutisch
noch operativ beeinflußbar. Keine Indikation für Oberschenkelamputation, sondern für suprakondyläre Rekurvationsumstellungsosteotomie, ausgeführt mittels Rahmenfixation zweier Steinmann-
Nägel. a Vorzustand: Kniegelenksbeweglichkeit 0-50-90 Grad. b Suprakondyläre Osteotomie,
Rahmenfixation. c Ausheilungsergebnis 8 Monate postoperativ, Kniegelenksbeweglichkeit
0-5-80 Grad. d Volle Belastbarkeit und freie Gehfähigkeit mit Unterschenkelkunstbein

lungen im Sinne des Spitzfußes, des Klauenhohlfußes, des Knickfußes sowie der
Zustand nach Fußamputationen. Die meist nicht im Sinne der klassischen Stumpfbildung vorgenommenen Absetzungen im Fußbereich bzw. am Unterschenkelende
erweisen sich oft als Problemstümpfe, deren Belastbarkeit eingeschränkt oder gar
nicht zu erreichen ist, die zu Narbenaufbrüchen oder Wundgeschwüren neigen oder
aber auch statische Schwierigkeiten darstellen können, wenn etwa eine Kippung
orthopädietechnisch nicht ausgeglichen werden kann oder bei Absetzung etwa in
der Chopart-Linie das Restgewölbe zusammensinkt (Abb. 8).

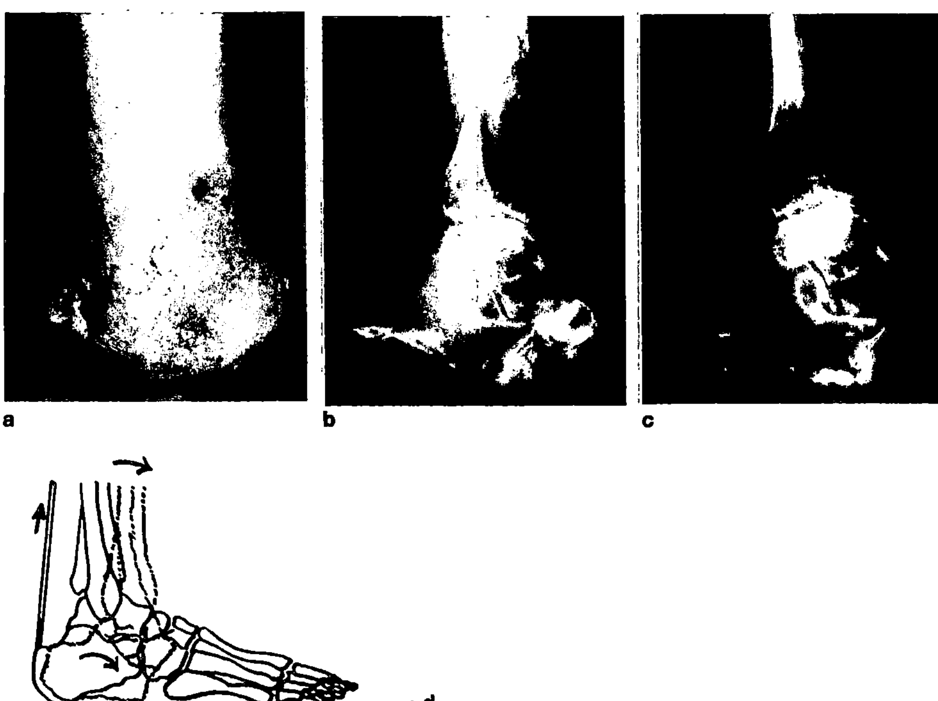

Abb.8a–d. Fußstumpf (männlich, 54 Jahre) nach Vor- und Mittelfußquetschung, Luxationsfraktur im Chopart-Gelenk, auswärts Erhaltungsversuch, Infekt, 3 Revisionsoperationen, dann Amputation in der distalen Fußwurzel. **a** Zustand 11 Monate posttraumatisch. **b** Vor und **c** nach Resektion der distalen Fußwurzelknochenreste. Wegen orthopädietechnisch nicht möglicher Versorgung bei fortbestehendem Narbenreizzustand, trotz Beseitigung des Infekts, erfolgte unter Berücksichtigung des Lebensalters Unterschenkelamputation mit dauerhaft einwandfreier Wiederherstellung des Geh- und Stehvermögens im Unterschenkelkunstbein. – Die posttraumatisch nicht klassisch im Sinne des Chopart- oder Pirogoff-Stumpfs zu formenden Fußstümpfe sind häufig durch Narbenzustände in ihrer Belastbarkeit eingeschränkt. **d** Außerdem muß bedacht werden, daß mit der Amputation in der distalen Fußwurzelebene oder im Chopart-Gelenk die Gewölbestruktur des Fußes unterbrochen wird. Für den auf die dauerhafte und stabile Fußbelastbarkeit angewiesenen Patienten ist dieser Zustand meist unbefriedigend

29.2.11 Stumpfkrankheiten

Zu den einzelnen Indikationen, die hier zusammengefaßt sind, gehören der überlange Stumpf, der Stumpf mit überschüssigem und der Stumpf mit unzureichendem Weichteilmantel, der Stumpf mit prothesenhinderlichen Narben und Narbenanheftungen, Hautkrankheiten der Stumpfkuppe (Furunkulose, Mykose, Ekzem), Prothesenrandknoten, trophischen Störungen. Marquardt [11] nennt auch die (seltene) Sudeck-Dystrophie des Stumpfs nach Spätamputationen.

Schließlich sind Kronensequester und Neuromknoten zu nennen. Die Indikation zur Nachamputation ist sowohl beim überlangen Stumpf als auch beim Stumpf mit Mißverhältnis des Weichteilmantels gegeben. Trophische Störungen werfen die Frage nach ihrer Ursache (Schädigung des wichtigen N. tibialis?) auf und erfordern die Abwägung gegen Knieexartikulation oder Oberschenkelamputation. Hautaffektionen sind mit den Mitteln der Dermatologie zu behandeln (Abb. 9).

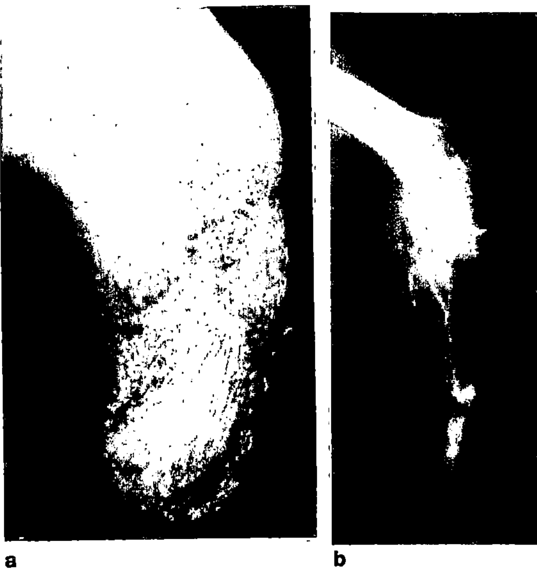

Abb. 9 a, b. Narbig-geschwürig veränderte Haut des Unterschenkelstump-
fes mit konischer Stumpfspitze.
Zustand 29 Monate nach offener
Unterschenkeltrümmerfraktur mit
ausgedehnten Weichteilnekrosen
nach primärer Plattenosteosynthese;
ferner Oberschenkelfraktur; die Knie-
gelenksbeugekontraktur 0–30–90.
a Orthopädietechnisch nicht befriedigend zu versorgender Unterschenkel-
stumpf, keine Aussicht auf Herstel-
lung brauchbarer Geh- und Stehfähig-
keit im Kunstbein. **b** Röntgenbefund,
Wiederherstellung durch Oberschenkelamputation

a   b

Neuromknoten führen den Amputierten häufig zum Arzt. Ob es sich wirklich
um einen solchen handelt, nicht etwa andere Beschwerden, die vom Patienten
dafür gehalten werden, ist sorgfältig abzuklären. Für eine Nachamputation ergibt
sich keine Indikation, gelegentlich aber für eine Nachoperation, wenn Knoten
tastbar sind und im Einwirkungsbereich der Lastverteilung Stumpf-Köcher liegen,
d. h. mechanisch irritiert werden. Das Wesen der Vorbeugung gegen derartige
Knoten bzw. deren Beseitigung liegt in der geschützten Lagerung der resezierten
Nervenenden und in der funktionellen Anordnung der den Stumpf deckenden
Muskeln.

Kronensequester am Knochenstumpf sind das Ergebnis mangelnder Durchblutung des Knochenendes, d. h. eine avaskuläre Knochennekrose, häufig traumatisch
bedingt, manchmal iatrogen erzeugt. Die beste Vorsorge ist die Schonung des
Periosts bei der Amputation, erst recht bei der Nachamputation. Die Indikation zu
letzterer ist eine unbedingte, da der Kronensequester nicht revaskularisiert werden
kann (Abb. 10).

Ischämieschmerz und Stumpfödem sind Stumpfkrankheiten, deren Ursache vor
jeder Indikationsstellung abgeklärt werden muß. Der Ischämieschmerz kann Folge
eines Stumpfödems, er kann aber auch auf unzureichende arterielle Versorgung der
Muskeln zurückzuführen sein. Nötigenfalls sind durch Arteriographie und Veno-
graphie die Versorgungsverhältnisse zu erforschen. Wie beim Stumpfödem bedarf
auch die Prothese der ärztlichen und technischen Überprüfung. Bandagierung und
medikamentöse sowie physikalische Therapie müssen wenigstens als ernsthafter
Versuch der Indikation zur Nachamputation vorausgehen.

Schleimbeutel entstehen an Stellen einer abscherend-drückend-quetschenden
Einwirkung; sie sind dementsprechend zu behandeln und geben keine Indikation
zur Nachamputation ab. Auf das Vorhandensein von Knochenspornen, die abgetragen werden müssen, ist zu achten.

Chronische Entzündungen der Haut und ihrer Anhangsgebilde werden äußerlich
behandelt. Prothesenrandknoten sind lokal zu exzidieren.

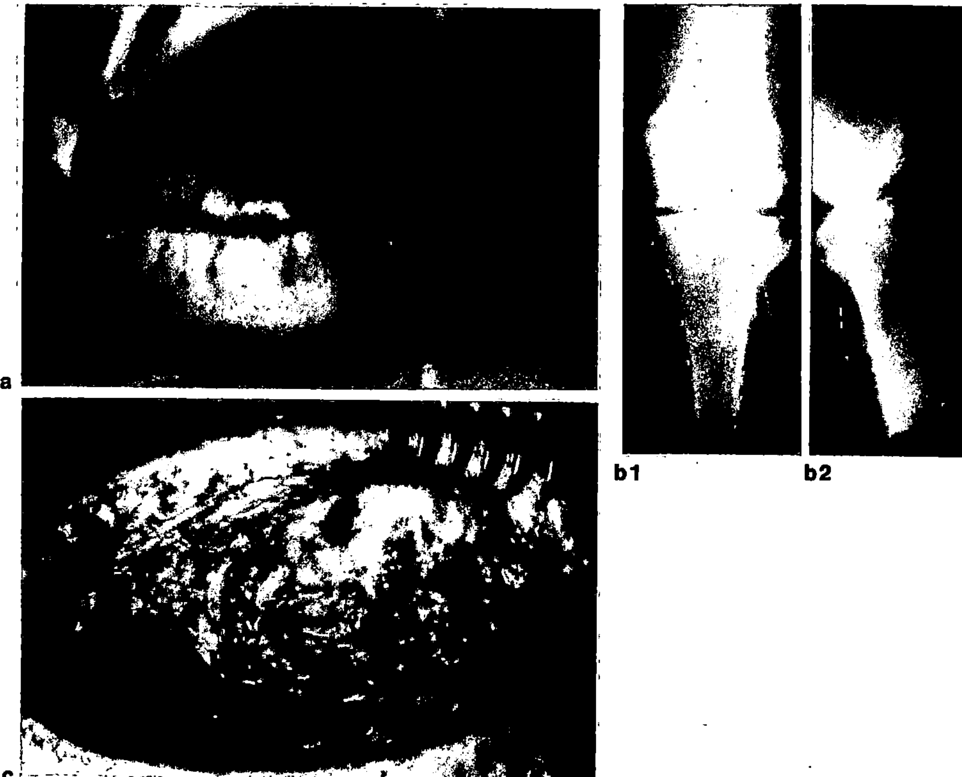

Abb. 10 a–c. Kronensequester nach Unterschenkelamputation an typischer Stelle bei Vorzustand einer jahrzehntelang bestehenden Fußwurzelosteomyelitis. a Klinisches Bild des chronisch empfindlichen Stumpfes (Blaurotverfärbung, Glanzhaut, (noch) keine Fluktuation, keine Fistel. b Röntgenbefund zeigt eine nicht vollständige Sequestration an der Stumpfkuppe. c Operationssitus: schalenförmiger Sequester; anschließend Heilung

29.2.12 Posttraumatische maligne Gewebeentartung

Narben- und Fistelkarzinome, die nicht früher als etwa 15 Jahre nach Entstehung der Narbe oder der Fistel auftreten und mit denen bei fortbestehender Fistelabsonderung (chronische Osteomyelitis!) und bei häufigen, wenn auch nicht kontinuierlichen Narbenaufbrüchen gerechnet werden muß, bedürfen umgehend der Amputation, sobald die immer wieder entnommenen Gewebeproben auch nur den Verdacht einer Zellatypie wecken. Plattenepithelkarzinome sind in der Regel hoch differenziert, die Metastasierungsneigung ist dementsprechend i. allg. gering, v. a. tritt letztere erst spät auf, so daß die Indikation zur Amputation — die Bestrahlungsbehandlung ist nicht angezeigt (!) — am Ort der Wahl gestellt und ggf. auf den Unterschenkel beschränkt werden kann.

29.2.13 Posttraumatische Zustände ohne Amputationsindikation

Nicht zu den Amputationsindikationen zu zählen sind neben anderen z. B. Fälle, in denen Wundheilungsstörungen aufgrund höher gelegener reparabler arterieller Durchströmungshindernisse bestehen. Hier ist die Lösung im gefäßchirurgischen

Eingriff und der nachfolgenden örtlichen Herdsanierung zu suchen, zumindest solange der Allgemeinzustand unter besonderer Berücksichtigung des Lebensalters durchgreifende Besserung verspricht. Die Amputation darf hier auf keinen Fall voreilig in die Diskussion gebracht werden, zumal diese jedes künftige Gespräch mit dem Patienten zu blockieren vermag.

29.3 Nachbehandlung

Der Begriff „Nachbehandlung", der in der Abdominalchirurgie so eindeutig festgelegt ist, erfreut sich in der Gliedmaßen- und übrigen Unfallchirurgie vielseitiger und meist unzutreffender Deutung. Ausgehend von dem Mißverständnis, Unfallchirurgie erschöpfe sich in der akuten operativen Versorgung einer Verletzung, die Aufgabe der Nachbehandlung setze ein, wenn postoperative Komplikationen oder Fehlheilungen auftreten, sei gar eine Art Gangschulung oder Überleitung zur Rückkehr ins Erwerbsleben oder auch Rehabilitation, ist Ursache manchen Fehlschlags. Primäre Operation und Nachbehandlung müssen − sollen sie erfolgreich sein − ebenso eine Einheit bilden wie diese mit der Rekonstruktion als Fortsetzung der Behandlung mit anderen Mitteln.

Die posttraumatische Gliedmaßenamputation geschieht mit dem Ziel, trotz Gliedverlust ausdauernde Standsicherheit und Gehfähigkeit als originäre paarige Beinfunktion wiederherzustellen. Die Rückgewinnung dieser Funktion erfordert sofortigen postoperativen Beginn der Nachbehandlung. Ohne diese drohen chronische Blutumlaufstörung und Durchblutungsstörung, chronisches Ödem mit nachfolgender Weichteilfibrose, Knie- und Hüftkontraktur, Verlust der Fähigkeit zur Bildung eines widerstandsfähigen Stumpfpolsters, im weiteren auch Haltungsfehler und über das Bein hinausgreifende Organschäden. Wird die Nachbehandlung erst verspätet begonnen, sind gar nicht oder nur mühsam zu beseitigende Schäden zu gewärtigen. Die Durchführung jeder Amputation muß, wenn es sich nicht um eine Notfallindikation handelt, an die Voraussetzung gebunden sein, eine schulmäßige Nachbehandlung stellen zu können.

29.4 Zusammenfassung

Die primäre posttraumatische Amputation am Unfalltag, einstmals eine wichtige, oft lebensrettende Indikation, gehört praktisch der Vergangenheit an. Die Ausarbeitung weitgehender Rekonstruktionsmöglichkeiten in der Unfallchirurgie ermöglicht in vielen schweren Verletzungsfällen die Erhaltung der Gliedmaße und die Wiederherstellung eines voll belastbaren und funktionstüchtigen Körperteils.

Einzelne ausgedehnte drittgradige, nicht rekonstruktionsfähige Knochen-, Gelenks- und Weichteilverletzungen verbleiben zur Amputationsindikation ebenso wie Fälle traumatischer Gliedmaßenabtrennung im nicht befriedigenden Zustand nach Replantation.

Frühindikationen für die Amputation ergeben sich aus thermischen und chemischen Verletzungen, Gasbrandinfektion, Tetanusinfektion, sodann posttraumatischer Gangrän, posttraumatischer Nekrose, nicht reparablem Gefäßverschluß und Kompartmentsyndrom in seinen verschiedenen Entwicklungsstadien, wenn die erhaltenden Maßnahmen nicht zum Ziele führen.

Großen Anteil an der Amputationsindikation nehmen die posttraumatischen/ postoperativen Heilungsstörungen, insbesondere im Sinne der Osteomyelitis und des Gelenkinfekts. Hier können auch Amputationen im wieder erreichten aseptischen Zustand notwendig werden, wenn die Voraussetzungen für die Wiedererlangung brauchbarer Funktionszustände unter Einsatz von Hilfsmitteln nicht mehr zu erreichen sind.

Die Entscheidung für die Amputation, so ihr nicht eine ausschließlich vitale Indikation zugrundeliegt, erfordert stets die gedanklich vorausschauende Zusammenfassung von Anzeigestellung, Technik des Eingriffs, Stumpfbehandlung und prothetischer Versorgung.

29.5 Literatur

1. Albrecht F, Stedtfeld HW, Brug E, Schindler HG (1982) Die Indikation zur Sekundäramputation nach Erhaltungsversuch bei offener Unterschenkelfraktur. Orthop Prax 18: 404–408
2. Baumgartner RF (1984) Amputation und prothetische Versorgung. In: Sauer H (Hrsg) Das verletzte Kind. Thieme, Stuttgart New York
3. Brückner H (1975) Amputation und Exartikulationen an den Extremitäten. In: Derra E, Huber P, Schmitt W (Hrsg) Chirurgische Operationslehre, 8. Aufl, Bd 6. Barth, Leipzig
4. Dederich R (1970) Amputation der unteren Extremität. Thieme, Stuttgart
5. Dederich R (1983) Indikation zur Amputation sowie die Stumpfversorgung beim Knocheninfekt der unteren Extremität. Orthopäde 12: 235–255
6. Faensen M, Rahmanzadeh R (1979) Zur Amputation an der unteren Extremität nach zweit- und drittgradig offenen Unterschenkelfrakturen. Aktuel Traumatol 9: 171–174
7. Fasol P (1981) Erhaltungsversuch oder Amputation schwerstverletzter Extremitäten – Überlegungen zur Indikation. Hefte Unfallheilkd 153: 271–276
8. Koch F, Remus W (1977) Moderne Aspekte bei Gliedmaßenamputationen. Therapiewoche 27: 149–168
9. Kostuik JP (Hrsg) (1985) Amputationschirurgie und Rehabilitation. Erfahrungen der Toronto-Gruppe. Springer, Berlin Heidelberg New York Tokio
10. Kuner EH (1980) Amputation und Nachamputation im Unterschenkelbereich. In: Baumgartl F, Kremer K, Schreiber HW (Hrsg) Chirurgie für die Praxis, Bd 3/2. Thieme, Stuttgart
11. Marquardt W (1961) Die Amputationen der unteren Gliedmaßen. In: Hohmann G, Hackenbroch M, Lindemann K (Hrsg) Handbuch der Orthopädie, Bd 2. Thieme, Stuttgart
12. Neff G (1981) Amputationen und Prothesen. In: Zenker R, Pichelmayr R, Schink W (Hrsg) Chirurgie der Gegenwart, Bd 5. Urban & Schwarzenberg, München
13. Probst J (1984) Indikationen und Technik der Unterschenkelamputation. Ortopäde 13: 324–337
14. Vaucher J (1978) Bestimmung der Amputationshöhe durch Arteriographie, Druckmessung und Auskultation nach Doppler, elektronische Oszillometrie und Isotopen Scanning. Orthopäde 7: 86–90
15. Wachsmuth W (1956) Amputationen am Unterschenkel. In: Gulecke N, Zenker R (Hrsg) Allgemeine und Spezielle Operationslehre, 2. Aufl, Bd 10. Springer, Berlin Göttingen Heidelberg
16. Winkelmann W, Marquardt E, Banniza von Bazan U (1978) Die Amputation und prothetische Versorgung bei der chronischen Osteomyelitis. Orthop Prax 14: 773–775

30 Allgemeine Diskussion zu Korrektur und Wiederherstellung

Vorsitz: J. Rehn und K. P. Schmit-Neuerburg

30.1 Korrekturosteotomie

Rehn: Herr Müller, aus didaktischen Gründen haben Sie die Tabellen sehr global gefaßt. Morscher hat einmal ein gutes Wort geprägt, nämlich den *Morbiditätswert der Fehlstellung*. Erläutern Sie bitte noch einmal kurz die Indikationsstellung.

Müller: Ganz allgemein wird man natürlich die Indikation zur Korrekturosteotomie bei einem jüngeren Menschen sehr viel weiter stellen als bei einem älteren Menschen. Man muß sich auch darüber im klaren sein, daß ein Varusfehler eine sehr viel größere Indikationsbreite hat als ein Valgusfehler, und ein Drehfehler wird sicherlich eher durch das Kugelgelenk des Hüftgelenks kompensiert werden als ein Varusfehler. Ich möchte es so sagen: Man kann keine globale Antwort geben, sondern man muß sie von den Einzelheiten des Falles abhängig machen. Wichtig ist nur, daß die diaphysäre Korrektur sehr viel schwieriger durchzuführen ist als die Korrektur im Bereich des Kniegelenks. Hier kann man sehr viel großzügiger mit der Umstellung umgehen.

Rehn: Wobei die Endresultate natürlich manchmal nicht ganz befriedigend sind, wenn sie im kniegelenksnahen Bereich gemacht sind.

Müller: Nein, da habe ich mich nicht richtig ausgedrückt. Ich meine, bei knienahen Fehlern sollte die Korrektur sehr viel großzügiger durchgeführt werden.

Rehn: Also die Korrektur am Ort der Fehlstellung?

Müller: Am Ort der Fehlstellung, wenn wir vom Unterschenkel reden.

Schmit-Neuerburg: Ich möchte ein Beispiel bringen: Ein Patient, der vor 10 Jahren von einem weltberühmten Schweizer Orthopäden am distalen Unterschenkel operiert worden ist. Leider blieb ein erheblicher Außendrehfehler zurück. Der Patient war trotzdem damit sehr glücklich. Wie kommt das? Die Psychologie spielt eine nicht zu unterschätzende Rolle!

Müller: Ja, wenn man dort operiert worden ist, muß man natürlich glücklich sein. Einen solchen Drehfehler wird man aber bei anderen Patienten sicherlich umstellen.

Anheier: Sie berichteten nicht über Infekte. Es war immerhin die Rede von 44 Korrekturosteotomien. Da es ja geplante Eingriffe sind, wäre es doch interessant zu wissen, ob sie dabei auch Infekte haben oder nicht.

Müller: Bei aseptischen Eingriffen, bei reinen Osteotomien haben wir nur eine einzige Infektion aufgrund eines Kompartmentsyndroms zu spät erkannt, dann die Platte entfernt, Fixateur montiert, und dies ist glücklicherweise gut ausgegangen.

Rehn: Sie haben gesehen, daß zum Teil Fixateure verwandt worden sind, eben aus dem Grund des abgelaufenen Infekts, des nicht ausgeheilten aber abgelaufenen, um mit einer internen Osteosynthese das Infektrisiko nicht zu vergrößern.

30.2 Mikrovaskuläre Muskellappen

Rehn: Die Primärversorgung steht außer Zweifel. Die Sekundärversorgung ist ja gerade bei der Osteomyelitis häufig ein Problem. Herr Lob zeigte ein Bild mit mikrovaskulärem Lappen und gleichzeitiger Spongiosaanlagerung. Diese Eingriffe sind sehr aufwendig. In welchem Stadium des Infekts werden sie durchgeführt? Ich kenne keine einzige Statistik, die klar auflistet, wie die Ergebnisse bei der Osteomyelitis mit mikrovaskulärem Lappen im noch floriden Stadium sind. Ich kenne nur unsere alten Erfahrungen mit dem gestielten Lappen. Das war eine reine Katastrophe. Wichtig ist die Entscheidung, welche Lappen in welchem Stadium bei der Osteomyelitis angewendet werden. Die Primärdefekte sind kein echtes Problem.

Pannike: Ich habe mit Absicht nicht genau differenziert, weil ja bis jetzt eigentlich keiner so große Zahlen vorzuweisen hat, die tatsächlich signifikant sind. Man kann nur Einzelbeobachtungen berichten. Wir haben jetzt von den Muskellappen 20, die wir überblicken. Diese sind zum größten Teil bei einem chronischen Infekt gemacht worden. Ich bevorzuge nach wie vor das abgestufte Vorgehen in mehreren Sitzungen.

Rehn: Also auch u. U. mit dem zwischenzeitlichen Meshgraft.

Pannike: Richtig, so wie wir eigentlich immer vom Biologischen her herangegangen sind. Ich muß aber erst noch überzeugt werden, daß es wirklich ein Zeitgewinn ist, Knochen und Weichteile gleichzeitig zu transplantieren. Je sicherer aber die Lappentechnik wird, umso eher kann man sich entschließen, beides in einer Sitzung zu machen. Man muß natürlich zusätzlich v. a. bei den freien Lappen wissen, daß der Lappen dann nicht mehr zur üblichen Reizantwort in der Lage ist, so daß sich unter dem Lappen u. U. alles mögliche abspielen kann, was man nicht rechtzeitig erkennt.

Rehn: Dies bestätigt, daß es häufig unter dem Lappen zu einem Wiederaufflammen des Infekt kam, so daß wir uns dann wieder mit dem Knochen beschäftigen mußten.

Müller: Herr Pannike, sind wir wirklich schon so weit, die Weichteilsanierung vor der Knochensanierung zu betreiben?

Pannike: Dies ist natürlich mißverständlich und von mir auch so nicht gemeint. Was wir machen und was wir fordern, unterscheidet uns beide sicherlich nicht. Es ist die Stabilisierung, die obligat ist. Der nächste Punkt wäre die u. U. gleichzeitige Sanierung von Weichteilen und Knochen aber mit Sicherheit die Verbindung von Stabilisierung und Nekrektomie und die Ausräumung allen avitalen Knochengewebes. Um so mehr würde ich in solch einer Situation zögern, primär und in gleicher Sitzung bereits die Spongiosaplastik zu machen. Denn ich habe Sorge, daß mir dabei etwas biologisch sehr Wichtiges und Wertvolles zugrunde geht.

Lob: Ich möchte nicht mißverstanden werden. Wir machen natürlich im floriden Infekt keine mikrovaskulären Lappen, sondern der Infekt wird zunächst in ein blandes Stadium übergeführt. Wir haben uns da langsam herangetastet und haben den Eindruck, daß bei einer Defektstrecke, die man autolog mit Knochen auffüllt, die Einheilung des Knochens wesentlich günstiger ist, wenn ein zusätzliches Transplantatlager in Form eines mikrovaskulären Lappens geschaffen wird. Natürlich sollte möglichst immer ein Muskellappen vom Ort benutzt werden, und nur in den Fällen, wo es nicht geht, ein frei transplantierter Lappen mit einem weit vom Infekt entfernten Anschluß.

Rehn: Das bestätigt eine Erfahrungstatsache. Wir haben unter ein paar tausend

Pseudarthrosen nur 2 Tibiapseudarthrosen mit Cross-leg-Lappen zur Spontanausheilung gebracht. Es waren echte, abgedeckelte 1–2 Jahre alte Pseudarthrosen. Es sind die einzigen, die nachher mit einem Gehapparat zur Ausheilung kamen. Die Vaskularität spielt also die entscheidende Rolle.

30.3 Technik der Spongiosatransplantation

Rehn: Herr Jungbluth, es gibt von Eggers unter Mitarbeit von Wolter Untersuchungen, daß die komprimierte Spongiosa doch nicht den Stellenwert besitzt, den ihr Wolter selbst in vielen Vorträgen und Publikationen früher zugemessen hat.

Jungbluth: Richtig. Denn es konnte nicht sein, daß praktisch bei Verkleinerung oder Verengung der Oberfläche eine bessere Einheilung zustande kam. Das war logisch kaum verständlich. Ich glaube, daß sich die vorgeformte, vorkomprimierte Spongiosa in der Höhle des Defekts aufgrund ihrer Elastizität ausgebreitet hat und dann eine gute Ausfüllung dieses Raumes gab. Ich glaube, daß dieser Effekt darauf zurückzuführen war, denn die Untersuchung von Herrn Eggers hat in wirklich hervorragender Weise experimentell gezeigt, daß die Kompression eben doch keine Verbesserung der Einheilung gibt.

Rehn: Das ist bisher noch nie so klar gesagt worden. Diese komprimierte Spongiosa steht immer noch im Raum. Man sollte besser nicht mehr maschinell komprimieren. Das alleinige Stopfen eines solchen Defektes ist etwas anderes.

Lob: Herr Wolter verwendet diese komprimierte Spongiosa mit seiner Kompressionsmaschine auch nicht mehr. Aufgrund der Arbeiten seines eigenen Mitarbeiters Eggers wurde ihm praktisch das Gegenteil seiner früheren Meinung bewiesen. Es ist schön, wenn man dann dazu steht und die Konsequenzen zieht.

N. N.: Würden Sie eine Knochentransplantation bei einer abgeheilten Osteomyelitis durchführen, und wenn ja, nach welcher Zeit?

Jungbluth: Das ist schwer zu sagen. Ich würde aber meinen, so früh wie möglich. Wenn es wirklich abgeheilt ist und in ein ganz blandes Stadium übergegangen ist, möchte ich die noch bestehende Vaskularität ausnutzen und nicht erst das narbige Stadium abwarten. Es sei denn, dieser Infekt war vorher so gravierend, daß zunächst eine plastische Operation der Weichteile in Frage kommt. Das ist dann natürlich etwas anderes.

Rehn: Es darf natürlich nicht dazu verleiten, daß man gerade bei der Osteomyelitis die Transplantation und Weichteildeckung immer wieder hinauszögert. Je schlechter die Vaskularität ist, desto schlechter ist das Lager für den Knochen. Wir bekommen mit zunehmender Zeit immer schlechtere Bedingungen für unsere gesamten wiederherstellenden Eingriffe. Also man muß schon einmal den Mut besitzen, in einem „ruhigen" Stadium früh aktiv zu werden.

30.4 Amputation

Rehn: Auch eine Amputation oder gerade eine Amputation kann einen endlosen Leidensweg beenden, wenn man manchmal sieht, daß 15, 20, 25 Eingriffe an einer Tibia durchgeführt wurden, die Patienten 7 Jahre und länger hospitalisiert wurden und sie schließlich dann wieder laufen lernen müssen mit allem, was dazu gehört.

Sachverzeichnis

Hallux Valgus

Herausgeber: W. Blauth

1986. 52 Abbildungen, 26 Tabellen
X, 149 Seiten. Gebunden DM 98,–
ISBN 3-540-16231-3

Inhaltsübersicht: Zum Hallux valgus in der Antike. –
Einleitung. – Zur funktionellen und topographischen
Anatomie des Vorfußes. – Biomechanik des Vorfußes
unter besonderer Berücksichtigung des Hallux valgus.
– Ätiologie und Pathogenese des Hallux valgus. – Der
Hallux valgus: Klinisches und röntgenologisches Bild.
– Diskussion: Der Hallux valgus. – Der rheumatische
Hallux valgus. – Der angeborene Hallux valgus. – Der
Hallux valgus bei Zerebralparese. – Prophylaxe und
konservative Behandlung des Hallux valgus. – Diskus-
sion: Der rheumatische Hallux valgus. – Die operative
Behandlung des Hallux valgus. – Fehlschläge nach
Hallux-valgus-Operationen und ihre Behandlung. –
Der Hallux valgus aus der Sicht des niedergelassenen
Orthopäden. – Diskussion: Operative Verfahren,
Fehler und Gefahren.

Spätergebnisse in der Orthopädie

Herausgeber: W. Blauth. H.-W. Ulrich

1986. 270 Abbildungen, 365 Tabellen. Etwa 750 Seiten. Gebunden DM 198,–. ISBN 3-540-16279-8

Inhaltsübersicht: Schiefhals. – Habituelle Schulterluxa-
tion. – Arthrolyse und Arthroplastik. – Wirbelsäule. –
Endoprothesen des Hüft- und Schultergelenkes. –
Hüftgelenkdysplasie und - luxation. – Azetabulumfrak-
turen, Hüftarthrodese, Koxarthrose. – Oberschenkel,
Kniegelenk. – Fußdeformitäten.

Springer-Verlag
Berlin Heidelberg New York
London Paris Tokyo

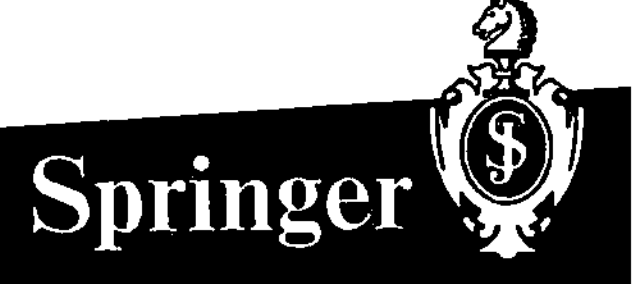

B. Regnauld

The Foot

**Pathology, Aetiology, Semiology, Clinical Investigation
and Therapy**

Edited and translated from the French by R. Elson

1986. 266 figures in 2617 separate illustrations, some in
color. XXII, 633 pages. Hard cover DM 392,–
ISBN 3-540-13222-8

Contents: Functional Structure, Diagnosis, and
Cutaneous Infections. – Functional and Structural
Disorders of the Forefoot. – Trauma and Arthrosis. –
Congenital Abnormalities. – Trophic Disorders. –
Entrapment Syndromes. – Rheumatic Diseases. –
Treatment. – Historical Bibliography. – References. –
Subject Index.

This volume is aimed not only at specialist surgeons,
but at all those studying and practising podology.
Rather than including acute traumatic conditions, it
studies the pathogenesis, semiology, clinical investigation and therapy of conditions observed in the course
of the author's work.
The book is divided into eight sections. After initial
chapters on functional structure, diagnosis and
mycoses, attention is focused in turn on functional and
structural disorders of the forefoot, traumatic and iatro-
genic arthrosis, congenital abnormalities, trophic disorders, entrapment syndromes, rheumatic diseases, and
finally conservative and operative treatment. The text
is lucidly illustrated by numerous outline drawings,
sets of slides, some in colour, and plates of radiographs,
which constitute an integral element of the book. The
foreword is contributed by Professor J. Judet with an
epilogue by Dr. H. Courriades. In addition to a compre-
hensive reference list there is a historical bibliography
of the most significant works in the development of
podology.

Springer-Verlag
Berlin Heidelberg New York
London Paris Tokyo

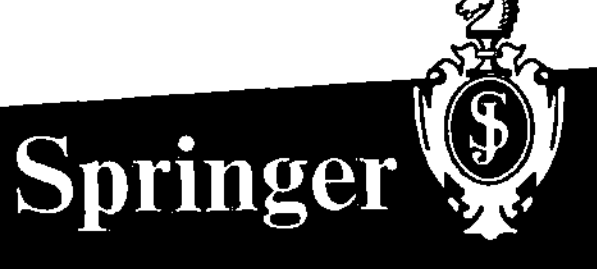